このシールをはがすと付録Web動画にアクセスするためのIDとPASSが記載されています。

↙ここからはがしてください。

本WEBサイトの利用ライセンスは、本書1冊につき1つ、個人所有者1名に対して与えられるものです。第三者へのID、パスワードの提供・開示は固く禁じます。また図書館・図書施設など複数人の利用を前提とする場合には、本WEBサイトを利用することはできません。

シリーズ編集
吉村長久 京都大学大学院医学研究科眼科学 教授
後藤　浩 東京医科大学眼科学分野 教授
谷原秀信 熊本大学大学院生命科学研究部眼科学 教授

眼科臨床
エキスパート

緑内障治療のアップデート

編集
杉山和久
金沢大学大学院医学系研究科眼科学 教授

谷原秀信
熊本大学大学院生命科学研究部眼科学 教授

医学書院

〈眼科臨床エキスパート〉
緑内障治療のアップデート

発　　　行	2015 年 10 月 15 日　第 1 版第 1 刷Ⓒ
	2015 年 12 月 1 日　第 1 版第 2 刷
シリーズ編集	吉村長久・後藤　浩・谷原秀信
編　　　集	杉山和久・谷原秀信
発 行 者	株式会社　医学書院
	代表取締役　金原　優
	〒113-8719　東京都文京区本郷 1-28-23
	電話　03-3817-5600(社内案内)
印刷・製本	三美印刷

本書の複製権・翻訳権・上映権・譲渡権・公衆送信権(送信可能化権を含む)は(株)医学書院が保有します．

ISBN978-4-260-02379-5

本書を無断で複製する行為(複写，スキャン，デジタルデータ化など)は，「私的使用のための複製」など著作権法上の限られた例外を除き禁じられています．大学，病院，診療所，企業などにおいて，業務上使用する目的(診療，研究活動を含む)で上記の行為を行うことは，その使用範囲が内部的であっても，私的使用には該当せず，違法です．また私的使用に該当する場合であっても，代行業者等の第三者に依頼して上記の行為を行うことは違法となります．

JCOPY 〈出版者著作権管理機構　委託出版物〉

本書の無断複製は著作権法上での例外を除き禁じられています．複製される場合は，そのつど事前に，出版者著作権管理機構(電話 03-3513-6969, FAX 03-3513-6979, info@jcopy.or.jp)の許諾を得てください．

執筆者一覧 (執筆順)

杉山和久	金沢大学大学院医学系研究科眼科学　教授
山本哲也	岐阜大学大学院医学系研究科眼科学　教授
栗本康夫	神戸市立医療センター中央市民病院眼科　部長
井上俊洋	熊本大学大学院生命科学研究部眼科学分野　講師
山田裕子	神戸大学大学院医学研究科外科系講座眼科学分野　講師
久保田敏昭	大分大学医学部眼科学　教授
岩尾圭一郎	熊本大学医学部附属病院眼科
川瀬和秀	岐阜大学大学院医学系研究科眼科学　臨床教授
山上淳吉	JR東京総合病院眼科　部長
横川英明	金沢大学附属病院眼科
吉冨健志	秋田大学大学院医学系研究科医学専攻病態制御医学系眼科学講座　教授
東出朋巳	金沢大学医学部附属病院眼科　病院臨床教授
川口一朗	済生会金沢病院眼科
馬渡嘉郎	恵寿総合病院眼科　科長
井上賢治	井上眼科病院　院長
三木篤也	大阪大学大学院医学系研究科眼科学　学部内講師
東條直貴	富山大学大学院医学薬学研究部眼科学講座　診療准教授
新田耕治	福井県済生会病院眼科　部長
澤田　明	岐阜大学医学部附属病院眼科　講師
小林　顕	金沢大学医学部附属病院眼科　病院臨床准教授
木内良明	広島大学大学院医歯薬保健学研究院視覚病態学　教授
望月英毅	草津眼科クリニック　院長
石田恭子	東邦大学医療センター大橋病院眼科　准教授
大鳥安正	国立病院機構大阪医療センター眼科　科長
栂野哲哉	新潟大学大学院医歯学総合研究科視覚病態学分野
福地健郎	新潟大学大学院医歯学総合研究科視覚病態学分野　教授
瀧原祐史	福井大学医学部眼科学
川路隆博	佐藤眼科・内科　副院長
千原悦夫	千原眼科　院長
谷戸正樹	松江赤十字病院眼科　部長
高桑加苗	日本赤十字社医療センター眼科
濵中輝彦	日本赤十字社医療センター眼科　非常勤医
本庄　恵	東京大学医学部眼科学教室　講師
中村　誠	神戸大学大学院医学研究科外科系講座眼科学分野　教授
金森章泰	神戸大学医学部附属病院眼科　講師
陳　進輝	北海道大学大学院医学研究科眼科学分野　診療教授
庄司信行	北里大学医療衛生学部視覚機能療法学　教授

眼科臨床エキスパートシリーズ
刊行にあたって

　近年，眼科学の進歩には瞠目すべきものがあり，医用工学や基礎研究の発展に伴って，新しい検査機器や手術器具，薬剤が日進月歩の勢いで開発されている．眼科医は元来それぞれの専門領域を深く究める傾向にあるが，昨今の専門分化・多様化傾向は著しく，専門外の最新知識をアップデートするのは容易なことではない．一方で，quality of vision（QOV）の観点から眼科医療に寄せられる市民の期待や要望はかつてないほどの高まりをみせており，眼科医の総合的な臨床技能には高い水準が求められている．最善の診療を行うためには常に知識や技能をブラッシュアップし続けることが必要であり，巷間に溢れる情報の中から信頼に足る知識を効率的に得るツールが常に求められている．

　このような現状を踏まえ，我々は《眼科臨床エキスパート》という新シリーズを企画・刊行することになった．このシリーズの編集方針は，現在眼科診療の現場で知識・情報の更新が必要とされているテーマについて，その道のエキスパートが自らの経験・哲学とエビデンスに基づいた「新しいスタンダード」をわかりやすく解説し，明日からすぐに臨床の役に立つ書籍を目指すというものである．もちろんエビデンスは重要であるが，本シリーズで目指すのは，エビデンスを踏まえたエキスパートならではの臨床の知恵である．臨床家の多くが感じる日常診療の悩み・疑問へのヒントや，教科書やガイドラインには書ききれない現場でのノウハウがわかりやすく解説され，明日からすぐに臨床の役に立つ書籍シリーズを目指したい．

　各巻では，その道で超一流の診療・研究をされている先生をゲストエディターとしてお招きし，我々シリーズ編集者とともに企画編集にあたっていただいた．各巻冒頭に掲載するゲストエディターの総説は，当該テーマの「骨太な診療概論」として，エビデンスを踏まえた診療哲学を惜しみなく披露していただいている．また，企画趣旨からすると当然のことではあるが，本シリーズの執筆を担うのは第一線で活躍する"エキスパート"の先生方である．日々ご多忙ななか，快くご編集，ご執筆を引き受けていただいた先生方に御礼申し上げる次第である．

　本シリーズがエキスパートを目指す眼科医，眼科医療従事者にとって何らかの指針となり，目の前の患者さんのために役立てていただければ，シリーズ編者一同，これに勝る喜びはない．

2013年2月

シリーズ編集者一同

序

　このたび『緑内障治療のアップデート』と題する書籍を皆様にお届けする運びとなりました．最近の緑内障治療を概観すると，薬物治療では新しい緑内障治療薬が日本にどんどん導入され，手術では流出路系の新しい術式が次々と開発され，またチューブシャント手術が保険適応となり，薬物・手術治療ともに大きく発展してきました．本書では，最新の情報を網羅して，眼科専門医・専門医志向者が読むにふさわしいアップデートされた緑内障治療を，読者にわかりやすく伝える教科書を目指しました．現在の世界・日本における最新情報と日本の緑内障エキスパートである執筆者の経験に基づいた洞察と哲学を盛り込んだ読み応えのある解説が，本書の醍醐味です．

　緑内障診療ガイドラインも第3版が発表され3年が経過し，改訂が必要な時期にきております．本書は緑内障診療ガイドラインの知識をアップデートするとともに，実際に病型別の治療ごとに薬物治療から手術へのシフトをどのようにするのか，エキスパートの先生の実際の薬物治療の処方例の解説，そして，従来からの濾過手術，流出路手術の解説に加えて，日本に新しく導入されたエクスプレスやチューブシャント手術，新しい流出路再建手術の実際や，合併症対策などを網羅した新たなスタンダードとなる教科書を皆様に提供できるように企画・編集しました．

　本書では「いかに緑内障患者を治療すべきか」というテーマで，大学病院や基幹病院，診療所で緑内障診療を実践しているエキスパートの先生方が，実地臨床と経験に基づいた最新の緑内障治療を，特に手術では動画とともに，わかりやすく解説しています．緑内障治療は，原則はあるものの患者個々人によって大いに異なります．生涯における患者の視機能とQOLを維持することが，緑内障治療のゴールであることを頭に置きながら，個々の患者に対して最適だと思われる治療を提供していくのが我々眼科医の使命です．本書が先生方読者の明日からの診療に多少なりともお役に立つことができれば，編者としてこの上なく幸いに思います．

2015年9月

編集　杉山和久，谷原秀信

目次

第1章 総説

緑内障の治療総論
―いかに緑内障患者を治療すべきか？ ……………………（杉山和久） 2

- I. 緑内障治療は開始する前が大切 …………………………………… 2
- II. 常に患者のQOLを考えて治療する ………………………………… 8
- III. 薬物治療の実際とアドヒアランス ………………………………… 8
- IV. どういう患者がレーザー治療の適応か？ ………………………… 12
- V. 術式選択とトラベクレクトミーのコツ …………………………… 13
- VI. 病型別に具体的な治療法を考えてみよう ………………………… 17
- VII. まとめ ……………………………………………………………… 21

第2章 病型別治療

I 原発開放隅角緑内障（広義） ……………………（山本哲也） 24

- I. 概念・病態 …………………………………………………………… 24
- II. 診断 …………………………………………………………………… 25
- III. 治療方針 ……………………………………………………………… 28
- IV. 薬物治療 ……………………………………………………………… 29
- V. 薬物治療から手術への切り替え …………………………………… 33
- VI. 手術 …………………………………………………………………… 34
- VII. 予後 ………………………………………………………………… 34

II 原発閉塞隅角緑内障，原発閉塞隅角症 ……（栗本康夫） 36

- I. 概念・病態 …………………………………………………………… 36
- II. 診断 …………………………………………………………………… 38
- III. 治療方針 ……………………………………………………………… 41
- IV. 薬物治療 ……………………………………………………………… 43
- V. 薬物治療から手術への切り替え …………………………………… 43
- VI. 手術 …………………………………………………………………… 44
- VII. 予後 ………………………………………………………………… 45

Ⅲ 落屑緑内障 ………………………………………………（井上俊洋） 48
- Ⅰ. 概念・病態 …………………………………… 48
- Ⅱ. 診断 ………………………………………… 48
- Ⅲ. 治療方針 ……………………………………… 49
- Ⅳ. 薬物治療 ……………………………………… 49
- Ⅴ. 薬物治療から手術への切り替え ……………… 50
- Ⅵ. 手術 ………………………………………… 51
- Ⅶ. 予後 ………………………………………… 53

Ⅳ 発達緑内障，小児続発緑内障 ………………………（山田裕子） 55
- Ⅰ. 概念・病態 …………………………………… 55
- Ⅱ. 診断 ………………………………………… 56
- Ⅲ. 治療方針 ……………………………………… 60
- Ⅳ. 薬物治療 ……………………………………… 60
- Ⅴ. 手術 ………………………………………… 60
- Ⅵ. 予後 ………………………………………… 61

Ⅴ 血管新生緑内障 …………………………………………（久保田敏昭） 63
- Ⅰ. 概念・病態 …………………………………… 63
- Ⅱ. 診断 ………………………………………… 63
- Ⅲ. 治療方針 ……………………………………… 64
- Ⅳ. 薬物治療 ……………………………………… 66
- Ⅴ. 抗VEGF薬による変化 ……………………… 66
- Ⅵ. 手術治療と予後 ……………………………… 66

Ⅵ ぶどう膜炎続発緑内障 …………………………………（岩尾圭一郎） 68
- Ⅰ. 概念・病態 …………………………………… 68
- Ⅱ. 診断 ………………………………………… 69
- Ⅲ. 治療方針 ……………………………………… 69
- Ⅳ. 薬物治療 ……………………………………… 71
- Ⅴ. 薬物治療から手術への切り替え ……………… 73
- Ⅵ. 手術 ………………………………………… 73
- Ⅶ. 予後 ………………………………………… 75

Ⅶ ステロイド緑内障 ………………………………………（岩尾圭一郎） 77
- Ⅰ. 概念・病態 …………………………………… 77
- Ⅱ. 診断 ………………………………………… 78
- Ⅲ. 治療方針 ……………………………………… 79
- Ⅳ. 薬物治療 ……………………………………… 79
- Ⅴ. 薬物治療から手術への切り替え ……………… 80
- Ⅵ. 手術 ………………………………………… 80

  Ⅶ．予後 82

Ⅷ 悪性緑内障 ....（川瀬和秀） 85
  Ⅰ．概念・病態 85
  Ⅱ．診断 85
  Ⅲ．治療方針 87
  Ⅳ．薬物治療 87
  Ⅴ．薬物治療から手術への切り替え 89
  Ⅵ．手術 90
  Ⅶ．予後 90

Ⅸ 外傷性緑内障 ....（山上淳吉） 92
 A **非穿孔性眼外傷** 92
  Ⅰ．概念・病態 92
  Ⅱ．診断 94
  Ⅲ．治療 95
 B **穿孔性眼外傷** 96
  Ⅰ．概念・病態 96
  Ⅱ．診断 96
  Ⅲ．治療 96
 C **予後** 97

Topics
 サイトメガロウイルス角膜内皮炎・虹彩炎における緑内障 ....（横川英明） 98

第3章 薬物治療の実際

Ⅰ 薬物治療の原則と方法論 ....（吉冨健志） 102
  Ⅰ．緑内障薬物治療の原則 102
  Ⅱ．治療計画 103
  Ⅲ．薬物治療の概要 104
  Ⅳ．点眼指導 111

Ⅱ 片眼トライアルによる単剤治療の開始 ....（東出朋巳） 113
  Ⅰ．緑内障診療ガイドラインと片眼トライアル 113
  Ⅱ．眼圧下降薬の効果判定の必要性 113
  Ⅲ．眼圧変動が眼圧下降薬の効果判定に及ぼす影響 114
  Ⅳ．片眼トライアルによる眼圧下降薬の効果判定と留意点 115
  Ⅴ．片眼トライアルの有用性 116
  Ⅵ．正しい片眼トライアルのあり方 117

III 両眼トライアルによる薬効の直接比較 ……（川口一朗）119
- I. 緑内障治療薬の効果判定の難しさ ……119
- II. PG関連薬片眼トライアルに代わる両眼トライアルとは ……121
- III. やはり薬剤反応性は変動する ……123
- IV. 実際の診療におけるPG関連薬両眼トライアル ……124
- V. 両眼トライアルによる薬剤評価の注意点 ……125

IV 単剤処方 ……（馬渡嘉郎）126
- I. プロスタグランジン関連薬 ……126
- II. β遮断薬 ……134
- III. α₂刺激薬 ……135
- IV. 炭酸脱水酵素阻害薬 ……136
- V. 交感神経α₁受容体遮断薬 ……136
- VI. 受容体非選択性交感神経刺激薬 ……137
- VII. 副交感神経作動薬 ……137
- VIII. ROCK阻害薬 ……138

V 多剤併用
―プロスタグランジン関連薬の次の一手は? ……（井上賢治）140
- I. PG関連点眼薬への追加投与の考え方 ……142
- II. 併用療法の実際 ……142
- III. PG関連点眼薬への追加投与の眼圧下降効果 ……144
- IV. PG関連点眼薬への追加投与の副作用 ……147
- V. PG関連点眼薬への追加投与のアドヒアランス ……148

VI アドヒアランスを考えた薬物治療と手術へのシフト ……（三木篤也）151
- I. アドヒアランスの重要性 ……151
- II. アドヒアランスの把握 ……152
- III. アドヒアランスを最大化する治療 ……153
- IV. 手術治療へのシフトを考慮する時 ……154

第4章 レーザー治療

I レーザー線維柱帯形成術の適応，術式，成績 ……（東條直貴）158
- I. 作用機序 ……158
- II. LTPの長所と短所 ……159
- III. 手技 ……160
- IV. 適応と成績 ……162

Ⅴ. 再照射の適応 165
　　　Ⅵ. 合併症と対策 165

Ⅱ 第一選択治療としての選択的レーザー線維柱帯形成術 〈新田耕治〉 168

　　　Ⅰ. 第一選択治療としての SLT の適応 168
　　　Ⅱ. 第一選択治療としての SLT の施行方法 169
　　　Ⅲ. 第一選択治療としての SLT 治療成績 170
　　　Ⅳ. 点眼治療中の連続正常眼圧緑内障症例に点眼を休薬して施行した SLT の効果 173
　　　Ⅴ. 正常眼圧緑内障における SLT による眼圧日内変動への影響 173
　　　Ⅵ. SLT の治療効果予測 173
　　　Ⅶ. 第一選択治療としての SLT の合併症 174
　　　Ⅷ. SLT 再照射の有効性 174

Ⅲ レーザー虹彩切開術の適応，術式，成績 〈澤田　明〉 176

　　　Ⅰ. LPI の適応 176
　　　Ⅱ. LPI の術式 178
　　　Ⅲ. LPI の眼圧下降成績 180

Ⅳ アルゴンレーザー虹彩切開術後の水疱性角膜症と角膜内皮移植 〈小林　顕〉 183

　　　Ⅰ. ALI 後水疱性角膜症の疫学 183
　　　Ⅱ. ALI 後水疱性角膜症の発症機序 184
　　　Ⅲ. ALI 後水疱性角膜症の外科的治療法 184

第5章 トラベクレクトミー

Ⅰ トラベクレクトミーの奏功機序 〈井上俊洋〉 194

　　　Ⅰ. 歴史 194
　　　Ⅱ. 術後の房水の流れ 195
　　　Ⅲ. 経結膜的な房水流出 196
　　　Ⅳ. ブレブ瘢痕化の臨床形態 197
　　　Ⅴ. ブレブ瘢痕化の分子メカニズム 198
　　　Ⅵ. 線維芽細胞のバイオロジーとマイトマイシン C 200

Ⅱ 手術適応 〈木内良明〉 202

　　　Ⅰ. 眼圧下降の目標 202
　　　Ⅱ. 点眼薬の眼圧下降作用 203
　　　Ⅲ. トラベクレクトミーの眼圧下降作用 205

Ⅳ．トラベクレクトミーの合併症⋯⋯⋯⋯⋯⋯⋯⋯⋯⋯⋯⋯⋯⋯⋯⋯207
　　　Ⅴ．年齢の影響⋯⋯⋯⋯⋯⋯⋯⋯⋯⋯⋯⋯⋯⋯⋯⋯⋯⋯⋯⋯⋯⋯⋯⋯208
　　　Ⅵ．トラベクレクトミーの適応⋯⋯⋯⋯⋯⋯⋯⋯⋯⋯⋯⋯⋯⋯⋯⋯⋯208

Ⅲ 周術期の標準的な管理　〔望月英毅,木内良明〕209
　　　Ⅰ．術後診察のポイント⋯⋯⋯⋯⋯⋯⋯⋯⋯⋯⋯⋯⋯⋯⋯⋯⋯⋯⋯209
　　　Ⅱ．濾過不足の対処⋯⋯⋯⋯⋯⋯⋯⋯⋯⋯⋯⋯⋯⋯⋯⋯⋯⋯⋯⋯⋯211
　　　Ⅲ．過剰濾過の対処⋯⋯⋯⋯⋯⋯⋯⋯⋯⋯⋯⋯⋯⋯⋯⋯⋯⋯⋯⋯⋯214
　　　Ⅳ．濾過胞からの房水漏出⋯⋯⋯⋯⋯⋯⋯⋯⋯⋯⋯⋯⋯⋯⋯⋯⋯⋯216
　　　Ⅴ．毛様体ブロック⋯⋯⋯⋯⋯⋯⋯⋯⋯⋯⋯⋯⋯⋯⋯⋯⋯⋯⋯⋯⋯217
　　　Ⅵ．退院およびその後⋯⋯⋯⋯⋯⋯⋯⋯⋯⋯⋯⋯⋯⋯⋯⋯⋯⋯⋯⋯217

Ⅳ 手術テクニックのコツと落とし穴　〔石田恭子〕218
A 円蓋部基底⋯⋯⋯⋯⋯⋯⋯⋯⋯⋯⋯⋯⋯⋯⋯⋯⋯⋯⋯⋯⋯⋯⋯⋯⋯⋯⋯218
　　　Ⅰ．結膜切開⋯⋯⋯⋯⋯⋯⋯⋯⋯⋯⋯⋯⋯⋯⋯⋯⋯⋯⋯⋯⋯⋯⋯⋯⋯218
　　　Ⅱ．結膜縫合⋯⋯⋯⋯⋯⋯⋯⋯⋯⋯⋯⋯⋯⋯⋯⋯⋯⋯⋯⋯⋯⋯⋯⋯⋯222
　　　Ⅲ．結膜漏出の確認⋯⋯⋯⋯⋯⋯⋯⋯⋯⋯⋯⋯⋯⋯⋯⋯⋯⋯⋯⋯⋯225
B 輪部基底⋯⋯⋯⋯⋯⋯⋯⋯⋯⋯⋯⋯⋯⋯⋯⋯⋯⋯⋯⋯⋯⋯⋯⋯⋯⋯⋯226
　　　Ⅰ．結膜切開⋯⋯⋯⋯⋯⋯⋯⋯⋯⋯⋯⋯⋯⋯⋯⋯⋯⋯⋯⋯⋯⋯⋯⋯⋯226
　　　Ⅱ．結膜縫合⋯⋯⋯⋯⋯⋯⋯⋯⋯⋯⋯⋯⋯⋯⋯⋯⋯⋯⋯⋯⋯⋯⋯⋯⋯230
C エクスプレス⋯⋯⋯⋯⋯⋯⋯⋯⋯⋯⋯⋯⋯⋯⋯⋯⋯⋯⋯⋯⋯⋯⋯⋯233
　　　Ⅰ．エクスプレスの原理と特徴⋯⋯⋯⋯⋯⋯⋯⋯⋯⋯⋯⋯⋯⋯⋯⋯233
　　　Ⅱ．エクスプレスの利点と成績⋯⋯⋯⋯⋯⋯⋯⋯⋯⋯⋯⋯⋯⋯⋯⋯233
　　　Ⅲ．エクスプレスの適応と禁忌⋯⋯⋯⋯⋯⋯⋯⋯⋯⋯⋯⋯⋯⋯⋯⋯235
　　　Ⅳ．エクスプレス併用濾過手術の手順と注意⋯⋯⋯⋯⋯⋯⋯⋯⋯236
　　　Ⅴ．術中合併症とその対策⋯⋯⋯⋯⋯⋯⋯⋯⋯⋯⋯⋯⋯⋯⋯⋯⋯⋯239

Ⅴ 術中・術後のトラブルシューティング　〔大鳥安正〕242
　　　Ⅰ．高齢者の薄い結膜の対処法（Tenon囊の前転縫着法）⋯⋯⋯242
　　　Ⅱ．強角膜ブロック切除および虹彩切除後の硝子体脱出での対処法⋯243
　　　Ⅲ．過剰濾過への対処法⋯⋯⋯⋯⋯⋯⋯⋯⋯⋯⋯⋯⋯⋯⋯⋯⋯⋯⋯244
　　　Ⅳ．結膜からの房水漏出の対処法⋯⋯⋯⋯⋯⋯⋯⋯⋯⋯⋯⋯⋯⋯246
　　　Ⅴ．虹彩がwindowに嵌頓したときの対処法⋯⋯⋯⋯⋯⋯⋯⋯⋯249
　　　Ⅵ．overhanging blebに対する処置⋯⋯⋯⋯⋯⋯⋯⋯⋯⋯⋯⋯⋯⋯249
　　　Ⅶ．平坦な濾過胞に対するlate needling⋯⋯⋯⋯⋯⋯⋯⋯⋯⋯⋯250
　　　Ⅷ．濾過胞感染の鑑別診断⋯⋯⋯⋯⋯⋯⋯⋯⋯⋯⋯⋯⋯⋯⋯⋯⋯⋯250

Ⅵ 難治例の攻略法 254
A 白内障・硝子体手術既往眼への対策　〔栂野哲哉,福地健郎〕254
　　　Ⅰ．内眼手術既往眼におけるトラベクレクトミーの背景と問題点⋯254
　　　Ⅱ．白内障手術既往眼への対策⋯⋯⋯⋯⋯⋯⋯⋯⋯⋯⋯⋯⋯⋯⋯⋯255
　　　Ⅲ．硝子体手術既往眼への対策⋯⋯⋯⋯⋯⋯⋯⋯⋯⋯⋯⋯⋯⋯⋯⋯258

B 血管新生緑内障 ……………………………………（瀧原祐史）262
　Ⅰ．患者のサポート体制の整備 …………………………………262
　Ⅱ．網膜虚血の改善 ………………………………………………262
　Ⅲ．トラベクレクトミー前の硝子体手術 ………………………264
　Ⅳ．血管新生緑内障に対するトラベクレクトミー ……………264

C ぶどう膜炎続発緑内障 ………………………（岩尾圭一郎）268
　Ⅰ．術前診断と管理 ………………………………………………268
　Ⅱ．手術方法 ………………………………………………………270
　Ⅲ．術後管理 ………………………………………………………273
　Ⅳ．予後 ……………………………………………………………274

D アミロイド緑内障 ………………………………（川路隆博）276
　Ⅰ．概念・病態 ……………………………………………………276
　Ⅱ．診断 ……………………………………………………………277
　Ⅲ．治療方針 ………………………………………………………278
　Ⅳ．トラベクレクトミー …………………………………………278

E 小児緑内障 …………………………………………（山田裕子）281
　Ⅰ．適応と禁忌 ……………………………………………………281
　Ⅱ．手術手技の実際と注意点 ……………………………………281
　Ⅲ．術後管理 ………………………………………………………286
　Ⅳ．合併症と対策 …………………………………………………287
　Ⅴ．術後成績 ………………………………………………………288

第6章 チューブシャント手術

Ⅰ インプラントの種類と特長 ………………（千原悦夫）290
　Ⅰ．バルベルト緑内障インプラント（BGI） ……………………290
　Ⅱ．アーメド緑内障バルブ（AGV） ………………………………292

Ⅱ 手術適応 ……………………………………………（千原悦夫）293
　Ⅰ．ミニチューブの適応 …………………………………………293
　Ⅱ．ロングチューブの適応 ………………………………………293
　Ⅲ．治療成績 ………………………………………………………294
　Ⅳ．プレートの大きさと眼圧調整力 ……………………………294

Ⅲ 周術期の標準的な管理 …………………………（千原悦夫）295
　Ⅰ．チューブシャント手術後の眼圧変動 ………………………295
　Ⅱ．術直後の低眼圧に関連する合併症とその対策 ……………295
　Ⅲ．術後高眼圧 ……………………………………………………298

Ⅳ 手術テクニックのコツと落とし穴 ……………………（谷戸正樹）302

- A バルベルト緑内障インプラント……………………………………302
  - Ⅰ．バルベルト緑内障インプラントのモデルと構造……………302
  - Ⅱ．バルベルト緑内障インプラントの成績と適応………………302
  - Ⅲ．バルベルト緑内障インプラント挿入術の手順………………305
- B アーメド緑内障バルブ……………………………………………312
  - Ⅰ．アーメド緑内障バルブのモデルと構造………………………312
  - Ⅱ．アーメド緑内障バルブの成績と適応…………………………312
  - Ⅲ．アーメド緑内障バルブ挿入術の手順…………………………314

Ⅴ 術中・術後のトラブルシューティング
（高桑加苗，濱中輝彦）320

- Ⅰ．術中のトラブルシューティング…………………………………320
- Ⅱ．術後早期合併症（1か月以内）……………………………………324
- Ⅲ．術後後期合併症（1か月以上）……………………………………326

第7章 トラベクロトミーと流出路再建術

Ⅰ トラベクロトミーの奏功機序 ………………………（本庄　恵）332

- Ⅰ．トラベクロトミーの変遷…………………………………………332
- Ⅱ．房水流出抵抗と眼圧上昇…………………………………………333
- Ⅲ．トラベクロトミーの手術手技……………………………………336
- Ⅳ．トラベクロトミーの奏功機序……………………………………338

Ⅱ トラベクロトミーの手術適応・手術成績 …………（本庄　恵）340

- Ⅰ．トラベクロトミーの適応…………………………………………340
- Ⅱ．トラベクロトミーの手術成績……………………………………342
- Ⅲ．緑内障手術術式の選択と適応……………………………………344

Ⅲ トラベクロトミーのコツと落とし穴 ………………（中村　誠）346

- Ⅰ．手術部位と術者の位置……………………………………………346
- Ⅱ．制御糸設置…………………………………………………………347
- Ⅲ．結膜切開・Tenon 囊剝離…………………………………………347
- Ⅳ．第一（外層）強膜弁作成…………………………………………347
- Ⅴ．第二（内層）強膜弁作成…………………………………………348
- Ⅵ．トラベクロトーム挿入……………………………………………349
- Ⅶ．Schlemm 管が狭いとき……………………………………………351
- Ⅷ．トラベクロトームの回転…………………………………………351
- Ⅸ．第二（内層）強膜弁切除…………………………………………352
- Ⅹ．強膜弁と結膜縫合…………………………………………………352

Ⅳ 術中・術後のトラブルシューティングと術後管理 ……………………（金森章泰）354

 Ⅰ．術中合併症 …………………………………………………………………354
 Ⅱ．術後合併症 …………………………………………………………………358
 Ⅲ．術後管理 ……………………………………………………………………360

Topics
全周 suture トラベクロトミー ………………………………………（陳　進輝）362

Ⅴ トラベクロトミーの類縁手術 ………………………………（庄司信行）366

 Ⅰ．眼外から行うトラベクロトミー以外の流出路再建術 ………………366
 Ⅱ．眼内から行う流出路再建術（Schlemm 管への流出）………………373
 Ⅲ．上脈絡膜腔への房水流出を意図したもの ……………………………383

Ⅵ 隅角癒着解離術 …………………………………………………（中村　誠）388

 Ⅰ．適応 …………………………………………………………………………388
 Ⅱ．水晶体再建術の併用 ………………………………………………………389
 Ⅲ．術前に行っておくべき検査 ………………………………………………389
 Ⅳ．GSL に必要な備品と術前指示 …………………………………………390
 Ⅴ．手術手順 ……………………………………………………………………392
 Ⅵ．術後管理 ……………………………………………………………………395

和文索引…………………………………………………………………………………397
欧文・数字索引…………………………………………………………………………405

本書の付録Web動画の使い方

本書の付録として，関連する動画を PC，iPad，スマートフォン(iOS，Android)でご覧いただけます(フィーチャーフォンには対応しておりません)．下記 URL からアクセスしてください．ログインのための ID，PASS は表紙裏のシールをはがして，ご利用ください．
http://www.igaku-shoin.co.jp/prd/02379/index.html

- 動画を再生する際の通信料(パケット通信料)はお客様のご負担となります．パケット定額サービスなどにご加入されていない場合，多額のパケット通信料が請求されるおそれがありますのでご注意ください．
- 配信される動画はお客さまへの予告なしに変更・修正が行われることがあります．また，予告なしに配信を停止することもありますのでご了承ください．
- 動画は書籍の付録のため，ユーザーサポートの対象外とさせていただいております．ご了承ください

▶ 動画掲載ページ一覧

動画-1	トラベクレクトミー(円蓋部基底)の結膜縫合のコツ 15
動画-2	術中の強膜弁からの房水の過剰濾過に対する自己強膜移植(強度近視眼の症例) 15
動画-3	選択的レーザー線維柱帯形成術(SLT) 158
動画-4	円蓋部基底結膜切開と縫合 219
動画-5	輪部基底結膜切開と縫合 227
動画-6	エクスプレス 236
動画-7	強膜開窓術 244
動画-8	房水漏出点が強膜弁の直上にある場合の対処法 246
動画-9	眼圧が安定している場合の overhanging bleb の対処法 249
動画-10	硝子体手術併用バルベルト緑内障インプラント(BGI)毛様体扁平部挿入 305
動画-11	アーメド緑内障バルブ(AGV)前房挿入 314
動画-12	トラベクロトミー(耳下側アプローチ) 348
動画-13	360°スーチャートラベクロトミー変法の実際の手技 362
動画-14	360°スーチャートラベクロトミー(5-0 ナイロン糸の作成) 362
動画-15	トラベクトーム手術 375
動画-16	隅角癒着解離術 392

第1章

総説

緑内障の治療総論
―いかに緑内障患者を治療すべきか？

　この章では，現時点での科学的エビデンスと筆者が岐阜大学，金沢大学で培った緑内障診療の経験則にもとづいて，とくに原発開放隅角緑内障（広義）と原発閉塞隅角緑内障に絞って，「いかに緑内障患者を治療すべきか」を総論的に述べる．

　緑内障による視機能障害は不可逆的であり，今日の治療では視機能を回復することができない．視機能の障害は，個々の患者の quality of life（QOL）を大きく低下させる．緑内障治療の目的は，生涯にわたり患者の日常生活可能な視機能を維持することである（図1）．治療にあたっては，治療による副作用や合併症だけでなく，通院や入院によって生じる社会的・経済的負担，あるいは失明への精神的不安なども患者の QOL に多大なる影響を及ぼすことを考慮しなければならない．緑内障の治療では患者の QOL を極力損ねることなく，最大限の治療を行うことが重要である．

I. 緑内障治療は開始する前が大切

　緑内障はその病型ごとに治療戦略が変わってくる．その具体的な治療戦略は各論に譲るとして，この項では正常眼圧緑内障（normal tension glaucoma：NTG）について筆者の実際の

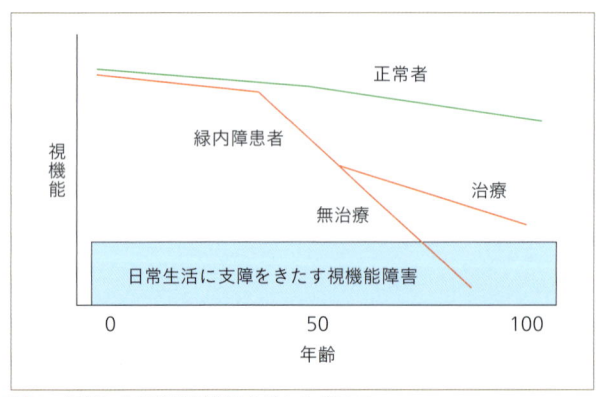

図1 年齢による視機能維持を表したグラフ
治療により一生涯にわたり日常生活可能な視機能の維持を目ざす．

緑内障治療のやり方を紹介したい．

1. NTG は偶然発見される

　NTG は眼圧が常に正常範囲にある以外は，原発開放隅角緑内障（primary open angle glaucoma：POAG）と同じく慢性の経過をとり，視野欠損が進行しないと自覚症状が現れない．そのため自覚症状を訴えて受診された際は，病期が中期以降のことが多い．また，自覚症状に乏しいため他の疾患のために受診した際に偶然発見されたりすることや，住民検診や人間ドックなどで診断されることも珍しくない．これらは，2000〜2001 年に岐阜県多治見市で行われた多治見スタディでは，約 90％ が新規に発見された NTG であったこともその裏づけといえる．

2. NTG の危険因子を考える

　それでは日本ではなぜ NTG が多いのであろうか．これまでの臨床研究や疫学調査の結果から開放隅角緑内障における危険因子がいくつかあげられる．まず，多治見スタディの結果からも加齢による罹患率の変化，つまり加齢とともに有病率が上昇することがわかっていることから，わが国が高齢化の道をたどっていることもその一端を担っていると考えられる．さらに，近視が緑内障の発症の危険因子であることから，日本人に多い近視は有病率に影響を及ぼしている．また，高眼圧はもとより，片頭痛・性差（女性）・低眼灌流圧および乳頭出血が NTG の危険因子である（表1）．なかでも乳頭出血は NTG の進行に関与しており，重要視すべき所見である．

　しかし，これらの危険因子がそろうだけでは発症の原因にはならず，結局のところ個々人の眼圧値がその人にとって視神経を障害しない眼圧（健常眼圧）を超えるかどうかがポイントと考えられている．つまり，個々人の視神経乳頭とくに篩板部の強度（言い換えると脆弱性）が異なることが問題かもしれない．そこで NTG の治療には，個々人での目標眼圧の設定が必要となる．治療前の眼圧が高い群（16〜21 mmHg）と低い群（15 mmHg 以下）に分け，さらに病期によって目標眼圧の設定は異なってくる．目標眼圧の設定に関してはまず患者ごとに正確な治療前の眼圧値，いわゆる眼圧のベースラインデータが必要である．これはとくに NTG の治療戦略を立てるうえで非常に重要なポイントである．NTG は眼圧が正常な点からも治療の中心は薬物治療となると考えられる．そのため，治療戦略を立てるうえで重要なポイントがいくつかある．

表 1　緑内障の発症と進行の危険因子

- 高年齢，近視，高眼圧（多治見スタディ）
- 片頭痛，乳頭出血，女性（CNTGS）
- 落屑，低眼灌流圧（EMGT）

Collaborative Normal-Tension Glaucoma Study（CNTGS）
　欧米の 24 施設において，10 回のベースライン眼圧で平均 20 mmHg 以下（24 は超えない）の正常眼圧緑内障 230 人を対象とし，治療群と無治療群に無作為化した．
Early Manifest Glaucoma Trial（EMGT）
　スウェーデンでの一般集団検診受診者 44,243 名のうち，新たに診断された未治療の早期緑内障患者 255 例を対象とし，治療群とコントロール群に無作為化した．

3. 治療前にベースラインデータを収集する (表2)

1) 隅角検査

　ベースラインデータといってもその検査の種類は多い．まず，隅角検査である．病型の把握および診断確定には不可欠である．POAGと思って隅角検査をすると閉塞隅角緑内障の場合もあり，結節などの所見から続発緑内障と判明することもある．初診時は必ず隅角写真を撮影するとよい．次に，視神経乳頭所見の把握である．これは眼底写真が最適と思う．金沢大学ではOptosで超広角の眼底写真とともに，診察ごとにルーチンで広角の眼底写真と視神経乳頭のステレオ眼底写真を撮影している．写真とともに眼底所見を必ずカルテに記載する．所見を読み解釈する力こそ最も重要である．最近の緑内障診断において不可欠ともいえる地位を築き上げつつある各種画像診断（optical coherence tomography：OCT，Heidelberg retina tomograph：HRT）を初診時とその後定期的（通常は1年）に施行する．ステレオ眼底写真では明るすぎて視神経乳頭がわかりづらくならないように気をつける．また通常の広角の眼底写真では網膜神経線維層欠損（nerve fiber layer defect：NFLD）が明瞭にわかるように撮影を心がける．

2) 視野検査

　次に視野検査である．視野のベースラインの確立は大きく2つの要素を含む．1つ目は現在の状態の把握，2つ目は今後の経過観察のためのベースラインの確立である．視野検査は患者にとって各種検査の中でも負担が大きい検査であるため，注意する点が多々ある．まず少なくとも2回のベースライン視野が必要と考える．初回視野検査の後，ほどなく再診して2回目の視野検査を行う．この1回目と2回目の視野結果が一致していない場合はさらに3度目の視野検査を行う．また，同時に取得した眼底所見と視野検査所見が対応していることを確認することは，緑内障診断のうえで最も重要な作業である．

3) 眼圧測定

　最も難しいのがベースライン眼圧の収集と決定である．理想的には治療開始前に眼圧日内変動を測定することが望ましいが，日常診療においてこれを全症例で実践することは困難である．また紹介されてくる患者の多くは前医で何らかの薬物をすでに投与されていることが多く，初診時において無治療時の眼圧を知ることは難しい症例も多い．そのため，視野障害の程度が中等度までの症例で，初診時の眼圧がmiddle-teenである患者はすべての薬剤を中断したうえで来院して無治療時の眼圧を把握する．また，眼圧測定を同一の測

表2　治療前のベースラインデータの収集
1) 隅角検査
2) 視神経乳頭所見の把握（眼底写真，その他画像検査）
3) 視野検査（ベースラインデータ）
4) ベースライン眼圧把握（日内，日々変動）

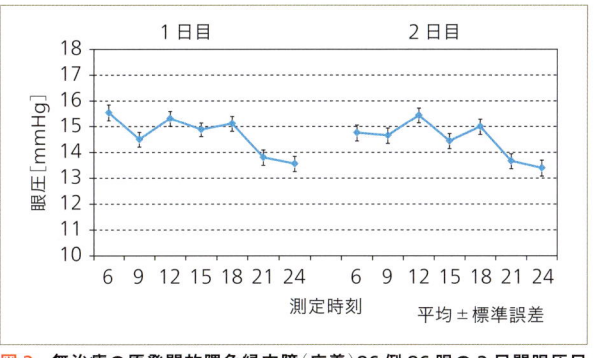

図2 無治療の原発開放隅角緑内障(広義)86例86眼の2日間眼圧日内変動
座位にてGoldmann圧平眼圧計で眼圧を測定すると，眼圧は日中に高く，夜間に低い．房水産生動態(日中に産生量が多く，夜間に少ない)と相関する．

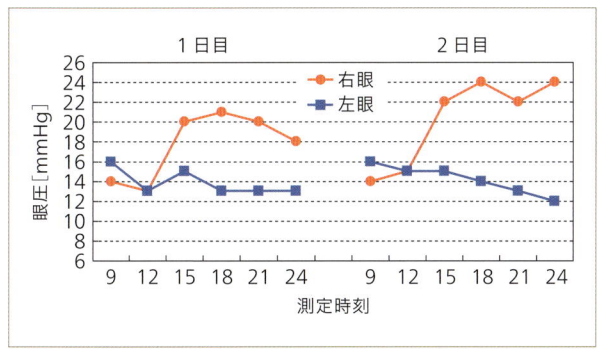

図3 右眼の落屑緑内障の眼圧日内変動
午前中の外来眼圧測定時間帯には，middle-teenの眼圧であるが，午後から夜間にかけて右眼のみ20 mmHg以上の眼圧上昇が，2日間の再現性をもって持続している(ラタノプロスト，ドルゾラミドとチモロールの合剤，ブナゾシンの点眼治療下での眼圧)．

定機器で測定することや，同一検者が測定することは眼圧測定の誤差という点で重要になってくる．Goldmann圧平眼圧計での計測は緑内障診療における眼圧測定のゴールドスタンダードであるが，これまでの報告では，その測定の再現性は2 mmHg程度の誤差が生じるとされ，例えば15 mmHgの眼圧の患者に点眼薬を処方または追加した場合，13 mmHgになったとしても，点眼薬による治療効果なのか測定誤差なのか判断に苦慮する．

また眼圧はその測定時間により変動する．一日の中でも測定時間により異なるとされる日内変動，同一の時間帯に測定しても測定する日により変化があるとされる日々変動，さらには季節の違いで眼圧が変化するという季節変動がある．金沢大学眼科では，眼圧の日内変動と日々変動を同時に評価するため，必要と判断された緑内障患者には無治療時もしくは点眼使用のうえでの眼圧を週末に入院のうえ連続2日間で日内変動を測定している(図2)．測定時間は午前9時(または6時)から午前0時まで3時間ごとにGoldmann圧平眼圧計で測定している．外来の時間帯の眼圧が低いにもかかわらず日内変動の変動値が大きくかつ最高眼圧が外来の測定時間帯にない場合は，日内変動を測定することでその患者の本来の眼圧が明らかになり有用である(図3)．また，日内変動と日々変動を同時に把握

でき，ベースライン眼圧の確定や治療効果の判定，そして治療下での眼圧日内変動で手術適応の決定を行っている．

4. 患者ごとに目標眼圧の設定をしよう！

　大規模治験の結果から，最も一般的で単純な目標眼圧の設定方法は，ベースライン眼圧の30％減少させることである．日内変動や眼圧測定法の誤差を考慮すると，最低でも20％以上低下させることが望ましい．しかしこの方法には欠点もある．例えば，眼圧のベースラインが40 mmHgなど極端に高い場合，50％低下させる目標を達成したとしてもその値は20 mmHgであり，緑内障進行を遅らせるには十分とはいえない．そのため緑内障病期に応じて目標眼圧を決定する方法も考えられる．例えば，視野障害が軽微な初期では19 mmHg以下，中期例(孤立暗点，弓状暗点，鼻側階段のみ)では16 mmHg以下，進行例(視野欠損が1/4以上)では14 mmHg以下と絶対値で求める方法もある．

　どの目標眼圧設定法においても，緑内障の病期を視野検査のベースラインによって確定することが鍵となる．しかし，個々人の治療前眼圧や病期からどのように目標眼圧値を決定するのかについて一定の見解は定まっていない．筆者はベースライン眼圧からの下降率を元にした設定と，病期に応じた設定とを考慮に入れて目標眼圧を決定している．

　個々人の視神経乳頭とくに篩板部の強度(言い換えると脆弱性)が異なることから厳密な意味での目標眼圧値は個々人で異なり，また初期治療の段階と経過観察の段階で変化しうる．さらに，正常眼圧緑内障では，low-teensの患者とhigh-teensの患者での違い，同じ治療前眼圧でも病期で設定は異なる．理想的には患者ごとに正確な治療前のベースライン眼圧値，日内変動における上限値，下限値と変動幅，そしてベースラインの視野障害などの視機能を正確に把握する必要がある．

5. 目標眼圧を決める時に考慮すべきこと

1) 緑内障の重症度はどうか？

　重症度は視神経乳頭と視野の状態によって評価する．視野欠損が中心視野まで及ぶようであれば，ベースライン眼圧に関係なく，低い値を目標値に定めなければならない．

2) 患者の年齢と生命予後はどうか？

　一般的に，年を経るごとに視神経線維は減少する．その減少率は50歳以降になると10年で4～5％といわれており，緑内障患者においてはこの減少が加速してしまう．ただその進行の程度は患者によってまちまちであり，緩やかな経過をたどることも多い．

　EMGT(Early Manifest Glaucoma Trial)では視野障害進行は未治療群で6 dB/10年，治療群では3.6 dB/10年であった．CNTGS(Collaborative Normal-tension Glaucoma Study)では，未治療群の57％はMDスロープで有意の進行を認めず，残りの43％においてMDスロープで0.2～2 dB/年の低下を示していた．これらの結果から，筆者は高齢者であり緑内障の程度が軽いものであるのならば，中心視野が侵されない限り積極的な治療を必要としない．

3）中心角膜厚も測定しよう！

　OHTS（Ocular Hypertension Treatment Study），EGPS（European Glaucoma Prevention Study）によって中心角膜圧（central corneal thickness：CCT）は緑内障に進行するリスクであると示された．OHTSではCCTが40 μm薄くなると緑内障への進行率が2倍になることがわかっている．緑内障患者においても角膜厚が薄いと進行が速く，重症度も高い．角膜厚が正常値から離れている場合はGoldmann眼圧計による測定値の信頼性が下がることも注意しなければならない．ただ，角膜厚が10 μm異なっても，Goldmann眼圧計の測定値は±0.4 mmHg変動するのみであり，極端なCCT値でなければこの誤差を考慮に入れる必要はない．それよりも角膜自体がもつ生体力学的な特性が独立してリスクファクターとなっていると考えたほうがよい．最近では角膜のもつ生体力学的特性と篩状板のそれとの関連性が議論されている．

4）落屑物質はないか？網膜疾患はどうか？

　落屑物質は高眼圧症から緑内障に進行する危険因子である．またすでに視力低下に影響を及ぼしている疾患も目標眼圧設定の考慮に入れなければならない．例えば，加齢黄斑変性の進行例では，眼圧の積極的な治療は患者の視機能にとって利益をもたらさないので，QOLを優先すべきである．

6. 目標眼圧はあくまで目標，大切なのは視機能の維持である！

　治療の目標眼圧は，視野障害の進行を起こさない眼圧値，すなわち，治療のもと眼圧測定と視野検査を施行しながら経過観察を行い，これまでの視野との比較で進行していないと確認できたときの眼圧である．目標眼圧を決定することは容易でなく，日常診療の積み重ねで変化しうる性質のものである．目標眼圧の達成を目ざすあまり患者に不利益をもたらしてはならないし，時によっては患者のQOLを優先し，さらなる治療を行わないほうがよい場合もありえる．また，時に目標眼圧を10 mmHg未満に設定することが必要な症例も存在するが，通常は大きな疑問符が打たれる．この目標値を達成するためには代謝拮抗剤を用いた濾過手術が必要となるが，この値にこだわると術後の低眼圧による視力低下，低眼圧黄斑症，さらに無血管濾過胞と房水漏出，濾過胞感染など多くの合併症の危険を伴うからである．

7. 治療開始のタイミングを考える

　ベースラインデータが得られたら，治療を考慮することになる．検診などで眼底には緑内障性変化がみられるものの通常の視野検査（例えばHumphrey視野計の中心30-2もしくは24-2など）で異常が検出できない症例（preperimetric glaucoma）が散見される．POAGの場合は（一般に眼圧が高い場合），積極的に眼圧下降に取り組めるが，NTGと考えられる場合も少なくなく，治療を開始するタイミングを考慮する必要がある．治療を開始するか，もしくは無治療で経過観察するかである．ここで，視野が非進行性なのか進行性なのかの判別が重要になってくる．当院外来ではpreperimetric glaucoma（視野障害を認めないが緑内障性の

表3 視野進行性と非進行性の判別

a) 視神経乳頭の写真（毎回撮影）
b) 網膜神経線維層欠損の拡大の評価
c) OCT/HRT など画像解析（年1回は撮影）
d) 視野の経過観察と解析
　（視野は最初2年は年3〜4回，以後年2回）
e) 乳頭出血の有無

構造異常がある症例）については原則無治療で経過観察する．また，中心10°以内の視野評価も重要である．

表3のポイントを過去のものと比較検討し，進行を疑った場合は患者に治療の必要性を説明したうえで治療開始となる．また，過去に施行した眼底写真や視野は，現在緑内障が進行性か停止性か判断するうえできわめて重要であり，前医には必ずすべての検査データをもらうように依頼する．

NTG症例で，先に述べた入院で日内変動を測定した場合は，最終日に2日間の眼圧経過と視野結果を踏まえて治療開始となる．両眼ともに緑内障性の視野異常がある場合は，より病期が進行していると思われる側に点眼を開始し，薬効評価をしたうえで両眼に開始するのもよい（片眼トライアル）．

II. 常に患者のQOLを考えて治療する

QOLは患者にとって最も重要である．緑内障により視機能が障害されることはQOLに甚大な影響を及ぼすことはいうまでもない．適切な診断と説明を行っても，一生涯にわたる慢性的でかつ失明に至る可能性がある疾患と診断されることは，患者やその家族に心配や不安をもたらす．また，治療の副作用，経済的負担，時間的負担などもQOLに悪影響を及ぼすと考えられる．

患者のQOLを保つためには，疾患の治療のみならず我々の診断と治療が個人に与える影響についても考慮せねばならない．一人ひとりの患者に対して，自身の現在の状態や経過をどのように認識しているのか，日常生活にどのような困難があるのかを問いかけるようにして接するべきである．QOLが妨げられているようであれば，治療の中止も患者と話し合うべき選択肢である．

III. 薬物治療の実際とアドヒアランス

1. 薬剤選択

日本において現在使用可能な薬物は作用機序によりプロスタグランジン関連薬，非選択的交感神経刺激薬，α_1受容体遮断薬，α_2受容体刺激薬，β受容体遮断薬（$\alpha\beta$受容体遮断薬を含む），副交感神経刺激薬，炭酸脱水酵素阻害薬，ROCK阻害薬の8系統が存在する（図4）．また同時にプロスタグランジン関連薬とβ遮断薬，あるいはβ遮断薬と炭酸脱水酵

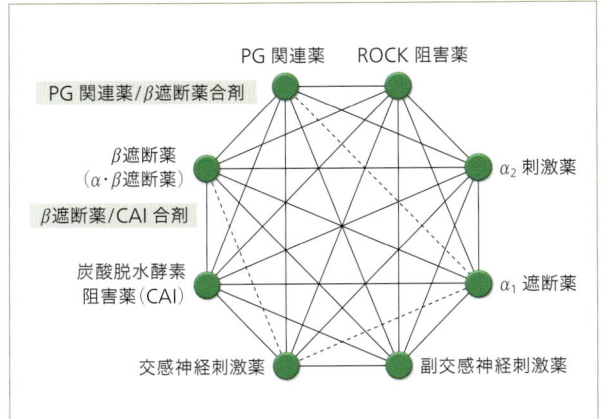

図4 現在使用可能である緑内障治療薬
併用効果が期待できる薬剤を実線で，併用効果があまり期待できないものを点線で結んでいる．
〔新家　眞：vol.1 緑内障薬物治療の歴史とブリモニジン点眼液への期待．あたらしい眼科29(4)：593-595, 2012より一部改変〕

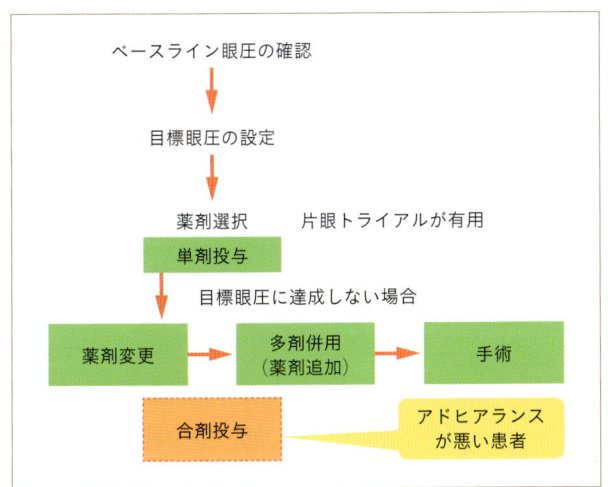

図5 薬物治療の基本方針
ベースライン眼圧が決まったら目標眼圧を設定し，その目標に向かって薬物を変更，または追加しながら必要最小限の薬物にて最大の効果を得る．

素阻害薬の合剤が存在する．これらの選択肢から個々の症例に応じて適切な薬剤を選択し治療を行っている．

　薬物治療のおおまかな流れを図5に示す．薬物治療における原則としてはまず目標眼圧を設定し，その目標に向かって薬物を変更，または追加しながら必要最小限の薬物にて最大の効果を得ることが重要である．

　第一選択薬としては最も眼圧下降作用を期待できるプロスタグランジン関連薬を選択することが多い．眼圧と視野障害に緊急性がなければ片眼トライアルで薬剤の治療効果を判定することが望ましい．その時はできれば日をかえて2回眼圧を測定するとよい．その理由は，薬剤効果にも日々変動が存在し，薬剤の効果判定に影響する可能性があるためで，各論の片眼トライアルの項を参照されたい(⇒113頁)．また，プロスタグランジン薬には一定の割合で低反応者，いわゆるノンレスポンダーが存在する(図6)．その場合は他のプロスタグランジン関連薬に変更(スイッチング)し，それでも改善を認めなければ他の種類の点眼薬(β遮断薬，炭酸脱水酵素阻害薬など)に変更する．海外の報告では，ラタノプロストのノンレスポンダーからビマトプロストにスイッチしたら有効であった報告がなされている(図7)．自験例ではスイッチングはラタノプロスト，タフルプロスト，トラボプロ

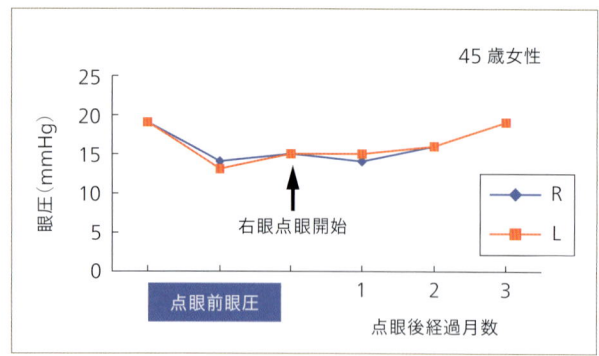

a：ラタノプロストノンレスポンダー

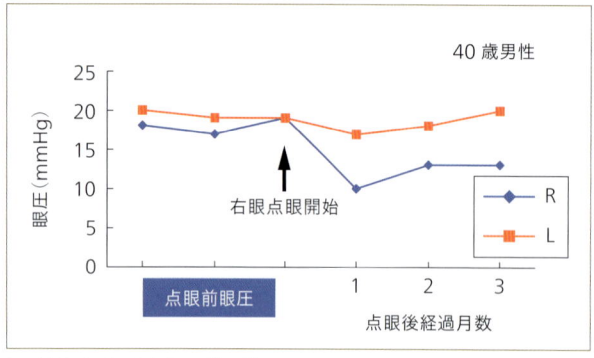

b：ラタノプロストレスポンダー

図6　片眼トライアルによるレスポンダー・ノンレスポンダーの判定

ベースライン眼圧測定3回，ラタノプロスト点眼の片眼トライアルでの眼圧測定3回の眼圧変動を示す．非点眼の他眼と比較して，ノンレスポンダーでは点眼による眼圧下降効果が全くみられない．一方，レスポンダーでは再現性のある持続的な眼圧下降効果が得られている．

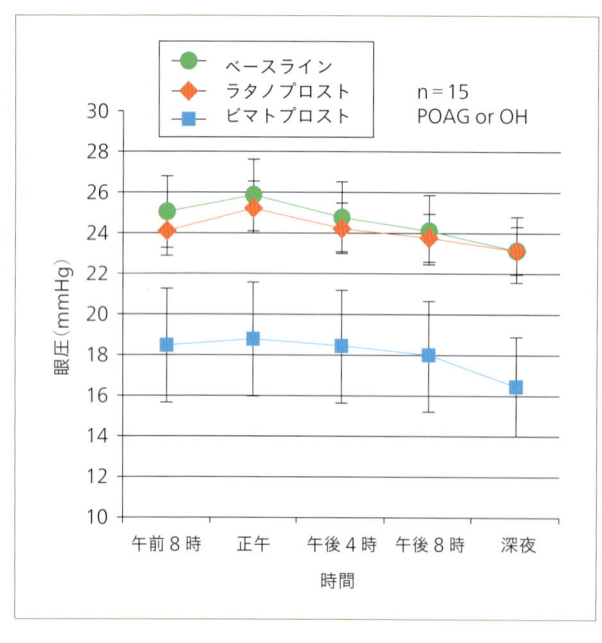

図7　ラタノプロストのノンレスポンダー患者に対するビマトプロストの眼圧下降作用

ラタノプロスト点眼のノンレスポンダーに対して，ビマトプロスト点眼にスイッチすると有意に眼圧が低下した．
(Gandolfi SA, et al：Effect of bimatoprost on patients with primary open-angle glaucoma or ocular hypertension who are nonresponders to latanoprost. Ophthalmology 110：609-614, 2003 より改変)

ストからビマトプロストに変更，またはその逆に切り替えると効果的であった（単剤処方の項目を参照，⇒126頁）．単剤投与にて期待する効果が得られなかった場合は薬剤を追加するか，配合剤を使用し目標眼圧の達成を図る．しかし，追加した薬剤の効果は単体投与に比して低い．

2. 副作用

また副作用にも注意すべきである．緑内障治療では点眼を長期にわたって使用する場合が圧倒的に多くあり，そのため副作用が生じる頻度も高く，その場合患者のQOLを大きく損なってアドヒアランスの低下にもつながってしまう．とくにβ遮断薬は全身的な副作用が生じる可能性があるので，心疾患，喘息の既往など全身状態の把握が必須である．結膜充血や角膜上皮びらんでは，許容範囲であればそのまま治療継続することも多いが，程度がひどくなると投与薬剤の中止や角膜保護薬点眼の併用で対処することも必要である．もし防腐剤による角膜上皮障害が疑われるようであれば防腐剤を含んでいない点眼薬に変更する．またプロスタグランジン関連薬では眼瞼の色素沈着，上眼瞼溝深化(deepening of upper eyelid sulcus)を気にする患者もいるので注意が必要である．

3. アドヒアランス

緑内障は一生涯を通じて慢性に進行する疾患であり，患者は長期の点眼や定期的な経過観察を必要とし，かつ自覚症状がないことが多いので，治療目標の達成，維持には患者の協力が得られることが必須である．今まで用いられてきた「コンプライアンス」という用語は医師からの一方向的な治療指針を患者が守ることをさす．しかし現在主流の考え方となってきた「アドヒアランス」とは，患者が主体となり，自身の病態を理解し，医療従事者の推奨する方法に同意し，服薬，食事療法，そして生活習慣の改善を行うことと定義される．コンプライアンスでは医師が患者に服薬を遵守させるという，あくまでも医療従事者からの目線であり，アドヒアランスの医療従事者と患者の双方向的なパートナーシップの考えとは異なっている．こういった用語の変遷の背景には慢性疾患の治療にあたっての医療者・患者関係のあり方の変化を反映しているといえよう．

緑内障治療薬に対するアドヒアランスは，自覚症状が少ないなどの疾患の特徴のために，医師が考えているよりはるかに悪いことが報告されている．アドヒアランス不良は，視機能を悪化させる重要な要因の1つであるので，患者自身による適切な点眼実施の有無が治療の結果を左右する．このために治療にはアドヒアランスが得られやすい薬剤を選択する，進行したときにはアドヒアランスを確認するなどの配慮が必要である．

また，アドヒアランスを向上・改善するためには，疾患，治療，副作用について十分に説明するなど患者教育を実践し，配合剤の使用も考慮した最小限の治療とすることや，ライフスタイルに合わせた点眼治療計画を行う．正しい点眼指導を行うことも大切である．以下に正しい点眼方法を述べる．

・点眼前に手を洗浄する．
・点眼薬の先が睫毛に触れないように注意する．
・点眼は1回1滴．
・点眼後は閉眼し，涙囊部を圧迫する．
・眼周囲にこぼれた薬液は拭き取り，手に付着したら洗い流す．
・複数の点眼を使用するときは5分以上の間隔をあける．
・できたら仰臥位での点眼を勧める．

IV. どういう患者がレーザー治療の適応か？

　緑内障治療におけるレーザー治療の種類としてはレーザー虹彩切開術，レーザー線維柱帯形成術，レーザー隅角形成術，毛様体光凝固術がある．

1. レーザー虹彩切開術（LI）

　レーザー虹彩切開術（laser iridotomy：LPI）（⇒176頁参照）は観血的な虹彩切除術と異なり外来で行うことのできる手技であり，術後感染のリスクも少ない．瞳孔ブロックを解除し，前後房の圧較差を解消して隅角を開大させることを目的とする．瞳孔ブロックに伴う閉塞隅角症，原発閉塞隅角緑内障が適応となる．ただし，前房がきわめて浅い症例や角膜内皮が減少している場合は適応外となることもある．

　術前準備として虹彩が伸展緊張し穿孔を容易化させるためピロカルピン点眼を行い，さらに術後一過性高眼圧を防ぐために1時間前とレーザー照射直後に交感神経 α_2 刺激薬（アプラクロニジン）を点眼する．アプラクロニジンは術後の炎症も軽減させる．高眼圧のために角膜浮腫が強い場合は炭酸脱水酵素阻害薬や高張浸透圧薬を併用し，角膜浮腫を改善してから施行する．施行部位は術後の羞明を避けるため上方，さらに術中に気泡が集中する12時方向は避け，上鼻側や上耳側の周辺虹彩部に照射する．Nd-YAGレーザーのみを用いた方法またはアルゴンレーザー・Nd-YAGレーザーを併用する方法がある．LIは適切に行えば比較的合併症は少なく，安全な手技であるといえる．わが国の施行例では水疱性角膜症の合併が多いとされているが，この発症機序は明確になっておらず根本的な予防策は不明である．アルゴンレーザーによるLIで水疱性角膜症を生じる報告が多く，Nd-YAGレーザーを用いるほうがよい．LI後の水疱性角膜症には角膜内皮移植がきわめて有用である．

2. レーザー線維柱帯形成術（LTP）

1）レーザー線維柱帯形成術（laser trabeculoplasty：LTP）（⇒158頁参照）

　眼圧下降効果を得るために隅角線維柱帯にレーザーを照射し，房水の流出を促進させる手技である．アルゴンレーザーまたは半波長Nd-YAGレーザーを用いる方法がある．レーザー治療の特徴として外来で簡便に施行でき，POAG，NTG，落屑緑内障，ステロイド緑内障など開放隅角緑内障で，薬物治療にて目標眼圧を得られなかった症例や，アドヒアランスが悪い症例などに適応となる．

2）アルゴンレーザー線維柱帯形成術（argon laser trabeculoplasty：ALT）

　アルゴンレーザーを使用して熱凝固を引き起こすことによって流出抵抗を減少させて眼圧下降を目ざす手技である．ただし得られる眼圧下降効果には限界があり，術前眼圧が25 mmHg以上の症例では目標眼圧値に到達することは難しい．また術直後に眼圧上昇をきたすことがある．

3）選択的レーザー線維柱帯形成術（selective laser trabeculoplasty：SLT）

半波長 Nd-YAG レーザーが線維柱帯の色素細胞を選択的に破壊するという特徴を利用した．ALT と比較してレーザーの照射時間が短く，また先に述べた特徴により健常な線維柱帯組織の変性や Schlemm 管の構造を破壊せず低侵襲であり，再照射も可能である．合併症発症率も比較的低い．

3. レーザー隅角形成術（LGP） （⇒ 168 頁参照）

レーザー隅角形成術（laser gonioplasty：LGP）は虹彩の最周辺部にアルゴンレーザーを照射して収縮させることで隅角の開大を図る手技であり，プラトー虹彩など瞳孔ブロック解除によっても隅角開大が得られにくい症例や，隅角癒着解離術後の再癒着防止に適応がある．

4. 毛様体破壊術

毛様体破壊術（cyclodestructive procedures）は毛様体を破壊し，房水産生を抑制し眼圧下降を図ることを目的とする術式である．流出路手術や濾過手術を複数回行っても眼圧コントロール不良の症例，とくに血管新生緑内障，発達緑内障，無水晶体性緑内障，ぶどう膜炎からの続発緑内障において最終的な手段として適応がある．現在までさまざまな術式が唱えられてきたが，大きく分けて冷凍凝固による方法とレーザー凝固による方法の 2 通りがある．ただ冷凍凝固によるものでは術後眼圧の定量性に乏しく，眼球癆となる可能性もあるので最近ではレーザー凝固によるものが主流となっている．経強膜毛様体光凝固術（transscleral cyclophotocoagulation：TCP）には接触法と非接触法とが存在する．非接触法では角膜輪部後方 1.0～1.5 mm の毛様体部に，先端より 1～3 mm の範囲でレーザー光が収束する凝固プローブを用いる．最近では凝固プローブを直接輪部に当てて照射を行う接触法が主に用いられている．TCP の合併症としては疼痛，遷延性炎症，視力低下，交感性眼炎，眼球癆がある．1990 年代に眼内内視鏡で毛様体を直視下で光凝固する眼内内視鏡毛様体光凝固術（endocyclophotocoagulation：ECP）が導入され，良好な眼圧下降効果と安全性が報告された．ECP では内視鏡を用いて直視下で毛様体を凝固させることが可能であり，硝子体手術と同時に施行することができる．合併症としてはフィブリン析出や前房出血，嚢胞様黄斑浮腫，視力低下などがあげられる．

V. 術式選択とトラベクレクトミーのコツ

緑内障手術は，通常，薬物療法あるいはレーザー治療によって眼圧下降が不十分である場合に適応となる．眼圧下降療法は，眼圧による緑内障性視神経症の進行を抑制する治療であるため，緑内障手術自体による視機能の改善は期待できない．反面，合併症による視機能障害は，手術による眼圧下降効果を打ち消してしまう可能性があり，合併症の回避による術後視機能の維持が同時に求められる．

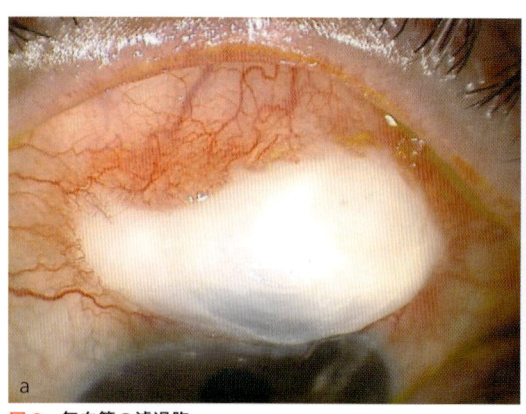 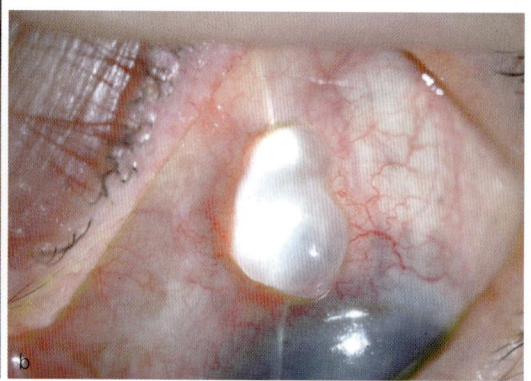

図8 無血管の濾過胞
a：マイトマイシンC併用トラベクレクトミー（輪部基底）術後の無血管の濾過胞．b：無血管の濾過胞が限局して濾過胞内圧が上昇し，房水漏出を認める．

1. 術式の選択

　緑内障の手術は，濾過手術か流出路手術を選択することになる．そこで両術式の特徴を理解する必要がある．まず，眼圧下降効果は，原理的に濾過手術のほうが流出路手術よりも大きい．濾過手術では結膜下に房水を排出する場合，濾過量が多くなれば眼圧値は0になりうる．しかし，流出路手術ではSchlemm管以降の房水流出抵抗は改善できないので，達成しうる理論的な最低眼圧値は上強膜静脈圧（10 mmHg程度）である．実際に，濾過手術の代表であるトラベクレクトミーの術後平均眼圧は，ほとんどの報告において15 mmHg以下であり，10 mmHg以下を目標とすることも可能であるが，流出路手術ではこの眼圧レベルを高率で達成するのは困難である．したがって，無治療時眼圧が低い症例や視野障害進行例では低い目標眼圧が必要となり，流出路手術では限界がある．また，濾過手術は原理的にすべての病型が適応となるが，流出路手術では隅角に強い器質的変化や炎症のある病型には適応とならない．流出路手術の代表であるトラベクロトミーがよい適応となるのは発達緑内障，ステロイド緑内障，若年発症の原発開放隅角緑内障，落屑緑内障である．

　一方，術中・術後合併症や術後管理の点では，流出路手術が有利である．流出路手術では重篤な術後合併症は少なく，術後管理も一般的にメンテナンスフリーであることが多い．これに対して，濾過手術では濾過量を調節するために術後にさまざまな処置が必要となりうる．トラベクレクトミーでは角膜輪部付近に濾過胞が形成されるため，濾過胞感染が晩期術後合併症として問題となる．濾過胞感染は重篤な場合には，眼内炎に進展し失明に至る．本邦では代謝阻害薬であるマイトマイシンCの術中結膜下塗布が術後の濾過胞瘢痕化抑制のためにルーチンで使用されている．これによって，トラベクレクトミーの手術成績が飛躍的に向上した反面，無血管性の脆弱な濾過胞（図8a, b）の形成を促進し，濾過胞感染の発生が増加した．日本緑内障学会主導の濾過胞感染症調査では，マイトマイシンC併用トラベクレクトミー後の濾過胞炎発症率は$2.2±0.5\%/5$年であった（図9a）．また房水漏出既往眼では発症率が$7.9±3.1\%/5$年に跳ね上がる（図9b）．その他，白内障の

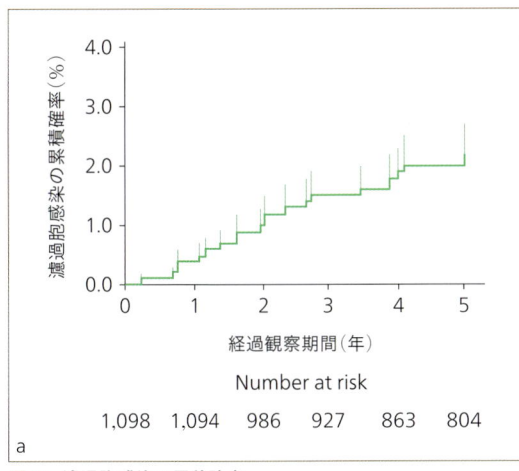
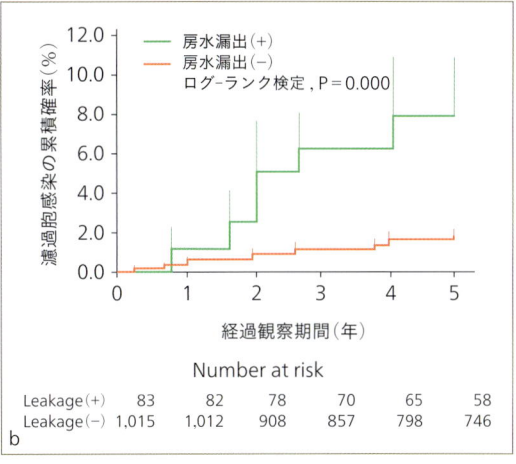

図9　濾過胞感染の累積確率
a：マイトマイシンC併用トラベクレクトミーの濾過胞感染の累積確率．b：マイトマイシンC併用トラベクレクトミー後の房水漏出の有無と濾過胞感染の累積確率．房水漏出既往眼では，非既往眼に比べ，濾過胞感染発症の累積確率が有意に高い．
(Yamamoto T, et al：The 5-year incidence of bleb-related infection and its risk factors after filtering surgeries with adjunctive mitomycin C：collaborative bleb-related infection incidence and treatment study 2. Ophthalmology 121：1001-1006, 2014 より)

進行，過剰濾過による低眼圧黄斑症などの合併症がある．感染のリスクのある患者（小児など）では，適応を慎重に考慮する．また，濾過胞のないトラベクロトミーは下方の象限で，濾過胞があり感染に弱いトラベクレクトミーは上方の象限で行うなどの工夫が必要であろう．

2. トラベクレクトミーのコツ

筆者らの緑内障グループ（金沢大学眼科および福井県済生会病院眼科）では，感染に強い壁の厚い有血管でびまん性に広がる丈の低い濾過胞形成をめざしてトラベクレクトミーを行っている．無血管の限局した濾過胞は何としても避けたい．それには，輪部で結膜切開（円蓋部基底）して，結膜縫合時に結膜下のTenon囊を裏打ちすることにより，多くの症例で壁の厚い有血管でびまん性濾過胞の形成に成功している．筆者らのグループの結膜縫合の手技を動画で供覧する（⇒動画-1）．

強度近視眼に対しトラベクレクトミーを施行する場合は，強度近視眼では長眼軸により強膜が伸展・菲薄化し，強膜弁での房水流出抵抗が小さくなり，術後低眼圧を生じやすい．術中にどうしても強膜弁からの房水の過剰濾過が止まらない時には，自己強膜移植を行うとよい症例がある（⇒動画-2）．また，強膜が薄く皺になりやすいために，低眼圧により後極部の網脈絡膜に雛襞を生じる低眼圧黄斑症の合併に注意が必要である（図10）．これを予防するためには，強膜弁の十分な抵抗を得るために強膜弁を薄くしすぎないことや，強膜弁の縫合をよりきつくし，術後レーザー切糸にて眼圧を調整する．予防策を試みてもなお低眼圧黄斑症を合併した場合は，経結膜強膜縫合（direct suture）にてフラップの再建を行うことが有効である（図11）．

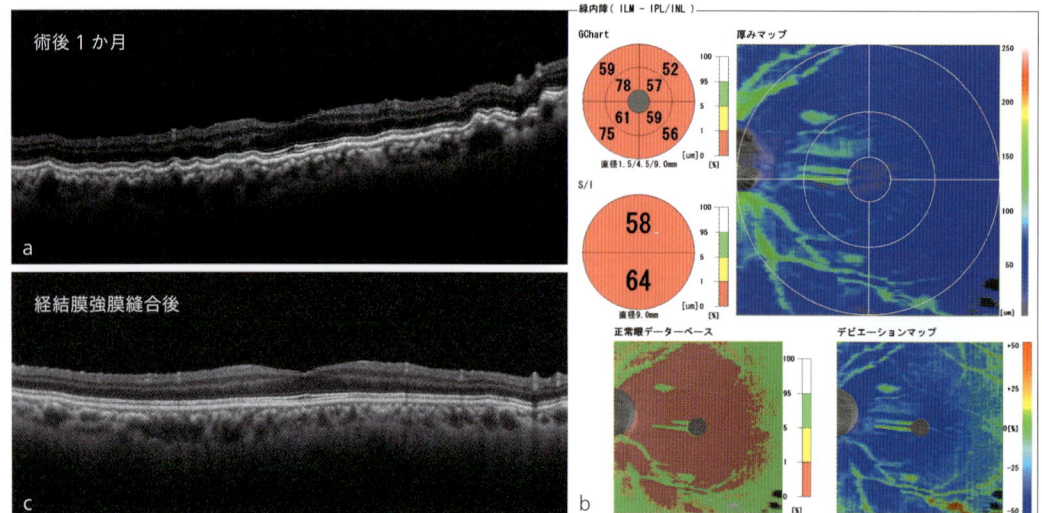

図10 強度近視眼に濾過手術を施行した1例
49歳男性．眼軸長28.31 mm．a, b：術後1か月でOCTにて網脈絡膜に雛襞を認め，低眼圧黄斑症と診断した．c：経結膜強膜縫合にてOCTにて網脈絡膜に雛襞は消失した．

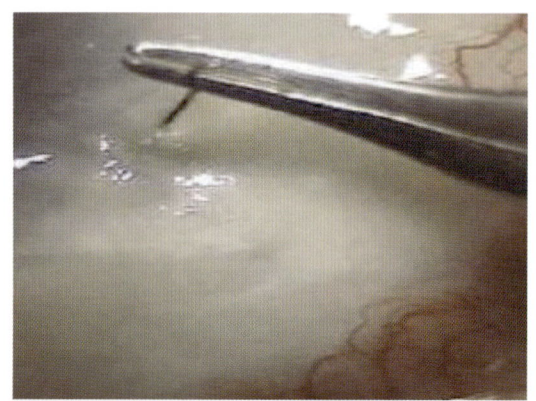

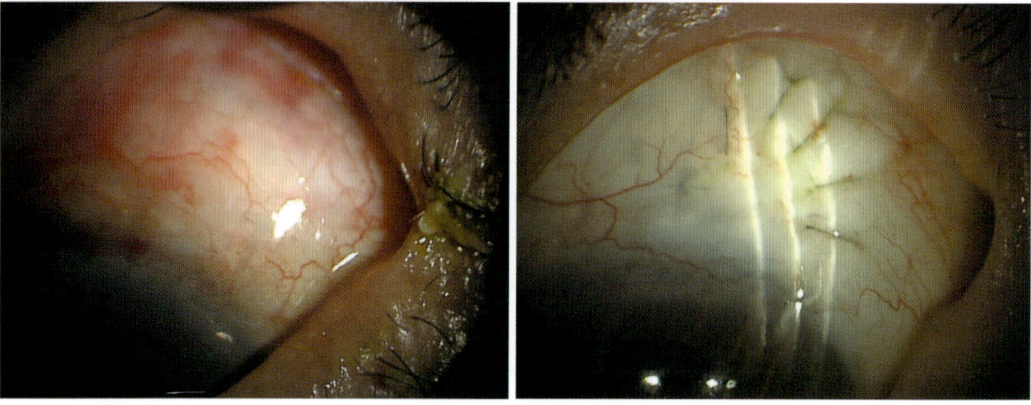

図11 経結膜強膜縫合（direct suture）
濾過胞に対して，10-0ナイロン糸にて，結膜上から直接強膜を縫合する方法．細隙灯顕微鏡，手術用顕微鏡下で行う．経結膜強膜縫合を複数行い，後からレーザー切糸する方法もある．

VI. 病型別に具体的な治療法を考えてみよう

1. 高眼圧症

　高眼圧症（ocular hypertension：OHT）とは，眼圧値が正常上限値を上回っているが，視神経乳頭が正常な状態で，緑内障に特徴的な視野欠損を生じていない状態をさす．従来，正常眼圧上限値は21 mmHgとされてきたが，これは欧米人を対象とした調査結果に基づく定義であり，これをわが国にそのまま適応させることは難しいであろう．そこでわが国で行われた疫学研究である多治見スタディでは対象者の平均眼圧は右眼14.6±2.7 mmHg，左眼14.5±2.7 mmHgであり，日本人の正常眼圧を平均±2標準偏差で定義すると，正常上限は20.0 mmHgとなり，この値は欧米人の正常眼圧上限値（21 mmHg）よりわずかに低い．

　OHT全例がPOAGに移行するということはなく，OHTがPOAGに移行する割合は1年に1〜2%とされている．OHTS（Ocular Hypertension Treatment Study）では，眼圧を低下させることによりPOAGへの進行を抑制でき，さらにさまざまな要因が進行の予測因子となることが示された．OHTの管理にはまずベースライン眼圧，視神経，視野の状態を把握すると同時に，上記の危険因子の有無を評価することが重要となる．OHT治療の場合，眼圧下降薬の使用が世界的に広がり医療財政を圧迫している状況を鑑みると，費用対効果のバランスを考えなければならない．では，どういう患者が治療対象となるのだろうか．KymesらによるとOHTSの結果を踏まえ，IOP＞24 mmHgかつ緑内障への進行のリスクが2%以上あると考えられる症例に対して治療を開始することが最も費用対効果が高くなるとしている．しかし，これは眼圧24 mmHg以下の症例で治療が有効であるかは検討されていない．したがって，正常眼圧をわずかに上回るような症例に治療を開始することは推奨されない．繰り返し眼圧が20 mmHg後半を推移し，緑内障の家族歴，角膜中心厚が薄い患者など危険因子のある場合に治療をするべきである．危険因子をもつOHT患者は長期間にわたる経過観察が必要であり，患者は可能な限り定期的に通院し，緑内障への進行を素早く察知することも大切である．

2. 原発開放隅角緑内障（広義）

　原発開放隅角緑内障（POAG）とは，視神経乳頭と網膜神経線維層に形態的特徴（視神経乳頭辺縁部の菲薄化，網膜神経線維層欠損）を有し，その原因となるような疾患や異常を認めない慢性的に進行する視神経症である．また正常眼圧緑内障（NTG）も高い割合で存在していることがいくつもの疫学研究にて明らかになってきた．NTGとPOAGを合わせてPOAG（広義）と定義している（緑内障診療ガイドライン）．

　治療における目標眼圧は先にも述べたように個々の症例の病期，病態によって決定される．あくまでも目標眼圧は1つの目安にすぎず，詳細に経過観察をして目標眼圧を達成してもなお進行する場合は治療をさらに強化するなど，適宜調節すべきである．

　治療の選択肢としては，薬物治療，レーザー治療，観血的手術の3つがあるが，POAGの治療では薬物療法を第一選択とする．まず単剤療法から開始し，効果が不十分な場合は

適宜他剤に変更し，それでも有効性を認めない場合は多剤併用（配合点眼薬も含む）を行う．もし状態が許すのであれば，片眼投与による他眼の眼圧比較や，無治療時・治療時の眼圧日内変動測定を行い，治療効果を判定する．

　点眼を数種類併用しているにもかかわらず視野障害の進行が顕著である場合には手術加療も考慮する．安全性の面からまずはレーザー線維柱帯形成術を選択する場合もある．点眼麻酔で入院の必要もなく選択的レーザー線維柱帯形成術（SLT）では繰り返して施行することも可能という点がよいのではあるが，眼圧値 25 mmHg 以上の症例では十分な眼圧下降が期待できない．また効果の持続性については経時的に低下してしまい，術後 10 年の経過では 10〜30％の例で効果が維持されているにすぎない．観血的手術には選択肢として濾過手術と流出路再建術とがある．現在最も広く施行されているのは濾過手術であるトラベクレクトミーである．トラベクレクトミーは大きな眼圧下降効果が期待できる一方で，合併症の出現頻度が高く，リスクが高い．最近では海外にてバルベルト緑内障インプラント（Baerveldt® Glaucoma Implant），アーメド緑内障バルブ（Ahmed™ Glaucoma Valve），エクスプレス緑内障フィルトレーションデバイス（EX-PRESS® Glaucoma Filtration Device）などを用いたチューブシャント手術が主流となりつつあり，良好な成績も報告されている．しかし，本邦ではまだ導入されて数年の使用経験しかなく，一定の見解を得られていない．流出路再建術の代表であるトラベクロトミーでは術後の眼圧はトラベクレクトミーに比べて高値で，点眼併用下で high-teens を推移する．しかし合併症が比較的少ないので，若年者にも行いやすいという利点がある．

　経過観察期間としては，治療の有無にかかわらず，すべての POAG 患者を 2 年間は密に視野検査など経過観察するべきである．これにより眼科医は急速に進行する症例を見極め，適切に治療を変更することができる．その後，1 年に 2 回，またはそれ以上の定期的な視野検査が必要であり，適宜調整する．とくに濾過手術後の症例では濾過胞感染の危険性を患者に十分に説明し，充血，眼痛，霧視など感染を疑わせるような所見があればすぐに来院するように指導することが重要である．

3. 原発閉塞隅角緑内障，原発隅角閉塞症

　原発閉塞隅角緑内障（primary angle closure glaucoma：PACG）とは他の誘因なく，遺伝的背景，加齢による前眼部形態の変化などで引き起こされる隅角の閉塞により眼圧上昇をきたし，緑内障性視神経症に至る疾患である．原発性の閉塞隅角があるが，眼圧上昇，周辺虹彩前癒着（peripheral anterior synechia：PAS），緑内障性視神経症のいずれもきたしていない非器質的（機能的）隅角閉塞のみの症例を原発閉塞隅角症疑い（primary angle closure suspect：PACS）とする．原発性の隅角閉塞と，眼圧上昇または PAS を認め，緑内障性視神経症は生じていない症例を原発閉塞隅角症（primary angle closure：PAC）と定義する．

1）相対的瞳孔ブロックによる PACS・PAC・PACG

　相対的瞳孔ブロックとは，瞳孔領における虹彩・水晶体間の房水の流出抵抗上昇に引き続き虹彩の前方移動が生じ，隅角閉塞をきたしている状態である．この機序に対しては，レーザー虹彩切開術（LI）や周辺虹彩切除術，水晶体摘出術（再建術）が治療の選択肢となる．

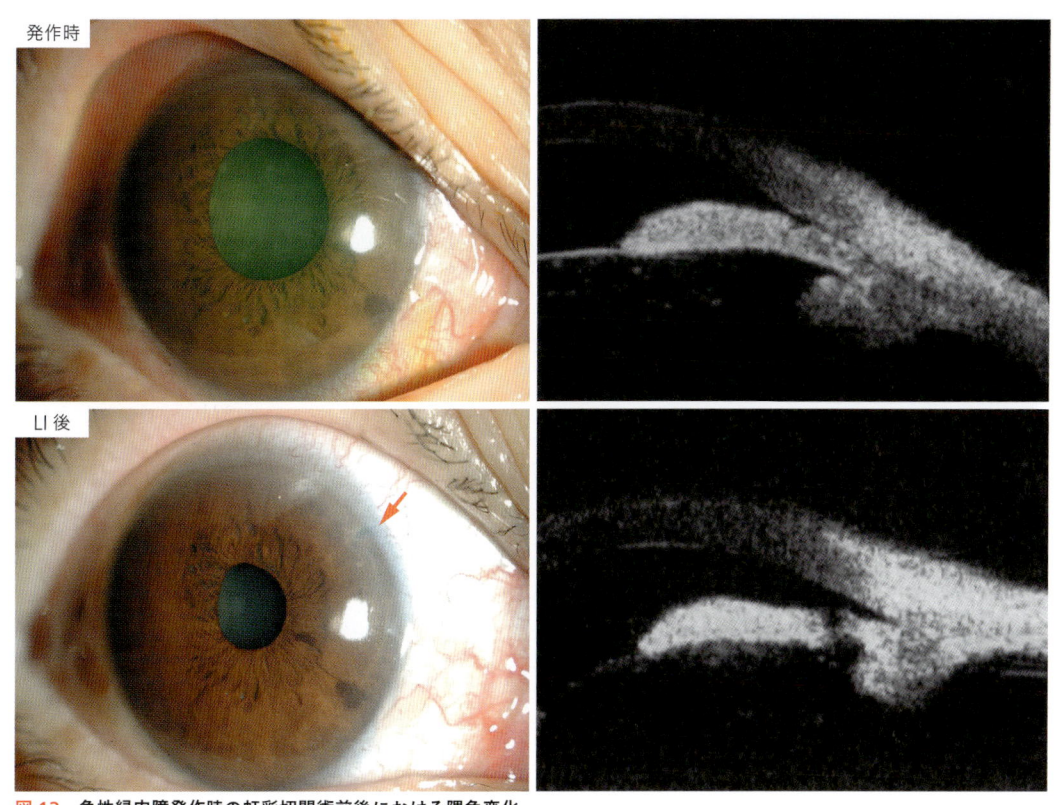

図12 急性緑内障発作時の虹彩切開術前後における隅角変化
急性緑内障発作時，超音波生体顕微鏡（UBM）にて，相対的瞳孔ブロックと隅角閉塞を求める．レーザー虹彩切開術後，UBMにて相対的瞳孔ブロックが解除され，隅角が若干開大している．

眼圧下降を目的とした薬物治療を行うこともあるが，根本的な治療とはならない．

　PACSに関しては，予防的治療を行うことについては意見が分かれる．というのもPACSからPACに進行する症例は少ないので，すべてのPACS症例に適切な隅角の評価をせずにLIを施行するのは行きすぎた治療になり得るからである．しかしLIは外来にて簡便に施行できるため，1970年代の導入からかなりの広がりを見せている．LIは比較的安全な手技であるが，白内障や長い年月を経て水疱性角膜症を生じることもあるので注意して施行すべきである．地理的に発作時すぐに眼科に受診できない例や，緑内障の家族歴のある例，また他の眼疾患を合併し散瞳する機会が多い例は予防的治療の適応としてよいであろう．その中で白内障手術適応のある患者では水晶体摘出も瞳孔ブロック解除に有効である．

　LIは現在瞳孔ブロックを伴う急性PACの最も確実な治療法だと考えられている．外科的な虹彩切除術はレーザーによる治療が行えなかった場合にのみ施行するべきである．LIによって後房から前房に新たな房水の流出路を作ることにより，後房と前房の圧較差を減少させて隅角の閉塞を解除させる（図12）．しかし，LIはいつも有効とは限らない．LIが有効な症例は，急速に隅角の癒着が進行した症例であり，慢性経過のPASが存在するPACGでは治療に対する反応が乏しい．さらに，LIは必ずしも長期間にわたって効果が持続するわけではない．再発やPASの形成を伴うことがあるので，隅角鏡による観察や，

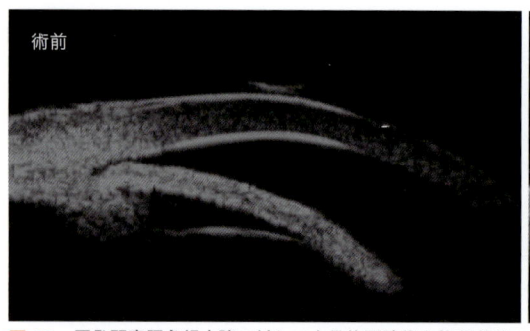

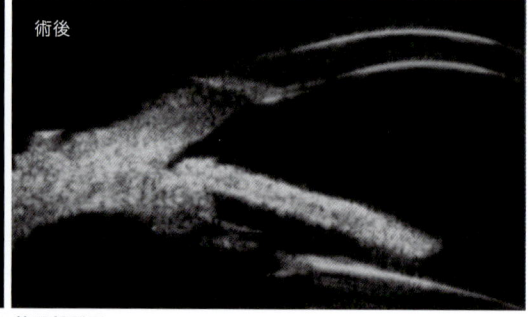

図13 原発閉塞隅角緑内障に対して水晶体再建術を施行前後の前眼部所見
超音波生体顕微鏡(UBM)にて，水晶体再建術後に相対的瞳孔ブロック解除による隅角の開大が確認できるが，同時にプラトー虹彩機序も明らかになった．

眼圧の測定を頻繁に行う必要がある．

PAC・PACGでは前房の構造的異常により浅前房と隅角の閉塞をきたしているが，その主な因子としては水晶体厚の増加と水晶体の前方移動があり，瞳孔ブロックと隅角閉塞をきたす．水晶体の摘出は前房深度の増大と隅角の開大をもたらす(図13)．IOL挿入眼では最大4mmの前房深度増大が期待できる．ただし，長期にわたるPASの存在や，プラトー虹彩の場合は効果が乏しい．もしも白内障が併発していた場合は早期に水晶体摘出術を考慮してもよいと思われるが，まだ白内障が顕在化していない症例では議論の余地がある．手術技術の向上により，水晶体再建術で合併症が生じる可能性が少なくなってきているので，非白内障眼に対しても水晶体再建術が行われている．さらに，緑内障発作の後，白内障が生じる頻度が高くなるという報告もあり，その結果を考慮すると水晶体再建術を積極的に行ってもいいのかもしれない．ただし，少なくなってきたとはいえ水晶体再建術にリスクは存在する．狭隅角で眼圧も上昇している眼に対して手術を行うことには十分なスキルが必要であるし，角膜内皮損傷や，悪性緑内障，レンズ脱臼などが術中の合併症としてあげられる．術後にはフィブリン析出や，一過性の眼圧上昇も生じうる．よってPAC・PACGに対する水晶体摘出術(再建術)は症例ごとに判断して慎重に行うべきである．

慢性PAC・PACGにおいても，基本的には急性例と同様に瞳孔ブロックの解除が治療の基本である．薬物治療はPOAGの場合と同様に治療を開始する．LIはPASの少ない症例に適応である．隅角癒着解離術(goniosynechialysis：GSL)はPASによる癒着が広範な例で，それを解消するために有効な手段である．PASの形成が1年以内に生じたものならば，ほとんど合併症なく効果が得られる．

トラベクロトミーは線維柱帯が開放している部分に適応となるが，PASを解離する目的でも用いられることがある．PASの再発にかかわる主な因子は水晶体であり，厚くなった水晶体は前房隅角を狭め，線維柱帯と虹彩を接近させてしまう．GSLやトラベクロトミーは白内障手術と同時に施行したほうがより眼圧下降効果が高いと報告されている．上記の治療にて十分な効果が得られない場合はトラベクレクトミーが適応となるが，狭隅角眼においては前房消失や悪性緑内障などの合併症に気をつけなければならない．

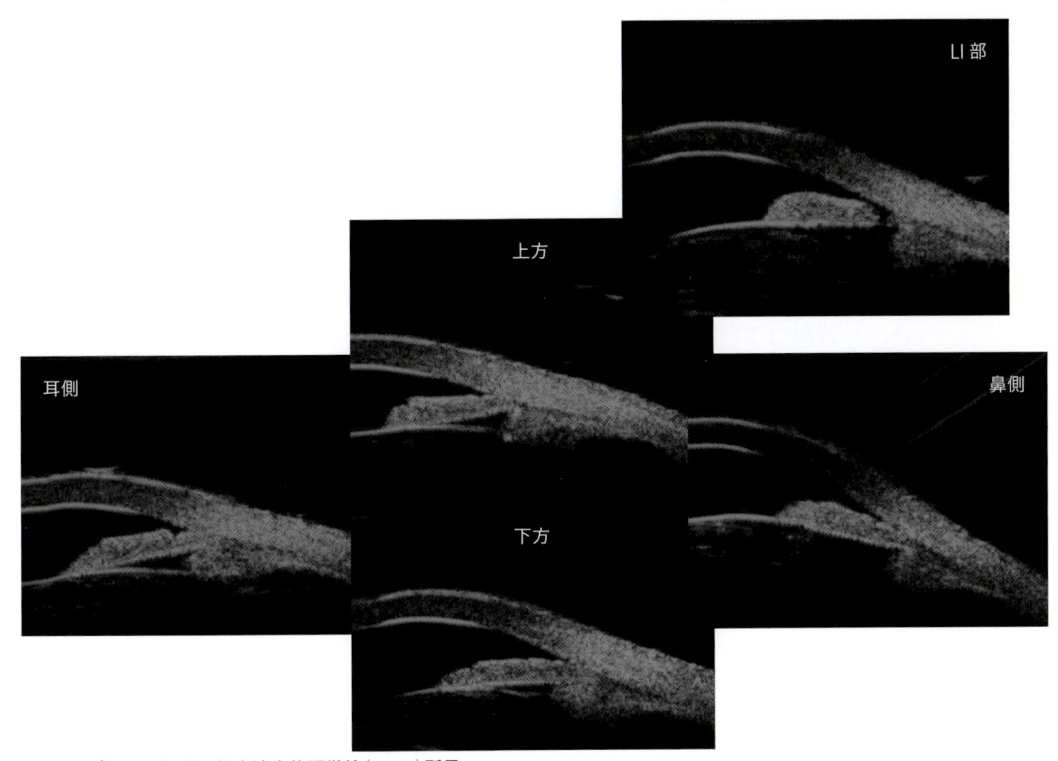

図14 プラトー虹彩の超音波生体顕微鏡（UBM）所見
レーザー虹彩切開術後も，虹彩根部の前転と虹彩の平坦化がみられ，隅角は閉塞している．

2) プラトー虹彩による PAC・PACG

　プラトー虹彩（plateau iris）とは，前方回旋した毛様体が虹彩根部を押し上げ，隅角が狭小化している状態で，画像では虹彩根部の急激な立ち上がりと中央部の平坦化を示す（図14）．この機序による眼圧上昇あるいは緑内障性変化を伴うものをプラトー虹彩緑内障，単に虹彩の形状変化のみ認める場合をプラトー虹彩形態（plateau iris configuration）と呼称する．プラトー虹彩による緑内障は瞳孔ブロックによるものに比べ低年齢である．純粋にプラトー虹彩機序のみによって高眼圧が引き起こされている例は少なく，瞳孔ブロック機序が複合的に存在していることが多い．したがって，治療としては，まずLIを行うことで瞳孔ブロックを解消し，それでもなお隅角が閉塞している（図14）時はLGPまたは水晶体再建術を追加で行う．適応があればLIの代わりに水晶体再建術を初期治療で行ってもよいであろう．

VII. まとめ

・緑内障治療の目的は，生涯にわたり患者の日常生活可能な視機能を維持することである．
・個々の症例に対してベースラインの状態を正確に把握し，目標眼圧を決定する．治療の

経過において適宜症例の状態に合わせ目標眼圧を変更する．
- 緑内障患者にとってQOLの維持は重要であり，これを治療により低下させてはならない．
- 緑内障は初期から中期にかけて自覚症状が乏しいという特徴からアドヒアランスが悪いことが多い．患者薬物治療においてはアドヒアランスの向上のために患者とコミュニケーションをとりながら最適な薬剤を選択する．
- 高眼圧症では繰り返し眼圧が20 mmHg後半を推移し，緑内障の家族歴，角膜中心厚が薄い患者など危険因子のある場合に治療をするべきである．
- POAGの治療は薬物療法から開始する．多剤併用療法を行っても目標眼圧に届かず，進行する場合はレーザー治療または観血的手術を行う．観血的手術には流出路再建術と濾過手術とがあるが，とくに濾過手術では術後合併症の発症の頻度が高く，注意深く経過観察していく必要がある．
- PACGは適切な治療を行えば根治可能な病態である．瞳孔ブロック，プラトー虹彩など病態を素早く把握し，その病態に応じた治療を行う．症例によっては治療として水晶体再建術を治療として選択する．

「いかに緑内障患者を治療すべきか」というテーマで，筆者が金沢大学眼科での緑内障診療で実践している緑内障治療の概略を総論的に述べた．緑内障患者一人ひとりの眼圧変動，視神経乳頭(とくに篩状板)の脆弱性はさまざまであるように，その治療も原則はあるものの個々人によって大いに異なる．生涯における患者の視機能とQOLを維持することが，緑内障治療のゴールであることを頭におきながら，個々の患者に対して最適だと思われる治療を提供していくことが眼科医の務めである．

（杉山和久，執筆協力：金沢大学眼科　土屋俊輔）

第2章

病型別治療

I 原発開放隅角緑内障（広義）

I. 概念・病態

　原発開放隅角緑内障（広義）は原発開放隅角緑内障と正常眼圧緑内障の総称である．本項においては「原発開放隅角緑内障（広義）」と「原発開放隅角緑内障」を明確に区別していることに注意されたい．

　原発開放隅角緑内障では，原因を特定することのできない眼圧上昇が生じる．それにより緑内障が発症することが本症の基本的な疾患概念である．臨床的には，①緑内障性視神経変化とそれに対応する緑内障性視野変化，②正常開放隅角，③正常眼圧値を超える眼圧，④視神経の緑内障様変化をきたす疾患がないことで診断することができる．なお，②と③を有しながら①を有しない状態を高眼圧症と称する．一方の正常眼圧緑内障は，緑内障の発症進行過程において眼圧が常に正常範囲内にあることを前提とする．①〜④のうち，③を欠いた状態が正常眼圧緑内障である．

　隅角が正常開放隅角であることは組織学的レベルにおける隅角組織の異常の存在を否定するものではない．原発開放隅角緑内障における眼圧上昇は房水流出率の低下によるものであり，その流出抵抗の増大部位は主に傍Schlemm管組織にあるとされている．対応して組織学的には，線維柱帯間隙の狭細化，細胞外物質の集積，Schlemm管内皮細胞のporeの減少などの変化が認められている．

　眼圧の正常値は非緑内障眼の眼圧レベルを統計学的に処理して決定され，かつ，そうした正常眼圧の決定法には確実な根拠はないため，原発開放隅角緑内障と正常眼圧緑内障の境界眼圧値は恣意的に決定されていることになる．正常眼圧の上限は通常 20 mmHg とされるが，21 mmHg としても誤りではない．原発開放隅角緑内障と正常眼圧緑内障の鑑別にあたり，この数値にこだわる必然性は乏しい．むしろ両疾患における緑内障性視神経変化には質的相違がないことを重視すべきである．この視神経の質的相違の欠如と境界眼圧値の恣意性から，両疾患は一連の疾患のスペクトル上にあると考えられている．このことが両疾患を総称した原発開放隅角緑内障（広義）の術語が生まれた背景にある．ただし眼圧が正常範囲内にあることと緑内障の発症に眼圧が関与していないことは同義ではなく，むしろ多くの正常眼圧緑内障の発症に眼圧が関与していると考えるほうが多くの臨床的な諸

事実と矛盾しない．原発開放隅角緑内障(広義)の視神経症の基本的病因を眼圧と篩状板構造の相対的関係により考えるとこのことは理解しやすい．眼圧を受ける篩状板の構造的脆弱性を正常眼圧緑内障の病因と考えるわけである．一方で，正常眼圧緑内障の病因を循環障害など眼圧と無関係な病因に帰する考え方もいまだに支持されている．

II. 診断

　原発開放隅角緑内障(広義)の診断にあたっては病型診断と他の病型との鑑別とともに，治療や予後に関連する病期(重症度)の判断がきわめて重要である．日本緑内障学会による緑内障病期の公式見解(表1)と筆者が用いている私的な病期(表2)をあげる．

　原発開放隅角緑内障(広義)の病型診断においては，前項①〜④のうち，①緑内障性視神経変化と対応する緑内障性視野変化，②正常開放隅角，④視神経の緑内障様変化をきたす疾患がない，ことを確認する必要がある．③の眼圧に関する項目の結果により臨床的に原発開放隅角緑内障または正常眼圧緑内障に細分類される．

表1　緑内障の病期　現在の公式見解

1. 初期：以下のすべてを満たす場合
1) 平均偏差＞−6 dB
2) 30-2 プログラムの 76 検査点のうち，トータル偏差確率プロットで p＜5%の点が 18 点より少ない
3) 30-2 プログラムの 76 検査点のうち，トータル偏差確率プロットで p＜1%の点が 10 点より少ない
4) 中心 5 度以内に 15 dB を超える感度低下を示す検査点がない
2. 中期：初期の 1 つ以上の基準を超えるが，後期の基準は満たさない場合
3. 後期：以下の基準のいずれかを満たす場合
1) 平均偏差＜−12 dB
2) 30-2 プログラムの 76 検査点のうち，トータル偏差確率プロットで p＜5%の点が 37 点を超える
3) 30-2 プログラムの 76 検査点のうち，トータル偏差確率プロットで p＜1%の点が 20 点を超える
4) 中心 5 度以内に感度が 0 dB の検査点がある
5) 固視点から 5 度以内に 15 dB を超える感度低下を示す検査点が上半視野にも下半視野にもある

日本緑内障学会緑内障診療ガイドライン第 3 版(2012)による．ガイドラインは Anderson & Patella (1999) に準拠している．

表2　緑内障の病期と病期別基本対応私案

1. 初期	1) 高度の視機能異常が数年以内には生じない 2) 自覚症なし，または乏しい 3) 緑内障性視神経症あり (preperimetric glaucoma を含む) **基本的な対応**：使いやすい薬物(1 つまたは複数)．無治療経過観察も症例により可
2. 中期	1) 高度の視機能異常が数年以内には生じうる 2) 自覚症さまざま(自覚症がなければ手術はしないほうがよい) **基本的な対応**：降圧を重視した薬物選択または手術
3. 後期	1) 高度の視機能異常が目前，または既に始まっている 2) 自覚症強い **基本的な対応**：手術のほうが平均的な予後はよい．または降圧を最重視した薬物療法
4. 晩期	1) 既に固視点喪失 2) 自覚症強い **基本的な対応**：薬物または手術

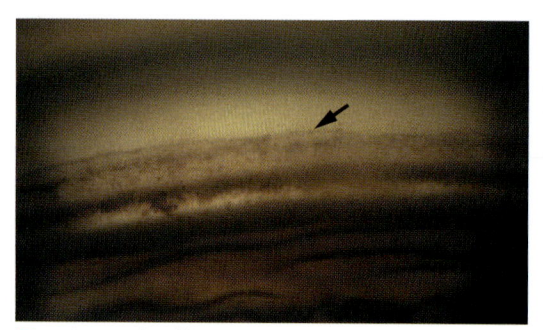

図1　Sampaolesi 線
黒矢印で示す．落屑症候群の所見である．

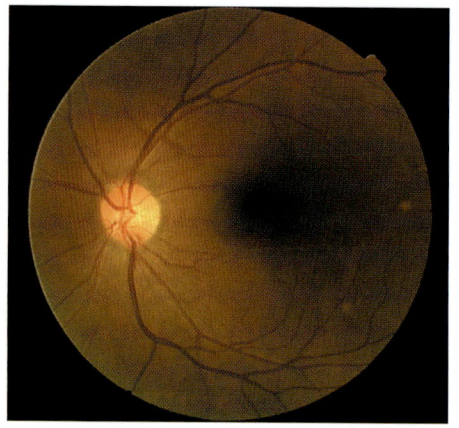

図2　視神経乳頭出血
5時方向に認める．正常眼圧緑内障での出現が多い．
本例は非緑内障眼．

1. 眼圧

　無治療時眼圧は原発開放隅角緑内障では時に高値を示す．正常眼圧緑内障では常に正常範囲内である．原発開放隅角緑内障においても1〜2回の測定では眼圧が正常範囲にとどまることが多いため，眼圧が正常上限に近い症例ではすぐに治療を開始せず，複数回の眼圧測定を時刻を変えて行い，本当に常に眼圧が正常範囲にとどまるか否かの確認が勧められる．とくに正常眼圧緑内障が疑われる症例では24時間または外来診察時間帯での眼圧変動測定が望ましい．

2. 隅角

　隅角検査により，正常開放隅角を認める．これは正常眼圧緑内障の診断において過去の眼圧上昇を否定する根拠の1つとしても重要である．正常開放隅角は必ずしも房水流出障害のないことを意味しない．なお軽度の色素沈着や少数の虹彩突起は存在していても正常と判定してよい．隅角に周辺虹彩前癒着や隅角離開などの眼圧上昇要因とみなされる異常所見を認めた場合にはたとえ眼圧がその時に正常であったとしても過去の眼圧上昇を否定することはできなくなり，続発緑内障の可能性が残るため原発開放隅角緑内障や正常眼圧緑内障の診断には慎重になるべきである．また，原発開放隅角緑内障(広義)の診断から年余を経た症例では加齢変化によりSampaolesi線(図1)や色素沈着などの落屑症候群の所見や狭隅角などを呈することもありうる．

3. 視神経

　緑内障性視神経変化は原発開放隅角緑内障(広義)の全例に認められる．乳頭辺縁部狭細化(陥凹拡大)と網膜神経線維層欠損(NFLD)を基本とする．正常眼圧緑内障および最高眼圧が24 mmHgくらいまでの原発開放隅角緑内障では乳頭出血(図2)を認めることも多い．乳頭の観察には立体的な観察が不可欠である．現在OCTを用いた画像解析と記録が多用されておりそれは歓迎すべきことであるが，眼底写真の有用性も捨てがたく同時に記録し

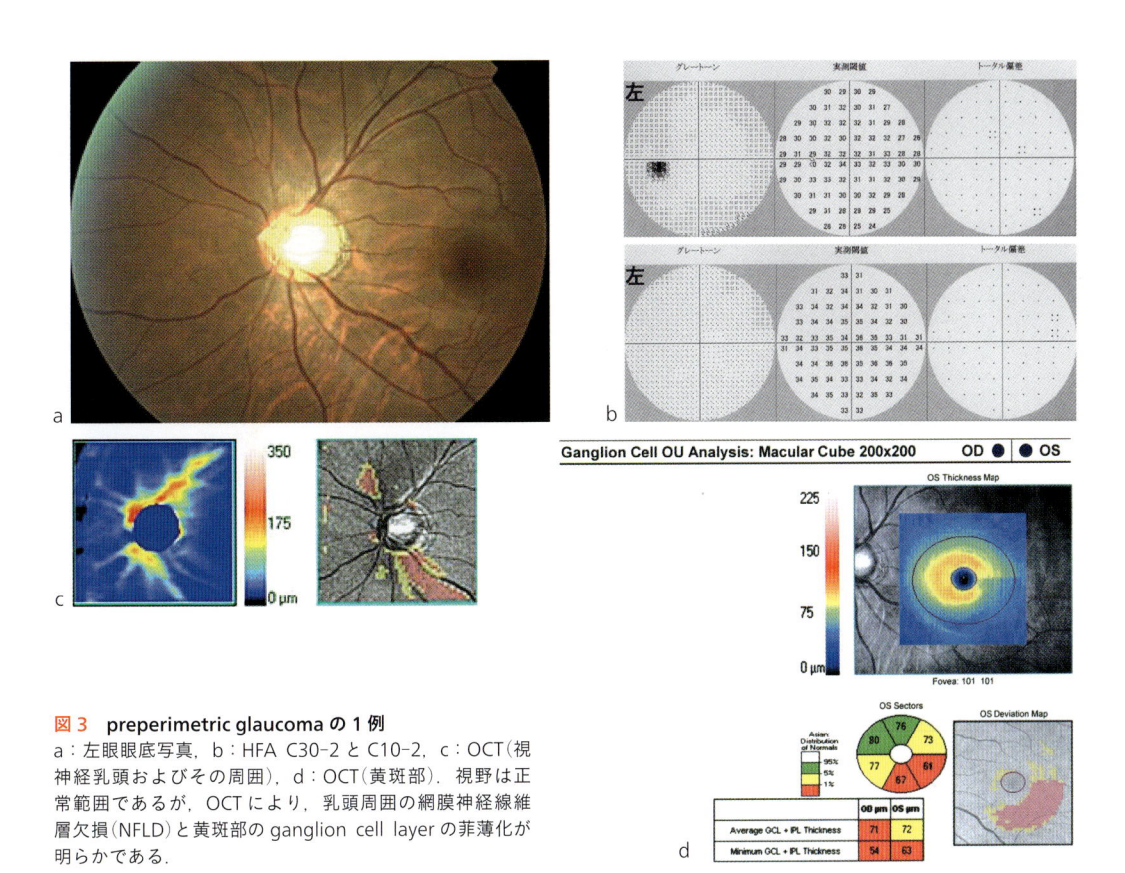

図3 preperimetric glaucoma の1例
a：左眼眼底写真，b：HFA C30-2 と C10-2，c：OCT（視神経乳頭およびその周囲），d：OCT（黄斑部）．視野は正常範囲であるが，OCTにより，乳頭周囲の網膜神経線維層欠損（NFLD）と黄斑部の ganglion cell layer の菲薄化が明らかである．

ておくことが望ましい．

4. 視野

　緑内障性視野障害は視神経変化に対応することが原則である．傍中心孤立暗点，弓状暗点，鼻側階段，またそれらの進行形や融合形を病期に応じて認める．視神経変化を認めながら，視野に異常を呈しない状態を preperimetric glaucoma（PPG：図3）と呼ぶ．PPGの疑われる症例では通常の視野検査に加えて中心や視神経変化部位に対応した別の視標配置パターンでの視野検査を追加することが勧められる．

5. 頭部・眼窩の画像診断

　緑内障以外の視神経変化を否定する目的で，頭部・眼窩の画像診断（MRI，CT）が勧められる．症例によっては耳鼻咽喉科（副鼻腔疾患の否定など）や神経内科（多発硬化症ほかの神経疾患の否定）などの他診療科受診も必要となる．とくに視神経所見と視野所見の乖離の疑われる症例，視神経の蒼白化が強いなど非緑内障性の要因の疑われる症例（図4），非典型的な乳頭形態の症例ではこうした諸検査の必要性が高まる．

　原発開放隅角緑内障（広義）は通常40歳以降の両側性の疾患である．したがって，若年者や片眼性症例では，他の緑内障や他の視神経疾患との鑑別に心を配るべきである．

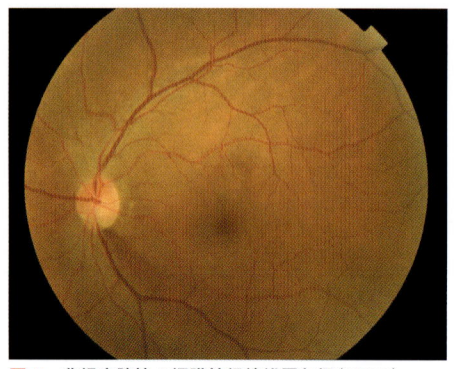

図4　非緑内障性の網膜神経線維層欠損（NFLD）
5時方向に認める．特発性視神経炎によるもの．

III. 治療方針

　慢性疾患であるので，原則として，治療前に診断を確定させ，眼圧（日内変動，日々変動），視神経（眼底写真，OCT），視野などのベースラインデータを収集したのちに薬物療法から開始する．薬物の選択は緑内障診療ガイドライン（日本緑内障学会制定）に準拠することが勧められる（図5）．眼圧の高い症例や視神経変化の強い症例などではこの限りでなく，ベースラインデータ収集と治療を同時に進めてよい．

1. 目標眼圧

　緑内障診療ガイドラインで重視される目標眼圧とは，治療の良否の判定をするために定めた治療眼のあるべき眼圧値のことである．緑内障診療ガイドラインによれば，緑内障病期が進んでいるほど，無治療時眼圧が低いほど，余命が長いほど，視野障害進行が速いほど，またその他の危険因子をもっているほど，目標眼圧は低く設定すべきとされている．一般的には目標眼圧は，原発開放隅角緑内障初期で19 mmHg以下，中期で16 mmHg以下，後期で14 mmHg以下とか，正常眼圧緑内障を含めて無治療時眼圧から20～30％低い数値（かつ正常範囲内の眼圧値）に設定することが推奨されている．筆者は，原発開放隅角緑内障で14 mmHg以下，正常眼圧緑内障で10～12 mmHg以下がとりあえずの数値として望ましいのではないかと考えている．いずれの数値を採用するにせよ，目標眼圧設定で大切なことはその数値は半年から1年程度の期間に限って暫定的に採用するものであり，治療開始後の眼圧，視神経と視野の経過を含めた総合的な判断により，設定した目標眼圧値の妥当性を常に検証していかなければいけないということである．

2. アドヒアランス

　薬物アドヒアランスの問題は患者管理上きわめて重要である．眼科医は処方した薬物が処方通りきちんと使用されていることを前提として治療戦略を設計するが，実際にはその前提通り薬物が使用されることは少ないと認識すべきである．とくに，初期で自覚症状の乏しい症例，複数の複雑な薬物の組み合わせ，高齢者などではアドヒアランスが不良なこ

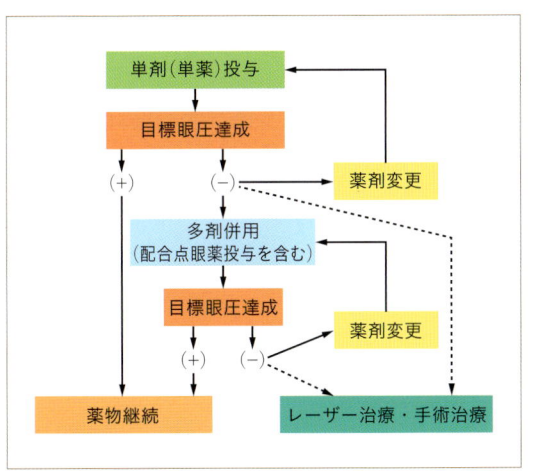

図5 薬物治療の進め方
ステップバイステップの薬物増加を常に目標眼圧に照らして行っていくことが基本．（日本緑内障学会緑内障診療ガイドライン作成委員会：緑内障診療ガイドライン第3版，2012より）

とが多い．対策として，治療内容の変更前にアドヒアランスを再確認したり，あえて単純な処方にするなどが必要なことがある．

3. 配合剤

配合剤の処方は処方の単純化，利便性の向上を通じて，アドヒアランス改善に資するので積極的に行ってよい．一般には眼圧下降効果は同一薬物の併用と変わらないと考えてよい．ただし，配合剤とするために成分薬物の一部で点眼回数が減少している配合薬もあり，眼圧下降効果は個別に確認しておくほうがよい．また，配合剤にするときには同じ薬物カテゴリー内に属する薬物でもできる限り変更しないほうが，仮に眼圧が変化した場合に，配合処方にしたための眼圧変化なのかあるいは薬物変更のための変化なのかを見極めるために望ましい．

IV. 薬物治療

原発開放隅角緑内障（広義）に対しては通常は薬物で治療を開始する．薬物の選択は，眼圧下降効果，副作用の有無，使いやすさ（差し心地，利便性などいくつかの要因を総合判断）により行うが，個人差が大きいので個別化治療が大切である．そのために，筆者がとくに考慮しているいくつかの項目を**表3**にあげる．

多くの緑内障薬物が主に動物実験で血流改善効果や神経保護効果をもつことが示されている．このことは将来の緑内障治療変革への希望とみなせる．しかしながら現時点においては原発開放隅角緑内障（広義）にそうした眼圧下降以外の効果が有用であったとするエビデンスは乏しいといわざるを得ない．

表3　原発開放隅角緑内障（広義）に対する治療法選択の際に考慮する主な事項

1. 薬物治療の予後	眼圧下降作用 副作用 薬物アドヒアランス 視機能予後
2. 手術療法の予後	眼圧下降作用 手術合併症 視機能予後（手術合併症も含めて考える）
3. 患者側の要因	日常生活（職業，家庭環境，など） 緑内障と緑内障治療に対する理解度 年齢（余命） 全身疾患の有無
4. 緑内障の状態	視機能の現状と進行の程度 視機能萎縮の程度 眼圧 緑内障治療歴
5. 緑内障以外の眼疾患	白内障，偽（無）水晶体眼，網膜疾患，角膜疾患（上皮，内皮），など

1. 緑内障治療薬

1）プロスタグランジン関連薬

多くの症例で第一選択薬となりうる．同薬物は，眼圧下降効果にとくに優れる，1日1回の点眼回数，全身的副作用の考慮がほぼ不要という優れた特徴があるため好んで初期から用いられる．眼球ならびに眼周囲の特異な副作用を嫌がる患者も多い．

2）β遮断薬

第一選択としてもよい．眼圧下降効果に優れる，1日1～2回の点眼回数，眼局所の副作用が少ないなどの優れた特徴を有する．閉塞性呼吸器疾患（気管支喘息など）や心疾患（洞徐脈，2度以上の房室ブロック，うっ血性心不全）などを有する患者では禁忌である．原発開放隅角緑内障（広義）患者には高齢者が多いので全身副作用に特に注意すべきである．

3）α_2刺激薬

主としてセカンドラインの薬物として用いられる．眼圧下降効果はβ遮断薬に準ずるとされる．神経保護作用の可能性を有するため正常眼圧緑内障に好んで用いられる傾向がある．点眼回数は1日2回である．特異な副作用として，結膜炎と眠気が重要である．また，原発開放隅角緑内障（広義）には関係ないが，小児には慎重投与（2歳未満は禁忌）である．

4）ROCK阻害薬

セカンドラインの薬物として用いられる．眼圧下降効果はやや弱い．1日2回点眼である．結膜充血と眼瞼炎に注意する．

5）炭酸脱水酵素阻害薬点眼

主としてセカンドラインの薬物として用いられる．眼圧下降効果は β 遮断薬よりやや劣る．全身的な副作用のないことが強みである．1日2～3回の点眼回数である．

6）配合剤

配合剤（プロスタグランジン/β 遮断薬，炭酸脱水酵素阻害薬/β 遮断薬）の効果と副作用は配合成分による．利便性とそれに伴うアドヒアランス向上を目ざして近年使用される機会が大幅に増えている．また，配合剤を使用することによって第3，第4の薬物が使用しやすくなったことも配合剤の功績といえる．

7）その他の点眼薬

イオンチャネル開口薬，副交感神経刺激薬，交感神経刺激薬，α_1 遮断薬を用いてもよい．

8）炭酸脱水酵素阻害薬内服

60年以上の歴史をもつ治療法であり，長期使用のできる症例も存在する．しかしながら，その多彩な全身的副作用のため，近年では手術までのつなぎなどの一時的な使用法とされることが多い．

2．薬物治療の進め方

上述の薬物を病状に合わせて，単独あるいは組み合わせて用いていく．あるいは手術を施行する．実際の臨床において遭遇するいくつかの状況に応じて少し具体的に述べる．

1）シーン1

2薬剤を使用中で眼圧コントロール良好．視野安定．

> **方針①** そのまま続行．多くの症例はこの方針．
> **方針②** たまたま使用中2薬物からなる配合剤があればそちらに切り替え．アドヒアランスに問題がありそうな患者，高齢者では考えてよい．ただし，きちんと点眼しているようならあえて配合剤に変更する必要はない．
> **方針③** 薬物の減量を考慮する．比較的初期例であったり，アドヒアランスに問題がある症例や副作用の気になる患者ではこの選択肢もあり．

2）シーン2

3薬剤使用中で，眼圧コントロールは一見良好．ただし，視野は2年では不変だが，5年では進行．

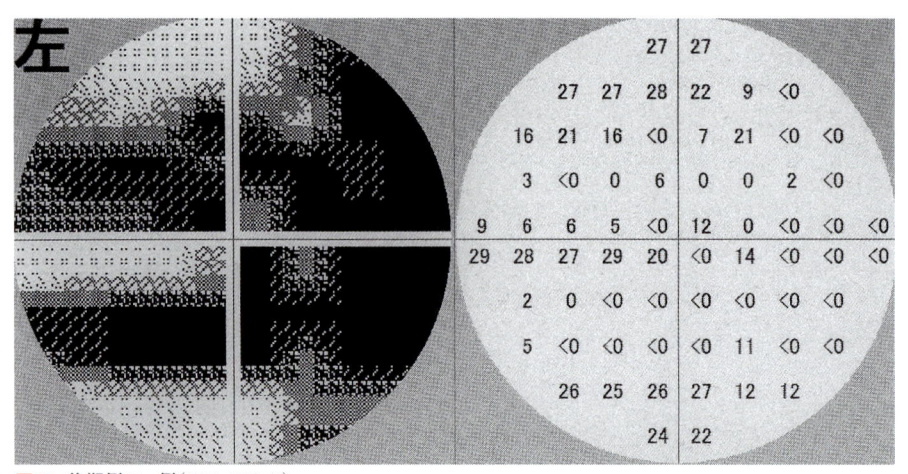

図6 後期例の一例（HFA C10-2）
固視点再近傍の4測定点が最高で20 dBであることに注目．

方針①	しばらくそのまま続行．アドヒアランスのよさそうな高齢者で上方の軽度の進行であればこれでもよい．
方針②	アドヒアランスの確認．時に，これだけでもう少し眼圧が下降することがある．
方針③	年齢，視野の状態，患者の病識などを総合的に判断し，症例によっては手術に移行．

3）シーン3

β遮断薬使用中．既往歴ではとくになかったが最近喘息になったと指摘された．

方針①	β遮断薬を中止し，別の薬物を処方する．

4）シーン4

3剤使用で眼圧が10～12 mmHgの正常眼圧緑内障．ところが視野変化が強く（図6），最近視力が低下しだした．

方針①	トラベクレクトミーを行う．さらに視力低下の可能性あり．
方針②	そのまま薬物治療．この方針だと視力を失う可能性が高い．
方針③	薬物変更．ただし，さらに眼圧が下降する可能性は少ない．

5）シーン5

点眼3剤使用かつアセタゾラミド内服で眼圧が10～12 mmHgの原発開放隅角緑内障．視野は周辺と中心が分離し，また，上下ともに固視点近傍に絶対暗点があるも，視野は安定（図7）．

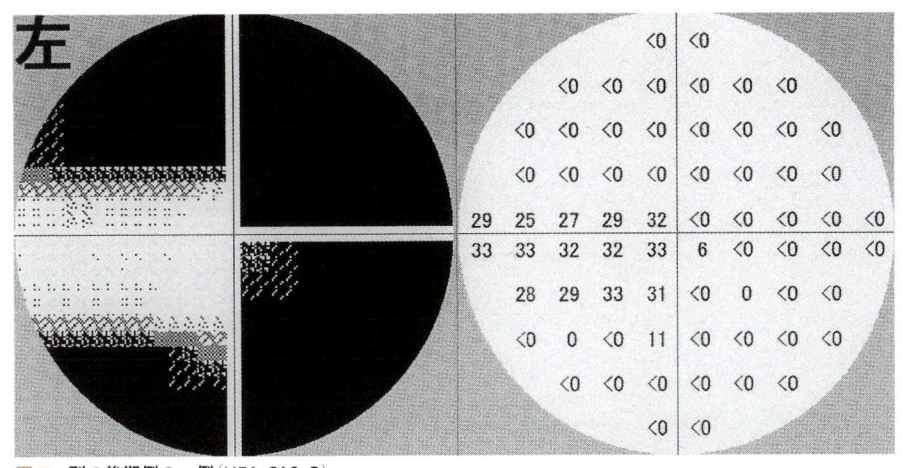

図7　別の後期例の一例（HFA C10-2）
固視点再近傍 4 点のうちの上下各 1 点で 30 dB を超えているが，残りの 1 点は絶対暗点で，もう 1 つが 6 dB．

> **方針①**　内服を含めて薬物続行．定期的な血液・尿検査の施行は継続する．
> **方針②**　内服を中止してトラベクレクトミーの適応判断．これも 1 つの方法である．内服が長期に使用できなければこうせざるを得ない．

シーン 3 を除きいくつかの一見互いに相反する対応が書かれている．いずれも絶対的な正解ではなく，どれをとって間違いではないというのが緑内障治療の難しさでもあり，面白さでもある．ただし，重大な副作用（シーン 3）に関しては薬物中止が唯一の正しい対応である．注目してほしいのはシーン 4 とシーン 5 の違い．筆者はそれぞれ方針①を基本とするが，それは視野の安定性を重視するため．他の方針をとる医師がいてもそれはそれでよしとする．

V. 薬物治療から手術への切り替え

薬物治療から手術への切り替え時期に関しては，耐容可能な薬物療法で眼圧コントロールが不十分で緑内障の進行が認められる時というのが一般的である．しかしながら，実はそれほど簡単ではない．筆者は中期以降の病期で薬物療法施行中の緑内障眼のほとんどを手術療法への切り替え時期を探っている症例と理解している．手術へのゴーサインを出すことは必ずしも多くはないが，緑内障外来は手術例を探す場でもあるとの認識は正しい．

薬物治療から手術への切り替え前に，レーザー治療（選択的レーザートラベクロプラスティ，アルゴンレーザートラベクロプラスティ）を施行してもよい．そのうえで眼圧コントロール不十分な場合には手術が検討される．

原発開放隅角緑内障（広義）で長期（10〜40 年）にわたる視神経症の安定化（視野・視神経）を得るにはきわめて低い眼圧が要求されると思われる．現代の進歩した薬物療法（レーザー療法を含む）においてもこの低眼圧を維持し病勢の安定化を得るのはきわめて困難である．しかしながら，手術に伴う合併症とそれによる quality of vision（QOV）への影響，視機能低

表4 原発開放隅角緑内障（広義）に対する手術適応（私見）

1. 最大耐容薬物治療中にもかかわらず視野障害が進行する事実が存在，または近未来の視力低下のおそれがきわめて強い
2. 高度の視野障害の存在（高度の傍中心暗点，広範な下方視野欠損，など）
3. 強い視機能障害の自覚
4. 最大耐容薬物治療下での明らかな高眼圧

すべて満たす必要はないが，1と3はとくに重要と考える．また，4の明らかな高眼圧の症例を除き，眼圧値のみで手術適応を判断しない．

下を考えると，早期手術は本症治療として必ずしも得策ではない．多くの症例で眼圧と視神経の状態に応じてしばらくは薬物療法で経過を追うのは，薬物治療下での眼圧を知りその治療効果を確認することが手術療法と薬物療法のどちらがより望ましいかを決定するために不可欠だからである．

そのうえで，眼圧，視神経症の状況，進行程度，他を考え併せて手術適応を決定する．あくまでも個別の治療方針策定が原則であるが，筆者が手術を強く勧める時の主要条件を**表4**に記す．なお，筆者は薬物を減量するために手術を行うという立場はとっていない．

VI. 手術

原発開放隅角緑内障（広義）に対する手術治療はトラベクレクトミーを原則とする．白内障を併発している症例では白内障との同時手術でもよい．単独手術と，同時手術ともにエクスプレスを使用してもよい．初期例で目標眼圧がそれほど低くなくてよいと思われる症例ではトラベクロトミーを選択する術者がある．トラベクロトミーでは術後眼圧はトラベクレクトミーよりも高く，また，薬物を中止できないことも多いと了解したうえで適応を決める必要がある．またトラベクレクトミーを複数回施行して効果が得られない症例を中心としてチューブシャント手術が適応となる．

手術手技や術後管理などについては別項（第5〜7章参照）に譲る．

VII. 予後

筆者は40〜50年と推定される原発開放隅角緑内障（広義）の予後を語れるほど長く本症を診ていない．限られた臨床経験と文献成績から次のようなことが導かれるように思う．

① 本症は進行性疾患である．ただし，正常眼圧緑内障の一部に短期間の診療（1ないし数年）では無治療でも進行を認めない症例があることも事実である．
② 眼圧下降治療によって，進行を遅くすることは多くの症例で可能である．一部の症例では眼圧下降により視野進行が停止する．
③ 手術による大幅な眼圧下降は視野の安定に大きく寄与する．
④ 同じような眼圧，視神経の状態であっても進行速度は症例により大きく異なる．

以上のことから個別の管理の重要性が理解されると思われる．

参考文献

1) 北澤克明(監修)：緑内障．医学書院，2004
2) 山本哲也，谷原秀信(編)：All About 開放隅角緑内障．医学書院，2013
3) Collaborative Normal-Tension Glaucoma Study Group：The effectiveness of intraocular pressure reduction in the treatment of normal-tension glaucoma. Am J Ophthalmol 126：498-505, 1998
4) 日本緑内障学会緑内障診療ガイドライン作成委員会：緑内障診療ガイドライン第3版．日眼会誌 116：3-46, 2012
5) 北澤克明，山本哲也(監修)：緑内障診療のための自動静的視野計測．医学書院，2001
　　本書は Anderson DR, Patella VM：Automated Static Perimetry. Mosby, St. Louis, 1999 の翻訳書

〈山本哲也〉

II 原発閉塞隅角緑内障，原発閉塞隅角症

I. 概念・病態

1. 緑内障の病型分類

　緑内障は，眼圧上昇の原因により開放隅角緑内障と閉塞隅角緑内障の二型に大別され，原発閉塞隅角緑内障は前房隅角が閉塞して眼圧が上昇する緑内障病型である．本病型における隅角閉塞とは，虹彩と線維柱帯が接近した狭隅角眼において周辺部虹彩が対面する線維柱帯に接触もしくは癒着して房水流出路を閉塞することである．隅角閉塞の有無は，房水流出の主経路である線維柱帯が虹彩で覆われているかどうかで判断されるが，多くの場合は虹彩が線維柱帯を閉塞するのに伴って，あるいは，より早い段階で隅角底の毛様体帯も虹彩で覆われ，同部を経由する房水流出副経路であるぶどう膜強膜路も閉塞されている．かくて隅角の閉塞により生理的房水流出の主経路・副経路ともに閉塞されることになる．なお，近年，原発開放隅角緑内障(広義)には正常眼圧緑内障が含まれ，必ずしも高眼圧を伴わない病型となったが，原発閉塞隅角緑内障はその分類の成り立ちからいって，必ず高眼圧を伴う緑内障病型である．

2. 隅角閉塞を伴う緑内障の分類

　原発閉塞隅角緑内障は，隅角閉塞という明らかな原因に起因する緑内障であり，隅角閉塞が緑内障視神経症(glaucomatous optic neuropathy：GON)の発症に必ず先行する．こうした観点から，まだGONを認めない段階を含めた病期分類がなされている．現在，広く用いられている分類法はAIGS(Association of International Glaucoma Societies)分類で，この分類法は文献的に上梓された筆頭著者の名前をとってFoster分類，あるいは原案が協議された団体名をとってISGEO(International Society for Geographical and Epidemiological Ophthalmology)分類とも呼ばれる．わが国の分類もこれに準じて2006年に改訂され，2011年に補完された．かつての分類では，「原発閉塞隅角緑内障」は緑内障性視神経症や眼圧上昇の有無によらず隅角閉塞を認める場合のすべてを含んでいた．しかし，「緑内障」という呼称は緑内障の本体であるGONを有する症例に限定する考え方に基づき，GON

表 1　原発閉塞隅角緑内障の分類

AIGS 分類 (Foster 分類, ISGEO 分類)	日本緑内障学会 ガイドライン	隅角閉塞	緑内障性 視神経症	説明
primary angle closure suspect (PACS)	原発閉塞隅角症 疑い	疑われる	ない	隅角が狭く，隅角鏡検査にて後部線維柱帯が 3 象限以上*にわたって見えない．
primary angle closure (PAC)	原発閉塞隅角症	ある	ない	PACS の所見に加えて，周辺虹彩癒着，高眼圧，あるいは線維柱帯への著しい色素沈着などの所見を認める．急性緑内障発作の既往所見を認める．
primary angle closure glaucoma (PACG)	原発閉塞隅角 緑内障	ある	ある	PAC の所見に加えて，緑内障性視神経症を認める．

*PACS の定義は隅角全周のうち 3 象限以上にわたって線維柱帯が見えないこととされており，PAC と診断するためにもこの条件が必要条件とされている．しかし，3 象限では条件が厳しすぎると考え，2 象限以上の線維柱帯が見えないものを PACS とする意見もあり，Foster 自身も 3 象限のカットオフ値は厳しすぎるので見直しが必要かもしれないと述べている．近年は 2 象限をカットオフ値とした研究報告が増えている．

を有する原発閉塞隅角眼のみを原発閉塞隅角緑内障(primary angle closure glaucoma：PACG)と呼び，GON は認めないが隅角閉塞が明らかなものは原発閉塞隅角症(primary angle closure：PAC)とする考え方に改められた．併せて，機能的隅角閉塞が疑われ継続的観察ないし予防的治療を必要とするハイリスク眼を原発閉塞隅角症疑い(primary angle closure suspect：PACS)と定義した．本分類を**表 1** にまとめた．

上記の分類は急性と慢性の両者を含むものであるが，とくに急性緑内障発作に対しては，急性原発閉塞隅角症(acute primary angle closure：APAC)という用語を使う．急性発作症例で GON も認められれば急性原発閉塞隅角緑内障(acute primary angle closure glaucoma：APACG)となる．一方，慢性型に限定する場合には慢性原発閉塞隅角症(chronic primary angle closure：CPAC)あるいは慢性原発閉塞隅角緑内障(chronic primary angle closure glaucoma：CPACG)という呼称を用いることもある．

なお，PAC という用語は，上記の病期分類の 1 つとして用いられる他に，すべての病期を併せた原発閉塞隅角眼をひっくるめて「PAC」と総称する場合も多いので，注意が必要である．このような意味での「PAC」という用語に代えて，PACD(primary angle closure disease)という用語も登場している．

3. 隅角閉塞の分類と機序

隅角の閉塞は，機能的隅角閉塞と器質的隅角閉塞の 2 つの様態に分けられる．機能的隅角閉塞とは虹彩が線維柱帯に接触しているだけで，瞳孔反応や姿勢の変化など生理的条件の変動により解除され得る可逆的隅角閉塞である．一方，器質的閉塞とは周辺虹彩前癒着(peripheral anterior synechia：PAS)によって虹彩と線維柱帯が癒着してしまうもので，治療的介入を行わなければ原則として解消されることはない．一般には，機能的隅角閉塞が先行し，この状態が継続することで PAS が生じて器質的隅角閉塞に至ると考えられている．したがって，機能的隅角こそが PAC の原因ということになる．

その機能的隅角閉塞をきたす理由は簡単ではない．機能的隅角閉塞の機序についてはいろいろな考え方があったが，現在は，I. 瞳孔ブロック，II. プラトー虹彩形状，III. 水晶体因子，IV. 水晶体より後方の因子と 4 つの機序に分けて考えるのがグローバルコンセンサ

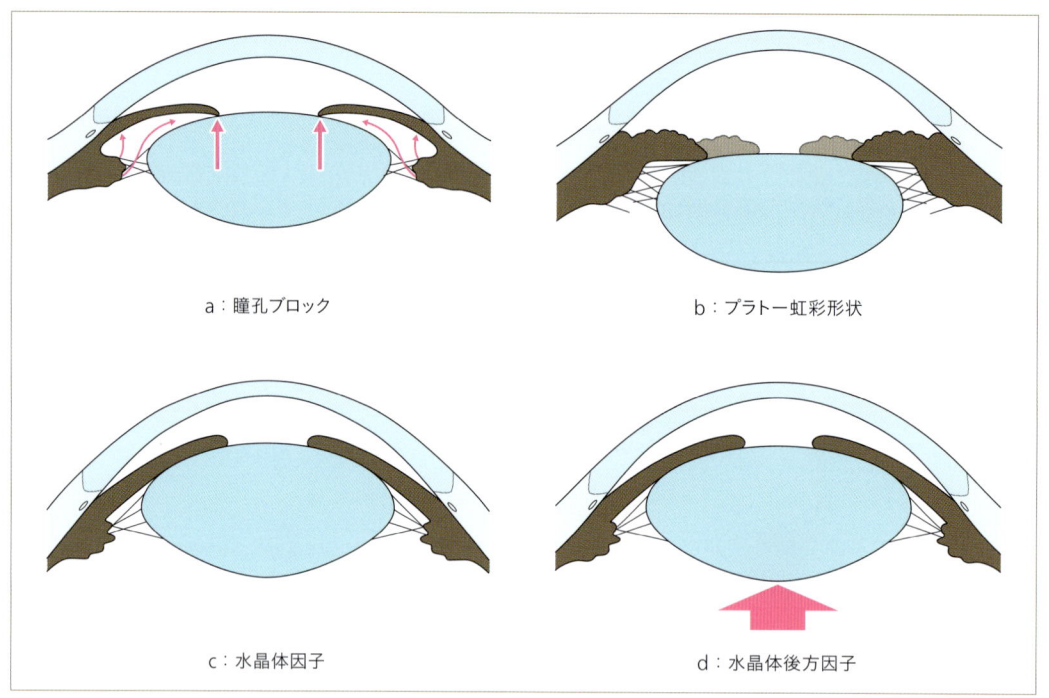

図1 機能的隅角閉塞の機序
a：瞳孔ブロック：瞳孔縁で水晶体が虹彩を前方に押す力（矢印）で房水の流れがブロックされ，前房と後房の圧較差により虹彩が前方に膨隆して隅角を閉塞する．b：プラトー虹彩形状：毛様体突起の前方回旋などにより周辺部虹彩が前方に圧される，あるいは，虹彩根部の形状や厚み・容積の問題により隅角が閉塞される．c：水晶体因子：加齢に伴う水晶体厚の増加や潜在的な水晶体亜脱臼などにより水晶体が直接に虹彩を圧排して隅角を閉塞する．d：水晶体後方因子：潜在的な毛様体ブロックや脈絡膜容積増大などにより水晶体を後方から押す力が働き，間接的に水晶体が虹彩を前方に圧排して隅角を閉塞する．

スとなっている（図1）．このうち，Ⅳの水晶体より後方の因子はかつては続発閉塞隅角緑内障に分類されていた機序である．また，「原発」の名を冠する閉塞隅角緑内障は瞳孔ブロック機序によるものに限定し，Ⅱのプラトー虹彩による閉塞隅角緑内障はPACGとは分別してプラトー虹彩緑内障とし，Ⅲの水晶体因子も水晶体起因性緑内障と分類する考え方もあった．しかしながら，最近の前眼部画像技術の進歩により，PAC(G)の隅角閉塞が瞳孔ブロック単独の機序に起因している症例は少なく，ほとんどの場合はいくつかの機序が混合したマルチメカニズムによっていることが明らかになった．このため，瞳孔ブロック緑内障とプラトー虹彩緑内障と対置させるような分類は意味をあまりなさなくなったといえよう．

Ⅱ. 診断

1. 診断の原則

前述のごとく，PACGは必ず高眼圧を伴う病型であるが，本病型では眼圧の変動が大きく，受診時の眼圧検査では正常値を示すこともまれではない．したがって，通常の眼圧測定に頼って診断することはできない．本疾患診断の要は，閉塞隅角あるいは隅角が閉塞

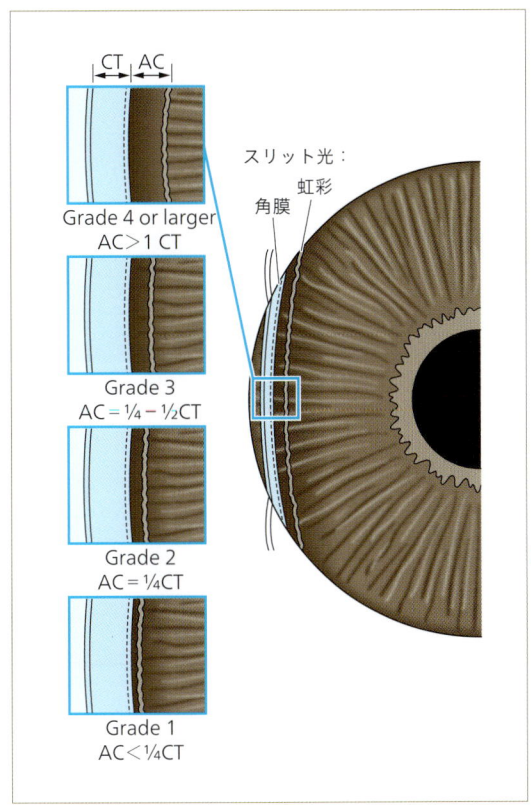

図2 van Herick 法による閉塞隅角のスクリーニング
第一眼位で角膜最周辺部に角膜と垂直にスリット光を入射し，スリット光と60°の角度から，スリット光で照らされた周辺角膜厚（CT）と周辺前房深度（AC）の比（AC/CT）を測定する．AC/CT が 1/4（あるいは 1/3）以下の場合は閉塞隅角を疑い，隅角鏡検査を行う．
(Allingham RR, et al : Shields' Textbook of Glaucoma, 5th edition. Lippincott Williams & Wilkins, 2004 より改変して転載)

するリスクの検出にある．細隙灯顕微鏡検査で，浅い前房あるいは狭い隅角を認めたならば，隅角検査を行って隅角閉塞がないのかどうか詳しく調べる必要がある．本病型は開放隅角緑内障に較べて失明率が高い緑内障病型であり，治療方針の項で述べるように開放隅角緑内障とは治療ストラテジーが全く異なる疾患なので，隅角閉塞を絶対に見逃さないことが肝要である．

2. 診断の手順

1) van Herick 法

　細隙灯顕微鏡検査時に van Herick 法により狭隅角のスクリーニングを行う（図2）．短時間で済む簡単な検査なので，細隙灯顕微鏡を使って診察するすべての患者に対して本スクリーニングを行いたい．一般に van Herick 法によるスクリーニングのカットオフ値は AC/CT（前房/角膜厚）比で 1/4 に設定され，1/4 以下の場合には次のステップとして隅角鏡検査を行う．ただし，隅角は場所によって広狭に差があり，van Herick 法で評価する耳側および鼻側の隅角は上下側に較べて広い部位であることに留意する必要がある．筆者の経験では，AC/CT 比が 1/3 の症例でも隅角検査を行うと PACS あるいは PAC に診断される症例は少なくない．時間が許せば，AC/CT≦1/3 については隅角検査を行うことを推奨したい．図3に中心前房深度正常，van Herick にて AC/CT 比が 1/3 であったが，隅角

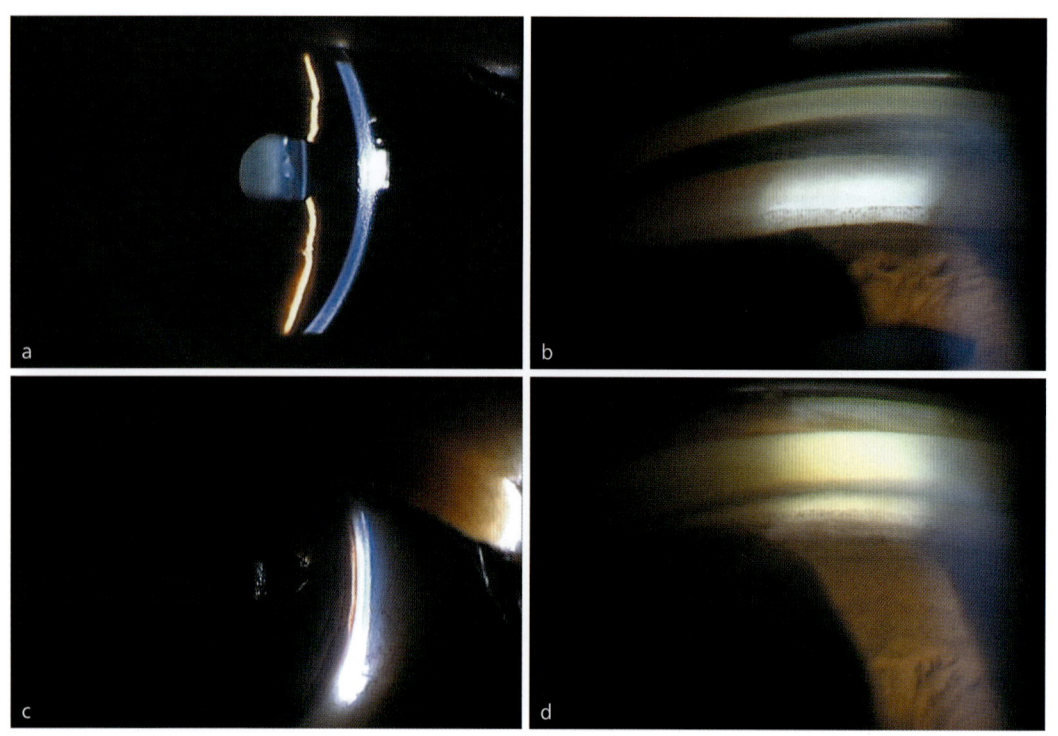

図3 中心前房深度正常な PACS 症例
中心前房深度は浅くないが(a)，周辺前房深度は van Herick で 1/3 と隅角は比較的狭い(c)．下方隅角は第一眼位で色素帯が見えており，一見，線維柱帯が見えていると見誤りそうだが(b)，眼球を少し上転させて軽く圧迫すると，隠れていた線維柱帯の色素帯が現れ(d)，第一眼位で見えていたのは Schwalbe 線の色素沈着であったことがわかる．圧迫下では PAS（周辺虹彩前癒着）もなく毛様体帯まで見えるので，この象限については PACS に相当．他の象限にも PACS に相当する所見を認め，PACS と判定された．

鏡検査にて PACS と判定された症例を示した．

2）隅角鏡検査

van Herick 法でチェックされた眼に対しては隅角鏡検査を行い，PACS もしくは PAC にあてはまらないかを判定する（表1）．隅角鏡検査で PACS もしくは PAC と診断されれば，眼底検査および視野検査を行い，GON の有無を判定する．PAC に GON を伴っていれば PACG と診断される．一方，隅角鏡検査で PACS と判定され眼圧は正常な症例も，機能的隅角閉塞による眼圧上昇が潜んでいる可能性を念頭において検査を進める．暗室うつむき試験などの負荷試験が診断の参考になり，負荷試験陽性であれば PAC(G) と扱うべきである．負荷試験を行っても眼圧が正常な PACS 症例が GON を合併しているケースでは，潜在する隅角閉塞を検出できていない可能性と正常眼圧緑内障にたまたま狭隅角を合併している可能性を考える必要があるが，両者の鑑別はしばしば困難である．

3）閉塞隅角の除外診断

また，眼圧，眼底所見，あるいは視野変化などにより既に緑内障と診断されている症例に対しても，一度は閉塞隅角の除外診断を行う．プラトー虹彩機序を主体とする PACG

症例では，一見すると中心前房深度が正常で開放隅角緑内障と誤って診断され点眼治療を受けている症例が少なくない．最低限，van Herick法による評価は必要であるし，たとえ開放隅角が明らかであっても，続発性開放隅角機序の鑑別も兼ねて隅角鏡検査を一度は行うべきである．

III. 治療方針

1. 治療の原則

　緑内障の治療においては，「治療できる原因があれば原因治療」が大原則である．PACGはその病型の成り立ちからいって，原発開放隅角緑内障（広義）と異なり完全に高眼圧由来の疾患であり，高眼圧の原因は隅角閉塞と明確に特定できる．すなわち，PACGの原因は隅角閉塞であり，原因治療の大原則に則り，治療の第一次目標は隅角閉塞の解除である．この第一次目標を病初期に達成できればPACGは治癒に持ち込むことができる．PACGは失明リスクが高い病型である一方で，原発開放隅角緑内障と異なり治療的介入により治癒させ得る緑内障病型でもある．

　しかし，初期治療が遅れ，ある程度病気が進行してしまうと，隅角閉塞解除による原因治療だけで治癒させることはできない．1つには，いったん発症したGONは不可逆的であり，脱落した網膜神経節細胞は再生しない．したがって，隅角を開放して眼圧が正常に復してもひとたび失われた視機能を回復させることはできない．また，そればかりでなく，隅角閉塞を解除しても高眼圧が残存する場合が知られており，残余緑内障（residual glaucoma）と呼ばれている．そうした症例には隅角閉塞の機序が完全に解消されておらず，残余隅角閉塞（residual angle closure）が原因である症例も多いが，一方で，隅角閉塞が長期間続くと線維柱帯が変性して房水流出抵抗が高くなり，隅角を開放しても「開放隅角機序」による高眼圧が残ることが推定されている．このような症例は続発開放隅角緑内障ともいえる状態であり，開放隅角緑内障の治療に準じた治療が必要となる．

2. 治療適応

　AIGSの分類の病期別に治療適応を解説する．

1）PACSの治療適応

　PACSは，隅角閉塞が疑われる，あるいは隅角閉塞を起こす可能性が高いという状態であり，治療の趣旨は予防的治療である．PACSの自然経過を5年間経過観察した報告では22％がPACへ進行し，この間にPACGへ進行した症例はなかったとしている．したがって，PACSは原則として経過観察し，PACに進行した時点で隅角閉塞解除の治療を行うのが妥当であろう．しかしながら，PACSはPACを経由せずに突然APACを起こすこともある．ひとたびAPACを発症すれば眼組織と視機能に大きな後遺症を残す可能性があるので，APACのハイリスク症例には予防的治療の適用が望ましい．APAC発症の危険因子としては非常に浅い前房深度などが知られているが，予防的治療適応の基準は現時点で

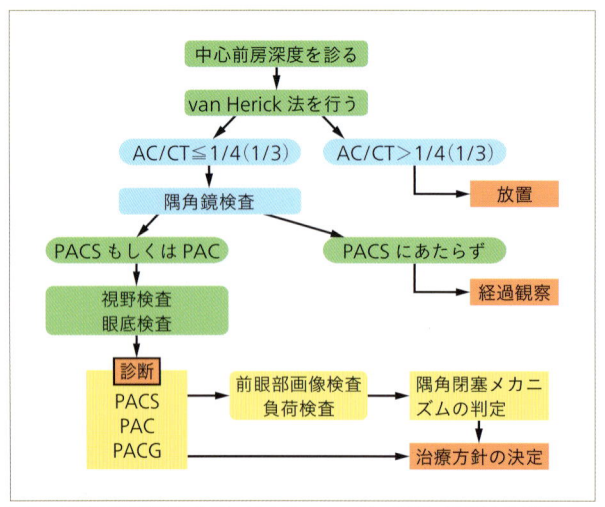

図4 原発閉塞隅角緑内障のスクリーニング・診断・治療方針決定のフローチャート
原発閉塞隅角緑内障のスクリーニングから診断および治療方針決定に至るまでの手順をフローチャートにまとめた．

は定まっていない．したがって，PACS症例に対する予防的治療の適応は各眼科医の判断にゆだねられているのが現状である．筆者の施設での多数例の後ろ向き検討からは，予防的治療の目安として，中心前房深度1.6 mm以下の症例は治療適応，同1.6～2.0 mmの症例では負荷試験疑陽性以上もしくは画像診断にて瞳孔ブロックが強いものは治療を検討することを推奨している．

2）PACの治療適応

PACは緑内障の本体であるGONは発症していないものの，既に隅角の閉塞はきたしており，放置すれば5年間に約30％がPACGに進行することが知られている．したがって，PACに対しては原則として治療を施し，隅角閉塞を解除する必要がある．

3）PACGの治療適応

PACGは既にGONを発症しており，放置すれば視神経の不可逆的な障害が進行する状態にある．後述のごとく，PACGの失明リスクは開放隅角緑内障よりもはるかに高い．PACGは絶対的な治療適応である．

3. 治療方法の選択

治療適応がある症例に対して，どの治療方法を選択するか．隅角閉塞の機序は図1に示す4つに分類されるが，それぞれの機序ごとに有効な治療方法は異なる．超音波生体顕微鏡(UBM)や前眼部光干渉断層計(前眼部OCT)などの前眼部画像検査を行って，症例ごとに隅角閉塞の機序を判定し，機序に応じた治療方法を選択するのが原則である．PAC(G)のスクリーニングから診断および治療方針の決定までの流れを図4にまとめた．

IV. 薬物治療

　PACG の原因である隅角閉塞の機序は前眼部の解剖学的問題に由来するので，その治療のためには，外科的治療（レーザー治療を含む）を行って，隅角をめぐる解剖学的問題を解消する必要がある．したがって PAC(G) に対する第一選択治療は外科的治療であり，開放隅角緑内障と異なり薬物治療は補助的な治療手段となる．薬物治療の適応には大きく次の3つがある．

1. 外科的治療を行うまでの暫定的な眼圧下降治療

　慢性経過をとる慢性閉塞隅角緑内障（chronic angle closure glaucoma：CACG）の場合は治療薬の選択はおおむね開放隅角緑内障に準ずる．一方，救急疾患である APAC の場合は少し様相が異なり，初期治療として集中的な薬物治療により速やかに眼圧を下降させなければならない．診断がつき次第に，高浸透圧薬の点滴静脈注射，炭酸脱水酵素阻害薬の静脈内ないし経口投与，緑内障点眼薬投与などの薬物治療を開始する．緑内障点眼薬のうち，とくにピロカルピンは線維柱帯の房水流出抵抗を下げる作用よりも虹彩括約筋に作用して縮瞳させることにより機能的隅角閉塞を解除する目的で頻用される．ただし，ピロカルピン点眼は瞳孔ブロック機序とプラトー虹彩機序に対して有効であるものの，悪性緑内障においては毛様体突起を前方回旋させて病態を悪化させるので，むしろ禁忌である．

2. 外科的治療後の残余緑内障に対する眼圧下降治療

　長期間にわたる隅角閉塞により線維柱帯の機能が劣化して房水流出抵抗が高くなっているケースでは，隅角閉塞が十分に解除された後も高眼圧が解消しない．PACG の症例であっても，この時点では開放隅角緑内障と同じ病態に移行しており，開放隅角緑内障に準じて緑内障点眼治療を行う．

3. プラトー虹彩機序が主体の若年者の PAC(G) に対する隅角開大治療

　プラトー虹彩機序が主体の閉塞隅角は手術治療でも抜本的な隅角閉塞メカニズムの解消が難しい．さらに，有効な外科的治療オプションである水晶体再建術も，若年者では調節力消失のデメリットもあり選択し難い．このようなケースでは，ピロカルピン点眼によって周辺部虹彩を瞳孔に向かって牽引し，周辺部虹彩の厚みを減じることで隅角の開大が期待できる．レーザー隅角形成術を施行しても眼圧下降が得られない症例では，有用な治療選択肢となる．

V. 薬物治療から手術への切り替え

　前述のように，PACG の第一選択治療は外科的治療である．必要に応じて薬物治療を行うのは当然であるが，薬物治療が奏功していても，原則として，可及的に速やかに後述する手術治療を行うべきである．

VI. 手術

1. 手術の選択

　PAC(G)の初期治療の目的は，隅角閉塞をきたしている機序の除去にある．隅角閉塞の機序は前眼部の解剖学的問題に由来するので，その治療のためには，外科的治療を行って，隅角をめぐる解剖学的問題を解消する必要があるのは前述のごとくである．隅角閉塞の機序(図1)とそれぞれに有効な治療手段の関係を表2にまとめた．症例ごとに隅角閉塞の機序を判定して，対応する治療方法を選択するのが原理原則である．しかしながら，前眼部画像診断機器がなければ機序の判定は困難であるし，前眼部画像検査を行っても，実際には複数の機序が複合している(マルチメカニズム)症例が多く，その判定は簡単ではない．したがって，汎用性のある第一選択治療方法を推奨するようなガイドラインへの要求は強い．

　4つの隅角閉塞機序の中でも瞳孔ブロックは主要な機序と考えられてきたので，これを解除するレーザー虹彩切開術(laser iridotomy：LI)がグローバルには第一選択治療とされている．LIはレーザー設備さえあれば外来で簡便に施行でき，安全性も比較的高いので，歴史的にPAC初期治療のゴールドスタンダードであり続けてきた．ただし，LIで解消できる機序はあくまでも瞳孔ブロックのみである．近年，実際にLIのみでは隅角閉塞を解除できない症例が多いことも明らかとなっており，すべてのPAC症例にLIを第一選択として施行することは合理的とはいえない．とくにわが国では，LI後長期間を経て発症する水疱性角膜症が多数報告されたため，他国に較べて，LIの適応には慎重となる傾向にある．一方，隅角閉塞機序の解除という観点からは水晶体再建手術がもっとも汎用性が高く(表2)，強力な隅角開大効果が得られる治療法である．したがって，白内障による視機能低下を伴っているPAC症例では，隅角閉塞解除のために白内障手術を第一選択治療として適用するのが望ましい．白内障治療適応に乏しいPAC症例に水晶体再建術を施行するかどうかは，長年の議論を経て今なお専門家の間でも意見が分かれるところである．

　隅角閉塞の機序を解消し，機能的隅角閉塞を解消しても周辺虹彩前癒着(peripheral anterior synechia：PAS)による器質的隅角閉塞が広範囲に残存し，高眼圧も解消しない場合は，隅角癒着解離術を行う．PASの範囲が隅角全周のおおよそ50%あるいは75%よりも広い症例が，隅角癒着解離術の適応とされている．あらかじめPASが広範囲にあることがわかっている場合には，機能的隅角閉塞を解消する水晶体再建術と隅角癒着解離術の同時手術を行ってもよい．ただし，隅角癒着解離術はその有効性が十分に証明されていないとして，代わりにトラベクレクトミー(線維柱帯切除術)を行うべきとする考え方もある．

　手術治療によって隅角閉塞を解除した後にも高眼圧が解消しない場合には，前述のように開放隅角緑内障の治療に準じて，緑内障点眼治療を行うが，薬物治療で十分な眼圧コントロールが得られない場合には，再び手術治療の適応となる．トラベクロトミー(線維柱帯切開術)，トラベクレクトミー，チューブシャント手術などを開放隅角緑内障の手術適応に準じて選択する．

表2 隅角閉塞の治療手段と対応する機序

	瞳孔ブロック	プラトー虹彩形状	水晶体因子	水晶体後方因子
レーザー周辺虹彩切開術	◎	×	×	×
レーザー隅角形成術	×～○	○	×	×
水晶体再建術	◎	○	◎	×～？

◎：著効，○：有効，×：無効

2. APACの手術治療

　APACに対しては，集中的な薬物治療により速やかに眼圧を下降させなければならないと前述したが，全身的なリスクなどの理由により高浸透圧薬や炭酸脱水酵素阻害薬の全身投与ができない症例もある．また，薬物治療に抵抗してAPACが解消しない症例もまれではない．APACに対する薬物以外の初期治療として前房穿刺と角膜圧迫の有効性が報告されているので，薬物治療が難しい場合には試みる価値がある．ただし，これらの治療はいずれも一時的な眼圧下降を得るためのものでしかない．急性発作状態を脱した後に，手術治療により隅角閉鎖機序の永続的な解消を行う必要がある．隅角閉塞機序の抜本的解消を兼ねた初期治療として，APAC状態のまま直ちに水晶体再建術を行う選択肢もある．本治療はAPACに対しても強力な治療方法であるが，術中合併症のリスクは高いので，硝子体手術を併用できる設備の元で熟練した術者が行うべき手術である．APAC症例への水晶体摘出手術が躊躇される場合には，観血的周辺虹彩切除術が有用である．

VII. 予後

　世界各地で行われた疫学調査に基づくメタアナリシスによると，PACGの両眼失明率（よいほうの眼の矯正視力が0.05未満）はおおよそ25％と大変に高く，POAGの両眼失明率の約3倍とされている．また，世界的にみてPACGの有病率が最も高い地域である本邦久米島での疫学調査では，PACGによる両眼失明率は3.7％と世界レベルから見ればはるかに低いものの，POAGに比べると失明率は高く，約5倍の両眼失明率となっている．国内外においてPACGがPOAGに比べて両眼失明率の高いハイリスクな緑内障病型であることが疫学データから知れる．

　ただし，これらの疫学調査は，疾患の自然経過ではないにしても，PACGが未診断の症例，十分な治療がなされていなかった症例が多数含まれている．診断，治療が適切になされた場合の予後は大きく違うものになるはずであり，PACGはPOAGと異なり，病初期に発見して原因治療を行えば治癒に持ち込める病型でもある．すなわち，PACGは，早期に発見し適切な診療を行えるかどうかで，その予後が天と地ほども異なる緑内障病型ということができよう．

1. レーザー虹彩切開術（LI）後

　表2に示すごとく，本術式は瞳孔ブロックに選択的に有効なもので，他の隅角閉塞機

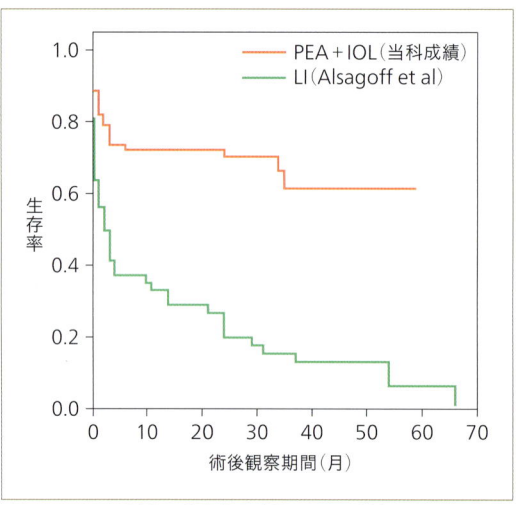

図5 PACGに対する水晶体再建術とLIの成績
PACGに対する水晶体再建術とレーザー虹彩切開術の成績．術後に追加治療（緑内障点眼を含む）を要した場合を死亡と定義したKaplan-Meier生命表解析の成績を当科の白内障手術（赤線）とAlsagoffら（Ophthalmology 2000）のレーザー虹彩切開術（緑線）で比較した．異なる施設の比較ではあるが，水晶体再建術の成績が圧倒的に優れている．

序に対しては無効である．しかしながら，本術式の成績の報告はほぼすべてが術前に瞳孔ブロックの有無や程度を判定せずにLIを行ったものである．隅角閉塞機序とのマッチングを考慮せずに本術式を汎用した場合の治療成績は報告による乖離が大きい．Alsagoffらによるアジアにおける多数例（65症例83眼）長期（平均5年以上）の報告では，PACGに対するLIは94％で追加治療を必要とし，53％で濾過手術を必要としたとしており（図5に生命表解析），とくにAPAC既往のある眼では全症例で追加治療を要し63％で濾過手術を要したと大変に術後成績は悪い．一方，本邦におけるSawadaらの報告では，65眼のAPAC（G）に対するLI（58眼），LI＋レーザー隅角形成術（4眼），もしくは観血的周辺虹彩切除（3眼）施行後平均42.1か月の経過観察で，点眼治療を要したものが52.3％，濾過手術を要したものが15.4％であったと比較的良好な予後を報告している．

なお，本術式の晩期合併症としてわが国で水疱性角膜症が多数報告された．その発症率は不明であるが，留意しておくべき重篤な合併症である．術施行にあたっては，本合併症のリスクがアルゴンレーザーよりも低いとされるYAGレーザーを用いるべきである．

2. レーザー隅角形成術後

RitchらはLI施行後のプラトー虹彩形状症例に対するレーザー隅角形成術により87％の症例で1回のみの治療で隅角は開放が維持され，残りの13％でもレーザー隅角形成術の1回追加で経過良好と報告している．ただし，術前後の眼圧に有意差を認めていない．レーザー隅角形成術の有用性は広く認知されているが，長期的な有効性については疑義をもつ眼科医も少なくない．

3. 水晶体再建術後

　PAC（G）に対する水晶体再建術（PEA＋IOL）の成績は同疾患治療のゴールドスタンダードとされてきたLIに較べ，概してとてもよい．APACを対象に前向き検討を行ったLamらによれば，PEA＋IOLの術後に追加治療を要しない生存率はLIのそれと較べ，3.3％対46.7％と大きく上回っていた．

　一方，慢性の原発閉塞隅角症・緑内障については，現在，PACSに対する白内障手術とLIの国際多施設ランダム化前向き比較試験が進行中でその結果が待たれる．後ろ向きの検討としては，本邦のHayashiらは，PEA＋IOL術2年後の眼圧値は平均14.5 mmHgで平均下降値は7.2 mmHg．21 mmHg以下への眼圧コントロール生存率は91.9％と良好な成績を発表している．上述のAlsagoffらが行ったPACGに対するLIの生命表解析による長期成績を同じ条件にて筆者らが行ったPACG連続73眼に対するPEA＋IOLの成績と図5に比較図示した．異なる施設の成績ではあるが，水晶体再建術の成績が圧倒的によい．

参考文献

1) Weinreb RN, Friedman DS(eds)：Angle closure and angle closure glaucoma. Kugler Publication, Netherlands, 2006
2) 日本緑内障学会：緑内障診療ガイドライン（第3版）．日眼会誌 116：3-46, 2012
3) Quigley HA, Broman AT：The number of people with glaucoma worldwide in 2010 and 2020. Br J Ophthalmol 90：262-267, 2006
4) Sawaguchi S, Sakai H, Iwase A, et al：Prevalence of Primary Angle Closure and Primary Angle-Closure Glaucoma in a Southwestern Rural Population of Japan：The Kumejima Study. Ophthalmology 119：1134-1142, 2012

〈栗本康夫〉

III 落屑緑内障

I. 概念・病態

　落屑症候群は毛様小帯，水晶体嚢，瞳孔縁などに白色沈着物として観察される落屑物質を有する疾患であり，これに伴う緑内障が落屑緑内障である．以前は偽落屑緑内障や嚢性緑内障と呼称されていたが，World Glaucoma Association の緑内障診断基準改定に連動した緑内障診療ガイドライン（日本緑内障学会発行）の改訂にしたがい，学術的には落屑緑内障と呼称が統一された．落屑物質は加齢とともに顕在化し，理由は不明であるが左右差を伴うことが多い．落屑症候群の遺伝的背景として *LOX-L1* や *CACNA1A* などの変異が指摘されており，疫学的な地域性を有することが知られている．有病率は年齢とともに上昇し，国内の70歳代の有病率は約4〜6％で，うち約20％に緑内障を伴う．眼圧上昇機序は不明な点が多いが，蓄積した落屑物質による房水流出路閉塞に加え，Lox-L1が細胞外マトリックス修飾にかかわる因子であることから，房水排出路における細胞外マトリックスの構造的変化が推測されている．その他，最大散瞳径が小さく毛様小帯の脆弱性をきたしやすい点が臨床的特徴である．散瞳により，虹彩炎様の所見と眼圧の上昇をきたす症例があるので注意が必要である．

II. 診断

　落屑症候群の診断は，細隙灯顕微鏡において水晶体嚢や瞳孔縁に落屑物質を観察することによる（図1）．水晶体嚢の落屑物質は散瞳後のほうが確認が容易である．隅角鏡検査においては線維柱帯部の色素沈着が強く，とくにSampaolesi線と呼ばれる疾患特異的な色素沈着を主に下方のSchwalbe線の前方に認める．毛様小帯の脆弱化を伴うことがあるため，水晶体動揺の有無の確認も必要であり，これに関連して水晶体の前方移動による続発性の閉塞隅角をきたすことがあるので診断および治療にあたって注意が必要である．

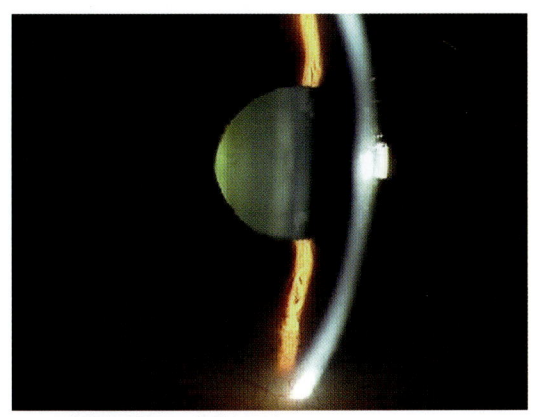

図1　落屑緑内障眼の細隙灯写真
瞳孔縁と水晶体前嚢に白色の落屑物質沈着を認める．

III. 治療方針

　落屑緑内障は開放隅角であることが多く，その場合の治療は原発開放隅角緑内障（primary open-angle glaucoma：POAG）の治療方針に準じて行う．一般的なPOAGと比較して治療前眼圧が高く左右差が大きい症例が多いため，症状の自覚はPOAGよりさらに遅い傾向がある．したがって治療開始時の視野は進行している症例が多く，速やかな眼圧下降が必要となる点に注意が必要である．

IV. 薬物治療

　基本的には，最新の緑内障診療ガイドラインにしたがって薬物治療を行う．まず無治療時のベースライン眼圧を複数回の受診の後に決定し，視野検査の結果を加味して目標眼圧を設定する．緑内障病期に応じた目標眼圧の例としては，初期例19 mmHg以下，中期例16 mmHg以下，後期例14 mmHg以下があるが，症例に応じて適宜設定するとともに，経過とともに変更が必要な場合もある．

1. 単剤治療

　薬物による眼圧下降治療は原則としてまず単剤から開始する．この際，左右差の大きな落屑緑内障においては片眼トライアルは有効性に限界があると考えられる．選択する薬剤はPOAGに準じ，第一選択薬はプロスタグランジン製剤もしくは交感神経β遮断薬である．ラタノプロストとチモロールを比較した自験例では両者とも一定の眼圧下降効果を認めた．

> **処方例**　以下のいずれかを用いる
> 1）キサラタン点眼液　1日1回　夜　点眼
> 2）チモプトールXE点眼液(0.5%)　1日1回　朝　点眼

2. 多剤併用

効果が不十分であれば適宜変更や追加を考える．追加薬剤としては炭酸脱水酵素阻害薬，交感神経 α_2 刺激薬，交感神経 α_1 遮断薬があげられる．落屑緑内障において追加された緑内障薬剤の効果を十分に検討した報告はないが，経験上その効果と安全性は POAG 症例に対する場合と比較して大差はない印象である．

> **処方例** 以下のいずれかを用いる
> 1) タプロス点眼液(0.0015%)　1日1回　夜＋ミケラン LA 点眼液(1%)　1日1回　朝　点眼
> 2) トラバタンズ点眼液(0.004%)　1日1回　夜＋トルソプト点眼液(1%)　1日3回　点眼

目標眼圧に到達せず，さらに点眼数が増える場合は，アドヒアランスや QOL の向上を目的として配合剤の使用も検討する．

> **処方例** 以下のいずれかを用いる
> 1) ルミガン点眼液(0.03%)　1日1回　夜＋コソプト配合点眼液　1日2回＋アイファガン点眼液(0.1%)　1日2回　点眼
> 2) ザラカム配合点眼液　1日1回　朝＋エイゾプト懸濁性点眼液(1%)　1日2回＋デタントール(0.01%)点眼液　1日2回　点眼

以上の原則の例外として，著明な高眼圧に後期緑内障性視野障害を伴う症例では早急な眼圧下降が求められるため，まず複数薬剤から開始し，ある程度の眼圧下降が得られた時点で減薬を検討する場合も存在する．

V. 薬物治療から手術への切り替え

医学的には薬剤において十分な眼圧下降効果が得られない場合は手術を選択するべきである．POAG と比較して観血的手術を必要とする症例の割合は高い．点眼下でも落屑緑内障眼の眼圧変動は POAG と比較して大きい場合が多いため，術前のベースライン眼圧の見極めにあたってはこれを考慮する必要がある．社会的背景や患者および家族の希望により手術を選択しない場合も，手術予後と合併症のリスク，手術を行わない場合の予後とリスクを十分に説明し，理解を得たうえで治療方針を決定する必要がある．またこのような症例では通院時に複数回説明し，手術に対するお互いの理解を深めるよう努める．入院，手術が困難な症例ではレーザー線維柱帯形成術(laser trabeculoplasty：LTP, selective laser trabeculoplasty：SLT)も有用と考えられる．長期的な眼圧下降効果には限界があるが，少なくとも短期的には落屑緑内障眼はレーザー線維柱帯形成術が比較的奏効しやすい病型と報告されている．レーザー治療を行う場合は施行数時間後の高眼圧スパイクが生じやすいこ

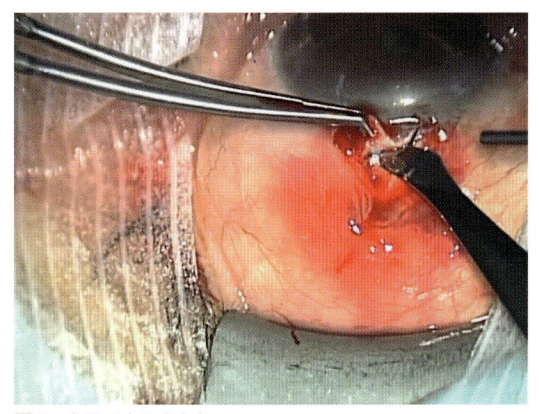

図2　トラベクレクトミー
4×4 mm の単層強膜フラップを作成している．

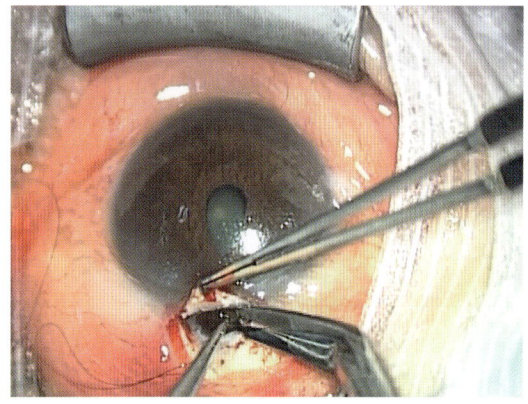

図3　トラベクレクトミー
嵌頓虹彩を切除している．

とを留意すべきである．

VI. 手術

1. トラベクレクトミー （第5章参照，⇒194頁）

　落屑物質に伴う浅前房が高眼圧の機序に関与していなければ術式選択の判断はPOAGと変わりはないが，他の病型と比較して高齢であることが多いため，全身疾患のリスク管理には十分な注意を払う必要がある．視野障害が進行した症例ではトラベクレクトミーが基本である．一般的に筆者は円蓋部基底結膜切開，1辺4 mmの三角形の単層の強膜フラップで行っている（図2, 3）．術後合併症としての白内障進行はPOAGと比較して速く，しばしば手術治療を要する．

2. チューブシャント手術 （第6章参照，⇒290頁）

　抗凝固薬を使用している場合は虹彩切除を必要としないエクスプレス（EX-PRESS®）・チューブシャント手術を選択し，術後前房出血のリスクを減らすことも選択肢の1つである（図4）．不成功に終わったトラベクレクトミー既往例ではバルベルト（Baerveldt®）・チューブシャント手術が相対的に有効である可能性が高いが，角膜内皮細胞数が減少している場合は慎重に適応を検討する．バルベルトチューブを設置する部位は上方が容易で，スペースは耳側が広く眼球運動障害をきたしにくい．結膜切開や強膜フラップ作成にあたってブレブがある場合は可能であればこれを避けて行う（図5）．

3. トラベクロトミー （第7章参照，⇒332頁）

　視野障害が比較的軽く目標眼圧が10台後半であれば，トラベクロトミーを選択する場合もある．POAGと比較して落屑緑内障はトラベクロトミーが奏効しやすい病型であり，トラベクレクトミーやチューブシャント手術と比較すると重篤な合併症の頻度は低い．ただし術後早期の高眼圧スパイクの頻度が高いこともあり，緑内障性視野障害が後期で目標

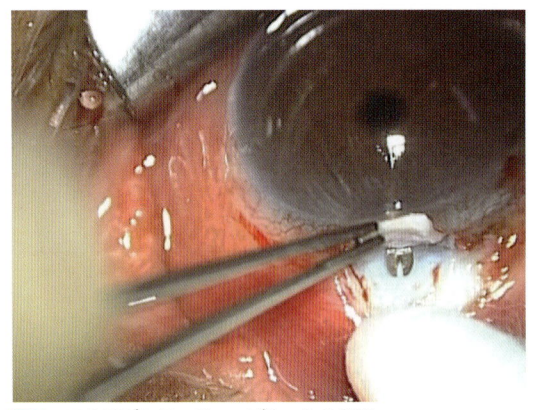

図4　エクスプレス・チューブシャント手術
エクスプレス・チューブを強膜に設置し，綿棒でポートからの房水流出を確認している．

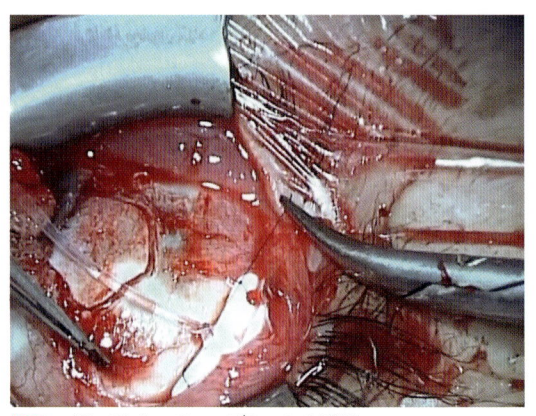

図5　バルベルト・チューブシャント手術
バルベルト・チューブを上直筋と外直筋の間に設置し，8-0ナイロンで強膜に固定している．上耳側に前回手術時に作成された虚血性ブレブがあり，強膜フラップはこれを避けて耳側に作成されている．

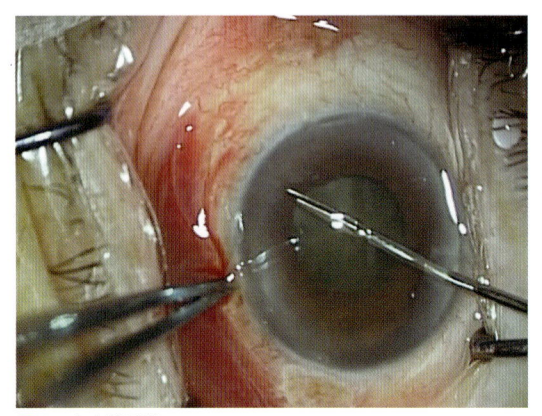

図6　白内障手術
散瞳不良症例に対して，虹彩剪刀によって虹彩括約筋を切開している．

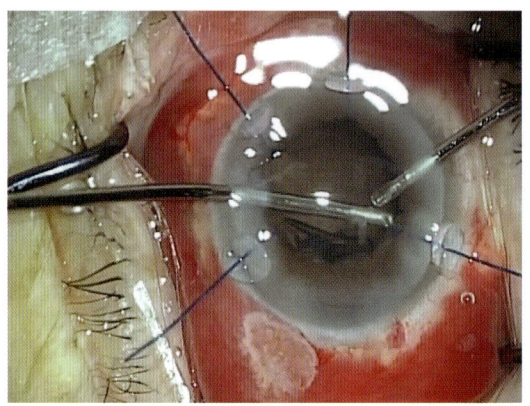

図7　白内障手術
毛様小帯脆弱症例に対してカプセルエキスパンダーを設置し，バイマニュアルI/Aチップを用いて皮質吸引を行っている．

眼圧が10台前半であれば，トラベクレクトミーもしくはチューブシャント手術を選択するのが一般的であろう．

4. 水晶体再建術

　落屑物質による毛様小帯の脆弱性に伴う浅前房と閉塞隅角を認める場合は，眼圧上昇機序を検討したうえで水晶体再建術も検討する．著明な眼圧変動はその診断の参考となるが，もともと落屑緑内障はPOAGと比較して眼圧変動が大きいことを念頭におく必要がある．水晶体再建術にあたっては落屑物質の存在により浅前房，散瞳不良，毛様小帯脆弱を伴い，難易度が高い場合が多い．また角膜内皮細胞数が減少している症例も多いと報告されている．対策として，角膜内皮障害や浅前房に対しては粘弾性物質の選択を工夫する．散瞳不良に対しては虹彩括約筋切開（図6）を行い，それで不十分な場合は虹彩リトラクターを設置する．毛様小帯が脆弱な症例に対しては早めにカプセルエキスパンダーを設置し，皮質処理はバイマニュアルI/Aが安全である（図7）．カプセルエキスパンダーが必

要な症例で設置が遅れると，毛様小帯の断裂がさらに進行するため注意が必要である．落屑緑内障眼に対する白内障手術後の炎症は強い傾向にあり，高眼圧スパイクを誘因しやすいだけでなく，濾過手術既往眼では長期的な眼圧コントロールに悪影響を及ぼす可能性があるため，十分な消炎に留意する．

5. 白内障同時手術の考え方

　落屑緑内障眼においては治療開始年齢が高齢の傾向があるため，緑内障と同時に白内障の手術加療も必要な症例に直面することは珍しくない．トラベクレクトミーの場合，単独手術と比較すると白内障同時手術の長期的な眼圧コントロールは不良であり，白内障が軽度であれば安易に同時手術を選択するべきではない．しかしながらトラベクレクトミー術後に白内障進行は加速することに加え，手術が一度で終わることは同時手術の大きな利点であり，全身状態，年齢，視野を総合的に考えて術式を選択する必要がある．トラベクロトミーに関しては白内障同時手術のほうが眼圧下降効果は高いとする報告が多いようである．

VII. 予後

1. トラベクレクトミー術後

　自験例において開放隅角緑内障症例（POAGと落屑緑内障）を対象に術後眼圧値を主な基準として生命解析表を用いてトラベクレクトミーの効果を検討した結果，落屑緑内障であることは有意なリスクファクターではなかった．術後眼圧値を基準とした場合，落屑緑内障に対するトラベクレクトミーの眼圧下降効果はPOAGに対する効果と遜色がないといえる．ただし，落屑緑内障眼はPOAG眼と比較して術前眼圧は高いことが多く，高い術前眼圧はそれ自体が独立したリスクファクターであるため，臨床的な印象は落屑緑内障の予後が悪いかもしれないが，他施設の報告でも多くは両者の成績に差はないとされている．自験例における有水晶体眼の開放隅角緑内障の場合，基準眼圧を21，18，15 mmHgとした場合の術後1年成功確率はそれぞれ95，84，67％であった．一方で偽水晶体眼の場合の各数値は，74，62，53％であり，有水晶体眼と比較して有意に予後が不良である．その理由として，白内障手術時の結膜瘢痕が濾過胞の創傷治癒に影響を与える可能性があげられる．さらに房水内の炎症性サイトカイン濃度が白内障手術後，慢性的に高値となるが，POAG眼と比較して落屑緑内障眼は白内障手術の影響が大きいことがわかっている．実際に開放隅角緑内障眼のトラベクレクトミーは炎症性サイトカインであるMCP-1の房水内濃度と相関する．濾過胞内に流入する房水内に高濃度の炎症性サイトカインが存在すると同部の創傷治癒が過剰に促進され，眼圧コントロールに影響すると推測されている．

2. チューブシャント手術後

　落屑緑内障眼に対するチューブシャント手術の成績は十分に検討されていない．バルベルト・チューブに関してはTVT（Tube Versus Trabeculectomy）studyの結果を参考にすれば，

落屑緑内障眼についてもハイリスク症例に対してはトラベクレクトミーより予後がよいことが推測されるが，同研究にエントリーされた落屑緑内障の症例数は多くない．

3. トラベクロトミー術後

　落屑緑内障眼におけるトラベクロトミーの予後は海外の報告は少なく，わが国からの報告が中心であるが，術後眼圧はおおむね10台後半に維持される．POAG眼と比較するとトラベクロトミーの落屑緑内障眼に対する眼圧下降効果は大きい．白内障手術にトラベクトームを用いた線維柱帯切除を組み合わせた術式ではPOAG眼と比較して落屑緑内障眼が奏効しやすいと報告されている．ビスコカナロストミーでも両者の比較で同様の傾向が報告されている．手術成績の評価方法や対象のクライテリアなどスタディデザインにもよるが，一般的に落屑緑内障眼に対するSchlemm管手術はPOAG眼より相対的に有効である傾向があると考えられる．

4. 白内障手術後

　白内障術後予後としては，落屑緑内障眼はPOAG眼と比較して毛様小帯が脆弱な症例が多く，術後眼内レンズ偏位に留意して経過観察を行う必要がある．また白内障術後の前嚢収縮率が高いため，傾向があればYAGレーザーによる早目の前嚢切開縁の減張切開が必要である．トラベクレクトミー術後に白内障手術を行う場合は，両手術の期間が1年以上あれば眼圧コントロールに対する影響は少ないことがわかっている．

参考文献

1) 布田龍佑：落屑症候群および落屑緑内障の診断と治療．あたらしい眼科 25：961-968, 2008
2) Ritch R, Schlötzer-Schrehardt U：Exfoliation syndrome. Surv Ophthalmol 45：265-315, 2001
3) Takihara Y, Inatani M, Seto T, et al：Trabeculectomy with mitomycin for open-angle glaucoma in phakic vs pseudophakic eyes after phacoemulsification. Arch Ophthalmol 129：152-157, 2011
4) Inoue T, Kawaji T, Inatani M, et al：Simultaneous increases in multiple proinflammatory cytokines in the aqueous humor in pseudophakic glaucomatous eyes. J Cataract Refract Surg 38：1389-1397, 2012
5) Tanihara H, Negi A, Akimoto M, et al：Surgical effects of trabeculotomy ab externo on adult eyes with primary open angle glaucoma and pseudoexfoliation syndrome. Arch Ophthalmol 111：1653-1661, 1993

〈井上俊洋〉

IV 発達緑内障，小児続発緑内障

I. 概念・病態

　小児緑内障は，高眼圧の原因により発達緑内障と続発緑内障に大別される．緑内障ガイドラインによると，発達緑内障（developmental glaucoma）は，早発型発達緑内障，遅発型発達緑内障，他の先天異常に伴う発達緑内障に分類される（表1）．発達緑内障は，隅角形成異常（goniodysgenesis）により，房水流出抵抗が増し，眼圧が上昇することで，視神経や眼球全体の構造に障害が生じ，その頻度は，世界諸国では10,000～32,000人に1人，日本では3万～10万人に1人との報告がある．早発型発達緑内障は，形成異常が隅角および軽度の虹彩発育異常に限局する病型で，従来牛眼と呼ばれていた角膜径増大，角膜混濁といった所見を呈することが多い．発症は80％が生後1年以内とされ，男児に多く，両眼性がよくみられる．遅発型発達緑内障は，早発型に比べて隅角形成異常が軽度なため10歳から20歳代での発症が多く，原発開放隅角緑内障に似た臨床症状を呈する．

　他の先天異常を伴うものには，無虹彩症，Peters奇形，Axenfeld-Rieger症候群や母斑症などが含まれる（表2）．また，小児続発緑内障の原因には外傷やステロイド，ぶどう膜炎に続発するものや先天白内障，未熟児網膜症，網膜芽細胞腫など腫瘍によるものがあげられる（表3）．World Glaucoma Association（WGA）のコンセンサスブックでの分類との対応をあわせて表1に示す．小児緑内障とする年齢は国によって異なり，アメリカ合衆国では18歳以下，EUやユニセフの定義では16歳までとされている．

　遺伝性については，大部分は孤発例で家族歴なく発症するが，約10％の症例で常染色体劣性遺伝形式をとる．遺伝子異常については，GLC3D領域において細胞外器質蛋白で細胞接着に関するLTBP2（latent transforming growth factor beta binding protein 2）やGLC3A領域で発生段階の前房隅角組織の構造や機能異常に関与するとされるチトクロームP4501B1（CYP1B1）遺伝子変異の関与が判明し，本邦の多施設の発達緑内障患者での検討で20％に日本人特有のCYP1B1遺伝子変異が確認されている．他の先天異常を有する発達緑内障については，無虹彩症ではPAX6，Axenfeld-Rieger症候群でPITX2やFOXC1，Peters奇形でPAX6，CYP1B1，PITX2，FOXC1が関与するとされている．

表1　小児緑内障の分類

緑内障ガイドライン	WGA コンセンサスブック
発達緑内障	Primary childhood glaucoma
早発型発達緑内障	Primary congenital glaucoma（PCG）
遅発型発達緑内障	Juvenile open-angle glaucoma（JOAG）
他の先天異常を伴う発達緑内障（表2）	Secondary childhood glaucoma
	Glaucoma associated with non-acquired ocular anomalies
	Glaucoma associated with non-acquired systemic disease or syndrome
続発緑内障（表3）	Glaucoma associated with acquired condition
	Glaucoma following cataract surgery

表2　他の先天異常を伴う発達緑内障

眼先天異常を伴うもの	全身の症候群を伴うもの
Axenfeld-Rieger 症候群	Marfan 症候群
Peters 奇形	Weill-Marchesani 症候群
先天ぶどう膜外反	ホモシスチン尿症
無虹彩症	Lowe 症候群
第一次硝子体過形成遺残	神経線維腫症
先天小角膜	Sturge-Weber 症候群
その他	風疹症候群
	Pierre Robin 症候群
	Rubinstein-Taybi 症候群
	Hallermann-Streiff 症候群
	その他

表3　小児続発緑内障の原因

ぶどう膜炎
外傷，手術
ステロイド
腫瘍（網膜芽細胞腫，若年性黄色肉芽腫など）
未熟児網膜症
先天白内障術後

（緑内障診療ガイドラインより作成）

II. 診断

1. 症状

　3歳以前，とくに新生児や乳児においては，角膜浮腫による流涙や羞明，ときに眼瞼痙攣，眼圧上昇により眼球が拡大して角膜径の増大が生じ，いわゆる牛眼を呈する（図1）．一方，3歳以降に発症した場合は，特徴的な角膜径の増大を呈さず，視機能障害が高度になるまで無症状で気づかれにくく，眼所見が3歳以前とは異なることに留意する．さらに他の先天異常に伴うものや続発緑内障を見逃さないためには，これらを生じる主な先天異常や全身疾患の特徴的所見や続発緑内障の原因疾患を念頭に，家族から病歴を聴取する際は，周産期や発育歴も含めるように努める．続発緑内障について，ステロイド緑内障の頻度が最も高く遭遇しやすい．また先天白内障術後では9.4〜25％と高率に緑内障を発症し，白内障手術後10年以上経て生じる場合もあり長期に経過観察を要する．

2. 催眠下での検査

　乳幼児期に精査を行うには，押さえつけて無理に開瞼させた眼圧値では評価ができず，催眠が必要となる．催眠検査当日は保護者の協力を得て来院まで入眠させないようにし，

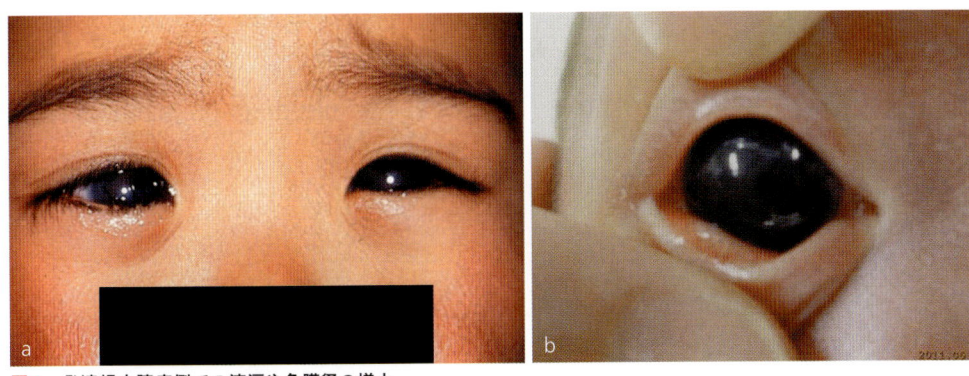

図1 発達緑内障症例での流涙や角膜径の増大
a：発達緑内障症例での流涙を伴う角膜径増大．b：生後2週間の早発型発達緑内障にみられた角膜径の増大（12×12.5 mm）．

空腹時にトリクロホスナトリウム（トリクロリール®）シロップを20〜80 mg/kg（総量2 gまで），シロップとして0.2〜0.8 mL/kg（総量20 mLまで）服用させたのちに適量の授乳や食事をして眠りやすい静かな環境を整える．シロップで入眠しない場合には，機会を改めて抱水クロラール（エスクレ®）坐薬を30〜50 mg/kg用いる．これらを数回試みても催眠が困難な際には麻酔科や小児科の協力を得て静脈麻酔や全身麻酔下での検査を行う．

3. 前眼部および隅角所見

正常角膜径は，新生児では9.5〜10.5 mm，1歳で11〜12 mmとされ，12 mm以上を示す場合には精査を行う．また，眼圧上昇により角膜が伸展されて角膜径が増大する際に，Descemet膜が線状に破裂すると，Haab線がみられる．前房深度は，正常な新生児や乳児では浅いが，緑内障眼では，虹彩が平坦化して深くなっていることが多いため，年齢に比して深い前房の場合には注意する（図2）．Peters奇形やAxednfeld-Rieger症候群，先天無虹彩といった他の先天異常を伴うものについて，角膜混濁や虹彩実質・水晶体の異常の有無，後部胎生環の存在についても観察する（図3）．

隅角で形成異常を疑う所見には，虹彩の高位付着，隅角底の形成不全，線維柱帯の幅の増加，Schwalbe線の前方偏位や肥厚や多数の虹彩突起があげられる．Hoskinsらの分類から，早発型発達緑内障では，虹彩が平坦で線維柱帯ないし強膜岬の高さで付着する前方付着型（anterior iris insertion）が最も多く，遅発型発達緑内障では，虹彩が平坦で強膜岬の後方で付着する後方付着型（posterior iris insertion）と，虹彩が陥凹した型〔concave（wrap around）iris insertion〕が多い．

4. 眼底所見

視神経乳頭陥凹について，生直後から3歳の視神経乳頭における陥凹乳頭径比（C/D比）は，正常では0.2以下にとどまることが多い．緑内障を疑うC/D比について，小児では0.3より大きい場合や左右差が0.2以上ある場合とされる．発達緑内障における視神経乳頭変化は，初期には中央部の深い陥凹から始まり，乳頭陥凹が全周方向に同心円状に拡大するとともにその深さを増し，その後，後期には陥凹部は乳頭のほぼ全体を占め，リムの

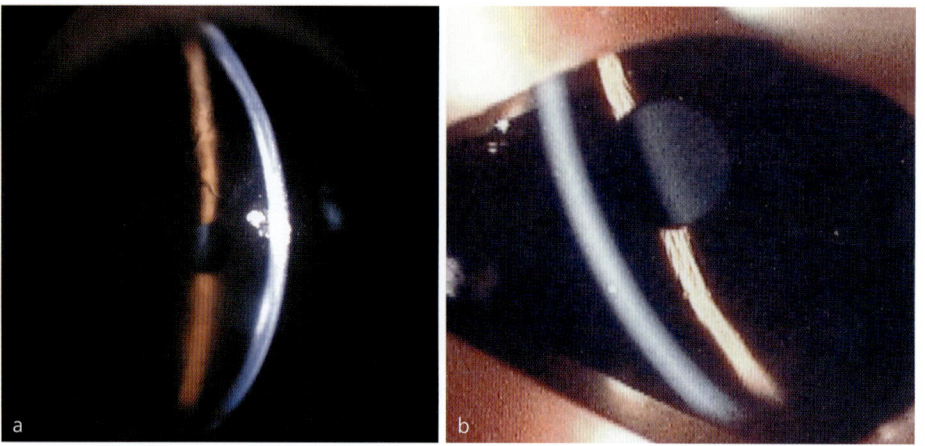

図2　早発型発達緑内障眼と正常眼の前房所見
a：生後3か月の早発型発達緑内障．角膜径は13.5×13 mm．角膜浮腫，平坦な虹彩と深い前房がみられる．
b：生後3か月での正常眼の前房．

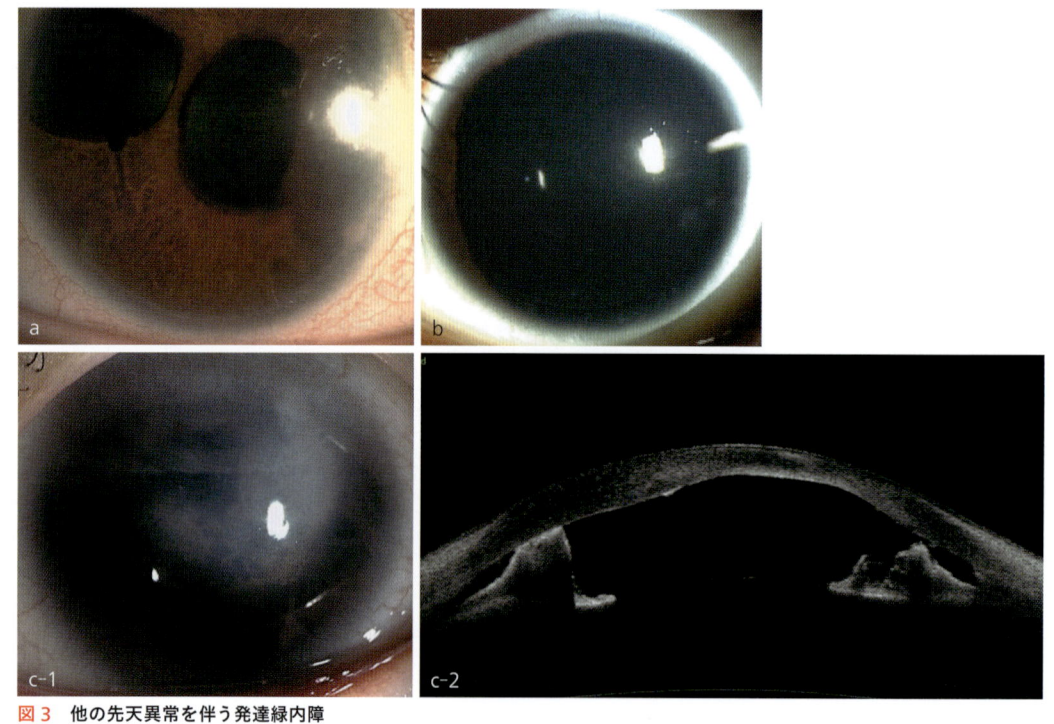

図3　他の先天異常を伴う発達緑内障
a：Axenfeld-Rieger症候群の瞳孔偏位，多瞳孔ならびに後部胎生環．b：無虹彩症（兵庫県立こども病院 野村耕治先生より）．
c-1：Peters奇形での角膜混濁．c-2：同症例の前眼部OCT．虹彩前癒着や角膜の菲薄化がわかる．

蒼白化，びまん性の網膜神経線維の菲薄化を認めることが特徴である．鑑別疾患には，乳頭ピットやコロボーマ，低形成といった視神経の先天異常，視神経萎縮があげられ，未熟児の既往，乳児期に脳室周囲白質軟化症や頭蓋内出血が生じた場合，乳頭陥凹拡大をきたすことがある（図4）．

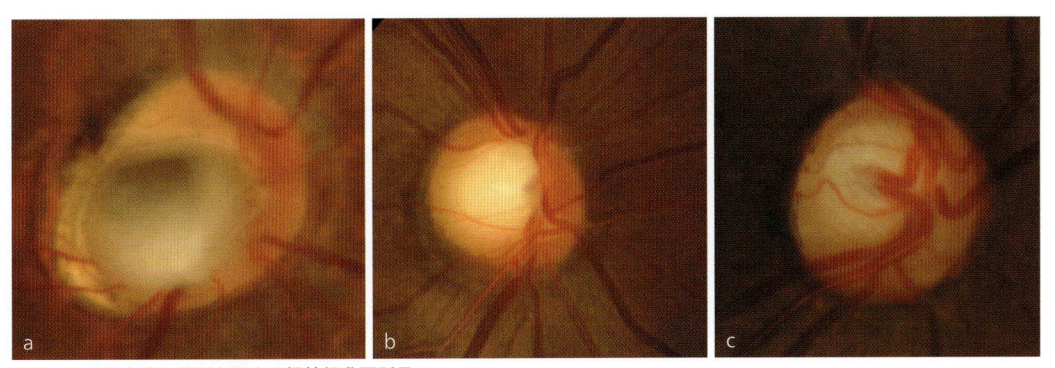

図4 小児緑内障と鑑別を要する視神経乳頭所見
a：乳頭ピット．b：上方視神経部分低形成（SSOH）．c：新生児頭蓋内出血の既往のある例での視神経乳頭陥凹拡大．

5. 眼圧

　小児の眼圧値は，全身麻酔下や催眠下では通常よりも低い値となり，正常を 15 mmHg 以下と考える．眼圧値の年齢による変化について，過去の報告から 1 歳までは，平均 10 mmHg，7，8 歳ごろまで年齢と正の相関を示して上昇し，8〜12 歳ごろには成人の値に達する．眼圧測定は，原則として Perkins 眼圧計を用いるが，少ない開瞼で測定可能な Tonopen®や，icare（アイケア®）を使ってもよい．これらは Perkins 眼圧計より高い値になる傾向があるが，正常範囲の眼圧においてはおおむね正確に測定でき，アイケア®は，側臥位や座位で行わなくてはならないが，無麻酔で測定でき，低年齢でも使用しやすい．

6. 視野

　動的量的視野検査は 5 歳以降で家人や検者の介助のもと，徐々に可能になってくる．成人同様の静的量的視野検査は 8 歳あたりを目安に行うが，検査への慣れや集中力の点から，小児では必ず再現性を確認する．緑内障性視野障害のパターンは，成人の原発開放隅角緑内障に類似するが，生後早期から視神経や眼球の障害が著しい難治例などで，周辺部から求心性に視野障害が進行する非典型的な例も経験される．

7. 診断基準

　WGA コンセンサスブックにおいて示される現在の診断基準は，① 眼圧 22 mmHg 以上（ただし麻酔下での測定の場合には検者の裁量での判断），② 視神経乳頭陥凹拡大の進行や左右差（C/D 比 0.2 以上の差），局所的なリムの狭小化，③ Haab 線，角膜浮腫，角膜径の増大（新生児では，11 mm 以上，乳児では 12 mm 以上，すべての小児において 13 mm 以上），④ 正常の眼球の成長から逸脱した近視化，⑤ 他に視野異常をきたす原因がなく，緑内障性視神経障害に一致した再現性のある視野障害．これら①〜⑤のうち，2 つ以上を満たすこととしている．

III. 治療方針

　小児緑内障の治療方針は発症年齢や眼圧上昇の原因により異なる．
　早発型発達緑内障や先天異常を伴い乳幼児期に発症した場合，治療の第一選択は，ゴニオトミーやトラベクロトミーといった隅角手術で，薬物治療は手術までの間や手術後に眼圧下降が不十分な際に行う．遅発型発達緑内障や続発緑内障においては，原因疾患がある場合にはその治療を優先したうえで，まず薬物治療を行い，効果が不十分な場合には流出路再建術から手術加療を行う．また，視機能発達途上にある小児では，眼圧下降治療のみにとどまらず，弱視や斜視，屈折異常にも留意し，屈折矯正眼鏡装用による視能矯正や弱視治療を積極的に行う．

IV. 薬物治療

　乳幼児期の緑内障では薬物治療は，手術までの期間や手術後の眼圧下降が不十分な場合に補助的に使用するものとしてとらえる．角膜径増大を伴わない学童期発症の発達緑内障や先天白内障術後，ぶどう膜炎などに続発した緑内障の治療においては薬物治療が第一選択となる．薬物治療にあたってはプロスタグランジン関連薬またはβ遮断薬から導入し，成人の原発開放隅角緑内障同様に眼圧下降の程度に応じて追加する．副作用について，小児では体重あたり全身に吸収される点眼の量が成人よりも多く，体内の濃度は成人よりも高くなりやすいため，余分な点眼をよくふき取ることや点眼後の涙嚢部を圧迫することを保護者に十分に指導するように心がけ，できるだけ低濃度のものを使用することや点眼回数を減らすことにも配慮する．
　各薬物の小児緑内障への効果としては，β遮断薬は，眼圧下降効果は20〜25％，効果やレスポンダーの割合は成人よりも少なく，成人同様に徐脈，房室ブロック，喘息などの閉塞性肺疾患では禁忌，副作用として徐脈や無呼吸を起こすこともあるため未熟児や新生児での使用の際には注意を要する．プロスタグランジン関連薬は，成人同様に全身副作用が少なく，1日1回点眼で使用しやすい．ラタノプロストについては，ヨーロッパでは小児への使用が認可され，眼圧下降に関してノンレスポンダーは低年齢発症例に多い．炭酸脱水酵素阻害薬(CAI)について，点眼薬は全身副作用が少なく，27％の眼圧下降が報告されている．内服薬はより強力な眼圧下降効果をもつが，代謝性アシドーシスや発育不全をきたす場合があり，長期使用せざるを得ない場合には定期的な全身検査を行いながら，5〜15 mg/kg/日を分2〜4で投与する．ブリモニジンについては血液脳関門を移行して中枢性作用を起こす場合があるため乳幼児への使用は禁忌である．

V. 手術

　乳幼児期発症の緑内障は，不可逆な隅角組織の構造破壊に至るまでに速やかに眼圧下降を図る必要があり，手術加療が第一選択となる．治療の第一選択はトラベクロトミー(線維柱帯切開術)や隅角切開術といった隅角手術であるが，本邦ではトラベクロトミーが選択

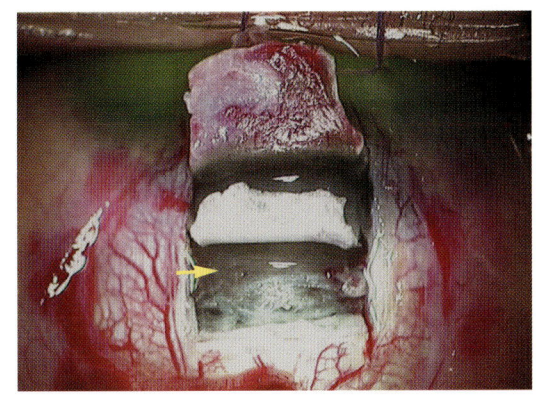

図5 後方に位置する Schlemm 管
早発型発達緑内障のために角膜径が拡大している場合は，成人に比べ Schlemm 管（矢印）は後方の位置，強膜弁を作成していく際に手前の位置でみつかることが多い．

されることが多い．初回手術で奏功しない際には別の部位で同手術を追加するが，場所を変えても Schlemm 管を同定できない症例や複数回のトラベクロトミーを行っても奏功しない，あるいは再度眼圧上昇をきたした場合にはトラベクレクトミー（線維柱帯切除術）あるいはチューブシャント手術を考慮する．トラベクレクトミーの詳細については別項に記すが，術後のレーザー切糸などによる濾過量調整が困難で瘢痕形成が強く，成功率は成人に比べて低い．さらにトラベクレクトミーを経ても眼圧のコントロールが困難な場合にはチューブシャント手術を選択する．白内障術後無水晶体眼の緑内障に対してはトラベクレクトミーが不成功となることも多く，術後のコンタクトレンズ装用が行いやすい点で，チューブシャント手術が適応されやすい．さらにこれらの手術によっても眼圧コントロール不良な難治例では経強膜毛様体レーザー光凝固を行う．

1. 乳幼児のトラベクロトミーでの注意点

乳幼児にトラベクロトミーを行う際には，初回手術を完遂するか否かがその後の視機能予後を非常に大きく左右するため，最も行いやすい上方からのアプローチをまず選択する．成人と大きく異なるのは強膜が柔らかく粘性が高い点で，とくに早発型発達緑内障では強膜が伸展され菲薄化しているので，厚みをよく確認する．また，Schlemm 管の同定にあたっては，強角膜が伸展した例ではグレイゾーンの幅が拡大し，成人例と比べて輪部から離れた後方の位置で同定されることや（図5），Schlemm 管腔が萎縮していたり，強膜岬や Schlemm 管外壁の線維組織が粗糙で硬くなっていたりする場合があることも念頭に慎重にアプローチする．小児の眼は早期穿孔を起こしやすいため，Schlemm 管が萎縮していて通常用いるヘアピン型のトラベクロトームの挿入が困難な場合には柄のある Mackensen 型のトラベクロトームを用いて挿入，回転を行う．また，トラベクロトームの回転の際に，歪みやすいため，支点と回転させる方向について，眼球の位置や傾きとトラベクロトームの位置関係を3次元的に確認しながら行うように心がける．

VI. 予後

小児緑内障に対するトラベクロトミーの術後成績は良好で，Ikeda らの報告では，112

眼について平均経過観察期間9.5年での術後平均眼圧は15.6±5.0 mmHgで89.3％は21 mmHg以下への眼圧下降が得られ，生命表分析による20年後の眼圧調整成功率は80.8％であったとしている．また続発緑内障では発達緑内障に比べてやや成績は劣り，発症時期については，生後2か月から2歳までに発見されたグループで成功率が高く，生後直後から2か月までに発見されたグループではそれより劣るとされている．

トラベクレクトミーの成功率に関する報告は，55.3〜92.3％と幅があるが，無水晶体眼や低年齢，とくに1歳未満では成功率が低くなる．術後合併症として眼内炎や濾過胞感染の率は成人同等ないしは小児でより高率との報告があり，保護者や家族に長期的な濾過胞感染の危険性をよく説明しておく必要がある．

チューブシャント手術に関しても対象にばらつきがあることから，その成功率は31.3〜97.2％とかなり開きがある．術後合併症としてチューブの移動や後退による位置異常や露出，眼内炎，斜視や眼球運動障害があげられ，とくにチューブに関するトラブルや眼内炎は成人に比べて多く注意を要する．毛様体破壊術については，経強膜的ダイオードレーザー毛様体破壊術が行われることが多く，1回の処置で62〜66％，複数回の処置で72〜79％に眼圧コントロールが得られたとされる．ただし，効果をコントロールすることは困難で，眼圧再上昇をきたしたり，処置を繰り返すことで眼球癆や網膜剝離といった合併症が生じたりするため，一般にトラベクロトミー，トラベクレクトミーやチューブシャント手術を経ても眼圧コントロール困難かつ視機能改善を望めない症例に行う．

視機能予後に関する報告では，早発型ないしは遅発型発達緑内障が他の先天異常を伴うものや続発緑内障よりも良好で，視機能予後を不良とする因子としては，片眼性，複数回の手術，診断時にすでに視力低下があること，緑内障以外の眼病変の存在があげられ，視力障害を引き起こす原因としてもっとも一般的なものは弱視とされている．小児緑内障では，視覚発達の途上にあることから，角膜混濁による形態覚遮断，屈折異常，不正乱視などさまざまな要素により弱視をきたしうる．弱視化の要因について，等価球面度数や固視状態，Haab線の存在が最終視力と有意な相関を示したとする報告がある．

小児緑内障においては，その特徴を知り，見落としを防いで診断に結び付け，発症時期や病型に応じた手術治療ないしは薬物治療により良好な眼圧コントロールを得ることに加えて視機能発達を促すために弱視や斜視の管理も早期から行うことが肝要である．長期にわたる治療には小児眼科，緑内障専門医，視能訓練士といったチームでの協力が欠かせない．

参考文献

1) World Glaucoma Association：Childhood Glaucoma（Weinreb RN, Grajewski A, Papadopoulos M, et al, Eds）. Kugler Publication, Amsterdam, Netherlands, 2013
2) 北澤克明監修：小児の緑内障．緑内障．医学書院，pp283-290, 2004
3) 根木　昭：小児緑内障の診断と治療．あたらしい眼科 27：1387-1401, 2010
4) 木内良明：小児の緑内障．日本の眼科 85：909-913, 2014
5) Ikeda H, Ishigooka H, Muto T, et al：Long-term outcome of trabeculotomy for the treatment of developmental glaucoma. Arch Ophthalmol 122：1122-1128, 2004

〈山田裕子〉

V 血管新生緑内障

I. 概念・病態

　血管新生緑内障は虹彩および隅角に生じた新生血管増殖膜が原因で起こる続発緑内障であり，網膜の虚血によって血管内皮増殖因子（vascular endothelial growth factor：VEGF）を主とする生理活性物質（サイトカイン）が産生されることで発症する．VEGFは網膜のMüller細胞や網膜神経節細胞がその主な産生細胞と考えられている．またVEGFの産生は糖尿病網膜症の活動性が高いほど増加するので，網膜虚血が強いほどその産生は増加する．血管新生緑内障が発症した眼では通常VEGF産生は非常に亢進している．血管新生緑内障の病期は次の3期に分ける．1期は，虹彩や前房隅角に血管新生が起こっているが，眼圧は正常で緑内障は発症していない時期である．2期は虹彩や前房隅角の新生血管のために眼圧が上昇しているが，隅角は開放している時期である．この時期の眼圧上昇は可逆性で，網膜虚血に対する適切な治療で前眼部の新生血管が退縮すれば，眼圧が正常化する可能性がある．3期は進行して，周辺虹彩前癒着によって隅角は閉塞し，閉塞隅角緑内障になった時期である．眼圧上昇は不可逆性となり，網膜の治療に加えて，眼圧を下げる手術治療が必要になる．新生血管を含む増殖組織は線維柱帯に進入し，線維柱帯間隙を閉塞する．その後周辺虹彩前癒着が起こって隅角が閉塞する．また新生血管は血管内皮細胞に窓構造をもっており，血漿蛋白が房水中に容易に流出するため眼圧が上がる要因になる．

　新生血管は増殖組織と一緒に増殖伸展する．前眼部では虹彩面上および線維柱帯内に新生血管増殖組織が形成される．開放隅角期でも線維柱帯内に新生血管増殖組織が入っているのが観察される．閉塞隅角期になると虹彩前癒着が起こり隅角鏡で線維柱帯は観察できなくなる．組織学的には偽隅角を形成する（図1）．

II. 診断

　細隙灯顕微鏡検査で虹彩に新生血管の存在を確認する．とくに瞳孔縁の新生血管の観察が容易である．次に隅角鏡を入れて隅角の新生血管を確認する．周辺虹彩から立ち上がり，隅角部に網目状の新生血管網を形成する．しかし眼圧が高くて角膜浮腫が強い場合は

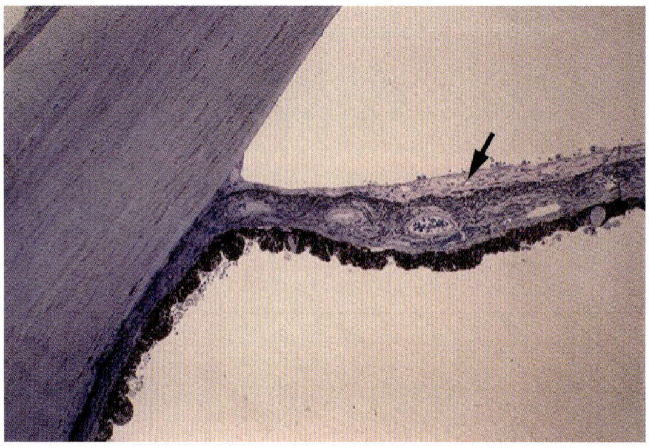

図1 閉塞隅角期血管新生緑内障の偽隅角
広範な周辺虹彩前癒着を起こっている．矢印は虹彩前面の新生血管増殖組織．

観察が難しい場合がある．その場合はマンニトールの点滴などで眼圧を下げて，もう一度検査する．前眼部造影検査を行うと，フルオレセイン蛍光造影(FA)では新生血管から旺盛に色素漏出が観察される．一方インドシアニングリーン蛍光造影(IA)では新生血管からの漏出はなく，血管構築の観察が後期でも可能である．新生血管には血管内皮細胞に窓構造があり，分子量が小さいフルオレセインNaは容易に血管から漏出するからである．汎網膜光凝固術を施行している症例で，眼圧がやや高い．そして隅角鏡所見でルベオーシスの有無の判断が難しい症例を時にみる．そのような症例に前眼部造影検査を行うと新生血管の有無の診断が確実にでき(図2)，眼圧上昇の原因がルベオーシスであるかどうかの判断ができる．

III. 治療方針 (図3)

治療はまず網膜虚血の状態を改善するために汎網膜光凝固術を行う．中間透光体の混濁があり，十分な治療ができない場合は，白内障手術や硝子体手術を行って網膜光凝固を追加し完成させる．高眼圧に対しては房水産生抑制の点眼薬，内服薬を使用する．高眼圧，角膜浮腫がある状態では抗VEGF薬の使用を考える．抗VEGF薬出現前の治療としては可及期早期に眼内虚血に対する網膜光凝固術や硝子体手術，眼圧上昇に対する薬物治療およびトラベクレクトミー(線維柱帯切除術)を初めとする緑内障手術治療が施行されてきたが，新生血管の活動性が高い状態での外科的処置では，出血をはじめとするさまざま合併症に悩まされてきた．それに対して，新生血管に直接作用する抗VEGF薬が応用されたことで，血管新生緑内障の初期治療が変わった．現在，国内で血管新生緑内障に対して認可されている抗VEGF薬がないため，一般にはベバシズマブ(アバスチン®)硝子体内注射が施行されている．しかし，ベバシズマブの使用は保険適用外使用であり，治療を行うには事前に各所属施設の倫理委員会などによる承認を受けること，患者に効果・副作用および適応外使用であることを伝えて文書で同意を得ることが必要である．現在は糖尿病黄斑浮腫あるいは網膜中心静脈閉塞症と黄斑浮腫が合併している場合はラニビズマブ(ルセンティス®)あるいはアフリベルセプト(アイリーア®)の使用が可能である．血管新生緑内障に対する初期治療としての抗VEGF薬硝子体内注射の効果は，新生血管に対する効果の発現が速やかなこと，緑内障手術の緊急度が低下したことである．抗VEGF薬投与により

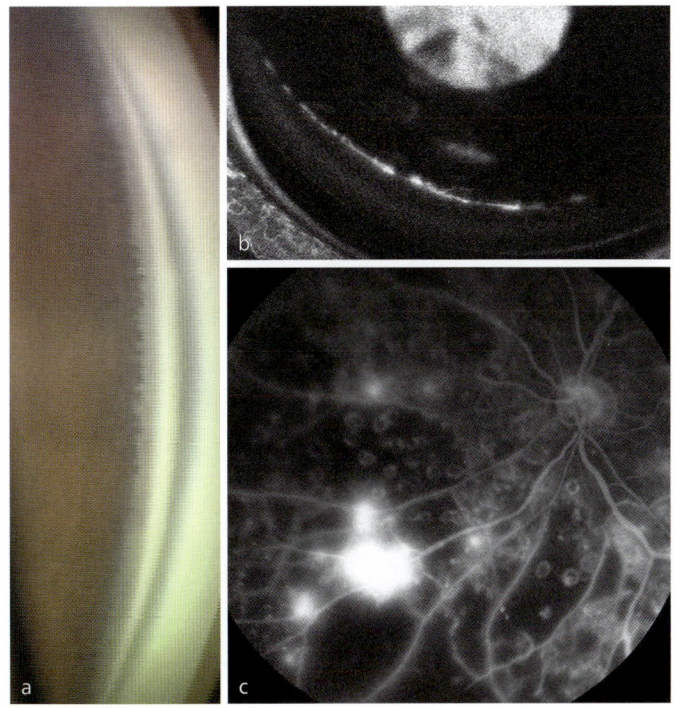

図2　61歳男性
汎網膜光凝固は一応入っており，隅角鏡検査でも明らかなルベオーシスは観察されないが(a)，前眼部造影検査(FA)で新生血管が検出され(b)，眼底にも無灌流域と新生血管が観察された症例(c)．眼圧は 30 mmHg であった．

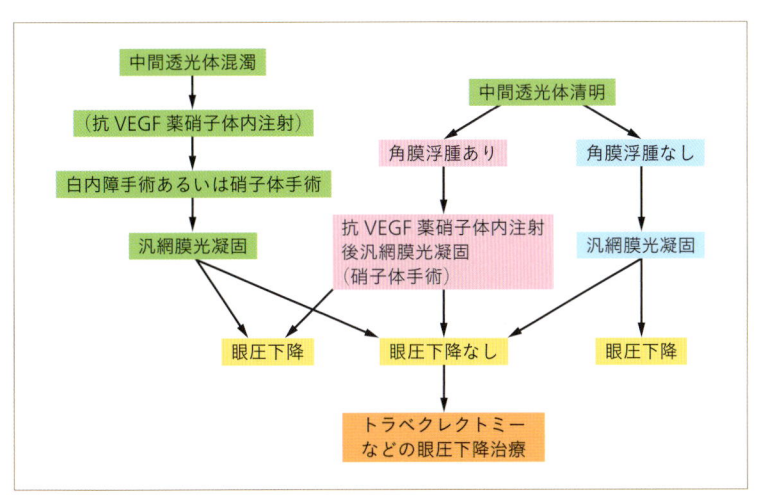

図3　血管新生緑内障の治療方針

　虹彩・隅角新生血管は，細隙燈顕微鏡検査で観察する限りは翌日から数日中に消退する．それに伴い，開放隅角期の症例では投与後に眼圧が下降することが期待できることから，緑内障手術の適応は網膜虚血の治療後に決定し，一部の症例では手術を中止できるようになった．また，隅角における活動性の低下により閉塞隅角期への進行を抑制することで，網膜光凝固あるいは硝子体手術を行って汎網膜光凝固を完成させ，その効果が発現するまでの時間かせぎができるようになった．

V　血管新生緑内障　　65

具体的には未治療の血管新生緑内障眼をみた場合，角膜に浮腫がなければ，すぐに汎網膜光凝固を開始する．高眼圧の状態で，角膜浮腫があれば抗VEGF薬硝子体内投与を行って，汎網膜光凝固を開始する．角膜浮腫があるような血管新生緑内障に対する汎網膜光凝固は1,000発程度で一気に汎網膜光凝固を完成させ，その後数日おきに間を埋める網膜光凝固を追加することも症例によっては必要である．硝子体出血，白内障などで十分な汎網膜光凝固ができなければ，白内障あるいは硝子体手術を行って汎網膜光凝固を完成する．それでも眼圧が下降しなければ，トラベクレクトミーを行う．隅角所見で閉塞隅角であれば，網膜虚血の治療を行っても，トラベクレクトミーが必要であることを考え，前もって計画しておく．眼圧が初診時高くても，開放隅角であれば汎網膜光凝固治療で前眼部の新生血管が退縮すれば眼圧が正常化する可能性がある．

IV. 薬物治療

血管新生緑内障の閉塞隅角期はもちろん，開放隅角の時期でも新生血管増殖組織が線維柱間隙に侵入してきていることがあるので，房水産生抑制機序の緑内障薬を使用するのが基本である．一般的にはβ遮断薬点眼，炭酸脱水酵素阻害薬の点眼，内服を使用する．しかし開放隅角期で線維柱帯に新生血管増殖組織があまり入っていない時期では房水流出促進の薬剤効果がありうる．つまり隅角鏡所見は開放隅角で，新生血管が強くは観察されない血管新生緑内障では房水流出促進のプロスタグランジン製剤などの追加効果が期待される．

V. 抗VEGF薬による変化

ベバシズマブを硝子体内注射した後の前眼部蛍光造影検査では以下の変化が認められる．フルオレセイン造影では新生血管からの漏出は明らかに減少する．インドシアニングリーン造影では新生血管が描出され，その構築はベバシズマブ注入前と変化はない．このことからルベオーシス眼にベバシズマブを注入した変化としては新生血管からの漏出は抑えられるが，新生血管の構築には変化がないことがわかる．血管新生緑内障眼でベバシズマブを硝子体内に注入した後にトラベクレクトミーを行った組織標本では線維柱帯には血管構築が多数認められた．血管内皮細胞のマーカーであるCD34免疫染色を行った標本を図4に示す．抗VEGF薬を投与した新生血管にどのような変化が起こるかについて，明確にわかっているとはいえない．1回投与の結果は新生血管から漏出性変化が減少するが，新生血管は消失しないことがわかる．新生血管の特徴的な血管内皮細胞の窓構造が消失していることが観察されている．複数回長期に投与するとVEGF濃度が低い状態が維持されるので，新生血管は徐々に消失してしまう可能性もある．

VI. 手術治療と予後

高眼圧に対してトラベクレクトミーを施行する場合は，抗VEGF薬の使用に関係なく，

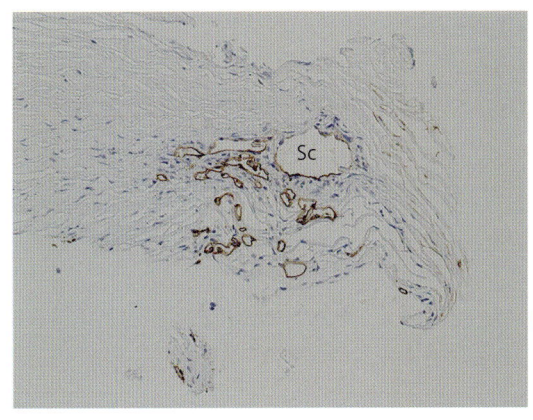

図4　アバスチン注入後にトラベクレクトミーを行った線維柱帯標本
CD34免疫染色で血管内皮細胞が陽性に染まっている．Sc：Schlemm管

　前眼部新生血管は検眼鏡的には消褪した時点で手術を行うべきである．前眼部新生血管が消褪していないと術中出血へのリスクが高く，その対応に追われることが多い．抗VEGF薬の使用は前眼部新生血管の状態で決める．新生血管がすでに消褪している眼では抗VEGF薬を術前に投与しなくてもトラベクレクトミーを行える．まだ消褪していない眼では術前に抗VEGF薬を硝子体内注射してトラベクレクトミーを行う．この場合は多くは治療開始時に抗VEGF薬を投与しているので，再度の抗VEGF薬投与になる．硝子体手術を行っていない眼では通常通りトラベクレクトミーを行うが，硝子体手術後の眼では，筆者は硝子体手術用の眼還流液を入れて，術中に硝子体圧を調整しながらトラベクレクトミーを行っている．この方法により，眼球の虚脱を防止できる．術中に出血しても，出血を眼外に洗い流すことができ，眼圧を上げて止血を図ることも可能である．手術中のリスクは軽減されたが，抗VEGF薬の使用によってトラベクレクトミーの術後長期成績がよくなるかについては議論がある．中長期には手術成績を改善するという報告と改善しないという報告がある．血管新生緑内障は網膜症の治療など種々の要因がその成績に影響するので抗VEGF薬のみの効果を論じるのは容易ではない．血管新生緑内障に対する初期治療からの一連の治療では抗VEGF薬が有効であることは，治療にあたっている専門医は実感している．

参考文献

1) Aiello LP, Avery RL, Arrigg PG, et al：Vascular endothelial growth factor in ocular fluid of patients with diabetic retinopathy and other retinal disorders. N Eng J Med 331：1480-1487, 1994
2) Kubota T, Tawara A, Hata Y, et al：Neovascular tissue in the intertrabecular spaces in eyes with neovascular glaucoma. Brit J Ophthalmol 80：750-754, 1996
3) Ishibashi S, Tawara A, Sohma R, et al：Angiographic changes in iris and iridocorneal angle neovascularization after intravitreal bevacizumab. Arch Ophthalmol 128：1539-1545, 2010
4) Wakabayashi T, Oshima Y, Sakaguchi H, et al：Intravitreal bevacizumab to treat iris neovascularization and neovascular glaucoma secondary to ischemic retinal disease in 41 consecutive cases. Ophthalmology 115：1571-1580, 2008
5) Kubota T, Aoki R, Harada Y, et al：Trabecular meshwork in neovascular glaucoma eyes after the intravitreal injection of bevacizumab. Brit J Ophthalmol 93：557-558, 2009

〈久保田敏昭〉

VI ぶどう膜炎続発緑内障

I. 概念・病態

　ぶどう膜炎続発緑内障は，ぶどう膜炎に伴う炎症，虹彩癒着，毛様体前方回旋などさまざまな要因により，房水流出能が障害され高眼圧を呈する，続発緑内障の代表的な病型の1つである．

　眼圧上昇のメカニズムは，古くから研究がなされており，① 免疫担当細胞や炎症産物による線維柱帯組織および Schlemm 管の閉塞，② 線維柱帯自体の炎症に伴う機能低下，③ 血液房水柵の炎症による破綻とそれに伴う房水組成の粘稠化により，房水流出が阻害されて眼圧が上昇するとされる．同時に，ぶどう膜炎を生じている際には，炎症に伴うプロスタグランジン放出によるマトリックス・メタロプロテアーゼ(MMP)の活性化とぶどう膜強膜流出経路を介した房水流出の促進，毛様体の炎症に伴う房水産生能の低下といった眼圧を下降させる方向に働く病態も同時に生じていることが推測され，このバランスが崩れることにより，眼圧上昇に転じているものと考えられる．

　また，開放隅角での眼圧上昇のみでなく，閉塞隅角機序での眼圧上昇もきたしうる．例えば，隅角結節をはじめとする隅角部の炎症反応後に生じる周辺虹彩前癒着や，虹彩後癒着による瞳孔ブロック(iris bombè)，血管新生緑内障，虹彩-水晶体隔膜の前方移動などが原因としてあげられる．

　いずれのぶどう膜炎の原因疾患でも，続発緑内障を生じることが知られている．海外から，41.8％のぶどう膜炎眼で眼圧上昇，29.8％で眼圧下降治療が必要，9.6％が続発緑内障に進展したとする報告があり，国内では18.3％で続発緑内障に進展したとする報告がある．病型では，サルコイドーシスやヘルペス前部ぶどう膜炎では，緑内障に至る割合が高いとされる．

　また，眼圧上昇時は前眼部に炎症所見を認める場合が一般的であるが，1/4程度の症例では，とくに炎症所見を伴っていないとされ，このことはステロイド緑内障をいくぶんか内包している可能性を示す．

II. 診断

 とくに前眼部炎症を伴うぶどう膜炎があり，眼圧上昇が認められる場合は本症を考える．炎症所見として，毛様充血のほか，前房水中の炎症細胞やフレア，角膜後面沈着物，虹彩結節などを丁寧に確認する．急性期には高眼圧と炎症のために，角膜浮腫が高度で，前眼部所見がわかりにくいことも多いが，抗炎症治療や眼圧下降治療を行いながらこまめに確認を行う．また，隅角所見が非常に重要であり，隅角結節や少量の前房蓄膿，新生血管や周辺虹彩前癒着(peripheral anterior synechia：PAS)の有無・範囲を確認する．

 眼底検査も重要である．緑内障性変化や炎症に伴う浮腫など視神経乳頭部の変化を確認するほか，硝子体中の炎症や混濁，網膜血管炎や沈着物はぶどう膜炎病型診断に有用である．

 ぶどう膜炎続発緑内障は，急性期・慢性期のどちらにも生じうるし，また，開放隅角緑内障を呈するタイプと閉塞隅角緑内障の形をとるものの両者がありうる．どのような炎症の時期にあるのか，あるいはどのような眼圧上昇機序を呈しているのかを，慎重に判断する．閉塞隅角機転の場合は，毛様体浮腫や回旋の存在を判定するため，超音波生体顕微鏡(UBM)なども適宜使用する．

 ぶどう膜炎の病型診断は，続発緑内障の診断の根拠となるほか，その後の抗炎症治療方法の選択や続発緑内障への進展の予測，手術治療となった際の予後にも関連するため，本項では詳細な各論は述べないが，可能な限り病型診断をつけるようにすることが大切である．

III. 治療方針

 炎症性疾患がベースにある眼圧変化であるから，眼圧下降治療のみを行っても効果は薄い．ぶどう膜炎続発緑内障の治療は，ぶどう膜炎そのものに対する抗炎症治療を十分行うことが根幹となる．ぶどう膜炎の病型および病期に応じた十分な消炎がまずは求められ，そのうえで，眼圧下降治療を追加する．

1. 炎症急性期

 抗炎症治療と瞳孔管理，眼圧レベルによっては眼圧下降治療を並行して行う．

 リンデロン®点眼を主体に抗炎症治療を行うとともに，アトロピン点眼を行うことで毛様体筋の安静を図る．Vogt-小柳-原田病やサルコイドーシスといった全身性の炎症に伴う眼炎症では，適宜，ステロイド・パルス治療や内服投与を行い，適切な炎症管理を行う．また，感染性ぶどう膜炎の場合は，原疾患に応じて感染治療を行う．

 さらに虹彩後癒着の発生・拡大を防止するために，散瞳薬を適宜併用して瞳孔を動かしておく．広範に虹彩後癒着を生じ，瞳孔が完全に閉鎖されるとiris bombèになり，急激な眼圧上昇をきたす場合もあり(図1)，瞳孔管理は非常に重要である．

 また，前眼部炎症を主体として発症するVogt-小柳-原田病(Vogt-小柳型)や強膜炎などでは，毛様体浮腫・剥離のために，虹彩-水晶体隔膜が前方移動し，浅前房化をきたすこと

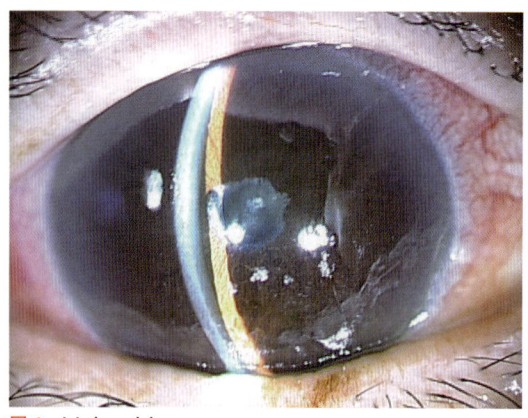

図1　iris bombè
全周にわたる虹彩後癒着が生じ，浅前房化している．

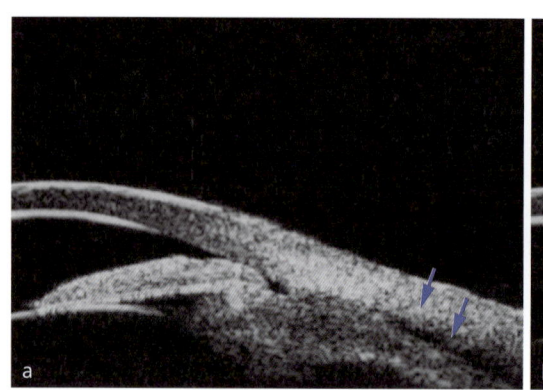

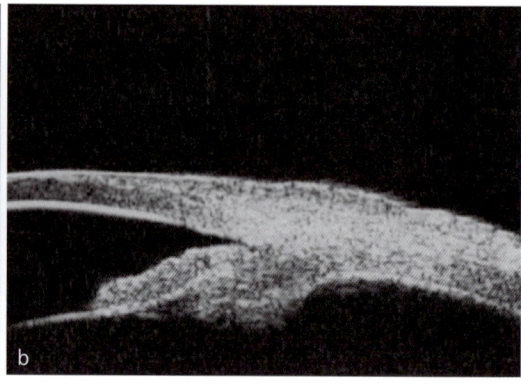

図2　Vogt-小柳-原田病における浅前房
a：毛様体浮腫・剝離（矢印部）により，虹彩-水晶体隔膜が前方移動し，浅前房化している．b：ステロイド大量療法により毛様体浮腫は改善し，前房深度も深くなっている．（岩尾圭一郎：緑内障：ぶどう膜炎に伴う眼圧上昇に対して留意したい点眼治療．あたらしい眼科 28：95-96, 2011 より一部改変）

がある（図2）．急性原発閉塞隅角緑内障と見間違われることがあり，この際に誤って，ピロカルピン点眼やレーザー虹彩切開術を行うと，高度の前眼部炎症をきたし，難治緑内障に進展する場合がある．もちろん治療は，ステロイドの全身および局所投与とアトロピンを用いた散瞳である．

消炎のみで眼圧下降が得られればよいが，高度の高眼圧症例で炎症の正常化を待つ間に緑内障性視神経症を生じてしまう可能性が高い場合や，消炎によっても十分な眼圧下降が得られずに視野が脅かされる場合には，眼圧下降治療を並行して行う．眼圧レベルが非常に高いこともしばしばであり，その際は最初から多剤で眼圧下降にあたる場合もある．

2. 慢性期/寛解期

急性期を乗り越え，いったん消炎が図れた場合でも，炎症を繰り返すうちに徐々に眼圧レベルが上昇してくる場合も多い．炎症が強くはないが遷延する場合や炎症の再燃を繰り返す場合に，発症より長期を経て徐々に線維柱帯組織をはじめとする房水流出路の機能が障害されてきたり，PASが広範に拡大し閉塞隅角機転に変化して，眼圧上昇に至る．と

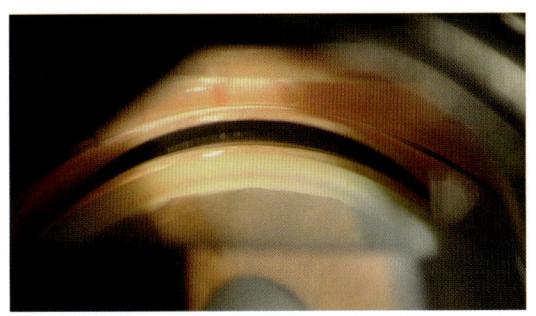

図3　肉芽腫性ぶどう膜炎での周辺虹彩前癒着
隅角に台形状の周辺虹彩前癒着を生じている．

くにサルコイドーシスの場合などは，一見，前房内の炎症がほとんどないように見えても，隅角結節やPASの拡大を生じたりしていることがあるため，注意が必要である（図3）．
　詳細な炎症の観察と，ステロイドによる抗炎症治療が基本となるが，眼圧下降が不十分で，緑内障性視神経症を生じる場合や，視野障害を呈するあるいは進行がみられる場合は，眼圧下降治療を開始する．

3. ステロイド緑内障の可能性 （第2章VII，⇒77頁）

　ぶどう膜炎では，ステロイドの使用が基本的に不可欠なため，眼圧上昇が認められる際には，常にステロイド緑内障を念頭においておく必要がある．ステロイド投薬の休止が可能であれば速やかに休薬し，また，ステロイド投与の完全な中止ができない場合は減量やステロイド強度の弱い製剤への変更を行うことで，眼圧の正常化あるいは下降が認められれば，基本的に診断が確定となる．しかしながら，ステロイドの減量・変更がかなわない場合も多く，その場合は過去の炎症の際のステロイド使用時の眼圧推移などの情報から，推測し判断する必要がある．そういった点で，ぶどう膜炎診療では，炎症の程度と投薬，眼圧の関係に，初診時から常に気を配っておくことが肝心である．ステロイドを長期使用している例では，不可逆なステロイド誘発眼圧上昇をきたしている場合もあり，この場合は診断が困難である．

IV. 薬物治療

　緑内障ガイドラインに従った薬物治療を行う．ベースライン眼圧レベル，視野障害の程度を把握し，病期に応じた目標眼圧を設定する．ぶどう膜炎続発緑内障に対する点眼治療の特徴として，①ピロカルピン点眼薬は毛様体血液房水柵に影響を与えフレア値が上昇することから，炎症を伴う眼疾患の際には使用を控える必要がある点，②プロスタグランジン製剤は，プロスタグランジンそのものが眼炎症のメディエータとしての役割を担っているため潜在的に炎症を惹起する可能性がある点に留意しておく必要がある．他の緑内障病型では，その優れた眼圧下降作用から，一般的にファーストラインで選択されることの多いプロスタグランジン製剤であるが，全く炎症の既往のない緑内障眼においても，軽度の炎症であるが数％に眼炎症が惹起されると複数報告されている．現時点で，筆者の知

る限り，活動性ぶどう膜炎に対してプロスタグランジン製剤を使用した場合の炎症・眼圧の変化に関するエビデンスは存在しないが，活動性の高い急性期においては，その使用を避けたほうが望ましい．

1. 単剤治療

基本的には，原則に沿い，眼圧下降点眼治療を単剤より開始する．第一選択薬は，とくに問題となる副作用がなければ，交感神経 β 遮断薬あるいは炭酸脱水酵素阻害薬とする．

> **処方例** 以下のいずれかを用いる
> 1) 0.5%チモプトール XE 点眼液　1日1回(朝)　点眼
> 2) 1%トルソプト点眼液　1日3回　点眼

2. 多剤併用・配合剤の使用

視野障害の進行を阻止する十分な眼圧下降が得られない場合は，適宜，点眼内容の変更や追加を検討する．また，ぶどう膜炎続発緑内障では，しばしば非常に強い眼圧上昇を呈することもあるが，そのような場合には，最初から複数の緑内障治療薬を用いて十分な眼圧下降を目ざす．

ぶどう膜炎続発緑内障では，ステロイド点眼薬や散瞳薬など多くの点眼が既に使用されている場合が多いため，配合剤などをうまく組み合わせ，良好なアドヒアランスを維持することに努める．3剤目として追加する抗緑内障点眼薬の候補としては，交感神経 α_2 刺激薬ブリモニジンも有効である．ぶどう膜炎続発緑内障に対する追加眼圧下降効果の比較検討はこれまで報告がなされていないが，臨床経験上，原発開放隅角緑内障(primary open-angle glaucoma：POAG)に対する応答性と大差はみられない印象がある．

> **処方例** 1)に適宜 2)を併用する
> 1) コソプト点眼液あるいはアゾルガ点眼液　1日2回　点眼
> 2) アイファガン点眼液　1日2回　点眼

3. プロスタグランジン製剤

前述のように，プロスタグランジン製剤は潜在的に炎症を惹起する可能性がある．しかしながら，主に慢性期において，炎症コントロール下のぶどう膜炎続発緑内障において，消炎ができているにもかかわらず，上記の点眼で眼圧下降が十分に図れない場合には，注意深い経過観察のもとで使用する．

> **処方例** 下記を併用する
> キサラタン点眼液 　1日1回夜　点眼
> コソプト点眼液あるいはアゾルガ点眼液　1日2回　点眼
> アイファガン点眼液　1日2回　点眼

V. 薬物治療から手術への切り替え

　ぶどう膜炎続発緑内障は，一般的に眼圧レベルがPOAGなどの他の緑内障に比較して，高い場合が多い．そのため，進行が急激なこともあり，慎重な経過観察が求められる．加えて，眼炎症をどの程度長期的にコントロールできるのか，あるいは，ぶどう膜炎自体が視機能に影響を与えうるのかといった臨床に則した視点のほか，原発緑内障に比較して年齢が若い患者も多いため，若年患者では長期予後を見据える必要がある点など，多角的に評価を行い，治療方針を見極めなければならない．

　抗炎症治療や眼圧下降点眼による保存的治療に抵抗して，視野が脅かされる場合は，手術治療のベネフィットとリスクを考慮して，慎重に，かつ時期を逸しないように手術治療を検討する必要がある．術後成績や視機能予後，リスクをよく説明し，十分な理解と同意を得る．とくに，濾過手術が主な緑内障手術方法となるため，術後の濾過胞管理については，事前によく理解しておいてもらう．

VI. 手術

1. トラベクロトミー（第7章参照，⇒331頁）

　一般的にぶどう膜炎続発緑内障と，トラベクロトミーをはじめとする流出路手術は相性がよくないとされる．線維柱帯開放部にPASが生じるなどして，効果が望めないためである．

　しかしながら，次のステロイド緑内障の項で述べるように，ステロイド緑内障では線維柱帯-Schlemm管組織における主経路障害が眼圧上昇の機転になっているため，よい適応となる．とくに，一般的に濾過胞形成を伴わないために，晩期感染症のリスクを心配する必要がない．このことは，若年症例や，ステロイドを眼局所に長期的に使用する可能性があるぶどう膜炎症例などで，利点が多い．そのため，ステロイド誘発による眼圧上昇機転が強く疑われる場合には，将来的な濾過手術の追加の可能性も考慮して上方結膜を温存し，下方からトラベクロトミーを行うという意見もある．

2. マイトマイシンC併用トラベクレクトミー（第5章VI-C，⇒268頁）

　ぶどう膜炎続発緑内障の手術治療の第一選択となる手術術式である．術式は，それぞれの術者のもっともやりなれた方法でよいと考えられる．筆者は，白内障などの手術瘢痕創

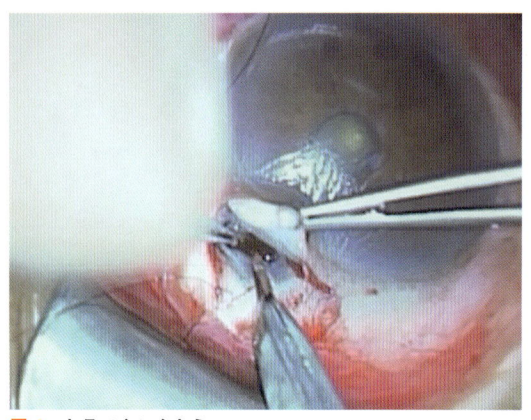

図4　トラベクレクトミー
4×4 mm の三角のシングル強膜フラップを作成し，強膜ブロックを切除している．

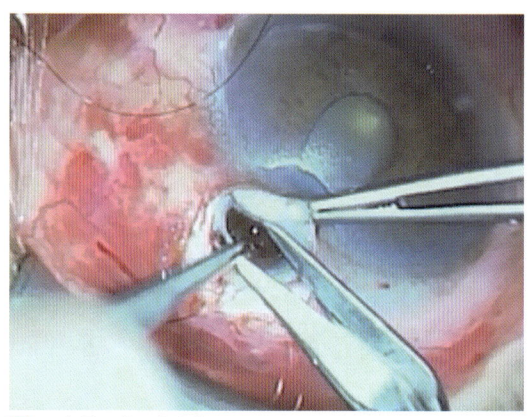

図5　トラベクレクトミー
周辺虹彩を切除している．

がないようであれば，円蓋部基底結膜切開で，1辺4mmの三角形フラップを単層で作成し，0.04％マイトマイシンCを4分間作用させたのち，強膜ブロック切除を行っている(図4, 5)．将来的に再手術の際にバルベルト(Baerveldt®)・チューブインプラント手術が必要になる可能性が高いことも考慮して，初回手術では，術野は耳側を避けて上方から鼻側からアプローチしている．術後管理は，炎症所見に注意して経過をみる．虹彩後癒着を生じやすいので，適宜散瞳薬を追加して，癒着の防止を図る．

3. チューブシャント手術 （第6章参照，⇒289頁）

　本邦においても，エクスプレス(EX-PRESS®)・シャントを用いた緑内障手術も可能となった．欧米では，虹彩切除が不要なため，トラベクレクトミーと比較してより少ない手術侵襲で濾過手術が可能なことから，手術適応とすることもあるとされる．しかしながら，緑内障診療ガイドライン(第3版)においては，異物を眼内に留置することになるため，ぶどう膜炎眼では術後合併症のリスクが高いと想定され，本邦では現時点で使用禁忌となっている．

　濾過手術の不成功例など，難治と考えられるハイリスク群には，バルベルト・チューブインプラント手術も適応となる(図6)．海外では初回手術から，本手術を行ったとする報告もあるが，現時点ではガイドラインに沿い，従来のトラベクレクトミーでは奏功が期待できない，初回手術不成功例などに限って行うべきであると考えている．前房型では角膜内皮細胞減少のリスクがあるため，これまでの炎症や眼処置により角膜内皮障害が高度に生じている場合には避けたほうがよい．また，術後に一過性の高眼圧期が存在するため末期視野障害の場合には注意する必要がある．

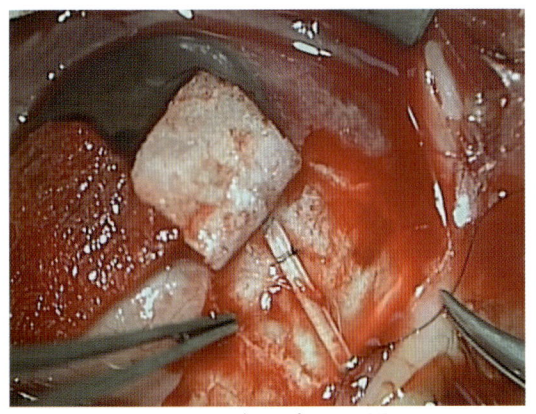

図6 バルベルト・チューブインプラント手術
鼻側からの初回トラベクレクトミーが不成功に終わった症例に対して，耳側からバルベルト・チューブインプラント手術を施行している．

VII. 予後

1. トラベクレクトミーの術後予後 （第5章 VI-C 参照，⇒268頁）

　国内2施設でのぶどう膜炎続発緑内障への術後成績を基に，ぶどう膜炎続発緑内障の101眼とPOAG103眼を対象として，マイトマイシンC併用トラベクレクトミーを施行した際の生存解析では，術後追加点眼数を問わず21 mmHg未満を成功とした評価基準で，ぶどう膜炎続発緑内障では，術後1，2，3および5年後の累積生存確率は89.5％，82.6％，71.3％，61.7％であり，有効性が示された．しかしながら，POAG群での同生存確率の91.5％，89.7％，89.7％，82.5％に比較すると，およそ術後2年まではほぼ同等であるが，さらに長期の成功率となると有意にPOAGに劣る．また，同報告では，不成功となる危険因子として，白内障手術既往と肉芽腫性ぶどう膜炎があげられるとしている．一方，非肉芽腫性ぶどう膜炎の代表であるBehçet病に伴う続発緑内障に対してトラベクレクトミーを行った場合は，術後眼圧予後がよいとする報告が多い．

2. その他の手術の術後予後

　本邦でのバルベルト・チューブインプラント手術をぶどう膜炎続発緑内障に対して施行した際の，術後成績は未だ報告されていない．海外の文献では，手術既往眼・初回手術眼を合わせた24症例を対象とした術後成績がCeballos EMらにより報告されており，眼圧が5～21 mmHgの間に保たれるのが成功とした基準で，24か月間で9割以上の累積成功確率を得られるとされている．

　一方，アーメド（Ahmed®）緑内障バルブを用いた場合の手術成績も報告されており，Ozdal PCらは，19眼の慢性ぶどう膜炎を対象に，眼圧が21 mmHg未満を成功基準とすると，累積生存確率が術後1年で94.4％，1.5年で88.9％，2年で60％としている．Papadaki TGらは60眼を対象に，眼圧5～21 mmHgの成功基準で，術後1年で77％，4

年で50%としている．調圧弁があるためか，炎症に伴うバルブの閉塞が生じやすいようで，また，角膜障害の頻度も高いとされる．

参考文献

1) Herbert HM, Viswanathan A, Jackson H, et al：Risk factors for elevated intraocular pressure in uveitis. J Glaucoma 13：96-99, 2004
2) 山本聡一郎，岩尾圭一郎，平田　憲，他：プロスタグランジン関連眼圧下降薬で惹起された前部ぶどう膜炎．あたらしい眼科 28：571-575, 2011
3) Iwao K, Inatani M, Seto T, et al：Long-term outcomes and prognostic factors for trabeculectomy with mitomycin C in eyes with uveitic glaucoma：a retrospective cohort study. J Glaucoma 23：88-94, 2014
4) Kaburaki T, Koshino T, Kawashima H, et al：Initial trabeculectomy with mitomycin C in eyes with uveitic glaucoma with inactive uveitis. Eye 23：1509-1517, 2009
5) Ceballos EM, Parrish RK 2nd, Schiffman JC：Outcome of Baerveldt glaucoma drainage implants for the treatment of uveitic glaucoma. Ophthalmology 109：2256-2260, 2002

〔岩尾圭一郎〕

VII ステロイド緑内障

I. 概念・病態

　ステロイド緑内障は，ステロイド投与に起因して眼圧上昇をきたす続発緑内障の1つである．ステロイドが誘因となり，主経路の房水流出抵抗が上昇することにより生じる．

　眼圧上昇のメカニズムは，典型的な線維柱帯での房水流出抵抗が増加するタイプの続発緑内障とされる．その機序として，まず線維柱帯における細胞外マトリックスの増加があげられる（図1）．ステロイドに対する反応として，蛋白合成と分解のバランスが崩れ，グリコサミノグリカンやラミニン，エラスチン，フィブロネクチンなどといった細胞外マトリックスが線維柱帯細胞間隙に蓄積する．また，線維柱帯細胞は貪食作用をもち隅角組織の新陳代謝を担うが，その貪食能の抑制がみられるとされる．線維柱帯細胞の細胞間隙は緩いつながりではあるが，細胞間のジャンクションを形成する分子群や細胞間結合の強度を保つ細胞骨格蛋白の発現が亢進しており，線維柱帯細胞間の結びつきが強固になること

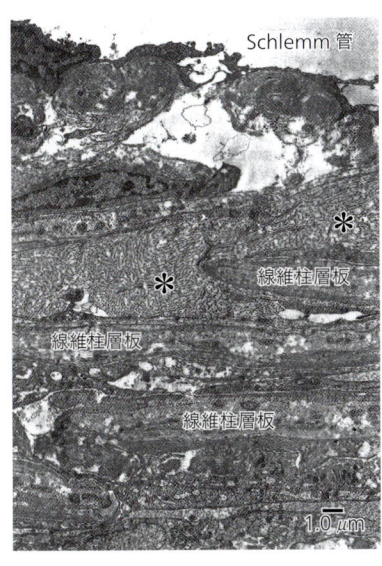

図1　ステロイド緑内障の線維柱帯
線維柱帯間隙に大量の細胞外マトリックスの沈着が認められる．（田原昭彦，高比良健市，山名敏子，他：内服によるステロイド緑内障―隅角組織の形態学的および組織化学的検索．あたらしい眼科 10：1181-1187, 1993 より）

で線維柱帯部での房水流出抵抗が増大していることも予想されている．また最近の研究では，線維柱帯組織での影響のみならず，Schlemm管内皮細胞や傍Schlemm管組織でのステロイド投薬による変化が報告されている．ステロイド曝露により，Schlemm管内皮細胞の細胞間接着を司る分子が細胞膜周辺に強く分布するように変化し，より強固な接着を呈すため，房水流出抵抗が増すと推測される．

II. 診断

　眼圧上昇がみられる際に，ステロイドが投与されている場合は，まず本症を疑う必要がある．あらゆる強度のステロイド薬あるいは濃度，投与形態でも生じ得る．除外診断が必要であり，前眼部や隅角に眼圧上昇がみられる他の疾患を疑う特異的な所見がないことを確認する．とくに眼炎症や眼外傷などの病歴や所見に注意する．また，Cushing症候群などで内因性の糖質コルチコイド過剰が生じた場合にも，眼圧上昇を呈す症例があることが知られているため，病歴聴取の際に念頭に入れておく必要がある．

　原疾患に対してステロイド投薬の休止が可能であれば速やかに休薬し，眼圧が正常化すれば，診断はほぼ確定となる．ステロイド投与の完全な中止がかなわない場合，減量やより作用の弱いステロイドへの変更などを検討し，ステロイド投薬の眼圧に対する応答性の変化の有無を観察する．ただし，初期例では可逆性で1～4週間で眼圧は正常化するとされるが，長期投与例では隅角機能の不可逆的変化をきたして，眼圧の正常化がみられないこともある．また，トリアムシノロンをはじめとする長期間作用型ステロイドを硝子体内注入あるいはTenon嚢下注入した場合は，9～12か月眼圧上昇が継続する点に留意する必要がある．ステロイド投薬の予定があらかじめわかっている場合には，事前に投与前の眼圧を把握しておけば，投薬開始後の眼圧モニタリング・眼圧上昇の判定に有利である．

　術後眼やぶどう膜炎といった眼内炎症病態にステロイドが用いられている場合，炎症で惹起された眼圧上昇なのか，あるいはステロイド投与で誘発された眼圧上昇なのか，判断に苦慮するケースも多々あるが，炎症所見と眼圧の推移や，過去のステロイド使用時の眼圧変化などを参考に見極めることが大切となる．

　ステロイドによる眼圧上昇反応には個人差があり，眼圧上昇をきたす群をステロイド・レスポンダーと呼ぶ．眼圧上昇反応の程度により，ハイ・レスポンダー，モデレート・レスポンダー，ノン・レスポンダーに細分される（表1）．眼圧上昇のリスクファクターとして，原発開放隅角緑内障（primary open-angle glaucoma：POAG）の既往，若年および高齢者（二峰性の分布パターン），2型糖尿病既往，高度近視があげられている．また，遺伝的にステ

表1　ステロイドに対する応答性

ハイ・レスポンダー	眼圧 31 mmHg 以上 あるいはベースラインから 15 mmHg 以上の上昇
モデレート・レスポンダー	眼圧 21～31 mmHg あるいはベースラインから 6～15 mmHg の上昇
ノン・レスポンダー	眼圧 21 mmHg 未満 あるいはベースラインからの眼圧上昇が 6 mmHg 未満

ロイド感受性が規定されている可能性が以前より指摘されており，変異ミオシリンがその候補にあげられているが，残念ながらステロイド緑内障と関連するメカニズムの詳細は未だ明らかにされていない．

III. 治療方針

　原疾患に対してステロイド投薬の休止が可能であれば速やかに休薬し，眼圧の正常化を図る．ステロイド投与の完全な中止ができない場合は，減量やよりステロイド強度の弱い製剤への変更などを検討する．30 mmHg を超えるような高眼圧症例で正常化を待つ間に緑内障性視神経症を生じてしまう可能性が高い場合や，休薬などによっても十分な眼圧下降が得られずに視野が脅かされる場合には，速やかに眼圧下降治療を検討する．

　ステロイド緑内障は開放隅角であり，治療は POAG に対する治療に準じて行う．ベースライン眼圧が高いことも多く，診断時に既に緑内障性視神経変化・視野障害が進行してしまっている症例もしばしば認められ，若年症例や長期間のステロイド使用が避けられない場合もあるため，症例に応じた細やかな配慮が求められる．とくに，ステロイドの増減により大きな眼圧変動を示す症例にはこまめな経過観察が必要であり，また他科でのステロイド使用の場合は医療情報の共有を密にする必要がある．

IV. 薬物治療

　緑内障ガイドラインに従った薬物治療を行う．ベースライン眼圧レベル，視野障害の程度を把握し，病期に応じた目標眼圧を設定する．ステロイド治療継続の必要性，若年症例（とくに小児）といった情報も加味しておく必要がある．

1. 単剤治療

　基本的には，原則に沿い眼圧下降点眼治療を単剤より開始する．選択する第一選択薬剤は，POAG に準じて，とくに問題となる副作用がなければ，プロスタグランジン製剤あるいは交感神経 β 遮断薬を選択する．

> **処方例**　以下のいずれかを用いる
> 1) キサラタン点眼液　1日1回夜　点眼
> 2) 0.5％チモプトール XE 点眼液　1日1回朝　点眼

2. 多剤併用・配合剤の使用

　視野障害の進行を阻止する十分な眼圧下降が認められない場合は，適宜，点眼内容の変更や追加を検討する．追加する点眼薬の候補としては，炭酸脱水酵素阻害薬や交感神経 $α_2$ 刺激薬，交感神経 $α_1$ 阻害薬があげられる．

> **処方例** 以下のいずれかを用いる
> 1）ザラカム配合点眼液　1日1回　点眼
> 2）タプロス点眼液（0.0015％）　1日1回夜　点眼
>   2％ミケランLA点眼液　1日1回朝　点眼
> 3）トラバタンズ点眼液（0.004％）　1日1回夜　点眼
>   1％トルソプト点眼液　1日3回　点眼あるいはエイゾプト点眼液　1日2回　点眼

さらに，目標眼圧の到達が困難な場合には，3種類の点眼を用いた眼圧下降を考慮する．良好なアドヒアランスを保つため，配合剤をうまく利用する．

> **処方例** 以下を併用する
> ルミガン点眼液（0.03％）　1日1回夜　点眼
> コソプト点眼液あるいはアゾルガ点眼液　1日2回　点眼
> アイファガン点眼液　1日2回　点眼

V. 薬物治療から手術への切り替え

　ステロイド緑内障は，ステロイド投薬の調整と眼圧下降点眼を用いた眼圧下降治療で，眼圧コントロールが図れる症例が大部分である．しかしながら，これら保存的治療のみでは，緑内障進行を阻止し得る十分な眼圧下降が得られない症例も存在する．

　そのような場合は，手術治療のベネフィットとリスクを考慮して，手術治療を慎重に検討する必要がある．ステロイド緑内障は他の緑内障病型と比較して，患者の年齢が若い傾向にあり，今後の人生を見据えた見極めが大切となる場面も多い．術後成績や視機能予後，リスクをよく説明し，十分な理解と同意を得る．

　しかしながら，全身状態や社会的背景などから，手術治療を希望されない場合には，残存視機能の危険性を十分理解してもらうとともに，可能な限りの保存的治療を行う．また，入院・手術治療が困難な症例では，選択的レーザー線維柱帯形成術を行う選択肢もある．眼圧下降効果は観血的治療には見劣りし，短期間の効果に限られ複数回の処置が必要となる場合もあるが，有用なオプションである．

VI. 手術

1. トラベクロトミー （第7章参照，⇒331頁）（図2）

　ステロイド緑内障は，線維柱帯-Schlemm管組織における主経路障害が眼圧上昇の機転になっているため，流出路再建術のよい適応と考えられる．とくに，トラベクロトミー

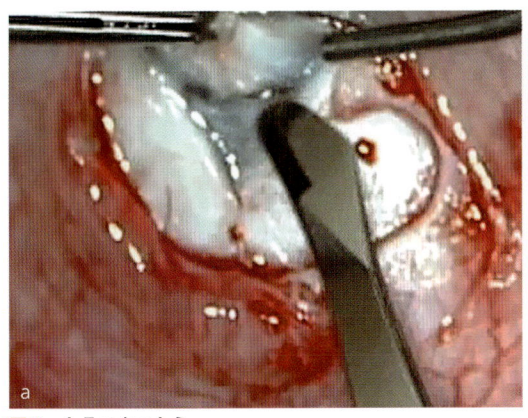

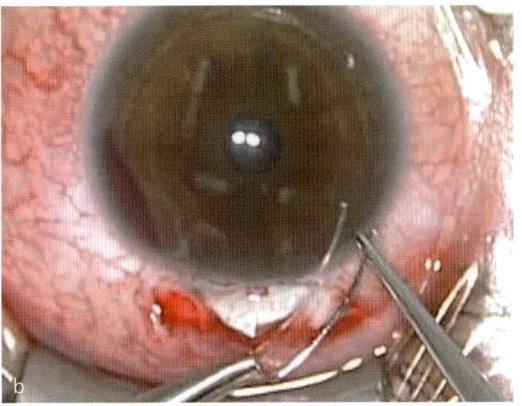

図2　トラベクロトミー
a：4×4 mm の三角フラップで，Schlemm 管外壁を露出させている．b：トラベクトームで線維柱帯を切開している．左方はすでに切開されており，前房への血液の逆流がみられる．

は，一般的に濾過胞形成を伴わないために，晩期感染症のリスクがない．このことは，若年症例や，ステロイドを眼局所に長期的に使用する可能性があるぶどう膜炎症例などで，利点が多い術式といえる．また，トラベクロトミーは白内障手術併用による眼圧下降作用の追加効果が望めるため，ステロイド白内障併発症例に対する同時手術もよい適応となる．

後述のように，眼圧下降効果は濾過手術には劣る．そのため，主な手術対象は目標眼圧が 10 mmHg 台後半で，緑内障性視野変化が比較的軽度な症例が対象となる．

2. マイトマイシンC併用トラベクレクトミー（第5章参照，⇒193頁）

POAG に対する術式選択と同様に，視野障害が進行した症例で，10 mmHg 台前半のより低い目標眼圧を設定する場合は，トラベクレクトミーの適応となる．術式は，それぞれの術者のもっともやり慣れた方法でよいと考えられる．筆者は円蓋部基底結膜切開で，1辺 4 mm の三角形フラップを単層で作成し，強膜ブロック切除を行っている（図3）．術後管理は，POAG に対するトラベクレクトミー同様と考えて差し支えない．

3. チューブシャント手術（第6章参照，⇒289頁）

本邦においても，エクスプレス（EX-PRESS®）・シャントを用いた緑内障手術も可能となった（図4）．抗凝固薬や抗血小板薬を使用していたりして易出血性を伴う場合などは，虹彩切除が不要なため，本法を用いてもよい．しかしながら，ぶどう膜炎に伴うステロイド緑内障の場合，異物を留置することになるため，現時点ではぶどう膜炎症例に対しては使用禁忌となっている点に注意する必要がある．

複数回にわたる濾過手術の不成功例など，難治と考えられるハイリスク群には，バルベルト（Baerveldt®）・チューブインプラント手術も適応となる．前房型では角膜内皮細胞減少のリスクがある点，術後に一過性の高眼圧期が存在する点に注意する必要がある．

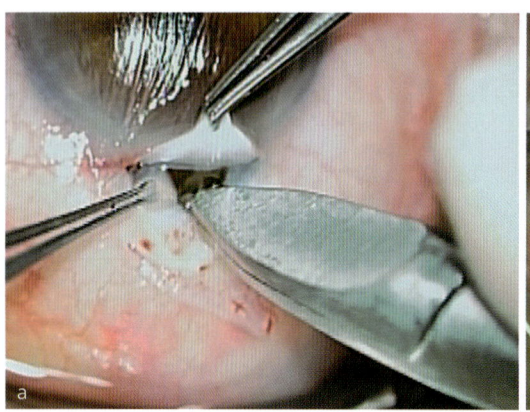

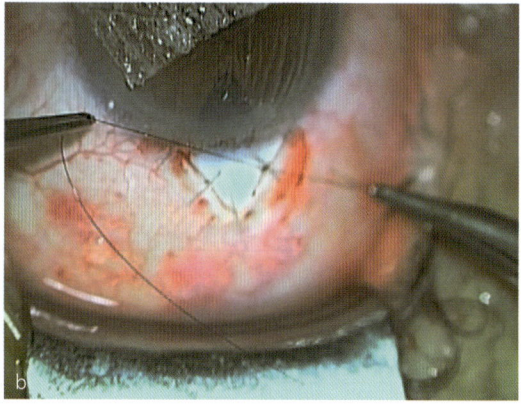

図3 トラベクレクトミー
a：4×4mmの三角のシングル強膜フラップを作成し，強膜ブロックを切除している．b：三角フラップでは3糸，四角フラップでは5糸縫合を基本に，強膜フラップを縫合する．

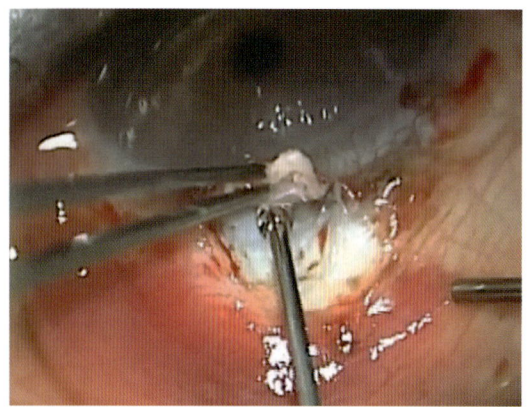

図4 エクスプレス・チューブシャント手術
エクスプレス・デリバリーシステムを利用して，前房内に挿入する．

4. トラベクトーム®手術 （第7章参照，⇒374頁）

　その作用機序から，眼内からのトラベクロトミーともいえるトラベクトーム®も，ステロイド緑内障に対し有効であると少数例ながら報告されている．また，結膜や強膜への侵襲を伴わないために，将来的にトラベクレクトミーが追加となった際に，術後成績に影響を与えないとされる．

VII. 予後

1. トラベクロトミーとトラベクレクトミーの術後予後

　国内17施設で共同研究を行った日本ステロイド緑内障多施設調査グループの評価では，トラベクロトミーを施行されたステロイド緑内障の121眼とPOAG 108眼，トラベクレクトミーが行われたステロイド緑内障42眼を対象として，生存解析し比較検討がなされ

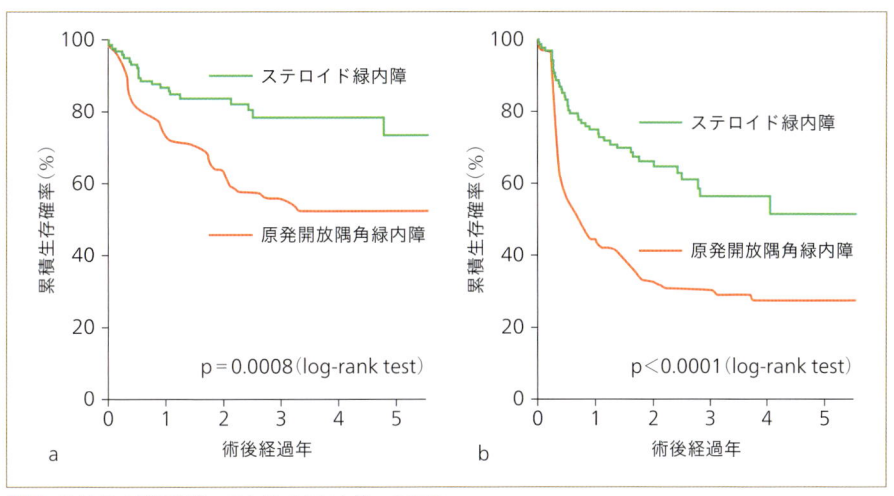

図5 ステロイド緑内障へのトラベクロトミーの効果
21 mmHg未満（a）および18 mmHg未満（b）のどちらの評価基準においても，ステロイド緑内障では原発開放隅角緑内障と比較して，よい術後生存率が得られる．（Iwao K, Inatani M, Tanihara H：Japanese Steroid-Induced Glaucoma Multicenter Study Group：Success rates of trabeculotomy for steroid-induced glaucoma：a comparative, multicenter, retrospective cohort study. Am J Ophthalmol 151：1047-1056, 2011 より一部改変）

た．術後追加点眼数を問わず21 mmHg未満および18 mmHg未満を成功とした評価基準で，ステロイド緑内障に対してトラベクロトミーを行った場合の累積生存確率（3年生存率：21 mmHg基準78.1％，18 mmHg基準56.4％）は，POAGの場合の生存確率（3年生存率：21 mmHg基準55.8％，18 mmHg基準30.6％）より有意に高く，POAGと比較して眼圧コントロール効果が得られやすいことが判明し，その有用性が示された（図5）．ステロイド緑内障へトラベクロトミーを行った場合の予後不良因子として，硝子体手術既往と点眼以外でのステロイド緑内障惹起があげられる．

また，同報告では，ステロイド緑内障症例で21 mmHg未満に眼圧管理できる割合はトラベクレクトミーと有意差がなく同等であること（3年生存率：トラベクロトミー78.1％ vs トラベクレクトミー83.8％）が示されている一方，さらに低い眼圧（18 mmHg未満）を目ざす場合は，トラベクレクトミーほどの生存率は期待できない（3年生存率：トラベクロトミー56.4％ vs トラベクレクトミー71.6％）と報告されている（図6）．以上のことから，トラベクロトミーは21 mmHgを術後目標眼圧におくステロイド緑内障の場合には有用な手術法であるといえ，視野障害進行例などで，さらに低い術後眼圧が要求される場合には，トラベクレクトミーを選択すべきである．

2. その他の手術の術後予後

ステロイド緑内障で，手術治療まで必要とされるケースは決して多くない．そのため，その他の手術方法を選択した際の術後予後に関しては，残念ながら多くは報告されていない．

エクスプレスを用いたシャント手術は，POAG同様に術後眼圧下降作用を示すことが期待されるが，残念ながら，現在までにステロイド緑内障に対する効果に関して，まと

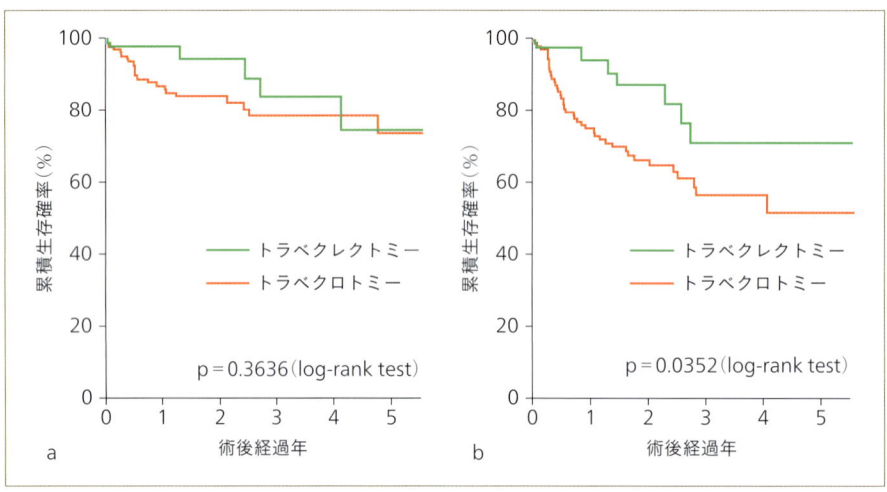

図6 トラベクロトミーとトラベクレクトミーの効果
(a)トラベクロトミーで21 mmHg未満に眼圧管理できる割合はトラベクレクトミーと有意差がなく同等であるが，(b)さらに低い眼圧基準(18 mmHg未満)では，トラベクレクトミーほどの生存率は期待できない．
(Iwao K, Inatani M, Tanihara H：Japanese Steroid-Induced Glaucoma Multicenter Study Group. Success rates of trabeculotomy for steroid-induced glaucoma：a comparative, multicenter, retrospective cohort study. Am J Ophthalmol 151：1047-1056, 2011 より一部改変)

まった報告はない．また，バルベルト・チューブインプラント手術に関しても，同様にまとまった報告はないが，Tube Versus Trabeculectomy(TVT) Study の結果に沿えば，ハイリスク症例においても良好な術後成績を期待できる可能性が高い．

参考文献

1) 田原明彦, 高比良健市, 山名敏子, 他：内服によるステロイド緑内障―隅角組織の形態学的および組織化学的検索―. あたらしい眼科 10：1181-1187, 1993
2) Fujimoto T, Inoue T, Kameda T, et al：Involvement of RhoA/Rho-associated kinase signal transduction pathway in dexamethasone-induced alterations in aqueous outflow. Invest Ophthalmol Vis Sci 53：7097-7108, 2012
3) van Oterendorp C, Ness T, Illerhaus G, et al：The trabectome as treatment option in secondary glaucoma due to intraocular lymphoma. J Glaucoma 23：482-484, 2014
4) Iwao K, Inatani M, Tanihara H：Japanese Steroid-Induced Glaucoma Multicenter Study Group. Success rates of trabeculotomy for steroid-induced glaucoma：a comparative, multicenter, retrospective cohort study. Am J Ophthalmol 151：1047-1056, 2011
5) Inatani M, Iwao K, Kawaji T, et al：Intraocular pressure elevation after injection of triamcinolone acetonide：a multicenter retrospective case-control study. Am J Ophthalmol 145：676-681, 2008

〈岩尾圭一郎〉

VIII 悪性緑内障

I. 概念・病態

　悪性緑内障は，一般的には緑内障手術後の前房消失を伴う続発閉塞隅角による高眼圧のことである．歴史的に悪性緑内障は急性原発閉塞隅角症に対する虹彩切除術が成功したにもかかわらず発症する極度の浅前房および高眼圧であり，予後不良な病態として19世紀に von Graefe により報告された．現在も"悪性緑内障"の定義は明確ではないが，眼内手術後に発症する極度の浅前房および瞳孔ブロックによらない隅角の閉塞を伴う高眼圧で，縮瞳薬が無効または増悪因子となる．Aqueous misdirection セオリー（房水の硝子体中への回り込み）は，1954年に Shaffer により悪性緑内障に対する術中所見から提唱された概念である．1972年には Weiss と Shaffer は毛様体-水晶体間の接触による硝子体圧の上昇という概念を提唱し，"ciliary block glaucoma"と命名した．毛様体脈絡膜剝離（uveal effusion）が毛様体の前方回旋や浅前房化を引き起こし，悪性緑内障を含む"続発性の閉塞隅角"を引き起こすことは古くから知られていた．現在では，悪性緑内障の発症メカニズムは"毛様体ブロック"という概念で理解されている(図1)．毛様体ブロックは，毛様体と水晶体，眼内レンズ，前部硝子体，硝子体などとの間に起こる房水の流出障害と考えることができる．虹彩と水晶体が一体となって挙動すると考え，この2つの組織を合わせた構造を虹彩-水晶体面（lens-iris diaphragm または iris-lens diaphragm）と表現することがある．この虹彩-水晶体面が uveal effuseion や毛様体突起の前方回旋に伴い毛様体小帯が緩み，前方に押し出される．さらに"毛様体ブロック"が生じて硝子体圧が上昇（房水の硝子体への回り込み）する．すると虹彩-水晶体面がさらに前進するという悪循環をきたす(図2)．これは，"aqueous misdirection"同様の機序を引き起こしていると考えられる．また，古典的な悪性緑内障は，内眼手術の0.4～6%に認めると報告されている．

II. 診断

　典型的な悪性緑内障は高眼圧と浅前房を呈する．ただし眼圧は正常から60 mmHg台以上と幅が広く，眼圧がそれほど高くないからといって悪性緑内障を否定することはできな

a：水晶体ブロック　　　　　　　　b：毛様体ブロック

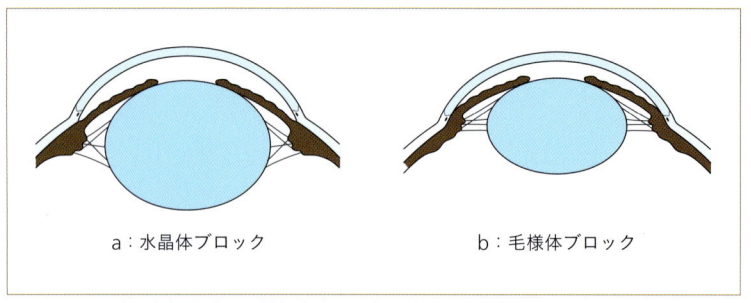

図1　原発閉塞隅角緑内障と悪性緑内障の隅角閉塞機序

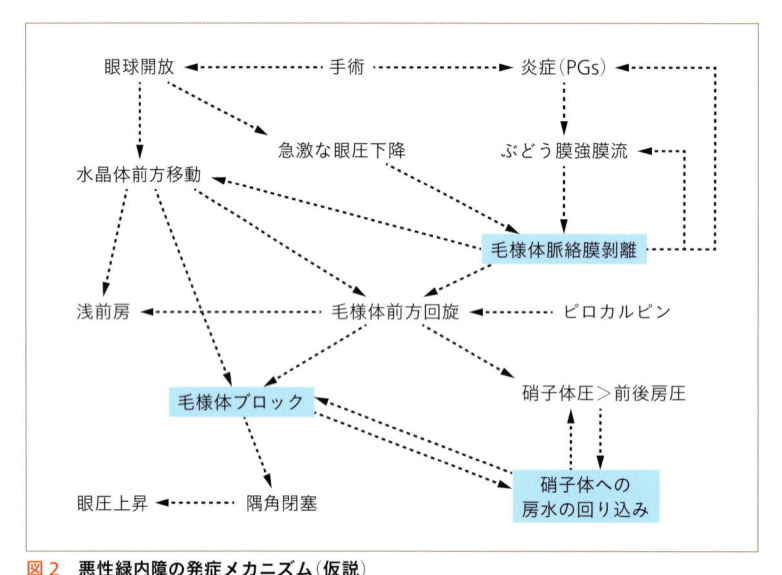

図2　悪性緑内障の発症メカニズム（仮説）
（酒井　寛：毛様体脈絡膜剥離と悪性緑内障．あたらしい眼科 24：627-628, 2007 より）

い．悪性緑内障のほとんどは手術後に生じる．トラベクレクトミー（線維柱帯切除術），白内障手術，角膜移植術，レーザー虹彩切開術後，時に硝子体切除術後ですら生じることがある．とくに閉塞隅角緑内障に対するトラベクレクトミー後に生じる場合が多い．また，副交感神経刺激薬点眼時の発症も報告されている．典型的な症例では，中心前房深度が瞳孔ブロックに伴う急性閉塞隅角症よりも浅くなる．これは瞳孔ブロックやプラトー虹彩による隅角閉塞と異なり，悪性緑内障では水晶体，虹彩が後ろから前に押されるためである．最近はエクスプレス（EX-PRESS®）術後の過剰濾過による浅前房時から水晶体の前方変異により，2次的に毛様体ブロックが起きて後房に房水がまわり，眼圧は過剰濾過ほど低くないにもかかわらず前房が消失する例が認められる（図3）．悪性緑内障の危険因子として，閉塞隅角緑内障の既往，白内障術前の遠視，トラベクレクトミー後の過剰濾過および他眼の悪性緑内障の既往がある．鑑別診断として，瞳孔ブロックによる緑内障，脈絡膜剥離，脈絡膜出血，落屑症候群などの Zinn 小帯の脆弱・断裂による水晶体前方移動などがある．超音波生体顕微鏡で毛様体の前方回旋と扁平化，虹彩の前方への膨隆を伴わない隅角閉塞を認めれば診断が可能である（図4）が，前眼部 OCT では毛様体の変化を観察することは難しい．

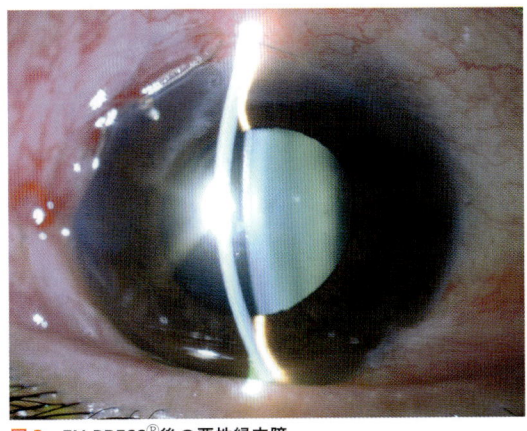

図3 EX-PRESS®後の悪性緑内障
術2日後，眼圧6mmHg．濾過胞は平坦で眼圧は比較的高いが前房が消失している．

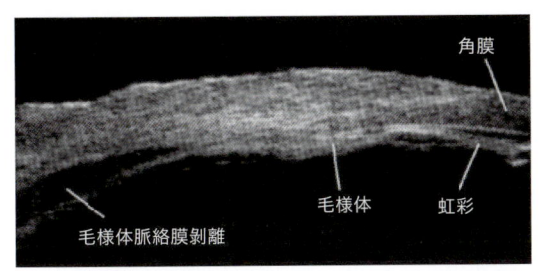

図4 血管新生緑内障に対するトラベクレクトミー後に発症した悪性緑内障のUBM写真
虹彩は瞳孔ブロックによる前弯を示さない．毛様体は扁平に押しつぶされたような形状で，前方に回転（偏位）している．毛様体に押し付けられるように虹彩が隅角を完全に閉塞している．中央前房は非常に浅い．（酒井　寛：毛様体脈絡膜剝離と悪性緑内障．あたらしい眼科 24：627-628, 2007 より）

III. 治療方針

　治療は，毛様体ブロックの解除を目的として行われる．① 毛様体筋弛緩による，水晶体毛様体突起間の距離を増大させ，水晶体を後方移動させる，② 房水産生抑制と硝子体容積の減少，③ 後房から前房への房水路の確保，④ 根治的治療として硝子体手術による硝子体切除などを行う．また，トラベクレクトミーやエクスプレス（EX-PRESS®）術後の過剰濾過による水晶体の前方変異が要因と考えられる場合は，圧迫眼帯による濾過量のコントロールも有用である．この場合，眼球運動が少ない夜間は避け日中のみ施行でも十分有効なことが多い．

IV. 薬物治療

　点眼治療としては，散瞳薬（アトロピン，フェニレフリン）による毛様体弛緩と水晶体の後方移動を行う．さらにβ遮断薬と炭酸脱水酵素阻害薬により房水産生抑制を行う．毛様

体剝離および脈絡膜剝離を認めることが多いことから，消炎目的としてステロイドの点眼・内服および非ステロイド性抗炎症薬の点眼を行う．さらに，内服・点滴治療としてダイアモックス内服および D-マンニトール点滴を行い硝子体容積を減少させる．なお，縮瞳薬は無効または増悪因子となるため投与しない．具体的な処方例について，以下に述べる．

1. 点眼薬

1) 散瞳

> **処方例**
> 1) 急性期：5％ネオシネジンコーワ　頻回点眼　15分ごと2時間
> 2) 維持治療：1％アトロピン　1回/日，散瞳のよい症例では極大散瞳のためミドリンP　1回（10分おきに3回）/日

2) β遮断薬

> **処方例**　以下のいずれかを用いる
> 1) チモプトール XE またはリズモン TG　1回/日
> 2) ミケラン LA　1回/日

3) 炭酸脱水酵素阻害薬

> **処方例**　以下のいずれかを用いる
> 1) トルソプト　3回/日
> 2) エイゾプト　2回/日

4) 配合剤（2)と3)の代わり）

> **処方例**　以下のいずれかを用いる
> 1) コソプト　2回/日
> 2) アゾルガ　2回/1日

5）消炎

> **処方例** 以下を併用する
> 1）0.1％ベタメサゾン　4回/日
> 2）ブロムフェナック　2回/日

2. 内服薬

1）炭酸脱水酵素阻害薬およびカリウム

> **処方例** 以下を併用する
> 1）ダイアモックス　2錠分2/日
> 2）アスパラカリウム　2錠分2/日

2）ステロイド

> **処方例**
> プレドニン　10〜20 mg　1回/日　3日

3. 点滴：高浸透圧薬

> **処方例**
> 20％マンニトール注射液「YD」　300 ml　1回/日

4. トラベクレクトミー後の過剰濾過に対して

> **処方例**
> 圧迫眼帯　1回（日中のみ）/日

V. 薬物治療から手術への切り替え

　数日で薬物療法の効果がみられない，前房消失が改善されない場合は速やかに外科的治療を行う．

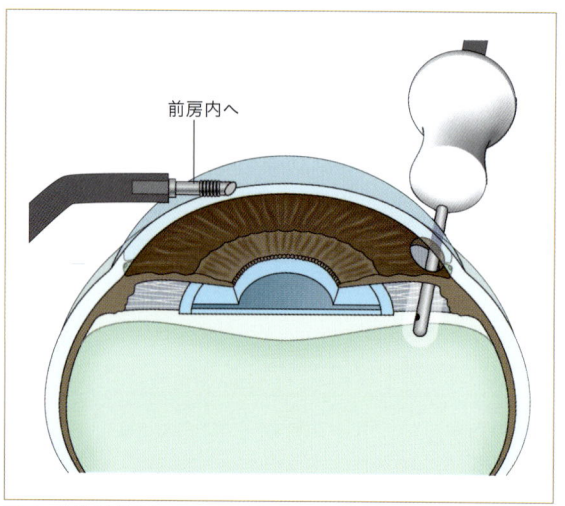

図5 角膜輪部からのトンネルテクニックによる硝子体切除術
(Lois N, Wong D, Groenewald C：New surgical approach in the management of pseudophakic malignant glaucoma. Ophthalmology 108：780-783, 2001 より)

VI. 手術

1. 後房から前房への房水路の確保

　有水晶体眼では水晶体摘出術(超音波水晶体乳化吸引術＋眼内レンズ挿入)を行い，IOL眼ではYAGレーザーによる後嚢切開および前部硝子体膜切開を試みる．

2. 根本的治療

　硝子体切除術を行う．硝子体切除術の方法に関してはさまざまな方法が報告されている．毛様体扁平部からの硝子体切除術において，圧迫による周辺の硝子体切除を行った場合には圧迫を用いない場合より眼圧下降が得られたとの報告がある．しかし，前房と後房の交通を作成した場合(再発0％)は作成しない場合(75％)と比べ再発率が圧倒的に少ないとの報告や，前眼部を灌流して，硝子体カッターにより角膜輪部から虹彩切除とともに硝子体切除を行うことにより十分な効果が得られるとの報告もあることを考えると，手術的な処置においては，硝子体の完全な除去ではなく硝子体腔と前房の交通が重要と考える．

VII. 予後

　悪性緑内障はさまざまなレベルによって，薬物治療や硝子体切除術が行われる．Debrpiwere Vらは，悪性緑内障にさまざまな治療を行った結果を報告している．この報告では，薬物治療で1〜692日後に100％，YAGレーザーカプスロトミーで29〜154日後に75％で再発を認めている．また，通常の硝子体切除術でも5〜24日後に75％，前部

硝子体切除術でも11〜17日後に66％で再発を認めている．しかし，トンネルテクニックと称する後房から前房への交通を作成することによって再発率は0％となっている（図5）．実際には軽度の浅前房を示す悪性緑内障および毛様体ブロックに対しては薬物治療やレーザー治療のみで軽快する症例も多く，保存的治療の適応も多いと考える．しかし，硝子体切除術を行う場合には，硝子体除去とともに前房と後房の交通を作成することが必要である．

参考文献

1) Hyams S：Angle-closure glaucoma A Comprehensive review of Primary and Secondary Angle-Closure Glaucoma. Kugler Amstelveen, 1990
2) 酒井　寛：毛様体脈絡膜剥離と悪性緑内障．あたらしい眼科 24：627-628, 2007
3) Shahid H, Salmon JF：Malignant Glaucoma：A Review of the Modern Literature. J Ophthalmol 2012852659
4) Debrouwere V, Stalmans P, Van Calster J, Spileers W, Zeyen T, Stalmans I：Graefes Arch Clin Exp Ophthalmol 250：131-41, 2012
5) Lois N, Wong D, Groenewald C：New surgical approach in the management of pseudophakic malignant glaucoma. Ophthalmology 108：780-783, 2001

〈川瀬和秀〉

IX 外傷性緑内障

外傷に起因する緑内障について，非穿孔性眼外傷によるものと穿孔性眼外傷によるものとに分けて解説する．

A 非穿孔性眼外傷

I. 概念・病態

　鈍的な外力が加わると眼球は変形し，眼内のさまざまな組織が傷害される．この際，① 瞳孔括約筋断裂(図1)，② 虹彩離断(図2)，③ 毛様体解離(図3)，④ 隅角離開(図4)，⑤ 線維柱帯解離(図5)，⑥ Zinn 小帯傷害(水晶体偏位)，⑦ 鋸状縁より後眼部の傷害(硝子体出血，網膜裂孔・剥離，網脈絡膜傷害，視神経傷害など)が発生し，傷害自体もしくはそれに伴う併発症により，眼圧の異常をきたす可能性がある．眼圧上昇は，受傷直後のみでなく受傷して数年～数年以上経過後にも起こる．

　受傷直後は，傷害および併発症のコンビネーションにより，低眼圧から高眼圧のどの状態にもなる可能性があり，低眼圧は毛様体解離，ぶどう膜炎(房水産生抑制)，網膜剥離，uveal effusion などが，高眼圧は出血などによる隅角閉鎖，線維柱帯浮腫，炎症，水晶体偏位などがそれぞれ原因となる．水晶体偏位による高眼圧では前房が浅くなることもあるが，中心前房深度が極端に浅い場合には悪性緑内障も念頭において，診断・治療を進める．一方，受傷して一定期間経過後の高眼圧の原因は，隅角離開自体ではなく線維柱帯解離後の線維柱帯の瘢痕形成が原因と考えられており，隅角離開が広範囲の場合や緑内障の素因をもつ眼に発症しやすい．この他，Zinn 小帯の傷害による水晶体偏位や，外傷により生じた網膜剥離により高眼圧をきたす場合もある．

　鈍的な外力のほか，アルカリ・酸による化学外傷，熱傷，放射線障害なども高眼圧の原因となり，化学外傷では，強膜・角膜の収縮や放出されたプロスタグランジンによると考えられている．

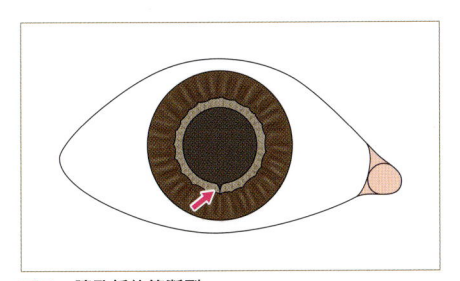

図1　瞳孔括約筋断裂
（図1～5：シェーマの矢印は病変を示す）

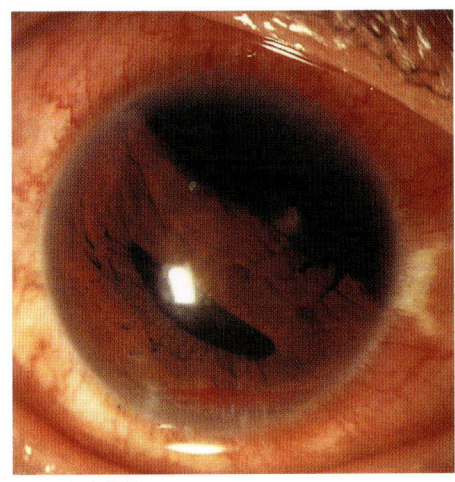

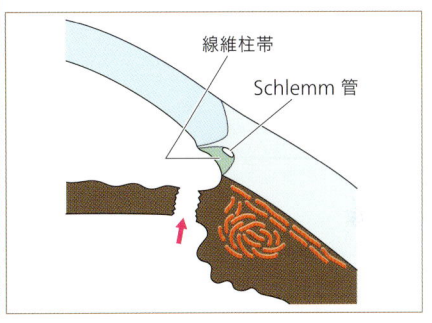

図2　虹彩離断
虹彩根部での離断と前房出血．（左写真　北澤克明編：隅角アトラス．隅角外傷による続発緑内障, p71. 医学書院, 1995より）

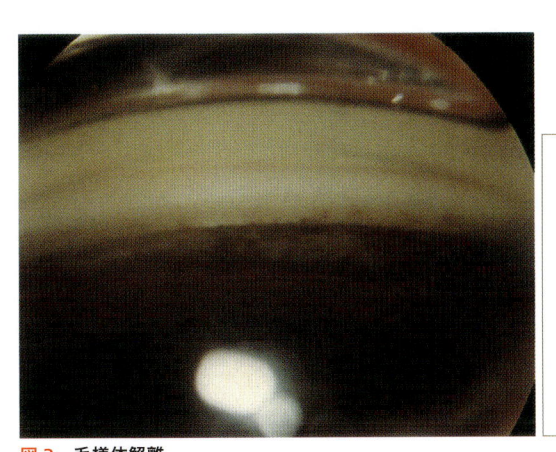

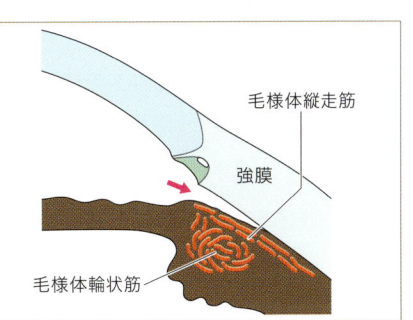

図3　毛様体解離
毛様体縦走筋・輪状筋が一体で強膜から離断：解離部は強膜の白色調．（左写真　北澤克明編：隅角アトラス．隅角外傷による続発緑内障, p71. 医学書院, 1995より）

　説明のつかない，とくに片眼性の眼圧上昇をみた場合，外傷も鑑別診断の1つとし，その既往およびそれを裏づける所見がないかを確認する．

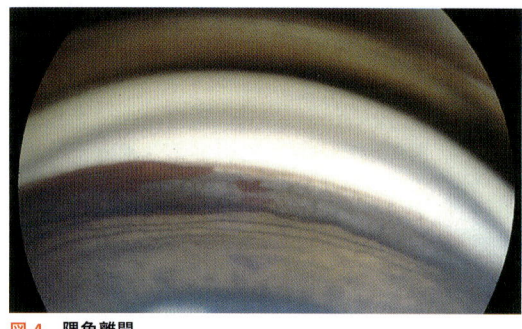

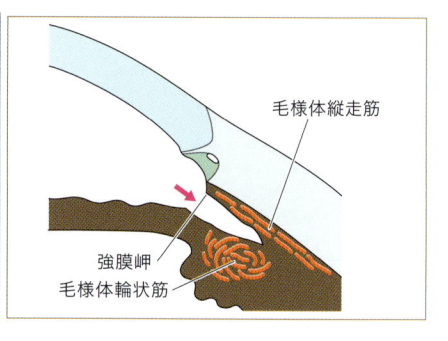

図4　隅角離開
毛様体縦走筋が強膜岬に付着したまま輪状筋との間で断裂：解離部は縦走筋の灰白色調．（左写真　北澤克明編：隅角アトラス．隅角外傷による続発緑内障，p71．医学書院，1995 より）

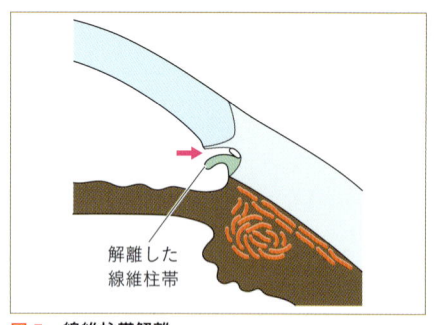

図5　線維柱帯解離

II.　診断

　受傷直後は，患者の精神的動揺・疼痛などや眼瞼・結膜浮腫，前房出血などにより詳細な検査が困難な場合もあるが，視機能の確認，前眼部・眼圧・眼底など必要な検査をできる限り行う．前眼部検査では，前房出血，炎症所見，瞳孔の状態などを観察する．隅角所見は，出血のため十分に観察できないことも少なくない．

　前房出血は受傷直後の高眼圧の主たる原因の1つで，虹彩離断や隅角離開などにより生じ，出血が吸収されるとそれらの所見が明らかとなる．受傷時の視力障害，高眼圧，眼痛などの原因となるが，再出血を起こさなければおおむね数日〜1週間以内で吸収され，症状も改善する．出血が消失した時点で視機能，隅角や水晶体の状態を含む前眼部〜眼底の検査をあらためて行い，外傷に伴う合併症の有無を再確認する．隅角所見として，隅角離開では，強膜岬〜虹彩根部の距離が広がり，その部分に強膜岬を支点とした灰白色の毛様体縦走筋が観察される．線維柱帯解離は隅角離開に伴って生じることが多く，高眼圧の原因は，それに伴う受傷時の線維柱帯の浮腫やその後の瘢痕形成とされる．隅角離開や線維柱帯解離は経過とともに修復され，受傷直後の明らかな所見は徐々にはっきりしなくなることもある．また，解離部位に周辺虹彩前癒着が生じる場合もある．炎症による高眼圧は炎症細胞，分解産物，蛋白などが線維柱帯を閉塞することが原因であるが，細隙灯顕微鏡検査による前房内の炎症所見の程度と眼圧は必ずしも相関しない．

　受傷して一定期間経過後の高眼圧は，眼外傷の既往と虹彩離断や隅角離開など，それを

示唆する所見があれば診断は容易であるが，所見が軽微で，子どもの頃の受傷や眼科を受診しなかった場合などでは診断が困難となる．広範囲の隅角離開では，非受傷の他眼と比較して前房が深くなり，虹彩振盪を認める場合もある．ボクシングの選手などで両眼性の場合もあるが，片眼のみの罹患が多く，他眼の隅角所見との比較が診断の助けとなる．また，水晶体偏位では，水晶体の位置による前房深度の変化などを参考に診断するが，水晶体の明らかな偏位を認めなくても白内障手術で初めてその存在が明らかになる場合もある．

III. 治療

保存治療が原則である．視神経乳頭所見に注意をはらいながら，まずは薬物療法により経過観察を行う．

1. 受傷直後の高眼圧

房水産生抑制薬（β遮断薬・炭酸脱水酵素阻害薬など）をはじめとした薬物により眼圧下降を図る．眼痛が強い場合，高張浸透圧薬の点滴や鎮痛薬の内服を行う．炎症に対してステロイド点眼を処方，瞳孔管理も大切である．

前房出血が吸収されるにしたがって眼圧は下降することが多く，それに伴い眼痛も軽減する．再出血は受傷時よりその程度が高度の場合もあり，高眼圧が持続したり，角膜染血症をきたしつつある状況では，観血的に前房内の凝血塊を摘除する．この場合，凝血塊は粘稠で前房内の組織に強く付着しているばかりでなく，それを剝離する際の再出血，Zinn小帯の傷害に伴う水晶体偏位や硝子体脱出をきたす可能性もあり，起こりうる併発症の発生を想定して手術に臨む．

2. 受傷一定期間経過後の高眼圧

原発開放隅角緑内障に準じて，まず点眼治療を行う．外傷の既往のある眼では，線維柱帯経由（主経路）の房水流出が傷害され，代わりにぶどう膜強膜流出路（副経路）経由の房水流出の割合が増加している可能性があるため，プロスタグランジン系点眼薬など副経路に作用する薬物の効果に影響が及ぶことも考えられる．レーザー線維柱帯形成術は，外傷性緑内障に対する有効性のエビデンスはないが，観血手術をする前に試みる価値はある．観血手術は濾過手術が第一選択であり，眼の状態によりインプラントの使用を考慮する．毛様体破壊手術は最終手段として施行する．また，水晶体偏位が原因の高眼圧では，まずはレーザー虹彩切開術を施行してもよいが，眼圧・視力などの経過をみながら根治的治療として水晶体再建術の実施を判断する．水晶体再建術では，Zinn小帯断裂により眼内レンズ移植が縫着になる可能性を念頭において手術に臨む．

B 穿孔性眼外傷

I. 概念・病態

　穿孔性眼外傷は，裂傷，飛入物，鈍的外傷などが原因となり，受傷直後は低眼圧となることが多い．高眼圧は創が閉鎖された後に起こり，受傷後早期には，炎症・出血・傷害された水晶体による隅角閉塞が主な原因となる．一方，一定期間経過後は，浅前房・前房消失時や炎症により生じた周辺虹彩前癒着，瞳孔ブロック(iris bombè)，線維柱帯傷害などが高眼圧の原因となる．また，眼球鉄症など，残留異物が原因となって高眼圧をきたすこともある．これらの状態が存在しても，毛様体での房水産生が低下していると，そのバランスですぐには高眼圧にならないこともあり，受傷後は経過観察を継続する．

　穿孔性眼外傷をみた場合，眼がさまざまな状態におかれており，適切な初期診断・治療やその後の経過観察が緑内障発生を含むその眼の予後を決めることを念頭において，診療に臨む．

II. 診断

　受傷直後に低眼圧の場合，穿孔の可能性を考慮して診断を進める(低眼圧でないことが穿孔を否定するものではない)．非穿孔性眼外傷の場合と同様，受傷直後は，患者の精神的動揺・疼痛などや眼瞼・結膜浮腫・前房出血などにより詳細な検査が困難な場合もあるが，できる限り視機能の確認，前眼部・眼圧・眼底など必要な検査を行う．眼底の透見が困難な場合は超音波Bモードを，異物の有無などを確認するために，頭部単純X線や頭部CTスキャンを施行する．頭部MRIは，金属などが飛入している場合には禁忌となるので，ルーチンには行わない．

　一定期間経過後の眼圧上昇では，閉塞などの隅角所見・水晶体偏位や残留異物の検索など，その原因をできる限り明らかにし，治療につなげる．

III. 治療

　穿孔創を閉鎖した後，異物の除去，陥頓した硝子体，ぶどう膜，網膜などの処置，傷害された水晶体の摘除など，手術によるできる限りの一時的治療を行い，眼球形状を回復させる．とくに，前房消失・浅前房は周辺虹彩前癒着の原因となるため，前房深度の保持が大切である．また，術後は，感染，cyclitic membraneなどの炎症対策，瞳孔管理などを行う．

　眼圧上昇に対しては，その原因に合わせた治療を行うが，隅角閉塞による眼圧上昇は薬物治療の効果に限界があり，眼圧コントロールが得られない場合，手術を選択する．観血手術は濾過手術が第一選択であるが，外傷による結膜などの瘢痕組織により手術手技・術後管理が難しく，眼圧コントロールに難渋する場合もある．インプラントは，角膜内皮細

胞や隅角の状態などを精査のうえ，適応を判断する．毛様体破壊手術は，非穿孔性眼外傷の場合と同様，最終手段として施行する．

C 予後

　高眼圧の程度・持続期間により，視機能の予後が決まる．いずれの緑内障においても，高眼圧は一定期間経過後に発生する可能性があるため，発見が遅れないよう，外傷による傷害回復後も引き続き経過観察を行う．トラベクレクトミーをはじめとする観血手術が奏功しない場合，視機能の予後は悪くなる．

参考文献

1) 北澤克明編集：隅角外傷による続発緑内障．隅角アトラス，pp68-71．医学書院，1995
2) 北澤克明監修：外傷性緑内障．緑内障，pp265-267．医学書院，2004
3) Ritch R, Shields MB, Krupin T：THE GLAUCOMAS Clinical Science Second Ed. Glaucoma Associated with Trauma. pp1259-1275, Mosby, 1996

（山上淳吉）

Topics

サイトメガロウイルス角膜内皮炎・虹彩炎における緑内障

❶ 緑内障の観点からのサイトメガロウイルス（CMV）角膜内皮炎・虹彩炎

2006年にサイトメガロウイルス（CMV）が原因の角膜内皮炎が報告されて以来，CMV角膜内皮炎・虹彩炎の特徴が次第に明らかになってきている．CMV角膜内皮炎・虹彩炎の大多数で眼圧上昇を伴うため，本項では緑内障の観点から本疾患を解説する．原因不明の前部ぶどう膜炎による難治性緑内障を見たとき，鑑別疾患の1つとしてCMV角膜内皮炎・虹彩炎を考慮するべきである．将来，病態解明がさらに進めば，「CMV緑内障」なる用語が使われるようになるかもしれない．

❷ Posner-Schlossman症候群とCMV角膜内皮炎・虹彩炎の類似性

Posner-Schlossman症候群とは，軽度の虹彩炎や微細な角膜後面沈着物を伴って，眼圧上昇の発作を起こす，原因不明の緑内障である．発作を反復し，非発作時には眼圧は正常であり，開放隅角である．このPosner-Schlossman症候群とCMV角膜内皮炎・虹彩炎の類似性が指摘されており，Posner-Schlossman症候群の約半数で前房水のポリメラーゼ連鎖反応（polymerase chain reaction：PCR）でCMVが陽性との報告がある．さらに当科におけるCMV角膜内皮炎・虹彩炎19例のうち半数以上でPosner-Schlossman症候群の診断の既往があった．また，Fuchs虹彩異色性虹彩毛様体炎もCMV角膜内皮炎・虹彩炎との臨床的な類似点が指摘されている．

❸ ステロイド点眼による悪循環

CMV角膜内皮炎・虹彩炎においてはACAID（anterior chamber-associated immune deviation）と呼ばれる前房内の免疫抑制環境がCMV再活性化に関与しており，self-limiting（自然軽快的）な一面をもつ．例えば，初期の発作は一時的にステロイド点眼で治まることが多い．しかし，発作を繰り返すうちに，ステロイド点眼継続による局所的免疫低下でCMVの感染が拡大し，次第に消炎不能，眼圧のコントロール不能という悪循環に至る．その結果，難治性緑内障として，緑内障専門外来などに紹介されることになる．ステロイド点眼以外にも，プロスタグランジン関連薬がCMVの再活性化に関与するという興味深い仮説もある．

❹ 治療

抗CMV薬の全身投与（ガンシクロビル静注やバルガンシクロビル内服），および局所投与（ガンシクロビル点眼）を行い，ステロイド点眼を併用する．消炎が得られればステロイドを漸減し，再燃予防にガンシクロビル点眼を長期投与する場合がある．これらの薬物治療により消炎と眼圧下降が得られることが多いが，緑内障手術が必要になる場合がある．もし水疱性角膜症に至れば，角膜移植が必要になる．現在，わが国で使用できる抗CMV薬は，CMV角膜内皮炎・虹彩炎に対して適応外使用となるため，適応拡大が望まれる．

❺ 症例

62歳女性，左CMV角膜内皮炎

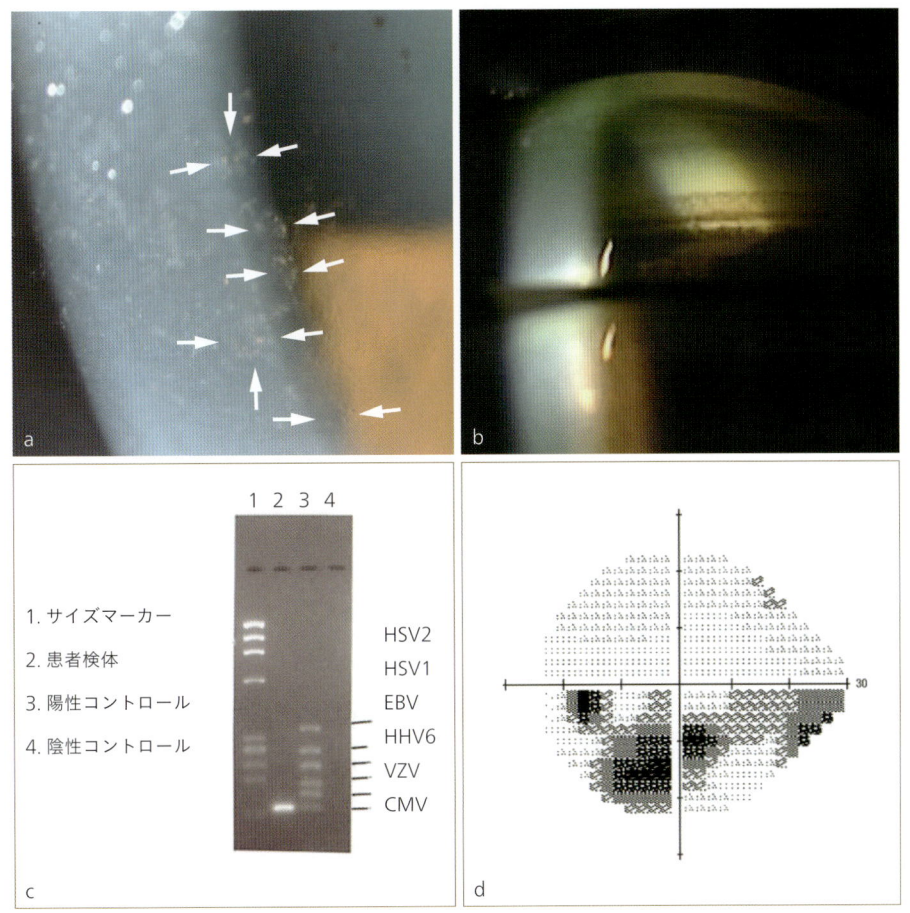

図1 62歳女性．左CMV角膜内皮炎
a：角膜内皮面にリング状に配列するコインリージョン（矢印）を多数認めた．コインリージョンは，生体共焦点顕微鏡でフクロウの目様の細胞（Owl's eye cell）として観察される．b：開放隅角であった．c：前房水のPCRにて，CMV陽性．HSVやVZVなどの他のヒトヘルペスウイルスは陰性．d：視野検査にて緑内障性視野障害を認める．

【現病歴】2008年より両眼の原発開放隅角緑内障に対して点眼加療を受けていたが，2013年より左眼の虹彩炎に伴う眼圧上昇が起こり，ベタメタゾン点眼を開始された．次第に消炎不能，眼圧コントロール不能となり，2014年に当科紹介となった．

【初診時所見（図1）】緑内障点眼4種とリンデロン0.1%点眼を使用して眼圧38 mmHg．角膜内皮細胞密度は2,155個/mm^2．角膜内皮面にコインリージョンを認めた．前房水のPCRにて，CMVが陽性で，HSVやVZVなどの他のヒトヘルペスウイルスは陰性であった．

【治療経過】バリキサ錠1,800 mg/日内服を開始したが，眼圧40 mmHg台が続いたため，全周sutureトラベクロトミーを施行した．術後6か月現在における眼圧は10 mmHgで消炎されている（0.5%ガンシクロビル点眼4回，0.1%フルオロメトロン点眼1回，エイゾプト1%点眼2回）．

参考文献

1) Koizumi N, Inatomi T, Suzuki T, et al：Clinical features and management of cytomegalovirus corneal endotheliitis：analysis of 106 cases from the Japan corneal endotheliitis study. Br J Ophthalmol 99：54-58, 2015
2) Chee SP, Jap A：Presumed fuchs heterochromic iridocyclitis and Posner-Schlossman syndrome：comparison of cytomegalovirus-positive and nega-

tive eyes. Am J Ophthalmol 146：883-889, 2008
3) Babu K, Murthy GJ：Cytomegalovirus anterior uveitis in immunocompetent individuals following topical prostaglandin analogues. J Ophthalmic Inflamm Infect 3：55, 2013
4) Shiraishi A, Hara Y, Takahashi M, et al：Demonstration of "owl's eye" morphology by confocal microscopy in a patient with presumed cytomegalovirus corneal endotheliitis. Am J Ophthalmol 143：715-717, 2007
5) Yokogawa H, Kobayashi A, Sugiyama K：Mapping of owl's eye cells by *in vivo* laser confocal microscopy in patients with cytomegalovirus corneal endotheliitis. Jpn J Ophthalmol 57：80-84, 2013

〈横川英明〉

第3章

薬物治療の実際

I 薬物治療の原則と方法論

　緑内障の治療は原則的に眼圧下降であり，方法論的には薬物治療と手術治療に分けられる．緑内障治療を受ける患者の大多数は薬物治療であり，手術治療は全体の緑内障患者数から考えるとごく一部に限られたものともいえる．薬物治療は現在たくさんの治療薬が市販されており，その選択肢は広いものとなっているが，薬剤の選択，切り替え，作用，副作用など考えなければならないこともたくさんあるのが現状である．緑内障による視神経障害および視野障害は，基本的には非可逆的に進行する．そして，患者の自覚なしに障害が徐々に進行するため，進行の判定を行い，個々の症例に適した治療薬を選択し，障害の進行阻止あるいは抑制を行い，患者のquality of visionを長期にわたって管理していくことが重要である．緑内障薬物治療は基本的に点眼薬であり，第一選択薬は眼圧下降効果に最も優れたプロスタグランジン関連薬であるが，作用機序や副作用を考慮して点眼薬の変更や追加を配合剤も含めて考えていく必要がある．また，どこまで薬物治療を行い，どこから手術治療を考慮するかも考えなければならない．点眼治療を続行するために重要なアドヒアランスの問題，それと関連して高齢患者に多くみられる認知症の問題，さらに患者の余命の問題など，さまざまな要素も考慮に入れて薬剤を選択していくことが必要であり，薬物治療は選択肢が広がったとはいえ，考えなければならないことも多くなっている．

I. 緑内障薬物治療の原則

　緑内障は進行性の網膜神経節細胞障害とそれに対応した視野異常が病態であるが，治療の原則はこの障害をできるだけ抑えることにある．緑内障による視神経障害の最大のrisk factorが眼圧であることは，過去に多数の疫学調査によるエビデンスが蓄積されている．
　Ocular Hypertension Treatment Study(OHTS)では，高眼圧患者をランダムに2群に分け，治療群(眼圧19.3±2.2 mmHg)と無治療群(23.9±2.9 mmHg)の視野進行経過を観察している．その結果原発開放隅角緑内障(primary open angle glaucoma：POAG)の発症率は5年後において治療群4.4％，無治療群9.5％となり，眼圧下降治療をしたほうが緑内障発症の確率が減ることが見いだされている．また，Early Manifest Glaucoma Trial(EMGT)でも，初期のPOAGに対して治療群と無治療群に分け，治療群の視野進行が抑制されているこ

とが示されている．また，Collaborative Normal Tension Glaucoma Study(CNTGS)では，眼圧 16 mmHg 前後の眼圧でも 30％の眼圧下降が視野進行抑制に有効であったという報告がなされている．

　これらの報告から，緑内障治療の原則が眼圧下降であることには十分なエビデンスがあり，この原則に基づいて治療を行うことが求められている．しかし日常臨床で実際の患者の治療方針を決める場合には，この疫学研究の結果の他にも考えなくてはならないことが多く存在する．疫学研究ではいろいろな条件をつけて，対象となる症例を選択している．例えば手術歴のある症例，緑内障以外の疾患をもっている症例などは調査対象から外して解析を行っている．これらは統計学的には妥当な方法であるが，実際の臨床の場では患者をそのようにして対象から外すわけにはいかない．したがって治療方針を決めるにあたっては，以前の手術の影響や緑内障以外の疾患の状況なども考慮に入れる必要がある．また，疫学研究の対象者はいろいろな意味で協力的な方が多いが，実際の臨床ではアドヒアランスが悪い患者，治療をすぐ中断してしまう患者など，さまざまな問題がある．あくまで疫学研究の結果は原則であり，実際には個々の症例の背景を考慮して治療方針を決めていかなければならない．

II. 治療計画

1. 無治療時眼圧測定

　緑内障診療ガイドラインにもある通り，薬物治療を開始するときには，緊急でない限りはベースラインの眼圧を把握することが必要である．そのためには無治療時に眼圧がどの程度であるかを把握することが望まれる．この眼圧が将来的に目標眼圧の設定や，治療薬の効果判定の基礎となるので，非常に重要である．緑内障は長期にわたって経過観察が必要な疾患であるので，ベースラインとしては眼圧に限らず，信頼性の高い視野，視神経所見も先々の治療効果判定の基礎となる．そして治療効果判定の結果によって治療方針の変更が必要となってくる．つまり薬物療法の場合は点眼薬の追加，変更につながることになる，重要なデータの元になるものである．

2. 目標眼圧

　ベースラインの眼圧からどの程度眼圧を下げれば視野の進行を防止できるか，その治療の基準になるのが目標眼圧であるが，実際に個々の症例において，具体的な眼圧の数値を確定することは困難である．1992 年に岩田らが提案した目標眼圧は緑内障の病期に応じて定めたもので，初期例は 19 mmHg，中期例は 16 mmHg，末期では 14 mmHg 以下に設定するとされた．視野が進行した例ほど，さらに進行する risk が高いことは，さまざまなランダム化比較試験でも指摘されていることなので，根拠のある考え方といえる．しかし，緑内障進行の risk はその他にもたくさんあり，それらも含めて目標眼圧を設定していく必要があると思われる．AIGS Consensus(Association of International Glaucoma Societies の基準)によると，目標眼圧は「IOP range at which the clinician judges that progressive

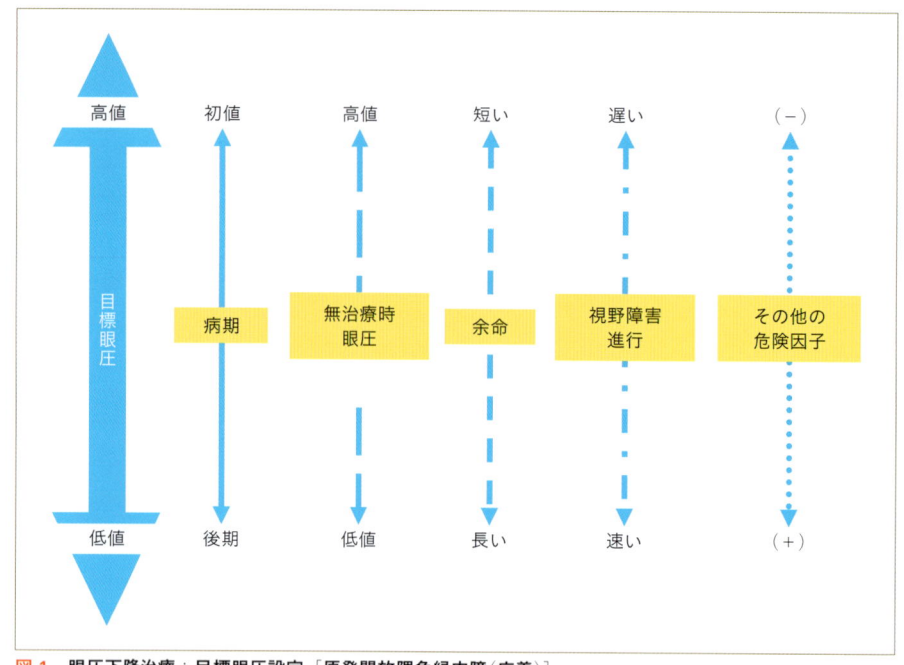

図1 眼圧下降治療：目標眼圧設定 ［原発開放隅角緑内障（広義）］
(日本緑内障学会緑内障診療ガイドライン作成委員会：緑内障診療ガイドライン第3版，2012より)

disease is unlikely affect the patient's quality of life.（視機能の進行が患者のquality of lifeに影響を与えない程度の眼圧）」と定義されており，具体的数値は設定していない．緑内障診療ガイドラインにも，視野障害の進行速度，患者の年齢，余命なども含めたさまざまなリスクファクターを鑑みて目標眼圧を設定することが推奨されている（図1）．

このように目標眼圧は絶対的な数値ではない．したがってある程度の経過観察を行って視野や視神経所見の進行が十分抑制できていないと判明した場合には，目標眼圧を修正していく必要がある．また，副作用などで点眼薬の継続に不快感を感じている患者で，進行がみられない例は，逆に現在の治療が適切であるか，過剰であるかも判断しなくてはならない．このように目標眼圧は，患者の経過を観察することによって，さまざまな案件を考慮して定期的に変更していく必要がある（図2）．

III. 薬物治療の概要

1. 点眼薬の動態

点眼薬1滴は通常25〜35 μLである．1日2回両眼に点眼するとすれば，1日に100〜140 μL消費することになる．この計算でいくと，5 mLの点眼液を消費するのに35〜50日かかることになる．すなわち5 mLの点眼液はきちんと点眼していれば1本で1か月強もつように作られているはずであるが（1日2回両眼の場合），実際の臨床では点眼がうまくいかずに，1回の点眼で数滴消費したりして，1か月1本では足りないと訴える患者，逆

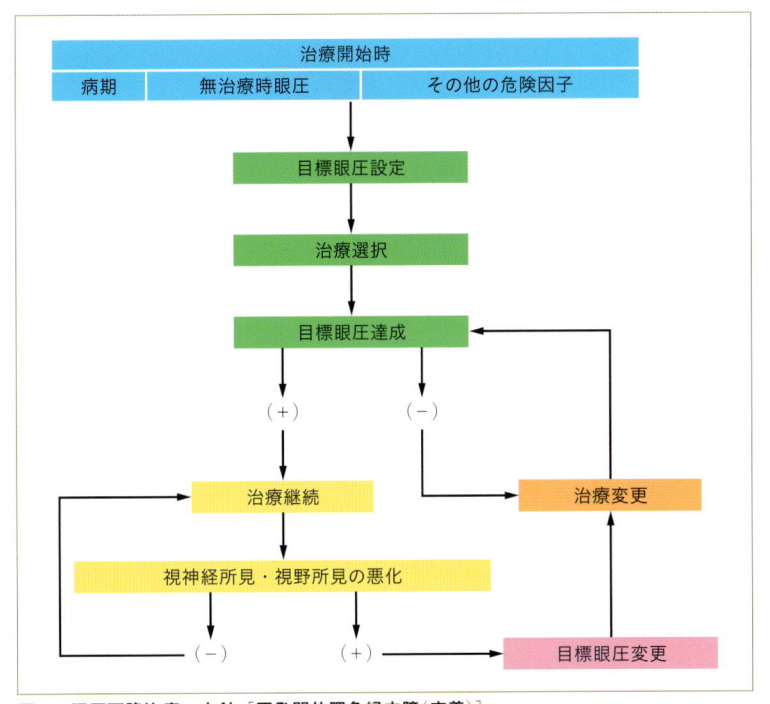

図2 眼圧下降治療：方針［原発開放隅角緑内障（広義）］
（日本緑内障学会緑内障診療ガイドライン作成委員会：緑内障診療ガイドライン第3版, 2012より）

にアドヒアランスが悪く，しばしば点眼し忘れているため，1本で数か月は大丈夫と訴える患者などが存在する．そのため，点眼薬を処方するにあたっては，患者の点眼薬消費状況にも注意する必要がある．

結膜嚢内には約7 μLの涙液が貯留しており，それが1分間に16%入れ替わるとされている．しかし，薬剤点眼直後にはその刺激によって涙液分泌が増強するので，結膜嚢内に存在する点眼薬物はおよそ5分間ほどの間にほぼ消失し，涙液に入れ替わってしまう．これが複数の薬物を点眼するためには，5分間間をおくように患者に指導する根拠となっている（図3）．

点眼した緑内障薬物は，ほとんどは涙液層から眼外へ運ばれ，角膜に取り込まれる薬物濃度は薬物によっても異なるが，点眼薬の濃度の1/100程度，さらにこれが前房内に到達する濃度は点眼薬の1/10,000程度と考えられている（図4）．このように，点眼薬は前房内に到達する時には濃度が非常に薄くなっているので，点眼薬の濃度はかなり濃く調整されている．このことがβ遮断薬点眼薬において全身合併症が無視できない要因の1つになっている．点眼薬の多くは鼻涙管から鼻腔へ排出されるため，鼻粘膜や消化管から全身に吸収される．結膜や強膜などから血中に入り，全身に吸収される場合もある．このため，点眼後数分間の閉瞼と涙嚢部圧迫が重要である（図5）．

2. 緑内障点眼薬の概要

現在，緑内障治療薬は8つの作用機序（コリン作動薬，アドレナリン作動薬，α_2作動薬，α遮

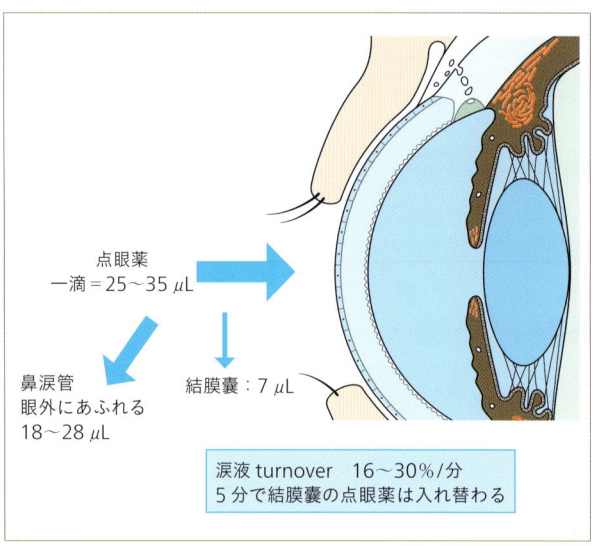

図3 点眼薬の量（点眼後）

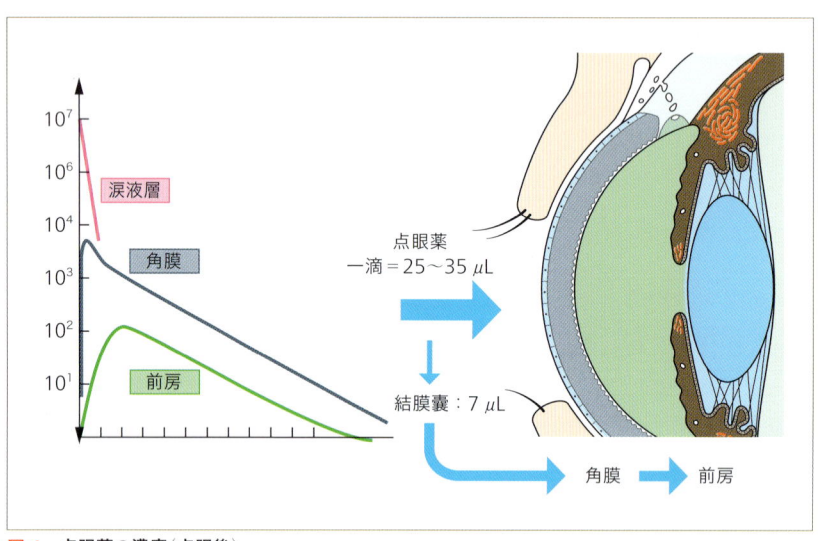

図4 点眼薬の濃度（点眼後）
（Maurice DM, Mishima S：Ocular Pharmacokinetics. In Pharmacology of the Eye. Sears ML ed, Springer-Verlag, 1984 より改変）

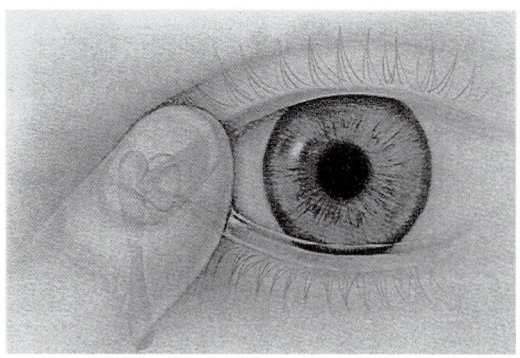

図5 涙嚢部圧迫，点眼後の閉瞼
点眼後の涙嚢部圧迫あるいは閉瞼で血中濃度は半分以下になる．

表1　緑内障治療薬の分類

作用機序		薬理作用	一般名	商品名
房水産生抑制		β遮断薬	マレイン酸チモロール	チモプトール®点眼液 0.25%/0.5%
			塩酸カルテオロール	ミケラン®点眼液 1%/2%
			塩酸ベタキソロール	ベトプティック®点眼液 0.5%
			ニプラジロール	ハイパジールコーワ®点眼液 0.25%
			塩酸レボブノロール	ミロル®点眼液 0.5%
		炭酸脱水酵素阻害薬	塩酸ドルゾラミド	トルソプト®点眼液 0.5%/1%
			ブリンゾラミド	エイゾプト®1%点眼液
房水流出促進		プロスタグランジン製剤	イソプロピルウノプロストン	レスキュラ®点眼液 0.12%
			ラタノプロスト	キサラタン®点眼液 0.005%
			トラボプロスト	トラバタンズ®点眼液 0.004%
			タフルプロスト	タプロス®点眼液 0.0015%
			ビマトプロスト	ルミガン点眼液 0.03%
		α遮断薬	塩酸ブナゾシン	デタントール®0.01%点眼液
	古典的流出路促進	コリン作動薬	塩酸ピロカルピン	サンピロ®0.5%/1%
		ROCK阻害薬	リパスジル塩酸塩	グラナテック®点眼液 0.4%
混合作用		アドレナリン作動薬	塩酸ジピベフリン	ピバレフリン®点眼液 0.04%/0.1%
		$α_2$刺激薬	ブリモニジン酒石酸塩	アイファガン®点眼液 0.1%
配合点眼液			ラタノプロスト 0.005% チモロールマレイン酸塩 0.5%	ザラカム®配合点眼液
			塩酸ドルゾラミド 1% チモロールマレイン酸塩 0.5%	コソプト®配合点眼液, コソプト®ミニ配合点眼液
			トラボプロスト 0.004% チモロールマレイン酸塩 0.5%	デュオトラバ®配合点眼液
			ブリンゾラミド 1% チモロールマレイン酸塩 0.5%	アゾルガ®配合懸濁性点眼液
			タフルプロスト 0.0015% チモロールマレイン酸塩 0.5%	タプコム®配合点眼液

断薬，β遮断薬，炭酸脱水酵素阻害薬，プロスタグランジン製剤，ROCK阻害薬）で17種類の点眼薬，さらに配合剤が5種類発売されている（表1）．我々が緑内障治療薬をチョイスする際には，この22種類もの点眼薬からさまざまな要素を考慮して選択していかなければならない．基本的には最も大事な要素は眼圧下降効果であるが，この点で現在プロスタグランジン関連薬がファーストチョイスになっている．しかし，プロスタグランジン関連薬にもいくつかの種類があり，作用，副作用が微妙に異なる場合もあるので，この点にも留意して薬剤を選択する必要がある．また，緑内障治療薬の中にはジェネリックが発売されている薬剤もあり，この数を入れるとさらに多くの種類から選択することになる．ジェネリックは基本的に主成分は同じであるが，添加物が異なるものもあり，これが差し心地を変え，患者のアドヒアランスに影響したり，薬剤の前房への透過性に影響して眼圧下降効果に影響するとの考えもある．さらに，緑内障は長期的に点眼薬を処方しなければならないので，患者の経済的な負担の面も考える必要がある．このように緑内障治療薬を選択するにあたっては，さまざまな要素を考えに入れる必要がある．

1) プロスタグランジン関連薬

　眼圧下降効果に優れ，全身的副作用の少ないこの種類の薬剤は，現在ではファーストチョイスの薬剤の地位を確立している．作用機序はぶどう膜強膜流出促進であるが，プロスタグランジン FP 受容体をノックアウトしたマウスでは，これらの薬剤の眼圧下降作用がみられないところから，この受容体を介して眼圧下降効果を示す薬剤であると考えられている．現在発売されているこの種類に属する点眼薬はイソプロピルウノプロストン，ラタノプロスト，トラボプロスト，タフルプロスト，ビマトプロストの 5 種類である．その中で，イソプロピルウノプロストンはプロストン系といわれ，他の 4 種類の薬剤（プロスト系）とは異なる種類の薬剤と考えられており，眼圧下降効果もプロスト系より若干劣るとされている．この薬剤は現在緑内障以外の疾患に対する適応が注目されている．プロスト系は統計学的にはほぼ同等の眼圧下降効果が得られるとされているが，ある薬剤では効果が少ない（ノンレスポンダーといわれている）症例でも他のプロスト系に切り替えることによって効果が出てくる例もある．

　全身副作用は少ないが，眼局所の副作用としては，結膜充血，眼刺激症状の他に虹彩，皮膚への色素沈着，睫毛の異常な伸長，上眼瞼溝深化(deepening of upper eyelid sulcus：DUES)などの特異的な副作用が報告されている．これらの副作用も同じプロスト系であっても異なる場合があり，異なる作用機序への薬剤変更より，プロスト系の中で変更が試されることも多い（図6）．また，虹彩炎やぶどう膜炎をもつ患者では炎症の再燃をきたすと考えられており，慎重な投与が望まれる．また角膜ヘルペスの既往のある患者では再燃のリスクが高まる可能性があるので，注意すべきである．

2) β遮断薬

　β遮断薬には，マレイン酸チモロール，塩酸カルテオロール，塩酸ベタキソロール，ニプラジロール，塩酸レボブノロールの 5 種類があり，プロスタグランジン関連薬が発売される前はファーストチョイスとして用いられていた薬剤である．その中でもマレイン酸チモロールは最も歴史が古く，配合剤に必ず含まれている薬剤である．この薬剤の作用機序は，房水産生抑制である．眼圧の日内変動は交感神経の活動に関係があると考えられており，そのためβ遮断薬は眼圧の日内変動で高値を示す時間帯では作用するが，低値の時間帯ではあまり効果がないことが知られている．現状では眼圧下降作用，使用感などから通常セカンドチョイスとして用いられることが多いが，この薬剤は全身副作用に注意する必要がある．

　β遮断点眼液は気管支喘息，またはその既往歴のある患者，気管支痙攣，重篤な慢性閉塞性肺疾患のある患者，およびコントロール不十分な心不全，洞性徐脈，房室ブロック（II，III度），心原性ショックのある患者，本剤の成分に対し過敏症の既往歴のある患者に対して禁忌となっている．添付文書による慎重投与事項としては，肺高血圧による右心不全のある患者，うっ血性心不全のある患者，糖尿病性ケトアシドーシスおよび代謝性アシドーシスのある患者となっている．また，コントロール不十分な糖尿病のある患者も低血糖症状をマスクすることがあるので血糖値に注意することとなっている．ベタキソロール

ビマトプロスト点眼時

ビマトプロストからラタノプロスト切り替え3か月後

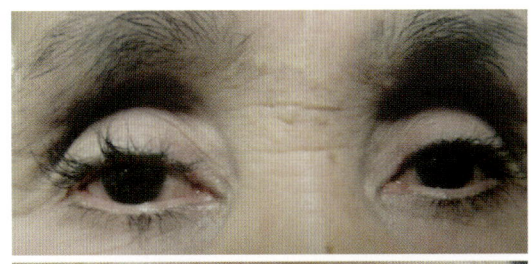

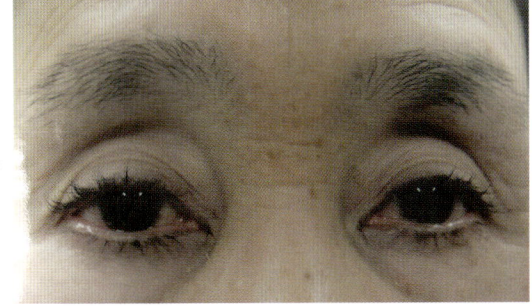

図6 DUES の例

は β_1 選択性であるので，気管支喘息患者に対して禁忌ではなく慎重投与となっている．このように，緑内障点眼薬剤の中では最も全身的な副作用に注意する必要のある薬剤である．点眼による死亡例の報告もある．また，他の内服薬との併用による副作用発現も考えなければならない．β遮断点眼薬との併用で注意すべき内服薬としては，レセルピン，内服β遮断薬（アテノロール，塩酸プロプラノロール，メトプロロールなど），ジギタリス製剤，キニジンなどがあるとされている．

3) α_2 刺激薬

現在ブリモニジン酒石酸塩とアプラクロニジン塩酸塩が市場に出ている．アプラクロニジンは，レーザー術後眼圧上昇防止として認められているが，通常の緑内障治療薬としては認められていない．α_2 受容体への選択性が低く，作用時間が短いためとされている．ブリモニジンは日本では比較的新しい薬剤である．房水産生抑制とぶどう膜強膜流出促進がその作用機序であると考えられている．最近の Low-pressure Glaucoma Treatment Study の論文で，ブリモニジン点眼群とチモロール点眼群と比較してみたところ，2群間で眼圧下降効果は変わらないが，視野の進行に有意の差があり，ブリモニジンに眼圧下降効果とは別に視野維持効果があるという結果が出ている．この論文に関しては，2群間で drop-out 数に差があるなど，結果に対する異論もある．しかし，この薬剤が眼圧下降以外の作用で緑内障の視野進行を抑制する効果がある可能性を示唆している．

4) 炭酸脱水酵素阻害薬

点眼薬として塩酸ドルゾラミドとブリンゾラミド，内服薬としてアセタゾラミドが発売されている．炭酸脱水酵素は生体内で二酸化炭素の水和，炭酸脱水の可逆的反応にあずかる酵素で，この薬剤は，毛様体突起無色素上皮細胞で炭酸脱水酵素を阻害し，重炭酸イオ

ンの生成を抑制することでNaイオンの能動輸送に影響し房水産生を抑制する．眼圧下降作用，使用感などからセカンドチョイスとして用いられることも多い．点眼直後に霧視を訴えることがある．また，内服薬としてのアセタゾラミドが内服投与あるいは経静脈投与で強力な眼圧下降作用を示す論文は1956年に発表されている．内服薬は全身副作用があるため，炭酸脱水酵素阻害薬を眼局所に投与することがアセタゾラミドの登場直後より研究課題となったが，臨床応用可能な点眼炭酸脱水酵素阻害薬・塩酸ドルゾラミド点眼液が開発され登場したのは40年後の1995年であった．点眼液の臨床開発上の最も大きな障害となったのは角膜透過性である．内服と点眼の優劣については研究が行われているが，基本的に内服と点眼に相加的な効果はないとされている．最近アセタゾラミドの静脈注射液を脳梗塞，もやもや病の患者に投与した際に重篤な副作用〔死亡例を含む〕を生じた例が日本脳外科学会などから報告されており，全身投与〔特に静脈注射〕の場合は副作用に注意が必要である．

5）コリン作動薬

点眼薬としてピロカルピンがβ遮断薬発売以前から使われており，歴史的には非常に古い緑内障治療薬である．ムスカリン受容体作動薬で，瞳孔を縮瞳させ毛様体筋を収縮させる作用がある．この薬剤の眼圧下降機序は，毛様体筋が収縮することによって線維柱帯が拡大し，古典的流出路といわれる線維柱帯からSchlemm管への流れが増強して眼圧を下げると考えられている．この薬剤は閉塞隅角緑内障によい適応があると考えられている．しかしこの薬剤は縮瞳することによって隅角が広がる効果もあるが，毛様体筋収縮は毛様体を前方に移動させる作用もあるので，前房を浅くする可能性もある．実際，ピロカルピン投与によって緑内障発作が誘発された例も報告されている．いずれにしてもさまざまな薬剤選択肢が増えてきた現在，作用時間が短く，1日3～5回の点眼が必要であること，眼圧下降効果はプロスタグランジン関連薬に比較して劣ること，さらに患者にとっては縮瞳による見えにくさの副作用があり，縮瞳が固定した場合は将来白内障の手術の際に不自由なことなどから，最近は余り使用されなくなっている．

6）ROCK阻害薬

Rhoキナーゼ(Rho-associated protein kinase：ROCK)阻害薬は，もっとも新しい緑内障治療薬で，日本で現在市販されているものはリパスジル塩酸塩である．ピロカルピン以来初めて古典的流出路(主経路)を増強する薬剤である．発売されてまだ時間がたっていないので，詳細な評価はこれからの話になると考えられる．

7）配合剤

緑内障治療薬は，1剤で効果が不十分な場合は薬剤の追加が検討される．上記のさまざまな薬剤を組み合わせて処方していくわけであるが，多数の薬剤を点眼していくことは患者の負担が大きく，点眼アドヒアランスが悪くなっていく可能性がある．点眼が適切に行われていなければ，薬剤の作用機序などを考えても無意味なことになってしまうので，この点は重要である．配合剤はプロスタグランジン関連薬とβ遮断薬，あるいは炭酸脱水

酵素阻害薬とβ遮断薬を組み合わせた薬剤である．表1に示すように現在は5種類の配合剤が発売されている．基本的には今までの薬剤を組み合わせたものなので新規の薬剤ではないが，アドヒアランスの改善が期待される．患者にとって1日1回点眼，2回点眼の薬剤を間違えずに正しく点眼し，しかも個々の点眼の間に5分間おくというのは大変な負担である．そこで，配合剤は多剤併用患者の点眼回数を減らし，負担を軽減する役割が期待されている．ただ，配合剤の成分を正しく理解し，同種の薬剤を併用しないように配慮することが必要である．

8）高張浸透圧剤

　緑内障薬物治療には点眼の他にも点滴療法がある．点滴治療に用いられる薬剤は，高張浸透圧剤で，血漿浸透圧を一時的に上昇させることによって血液と房水の浸透圧勾配を大きくし，房水を血液に移行させることによって眼圧を下げる薬剤である．しかし，腎機能が正常であれば血漿浸透圧は短時間で元に戻るので，眼圧下降効果も短時間しか作用しない．したがってこの薬剤は急性原発閉塞隅角緑内障や，続発緑内障で高度の眼圧上昇をきたした患者に対して，緊急的な処置として用いられる．

IV. 点眼指導

　とにかく緑内障患者の経過観察には，目標眼圧に向かって治療していくことが原則である．そのためにさまざまな眼圧下降薬を選択し，最大の眼圧下降効果を得られるように調整していくことが重要である．さらに薬剤の作用が不十分であると判断されたときには手術の選択肢も考えなければならない．同じ眼圧値であっても進行する例と進行しない例を経験するように，眼圧の絶対値にとらわれず，個々の症例に適した目標眼圧に向かって治療を進めていく．目標眼圧は経過観察とともに定期的に修正していく必要もあり，それに向かって薬剤の選択を行っていくことが薬物治療の原則である．

　しかし，薬物治療にはもう1つ大事な要素がある．それは，配合剤の項でも述べたように，患者への処方剤の数が増えると，患者のアドヒアランスが低下してしまうことに対する問題である．点眼薬は併用する薬剤の種類が増えるほどアドヒアランスが低下することが報告されている．せっかくさまざまな要素を考慮して緑内障治療薬を処方してもアドヒアランスが落ちて，患者が点眼しなくなってしまっては本末転倒になってしまう．この問題を解決するために重要なのは患者に対する点眼指導である．緑内障治療は，患者に「この点眼は効果がある」という実感に乏しい治療であるけれども生涯にわたって長期的に投与する必要のある薬剤である．したがって点眼医療に対する患者の理解と協力が非常に重要である．点眼前には，手を清潔にすること，点眼の時に容器の先がまぶたやまつ毛に触れないようにすること（図7），点眼は1滴で十分であることを理解してもらい，なるべく患者間での点眼処方量に差ができないように注意することも必要である．1か月に3本以上の点眼薬を処方しなければならない患者は，点眼のやり方に問題があると考える必要がある．また，点眼後は，しばらく眼を軽く閉じて目頭を押さえることを指導することによってβ遮断薬などによる全身副作用を減らすことができる（図5）．また，長期にわ

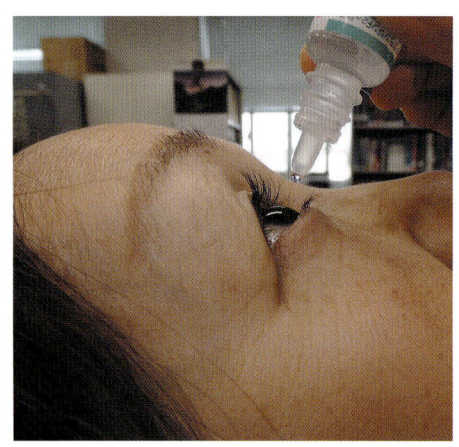

図7　患者が点眼するところを確認することも重要

たって処方していると，以前に処方されて有効期限が切れている点眼薬を使う患者もいるので，点眼薬の差し方に限らず，保管の仕方，管理など，さまざまな要素を含めた点眼指導が薬剤の効果を高める重要な要素になる．

　緑内障は非常に長期にわたって患者の経過観察を行う必要がある．薬物治療は緑内障治療の原則的治療であるが，その選択にあたっては薬物の作用，副作用ばかりではなく，さまざまな要素を考えて進めていく必要がある．そもそも，眼圧をどの程度下げればよいかという目標眼圧を設定し，それを定期的に見直していくことによって治療の目標について考えていくことが最初に必要なことである．さらに個々の薬剤の作用，副作用について知識を深めておくことはもちろん重要であるが，どのように薬剤を追加していくか，配合剤をどのように利用していくかを考えないといけない．そして，薬物治療がどの程度有効であるかを常に評価し，外科的治療が必要かどうかも考えていかねばならない．
　そして，さらに重要なのは患者にも治療の目標について理解していただき，患者と一緒になって薬物治療を進めていくために治療していることを常に意識して診療に取り組むことである．

参考文献

1) Kass MA, Heuer DK, Higginbotham EJ, et al：The Ocular Hypertension Treatment Study. A Randomized Trial Determines That Topical Ocular Hypotensive Medication Delays or Prevents the Onset of Primary Open-Angle Glaucoma. Arch Ophthalmol 120：701-713, 2002
2) Heijl A, Cristina M, Leske MC, et al：Reduction of Intraocular Pressure and Glaucoma Progression Results From the Early Manifest Glaucoma Trial. Arch Ophthalmol 120：1268-1279, 2002
3) Comparison of glaucomatous progression between untreated patients with normal-tension glaucoma and patients with therapeutically reduced intraocular pressures. Collaborative Normal-Tension Glaucoma Study Group. Am J Ophthalmol 126：487-497, 1998
4) Krupin T, Liebmann JM, Greenfield DS, et al：A Randomized Trial of Brimonidine Versus Timolol in Preserving Visual Function：Results From the Low-pressure Glaucoma Treatment Study. Am J Ophthalmol 151：671-681, 2011
5) Robin AL, Novack GD, Covert DW, et al：Adherence in glaucoma：objective measurements of once-daily and adjunctive medication use. Am J Ophthalmol 144：533-540, 2007

（吉冨健志）

II 片眼トライアルによる単剤治療の開始

I. 緑内障診療ガイドラインと片眼トライアル

　緑内障診療ガイドライン第3版(2012年5月発行)によると,「原発開放隅角緑内障の治療は薬物治療を第一選択とし,薬物治療は眼圧下降点眼薬の単剤療法から開始し,有効性が確認されない場合には他剤に変更し,有効性が十分でない場合には多剤併用(配合点眼薬を含む)を行う」とされている.また,「眼圧下降効果の確認には,可能であれば片眼投与による非点眼側との眼圧比較,あるいは無治療時,治療時の眼圧日内変動測定を行い,治療効果の安定性を確認する」と記載されている.さらに,治療総論には治療トライアルの項目が設けられ,より具体的に「薬物の効果には個人差があり,かつ眼圧には日々変動や日内変動がある.点眼薬の導入にあたって,できれば片眼に投与してその眼圧下降効果や副作用を判定(片眼トライアル)し,効果を確認の後,両眼に投与を開始することが望ましい.ただし,交感神経遮断薬では非投与眼にも若干の眼圧下降効果があるので評価の際には考慮する」との記述がある.

II. 眼圧下降薬の効果判定の必要性

　点眼薬の効果の強弱は,多数の被験者の平均眼圧下降値によって比較されるが,個々の症例での眼圧下降は平均値通りではない.つまり,多数の症例において眼圧下降効果の大きい薬剤が第一選択になるものの,個々の症例に実際に投与した際の眼圧下降が予想に反して小さい可能性がある.この代表例がプロスタグランジン関連薬(PG関連薬)に対するノンレスポンダーである.PG関連薬は眼圧下降作用が最も強い緑内障点眼薬のカテゴリーであり,今日の緑内障薬物療法の第一選択薬となっている.しかし,そのトップバッターであったラタノプロストについて眼圧下降作用の弱い症例(ノンレスポンダー)がまれではないことが報告されている.その頻度はノンレスポンダーの定義や対象症例によって異なるが,Ikedaらによるとラタノプロストに対するノンレスポンダー(眼圧下降率10%以下)は点眼開始後1年間の評価において開放隅角緑内障患者の20～30%であった.さらにベースライン眼圧が21 mmHgを超える場合にはノンレスポンダーは0%であったが,

15 mmHg 以下では 78％にみられたと報告している(Ikeda Y, 2006)．したがって，例えば眼圧のあまり高くない正常眼圧緑内障症例に眼圧下降薬を処方する場合，かなりの確率で眼圧下降が弱い可能性があるので，眼圧下降効果を評価せずに漫然と眼圧下降薬を投与し続けることは避けるべきである．

III. 眼圧変動が眼圧下降薬の効果判定に及ぼす影響

　点眼前後の眼圧変化には薬剤による真の眼圧下降に加えて日内変動や日々変動などさまざまな眼圧変動が含まれる．眼圧変動幅には個人差があるが，正常者の同一体位(仰臥位)での 24 時間変動幅は平均 4 mmHg 程度と報告されている(Liu JH, 1998)．しかし，緑内障患者ではさらに変動が大きく 10 mmHg を超える場合がある．例えば，正常眼圧緑内障に対する PG 関連薬単剤での眼圧下降率は平均 20％前後である(Cheng JW, 2009)．したがって，点眼前眼圧を 20 mmHg とすると期待できる眼圧下降は平均 4 mmHg 程度であり，これは眼圧日内変動幅と同程度である．つまり，点眼後に眼圧が 4 mmHg 下降してもすべて眼圧変動のみであって薬剤効果はないということがあり得る．このように，眼圧変動量は眼圧下降薬に対する薬剤反応量と比べて無視できない大きさであるために，真の眼圧下降量を知るには眼圧変動を補正する必要がある(図1)．

　有名な眼圧変動要因として"regression to the mean"と呼ばれるものがある．直訳すると，「変動は平均へ回帰する」という意味である．点眼を開始するタイミングは眼圧が通常よりも上昇した時であることが多い．このタイミングでは眼圧変動が高眼圧の方向に大きくなっている可能性があり，その場合には無治療でも眼圧はその後下降して平均レベルに戻る可能性が高いことを意味している．したがって，このタイミングで点眼を開始した場合，眼圧下降は点眼薬による効果＋眼圧変動(平均への回帰分)となって眼圧下降を過大評価してしまう可能性がある(図2)．"regression to the mean"は，点眼切り替え試験で眼圧下降効果が強く出たり，プラセボ点眼でも眼圧下降がみられる一因である．

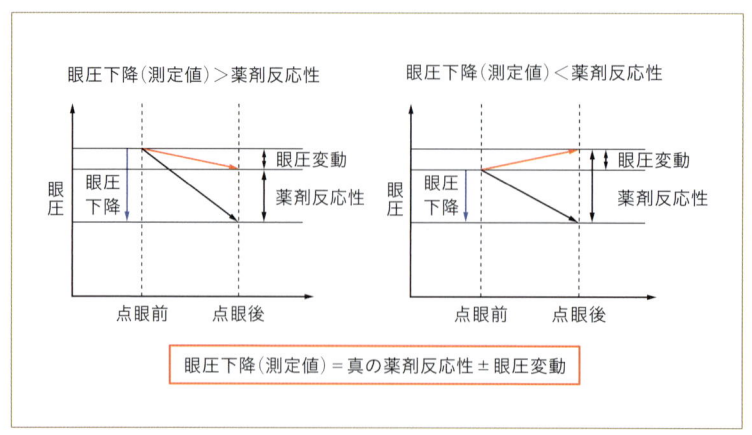

図1　眼圧変動による眼圧下降の修飾
眼圧下降(測定値)は真の薬剤反応性に眼圧変動が加わったものであり，真の薬剤反応性よりも大きいあるいは小さい可能性がある．

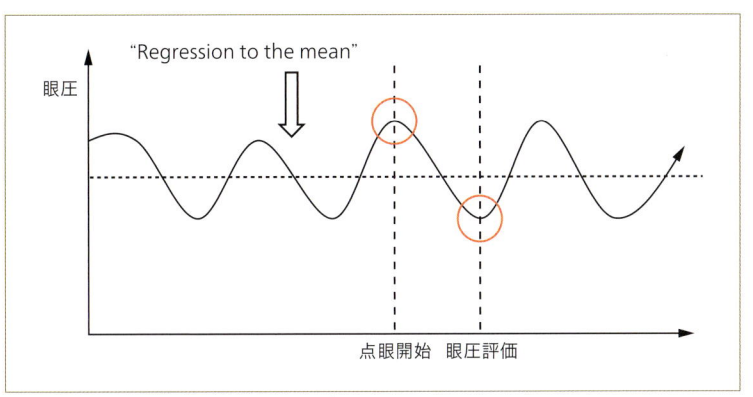

図2　眼圧変動と点眼開始のタイミング
眼圧変動は "regression to the mean" の変動様式を示すと考えられる．赤丸のポイントで眼圧下降効果を評価すれば，真の眼圧下降効果が0でも，「眼圧下降効果あり」と判定されてしまう．

IV. 片眼トライアルによる眼圧下降薬の効果判定と留意点

　そこで，眼圧変動の影響を除いて真の眼圧効果を知るための方法として片眼トライアルが提唱された．この方法では片眼に点眼薬を投与し，点眼前後の両眼の眼圧値を眼圧下降効果の評価に用いる．左右眼の眼圧変動が等しいと仮定し，非点眼側の眼圧変化量を眼圧変動とみなして，点眼側の眼圧変化量から差し引くことで真の眼圧下降効果を求めるものである（表1）．また，非点眼側との比較によって眼局所副作用の把握も容易となるという利点もある．

　片眼トライアルは原理的には有用な方法であるが，あらゆる臨床の場面で適用できるとは限らない．片眼トライアルが成立するには，いくつかの条件を満たす必要がある．まず，点眼開始前の両眼の眼圧レベルが同等である必要がある．両眼の眼圧が大きく異なる場合，眼圧変動幅も大きく異なる可能性があるからである．例えば，トライアル予定眼の眼圧が30 mmHgで他眼が15 mmHgである場合，通常眼圧変動幅は高眼圧であるほど大きいので，眼圧変動幅は前者のほうが大きいと予想される．したがって，片眼トライアルを行って非点眼側の眼圧変動を差し引いても補正が不十分となる．次に両眼の眼圧変動パターンが同様である必要がある．そもそも眼圧変動パターンが両眼で異なれば，他眼の眼圧変動分を差し引いてもトライアル眼の眼圧変動を補正したことにはならず，片眼トライアルを行う意味がない．したがって，これは片眼トライアル成立のための最も重要な条件である．両眼の眼圧変動が同一であれば，眼圧日内変動は両眼で一致するはずである．しかし，緑内障患者では，眼圧日内変動の非対称性が大きいと報告されている（Sit AJ, 2006）．したがって，厳密な意味では片眼トライアルを適用できる患者は少ないかもしれない．一方，点眼薬側の問題として，非点眼側にも眼圧下降が起こりうる薬剤（β遮断薬）では，非点眼側の眼圧変化には眼圧変動のみでなくある程度の薬剤効果が含まれる．したがって，このような薬剤では，片眼トライアルは眼圧下降効果を過小評価してしまう可能性があり不向きである．

表1 片眼トライアルの原理と成立条件

真の薬剤反応性＝眼圧下降（点眼側）－眼圧変動（非点眼側）
〈仮定〉眼圧変動：点眼側＝非点眼側

片眼トライアルの成立条件
1. トライアル開始時の両眼の眼圧が一致
2. 両眼の眼圧日内変動が一致
3. 点眼薬が非点眼側の眼圧に影響しない

　さらに，点眼薬の眼圧下降効果が両眼で同等であるかという点は片眼トライアルの有用性に影響する．例えば，片眼トライアルによって眼圧下降効果が大きいと判断された場合，次に非点眼側に点眼した場合にも同様の大きな効果があると期待される．これは，片眼トライアルによる他眼の眼圧下降効果の予測であり，眼圧下降効果が両眼で同等であることを前提としている．しかし，左右眼で眼圧下降効果が異なるとすれば，左右眼別々に片眼トライアルをする必要があるので，より煩雑となり臨床的には有用性が低くなる．

　片眼トライアルを行うには，以上のような前提条件を理解するとともに，眼圧変動の影響を最小限に抑える工夫が大切である．まず，眼圧日内変動を考慮してなるべく同一時刻に点眼前後の眼圧を測定する．また，眼圧変動には日内変動などの生理的な変動以外に眼圧測定に関する人為的な変動要因が含まれる．したがって，点眼前後および左右眼での眼圧測定条件をなるべく一定にすべきである．例えば，眼圧測定機器や測定者を同一とし，患者をリラックスさせ一定の状態で眼圧を測定するように配慮する．さらに，患者の点眼状況に問題がないか，アドヒアランスも含めて確認すべきである．

V. 片眼トライアルの有用性

　片眼トライアルの有用性については，緑内障診療ガイドラインのみならず多くの緑内障の教科書に記述されているが，それを否定する論文も多い．片眼トライアルを否定する第一の根拠として，緑内障眼での眼圧変動の非対称性があげられる．とくに，Realiniは一連の研究において，両眼同一治療継続下の緑内障眼では平均4 mmHg程度の眼圧変動の非対称性があること，片眼トライアルでの点眼スケジュール（ベースライン期，第1眼点眼期，両眼点眼期）において第1眼，第2眼それぞれの点眼前後での眼圧変化が相関しないこと，両眼同一点眼では各眼の点眼前後での眼圧変化が高い相関を示すこと，ラタノプロスト片眼トライアルの前向きランダム化盲検試験において非点眼側の眼圧変動による補正をしても補正しない場合と同程度に片眼トライアル時の眼圧下降は長期の眼圧下降との相関が弱いことを報告した．以上より，Realiniは片眼トライアルにおける非点眼側の眼圧変動による補正は僚眼や長期の眼圧下降の予測に役立たないとしている．また，Bhoradeらは，緑内障薬物治療における代表的な大規模多施設共同研究の1つであるOcular Hypertension Treatment Study（OHTSスタディ）に付随して行われた200例を超える多数例でのPG関連薬による点眼治療データを利用して，片眼トライアルの有用性を検証した．この研究では片眼トライアル（点眼直前vs. 1か月後）の前後各3回の点眼側の平均眼圧の差

をゴールドスタンダードとし，片眼トライアルにおける眼圧下降がゴールドスタンダードとどの程度相関するかを検討し，非点眼側による眼圧補正を行っても相関は改善しない（ともにピアソン相関係数 0.4 程度）と報告した．

　一方，King らは無治療の開放隅角緑内障あるいは高眼圧症の患者 30 例において前向きに片眼トライアルを行い，Bhorade らと同様に点眼開始前後複数回の平均眼圧の差（"真の"眼圧下降効果）に対する片眼トライアルでの眼圧下降（点眼開始前後各 1 回）の相関を検討し，非点眼側の眼圧変動で補正したほうが相関がよくなる，つまり片眼トライアルは有用であると報告した．Bhorade らの結果との相違の理由として，スタディデザインの違いをあげている．OHTS スタディでは片眼トライアル時に眼圧下降効果のみられた症例のみに両眼点眼を行っており，点眼効果の小さい症例が除外されている．このバイアスによって片眼トライアルの有用性が損なわれた可能性を指摘している．さらに，King らは片眼トライアルの点眼前眼圧として点眼開始直前ではなく，研究へのリクルート時の眼圧を使用している．リクルート時の眼圧は，その後の点眼開始前のベースライン眼圧より "regression to the mean" のぶんだけ高いので，片眼トライアルの眼圧下降幅が大きくなり，相関がよくなりやすいとしている．このように片眼トライアルの有用性については結論が出ておらず，さらなる検討が必要な状況であった．

VI. 正しい片眼トライアルのあり方

　Realini，Bhorade，King いずれの研究においても片眼トライアルにおける僚眼の眼圧変動による補正効果は点眼前後 1 回ずつの眼圧値から計算している．一方，ゴールドスタンダードあるいは真の眼圧下降効果は点眼側の点眼前後複数回の平均眼圧の差，つまり補正なしの眼圧値としている．しかし，点眼側のみの眼圧変化では眼圧変動の影響は除去できず，少なくともそれを "真の眼圧下降効果" とみなすことは不適当と思われる．我々は，健常者に対するラタノプロスト 1 週間点眼による片眼トライアルを右眼と左眼をそれぞれ点眼側として 2 か月以上間隔をあけて繰り返し，点眼前後 1 日ずつの日内平均眼圧値による眼圧下降効果を検討した．その結果，非点眼側による眼圧変動の補正を行っても左右眼の眼圧下降の相関は不良であった．一方，ベースライン眼圧の左右対称性はきわめて良好であったことから，非点眼側の眼圧変動による補正は点眼側の眼圧変動の補正と同等と考えられ，補正によって真の眼圧下降が得られるはずと考えられた．さらに，両眼点眼では左右眼の眼圧下降がきわめてよく相関したことから，健常人では左右眼の薬剤反応性および眼圧変動はともに対称性がきわめて良好と考えられた．したがって，時期を変えた左右眼それぞれの片眼トライアルにおける眼圧下降の不一致は，真の薬剤反応性の経時的変化（変動）を意味すると考えられた．

　そこで，我々は片眼トライアルで用いる点眼前後の眼圧測定回数を増やすことにより片眼トライアルによる眼圧下降効果の判定が改善するのではないかと考え，原発開放隅角緑内障あるいは高眼圧症患者において検証した．この研究ではベースライン期，第 1 眼ラタノプロスト点眼期，両眼点眼期のそれぞれで 2 回の眼圧値を使用した．その結果，点眼開始前後の眼圧下降は，僚眼の眼圧変化で補正しない場合は眼圧測定回数にかかわらず

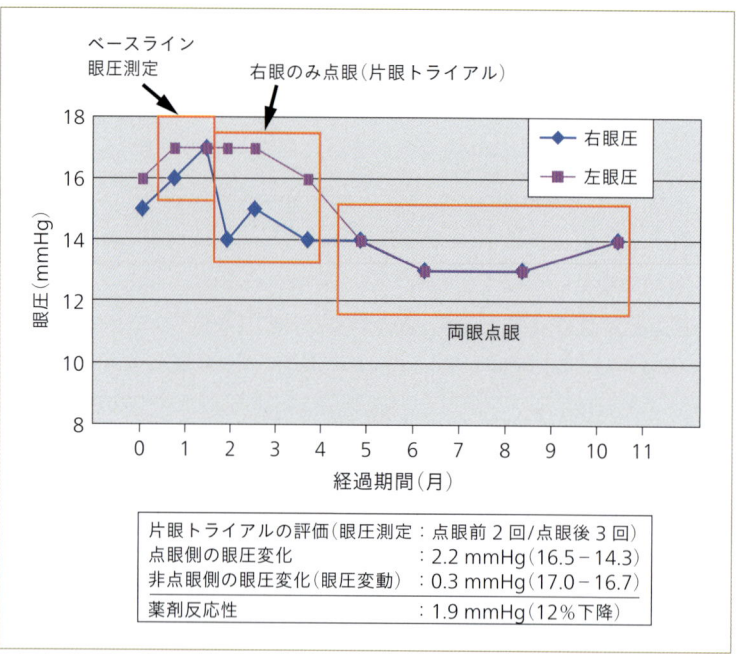

図3 片眼トライアルの実例
71歳女性．正常眼圧緑内障に対してラタノプロスト点眼開始．2回のベースライン眼圧と3回の片眼トライアル期の眼圧によって薬剤反応性を評価し，その後両眼点眼とした．

第1眼と第2眼で相関しなかったが，補正した場合は点眼後2回の平均眼圧を用いることにより左右眼の眼圧下降が有意に相関した．したがって，点眼前後それぞれ複数回の平均眼圧を用いることによって片眼トライアルの有用性が高まる，つまり真の眼圧下降効果に近づくことができると考えられる．このように，眼圧下降効果の評価のゴールドスタンダードは点眼前後複数回の平均眼圧を点眼側のみについて評価するのではなく，点眼前後複数回の平均眼圧を用いた片眼トライアルを行うことであると我々は考えている．我々の方法による片眼トライアルの実例を図3に示す．

参考文献

1) Realini TD：A prospective, randomized, investigator-masked evaluation of the monocular trial in ocular hypertension or open-angle glaucoma. Ophthalmology 116：1237-1242, 2009
2) Bhorade AM, Wilson BS, Gordon MO, et al：Ocular Hypertension Treatment Study Group. The utility of the monocular trial：data from the Ocular Hypertension Treatment Study. Ophthalmology 117：2047-2054, 2010
3) King AJ, Uppal S, Rotchford AP：Monocular trial of intraocular pressure-lowering medication：a prospective study. Ophthalmology 118：2190-2195, 2011
4) Takahashi M, Higashide T, Sakurai M, et al：Discrepancy of the intraocular pressure response between fellow eyes in one-eye trials versus bilateral treatment：verification with normal subjects. J Glaucoma 17：169-174, 2008
5) Wakabayashi Y, Higashide T, Sugiyama K：Improved prediction of fellow-eye response in one-eye trials using multiple intraocular pressure measurements. Jpn J Ophthalmol 55：480-485, 2011

〈東出朋巳〉

III 両眼トライアルによる薬効の直接比較

I. 緑内障治療薬の効果判定の難しさ

　プロスタグランジン関連薬（PG関連薬）はさまざまなタイプの緑内障に対し，優れた眼圧下降効果と少ない全身的な副作用で，現在緑内障治療の第一選択薬となっている．これまで異なるPG関連薬の眼圧下降の比較が報告されており，ラタノプロスト，トラボプロスト，タフルプロストは同等，ビマトプロストは前三者と同等からやや強く，ウノプロストンはやや劣るという報告が多いがその結果は一致していない．とくに日本人に多い正常眼圧緑内障に関してはほとんど報告がない（**表1**）．また，個々人に目を向けるとPG関連薬に対し反応が乏しい，いわゆるノンレスポンダーの存在が知られており，そのノンレスポンダーを除外するために，片眼トライアルといわれる片眼だけにPG関連薬を点眼し僚眼（無治療眼）との眼圧値の差で治療効果を比較する方法が推奨されている．ノンレスポンダーに対してはPG関連薬の中で治療薬を切り替えることが有効であると報告されている．しかし，真実の眼圧値，眼圧下降値とはどう考えればよいのか．点眼のアドヒアランスが遵守されていることは最低限としたうえで，その測定瞬間の眼圧値とは真の薬剤効果だけではなく，測定時の誤差やさまざまな変動が含まれた「眼圧変化」である．例えば，夏から冬にかけて眼圧は高くなる傾向にあり，冬から夏にかけては低くなる傾向にある季節変動，午前中は眼圧が高めで，午後は低くなる日内変動，さらに日々変動などの生理的な眼圧変動が考えられる．とくにこの生理的な眼圧変動は健常人よりも緑内障患者のほうが大きいといわれており，PG関連薬の緑内障患者への眼圧下降の評価は慎重に行われなければならない．また，被検者側だけではなく検者側の"測定のクセ"の関与も十分考えられる．そのような中では，薬剤効果の過大評価も過小評価もされうる（**図1**）．

　この章では，現在本邦で使用可能な4つのプロスト系PG関連薬の眼圧下降効果の比較を測定誤差の少ない比較方法として考えた「両眼トライアル」で行った自検データとして紹介し，またその方法がどのように臨床の現場で生かすことができるか述べたい．

表1 PG関連薬単剤使用のランダム化比較試験の meta-analyses

著者/年	PG関連薬の種類	試験数	期間(月)	眼圧下降効果(眼圧下降率または下降値)
Van der Valk/ 2005	Lat，Bim，Trav	28	1～6	Peak：Bim33% Lat31% Trav31% trough：Trav29% Bim28% Lat28%
Holmstrom/ 2005	Lat，Bim，Trav	42	0～6	Bim30.3% Trav28.7% Lat26.7%
Li/2006	Lat，Bim，Trav	12	0.5～12	Trav vs Bim＝0.08 mmHg, P＝0.8 Trav vs Lat＝－0.57 mmHg, P＝0.07
Denis/2007	Lat，Bim，Trav	9	0.5～12	Trav vs Lat＝－0.98 mmHg, P＝0.08 Bim vs Lat＝－1.04 mmHg, P＝0.06
Stewart/2008	Lat，Bim，Trav	11	1～2	Bim29% Trav27% Lat24%
Aptel/2008	Lat，Bim，Trav	8	1～6	Bim＞Trav(day time のみ)　Bim＞Lat　Trav＝Lat
Cheng/2008	Lat，Bim	13	1～6	Bim vs Lat　Bim＞Lat で朝の眼圧を下げる
Eyawo/2009	Lat，Bim，Trav	16	3～12	Trav vs Lat＝－0.24 mmHg, P＝0.45 Trav vs Bim＝0.88 mmHg, P＝0.02 Lat vs Bim＝0.73 mmHg, P＝0.02
Cheng/2009	Lat，Bim	15	1～2	Peak：Bim 21% Lat 20% trough：Bim 18% Lat 20%

Bim：ビマトプロスト，Trav：トラボプロスト，Lat：ラタノプロスト

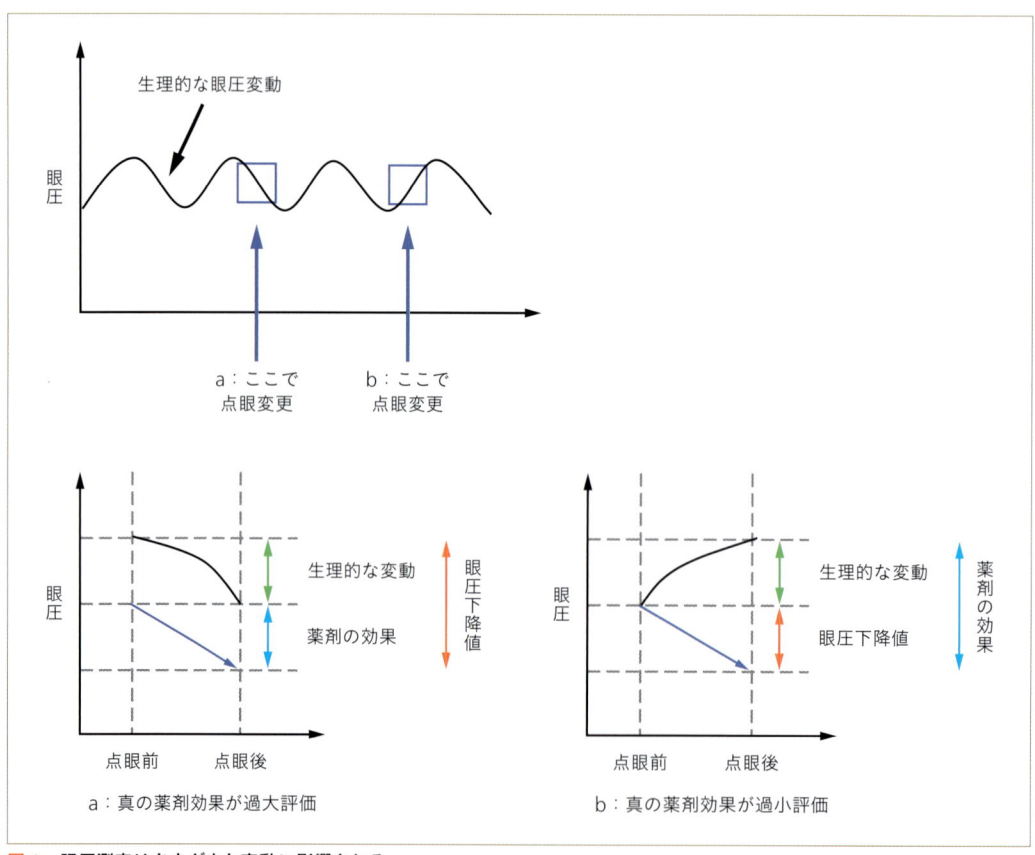

図1　眼圧測定はさまざまな変動に影響される

II. PG関連薬片眼トライアルに代わる両眼トライアルとは

　同一薬剤を用いた両眼点眼による眼圧変動は，健常人および緑内障患者ともに左右眼で対称性の眼圧変動であることが報告されている．したがって，もし異なるPG関連薬「A」「B」が同等の薬理効果をもつのであれば，「A」を片眼に点眼し，「B」を僚眼に点眼する両眼投与による個人の眼圧反応は同程度になるはずと考えた．そこで健常人に異なる4種のPG関連薬を両眼投与し「両眼トライアル」と名づけ，それが真の薬剤反応性を正しく評価できるかを薬剤間(左右眼)と被検者間(同側眼)で検討した．

　両眼トライアルの利点として，単純に薬剤効果を同一被検者内の左右差で比較できること，またクロスオーバー試験や片眼トライアルと比べ，半分以下の期間，半分の眼圧測定日数で施行できることがあげられる．これは先にあげた生理的な眼圧変動，眼圧測定に関連する変動，そして点眼コンプライアンスによる眼圧下降への影響をより少なくできると考える．また健常人を被検者としPG関連薬を用いた検討は，より正確に真の薬剤効果がわかると考えられた．それは両眼に点眼し効果の比較をする場合，左右眼の眼圧変動の対称性が高くなければならないが，健常人も緑内障患者も対称性は高く，健常人のほうがより高いということ，PG関連薬は正常眼圧レベルでも強い眼圧下降効果があるということ，またβ遮断薬のように僚眼にも薬効が影響するような点眼薬では評価できないが，僚眼に影響のないPG関連薬なので問題なく評価できるということがあげられる．

1. 対象と方法

　対象の選択基準は，①試験期間前の眼圧値が両眼ともに18 mmHg以下，②日中平均眼圧値の左右差が2 mmHg以下，③眼疾患を有さない，コンタクトレンズ非装用の健常人とした．眼圧測定は点眼開始日と7日後，14日後の午前9時，午後1時，午後5時にゴールドマン圧平眼圧計でマスクされた同一検者が測定した．各PG関連薬は検者に対しマスクされた状態で，被検者ごとに無作為に左右眼どちらに点眼するか決定し，点眼開始日の午後5時の眼圧測定後ラベルが剥がされた状態で渡され，午後9時より1日1回，2週間点眼した．点眼開始7日後，14日後に点眼開始日と同様に日中眼圧を3回測定した．眼圧下降値，左右眼(PG関連薬間)の比較，同PG関連薬の点眼7日後と14日後の比較(個人間)を検討した．まずstudy 1として0.005％ラタノプロストと0.004％トラボプロストの両眼トライアル(n=24)を，次にstudy 2として0.005％ラタノプロストと0.0015％タフルプロストの両眼トライアル(n=21)を，最後にstudy 3として0.005％ラタノプロストと0.03％ビマトプロストの両眼トライアルを行った．各study間は2か月以上のwash out期間をおいた．19例38眼(32.9±5.6歳)がすべての試験に参加した．

2. 結果

　各測定時間の眼圧下降値の平均(日中平均眼圧下降値)を表2に示す．study 1ラタノプロストとトラボプロストの比較では，日中平均眼圧値は点眼開始前に比べ，点眼開始7日後，14日後は両剤ともに有意な眼圧下降を示した．7日後，14日後ともに両PG関連薬間には日中平均眼圧下降値に有意差はなく，また有意に相関(7日後 r=0.83　r^2=0.69　P<

表2 各studyの日中平均眼圧下降値の比較

		7日後			14日後		
		mean±SD (mmHg)	95% CI (mmHg)	P値	mean±SD (mmHg)	95% CI (mmHg)	P値
Study 1	Trav.	3.1±1.3	2.5 to 3.6	<0.001	3.5±1.3	3.0 to 4.1	<0.001
	Lat.	3.2±1.4	2.6 to 3.8	<0.001	3.4±1.4	2.8 to 4.0	<0.001
	Trav.−Lat.	−0.13±0.79	−0.46 to 0.20	0.42	0.12±0.63	−0.15 to 0.39	0.37
Study 2	Taf.	2.8±1.2	2.2 to 3.3	<0.001	2.6±1.3	2.0 to 3.2	<0.001
	Lat.	2.7±1.1	2.2 to 3.2	<0.001	2.4±1.2	1.9 to 3.0	<0.001
	Taf.−Lat.	0.079±0.65	−0.22 to 0.38	0.58	0.13±0.56	−0.12 to 0.39	0.28
Study 3	Bim.	3.3±1.4	2.7 to 4.0	<0.001	3.7±1.5	3.0 to 4.5	<0.001
	Lat.	2.7±1.5	2.0 to 3.4	<0.001	2.8±1.5	2.0 to 3.5	<0.001
	Bim.−Lat.	0.59±1.0	0.089 to 1.1	0.023	0.99±1.5	0.26 to 1.7	0.011

mean±SD(standard deviation)：平均±標準偏差，CI confidence interval：信頼区間
Trav.：トラボプロスト，Lat.：ラタノプロスト，Taf.：タフルプロスト，Bim.：ビマトプロスト

0.001，14日後 r=0.90　r²=0.81　P<0.001) していた(図2a)．また，両PG関連薬ともに7日後と14日後の日中平均眼圧下降値は有意に相関(ラタノプロスト r=0.64　r²=0.41　P=0.01，トラボプロスト r=0.76　r²=0.57　P<0.001) していた．study 2 ラタノプロストとタフルプロストの比較では日中平均眼圧値は点眼開始前に比べ，点眼開始7日後，14日後は両剤ともに有意な眼圧下降を示した．7日後，14日後ともに両PG関連薬間には日中平均眼圧下降値に有意差はなく，また有意に相関(7日後 r=0.84　r²=0.71　P<0.001，14日後 r=0.90　r²=0.82　P<0.001) していた(図2b)．両PG関連薬ともに7日後と14日後の日中平均眼圧下降値は有意に相関(ラタノプロスト r=0.70　r²=0.49　P<0.001，タフルプロスト r=0.83　r²=0.69　P<0.001) していた．study 3 ラタノプロストとビマトプロストの比較では日中平均眼圧値は点眼開始前に比べ，点眼開始7日後，14日後は両剤ともに有意な眼圧下降を示した．7日後，14日後ともにビマトプロストがラタノプロストより日中平均眼圧下降値は有意に大きかった(P<0.001)．また両PG関連薬間は有意に相関していたが他のstudyに比べ弱かった(7日後 r=0.74　r²=0.54　P<0.001，14日後 r=0.50　r²=0.25　P=0.029，図2c)．両PG関連薬ともに7日後と14日後の日中平均眼圧下降値は有意に相関(ラタノプロスト r=0.60　r²=0.37　P=0.006，ビマトプロスト r=0.56　r²=0.32　P=0.012) していた．

　このように2つの異なるPG関連薬を両眼に点眼し比較することで，眼圧下降効果はラタノプロスト，トラボプロスト，タフルプロストは同等，ビマトプロストはより強いことがわかり，またラタノプロストとトラボプロスト，ラタノプロストとタフルプロストの間には点眼14日後の眼圧下降値に強い相関があったが，ラタノプロストとビマトプロストの間では相関が弱いことがわかった．これはPG関連薬の眼圧下降のメカニズムはFP受容体を介して行われるが，ビマトプロストはプロスタマイド受容体といわれるFPとその選択的スプライシングバリアント(altFP)で構成される受容体を介するため，他のPG関連薬とは異なる薬理活性をもっているのかもしれない．以上より，日々の診療ではPG関連薬を切り替える場合，前者3つ内で切り替えるよりビマトプロストに切り替えること，またはビマトプロストから前者3つに切り替えることが意義のある変更だと考えられた．また，診察時には個々人を診ているわけで，片眼トライアルだけではなく両眼トライアル

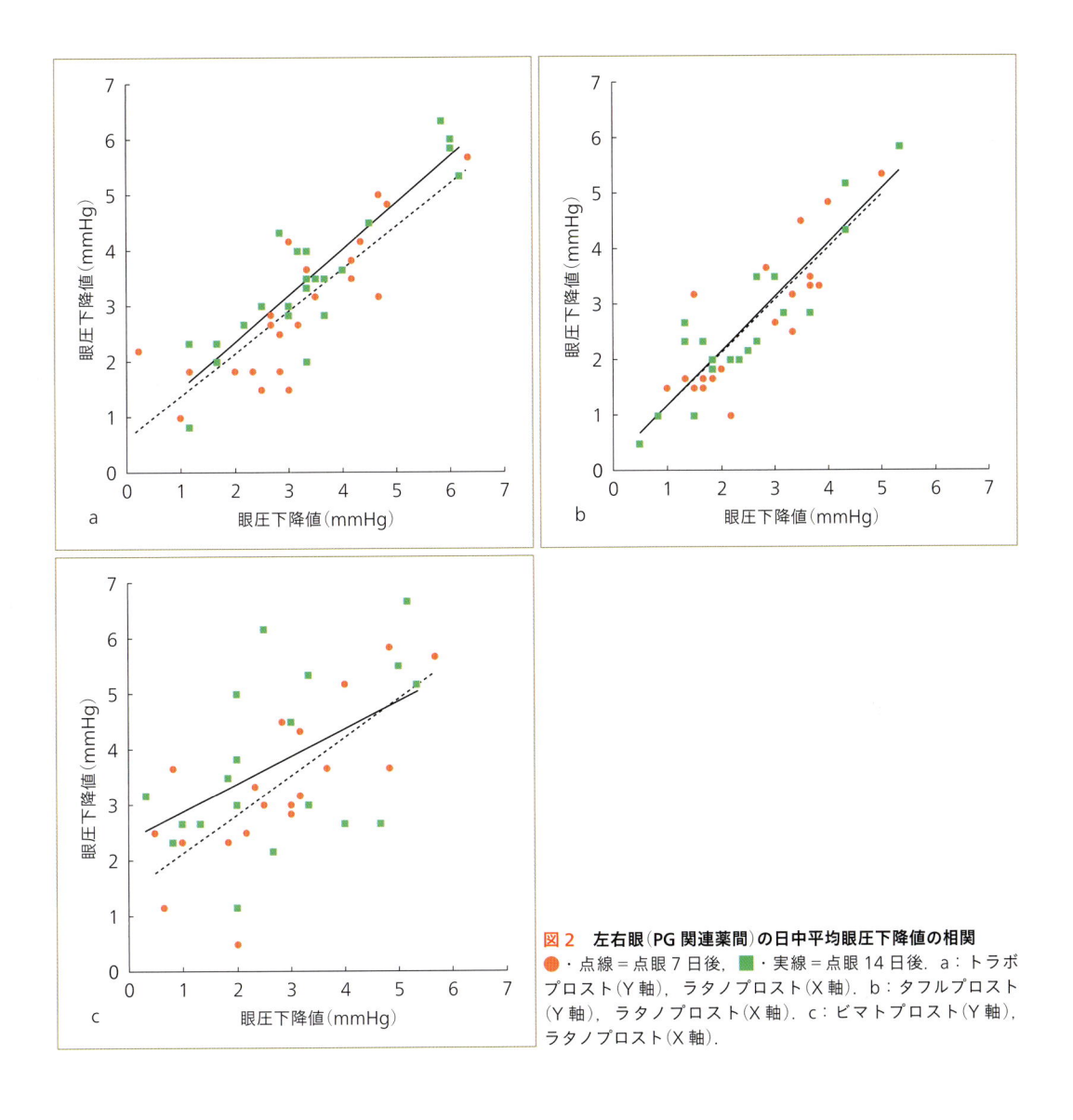

図2 左右眼（PG関連薬間）の日中平均眼圧下降値の相関
●・点線＝点眼7日後，■・実線＝点眼14日後．a：トラボプロスト（Y軸），ラタノプロスト（X軸）．b：タフルプロスト（Y軸），ラタノプロスト（X軸）．c：ビマトプロスト（Y軸），ラタノプロスト（X軸）．

することで，どのPG関連薬がその個人に最適か検討でき有意義であると考えられた．さらにこの両眼トライアルを日々の診療に役立てるために個々人のPG関連薬に対する薬剤反応を検討した．

III. やはり薬剤反応性は変動する

3つすべてのstudyに参加した被験者（n＝19）の眼圧データを検討した．点眼14日後の日中平均眼圧下降率が10％以下の症例を「ノンレスポンダー」と定義したところ，19名の被験者のうち4名が少なくとも1つのstudyでラタノプロストのノンレスポンダーとなった．しかしながらすべてのstudyでラタノプロストのノンレスポンダーとされた被験者はいなかった（表3）．またラタノプロスト投与眼をstudy間で比較すると，日中平均眼圧下降値の相関はstudy 1-2間でr＝0.24　P＝0.32，study 2-3間でr＝0.35　P＝0.14，

表3 ラタノプロスト点眼側において少なくとも1つのstudyで点眼14日後に眼圧下降率10%以下だった症例の検討

症例1	点眼側	日中平均眼圧（mmHg）			症例2	点眼側	日中平均眼圧（mmHg）		
		点眼前眼圧	点眼14日後眼圧	眼圧下降値			点眼前眼圧	点眼14日後眼圧	眼圧下降値
Study 1	右	12.7	8.7	4.0 (31.6%)	Study 1	左	10.7	9.0	1.7 (15.6%)
Study 2	右	12.5	11.7	0.8 (6.6%)	Study 2	左	10.3	9.8	0.5 (4.7%)
Study 3	右	14.0	13.2	0.8 (6.0%)	Study 3	右	13.0	11.0	2.0 (15.4%)
			平均	1.9 (14.7%)				平均	1.4 (11.9%)
			最大−最小	3.2 (25.6%)				最大−最小	1.5 (10.9%)

症例3	点眼側	日中平均眼圧（mmHg）			症例4	点眼側	日中平均眼圧（mmHg）		
		点眼前眼圧	点眼14日後眼圧	眼圧下降値			点眼前眼圧	点眼14日後眼圧	眼圧下降値
Study 1	左	13.0	10.2	2.8 (21.8%)	Study 1	左	11.5	8.0	3.5 (30.4%)
Study 2	右	13.0	11.7	1.3 (10.3%)	Study 2	左	14.7	10.3	4.4 (29.6%)
Study 3	左	13.7	13.3	0.4 (2.4%)	Study 3	右	11.3	10.3	1.0 (8.8%)
			平均	1.5 (11.5%)				平均	3.0 (22.9%)
			最大−最小	2.4 (19.4%)				最大−最小	3.4 (21.6%)

study 1−3間で r=0.31 P=0.19 とどのstudy間の比較でも有意ではなかった．同症例に対し同薬剤を使用しても真の眼圧下降力は変動した．つまり，ラタノプロスト本来の薬理学的効果が日によって変化している可能性も考えられる．したがって短期間のPG関連薬投与（点眼前後1回ずつ程度の眼圧測定）では「効く」ということも「効かない」ということもいい難く，ましてや片眼トライアルにおける反対眼に同じ薬剤を投与した際の眼圧反応の予測やノンレスポンダーを見分けるには不十分である可能性が示唆された．

IV. 実際の診療におけるPG関連薬両眼トライアル

　我々のstudyではラタノプロストが入手できるPG関連薬の中で最初に市販された薬剤であるため対照薬として選択した．患者個人に則したテーラーメード治療という意味で理想的にはすべてのPG関連薬で検討が行われるべきではあるが（もしかしたらハイレスポンダーも存在するかもしれない）後発品も含めると非常に多くの組み合わせになってしまう．薬剤の選択は施設ごとに可能なものを選択すればよいであろう．まず，大体の来院時間を決めてもらい複数回のベースライン眼圧を測定する．次に2種類のPG関連薬を処方し，医師にはマスクされる形でコメディカルに左右眼どちらかの眼にどちらか一方のPG関連薬を点眼するよう患者に指導してもらう．患者のアドヒアランスが高い場合は，自身で点眼側を決めてもらうと（クイズのようになり）さらにアドヒアランスは上がるであろう．高齢者など理解が難しい場合は医師側で点眼側を決定したほうがよい場合もあると思われる．点眼開始数週間から1か月後にベースライン眼圧測定時と同様の時間帯に複数回来院してもらい点眼後の眼圧を測定し平均的な眼圧下降を判定する．当科の過去の報告では，点眼開始後5回来院した平均眼圧の眼圧下降と1回，2から5回の平均眼圧の眼圧下降の比較では，2回目までの平均で5回平均の眼圧下降値と相関が高くなる．したがって点眼開始

前後は，2回の来院で眼圧下降効果が検討できると考えられる．その後ベースライン眼圧からの眼圧下降効果をみて，どちらのPG関連薬でもよいのか，一方を選択するのかを検討する．とくに片眼トライアル後のPG関連薬スイッチング時に片眼→片眼トライアルではなく両眼トライアルも1つの方法として提言したい．

V. 両眼トライアルによる薬剤評価の注意点

　両眼トライアルによる薬剤の効果判定を導入するにあたり注意点もある．第1に両眼のベースライン眼圧とその変動が同程度でなければならない．無治療時のベースライン眼圧を確定することは非常に重要であり，左右差の大きな場合は片眼トライアル同様に組み入れることができない．第2に投与する薬剤は僚眼に対して影響するものであってはならない．この点においてPG関連薬は適切だがβ遮断薬などは適切ではない．第3に従来の片眼トライアルが推奨される理由は，治療を受けた眼の眼圧変化から治療を受けていない眼(対照眼)の眼圧変化を差し引くことで，その眼圧測定時点の生理的眼圧変動を除いた薬理学的な部分の眼圧下降効果を明らかにできるからであるが，両眼トライアルでは無治療の対照眼が設定できず，真の眼圧下降力はわからないということがあげられる．

　PG関連薬の両眼トライアルにて各個人における眼圧下降効果を直接比較することができる．薬剤選択において片眼トライアルによる効果判定が推奨されるが，より進行した症例など，比較的早急な薬剤選択が迫られる場合や片眼トライアル後のPG関連薬スイッチング時には両眼トライアルにて薬剤を選択することを提言したい．

参考文献

1) Kawaguchi I, Higashide T, Ohkubo S, et al：Comparison of efficacy of four prostaglandin analogues by bilateral treatment in healthy subjects. Jpn J Ophthalmol 56：346-353, 2012
2) Lee AJ, McCluskey P：Clinical utility and differential effects of prostaglandin analogs in the management of raised intraocular pressure and ocular hypertension. Clin Ophthalmol 4：741-764, 2010
3) Gandolfi SA, Cimino L：Effect of bimatoprost on patients with primary open-angle glaucoma or ocular hypertension who are nonresponders to latanoprost. Ophthalmology 110：609-614, 2003
4) Takahashi M, Higashide T, Sakurai M, et al：Discrepancy of the intraocular pressure response between fellow eyes in one-eye trials versus bilateral treatment：verification with normal subjects. J Glaucoma 17：169-174, 2008
5) Realini T, Vickers WR：Symmetry of fellow-eye intraocular pressure responses to topical glaucoma medications. Ophthalmology 112：599-602, 2005

〈川口一朗〉

IV 単剤処方

　日本緑内障学会の緑内障疫学調査(多治見スタディ)によれば，日本における40歳以上の緑内障有病率は全病型で5.0％であり，そのうち正常眼圧緑内障の割合は72％ときわめて高く，また加齢に伴う正常眼圧緑内障の割合の増加は顕著である．現在，緑内障性視野障害の進行を抑制する科学的根拠に基づいた確実な治療方法は眼圧下降のみである．通常，緑内障治療は眼圧下降効果を有する点眼剤による治療導入のケースが多く，単剤治療から開始されることが多いので，各薬剤の特徴の理解と使い分けが重要になる．

　緑内障診療ガイドライン第3版に新規の2剤(α_2作動薬とRhoキナーゼ阻害薬)を追加記載し，現在わが国で上市されている主な緑内障点眼薬とその特徴を**表1**としてまとめておく．薬剤選択時には，まず眼圧下降効果の優れているプロスタグランジン関連薬(以下，PG関連薬)や交感神経β受容体遮断薬(以下，β遮断薬)を第一選択薬として使用することが多い．しかし個々の患者によってはアドレナリンα_2受容体刺激薬(以下，α_2刺激薬)や炭酸脱水酵素阻害薬などの薬剤も第一選択となりうる．作用機序の違いによる組み合わせの観点から，PG関連薬を中心とした現在の緑内障薬物治療について自験例や私見を交えながら解説する．

I. プロスタグランジン関連薬

1. 概要

　PG関連薬はぶどう膜強膜流出路からの房水流出を促進することで眼圧下降効果を示す薬剤であり，現在発売されている点眼薬のなかで最大の眼圧下降効果を有すると考えられている．本邦でPG関連薬が使用されるようになったのは1999年以降であり，他の点眼薬と比べて歴史は浅いが，その登場とともにそれまで第一選択であったβ遮断薬にとってかわり緑内障治療の主軸となっている．

　PG関連薬の主な特長として，1日1回の点眼でも他系統の薬剤と比べて十分な眼圧下降が得られること，いずれの病型においても眼圧下降を得られること，24時間を通して眼圧下降が得られること，また全身的副作用が少なく眼局所の副作用に限定されるので眼

表1 主な緑内障点眼薬とその特徴

	交感神経刺激薬	β遮断薬	αβ遮断薬	α₁遮断薬	副交感神経刺激薬	プロスタグランジン関連薬 プロストン系	プロスタグランジン関連薬 プロスト系	炭酸脱水酵素阻害薬	α₂作動薬	Rhoキナーゼ阻害薬
	ジピベフリン	チモロール カルテオロール レボブノロール ベタキソロール	ニプラジロール	ブナゾシン	ピロカルピン	イソプロピルウノプロストン	ラタノプロスト トラボプロスト タフルプロスト ビマトプロスト	ドルゾラミド ブリンゾラミド	ブリモニジン酒石酸塩	リパスジル
主な眼圧下降機序	線維柱帯流出促進	房水産生抑制	房水産生抑制 +ぶどう膜強膜流出促進	ぶどう膜強膜流出促進	線維柱帯流出促進	ぶどう膜強膜流出促進	ぶどう膜強膜流出促進	房水産生抑制	房水産生抑制 +ぶどう膜強膜流出促進	線維柱帯流出促進
点眼回数	2回/日	1〜2回/日	1〜2回/日	2回/日	4回/日	2回/日	1回/日	2〜3回/日	2回/日	2回/日
局所副作用										
結膜アレルギー	++	+/−	+/−	+/−	+/−	+/−	+/−	+/−	−〜++	+
結膜充血	++	+/−	+/−	+	−	+〜++	+〜++	+/−	+/−	+++
角膜上皮障害	+/−	+〜++	+〜++	+/−	+/−	+〜++	+〜++	+/−	+/−	+/−
眼瞼炎	+	+	+	−	−	++	++	+	−	++
睫毛多毛	−	−	−	−	−	+++	+++	−	−	−
虹彩・眼瞼色素沈着	−	−	−	−	−	−〜+++	−〜+++	−	−	−
嚢胞様黄斑浮腫	−	−	−	−	−	+〜++	+〜++	−	−	−
角膜浮腫	+	−	−	−	−	−	−	+/−	−	−
角膜ヘルペス再発	−	−	−	−	++	+/−	+/−	−	−	−
縮瞳	++	−	−	−	++	−	−	−	−	−
上眼瞼溝深化	−	−	−	−	−	+	+	−	−	−
全身副作用										
徐脈	−	+	+	−	−	−	−	−	+/−	−
血圧低下	−	+	+	+/−	−	−	−	−	+/−	−
頻脈・血圧上昇	+	−	−	−	−	−	−	−	−	−
気管支収縮	−	+〜+++	+++	−	−	−	−	−	+/−	−
血漿脂質上昇	−	+	+	−	−	−	−	−	−	−

*：配合点眼薬については各薬剤の項を参照のこと
(日本緑内障学会緑内障診療ガイドライン作成委員会：緑内障診療ガイドライン第3版, 2012に添付文書情報を加えて一部改変)

製品名	キサラタン 0.005%	トラバタンズ 0.004%	タプロス 0.0015%	ルミガン 0.03%
一般名	ラタノプロスト	トラボプロスト	タフルプロスト	ビマトプロスト
構造式	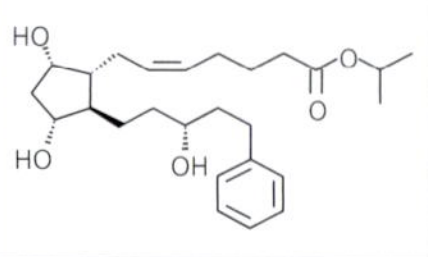	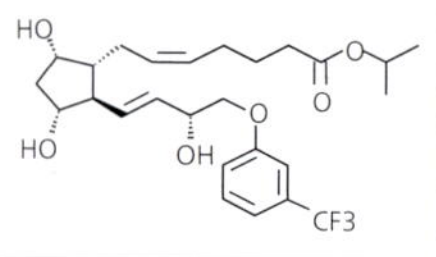	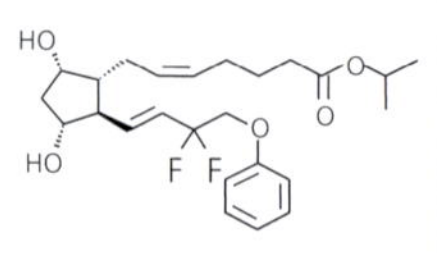	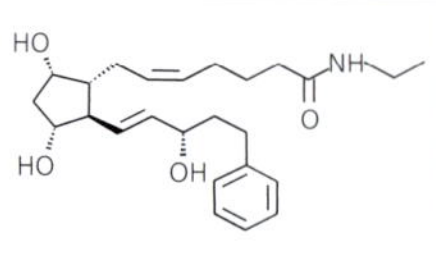
C15 位置換基	水酸基	水酸基	フッ素	水酸基
開発国	米国	米国	日本	米国
国内発売	1999 年 5 月	2007 年 10 月	2008 年 12 月	2009 年 10 月
保存条件	2〜8℃，遮光	1〜25℃	室温保存	室温保存
使用期限	3 年	18 か月	3 年	3 年
特徴	・最初のプロスタグランジン製剤	・防腐剤 BAC 非含有	・眼血流改善効果に期待	・眼圧下降効果が一番強い？
受容体選択性	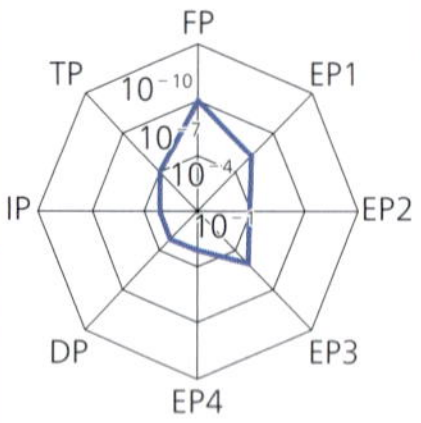 FP+EP3	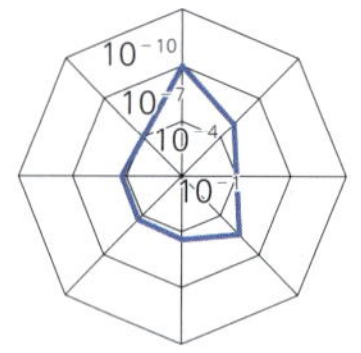 FP+EP3	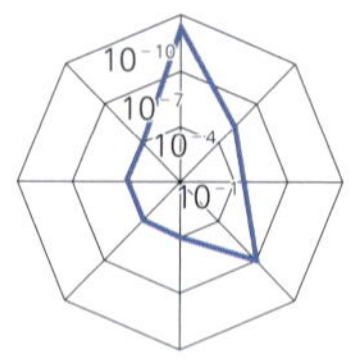 FP+EP3	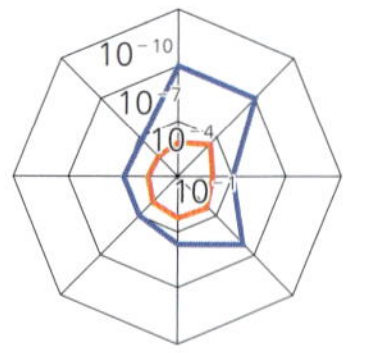 FP++EP1+EP3

図1　PG（プロスト系）製剤比較

科医が管理しやすいことなどがあげられる．これらの特長が患者のアドヒアランス向上や眼科医のPG関連薬に対する信頼獲得につながり，短期間のうちに広く眼科医の第一選択として使用されるようになったのではないかと筆者は考えている．

　日本では，発売順にラタノプロスト（キサラタン®），トラボプロスト（トラバタンズ®），タフルプロスト（タプロス®），ビマトプロスト（ルミガン®）以上4種のPG関連薬がある（図1）．PG関連薬は，かつて構造式の違いからイソプロピルウノプロストン（レスキュラ®）をプロストン系，上記4種をプロスト系と分類していたが，ウノプロストンがイオンチャネル開口薬の分類に変更された現在では，プロスト系の中でもラタノプロスト，トラボプロスト，タフルプロストをプロスタグランジン $F_{2\alpha}$ 誘導体，ビマトプロストをプロスタマイド $F_{2\alpha}$ 誘導体と区別している．

2. ノンレスポンダーの存在

　PG関連薬は緑内障治療薬の中で最も眼圧下降効果が優れており，第一選択薬として使用されることが多い反面，その効果が認められないノンレスポンダーが存在することも知られている．ノンレスポンダーに関する統一した定義はないが，プラセボと比べて有意な眼圧下降効果がない場合や眼圧下降率が10％未満の場合などにノンレスポンダーと称する報告が多いようである．しかし，PG関連薬間でもその反応性が異なることに注意しなければならない．例えば，ラタノプロストで眼圧下降率が10％未満であった原発開放隅角緑内障または高眼圧症患者にビマトプロストを投与した場合の有効性を検討した報告では，ビマトプロスト点眼群において点眼開始前およびラタノプロスト点眼群と比較して有

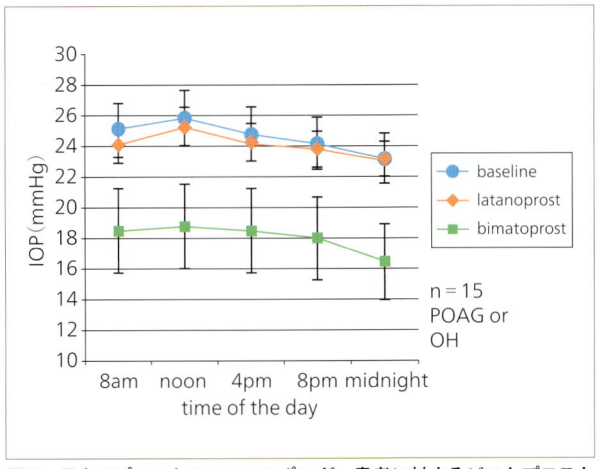

図2 ラタノプロストのノンレスポンダー患者に対するビマトプロストの眼圧下降作用

(Gandolfi S, Simmons ST, Sturm R, et al：Effect of bimatoprost on patients with primary open-angle glaucoma or ocular hypertension who are non-responders to latanoprost. Ophthalmology 110：609-614, 2003)

意な眼圧下降が示されている(図2)．つまり，あるPG関連薬が効果不十分だからといって，すべてのPG関連薬で同様の結果が得られるわけではなく，それぞれのPG関連薬の効果は個々の患者で違いを認めることもあるようである．すべてのPG関連薬が個々の患者に同様の効果を示すとは限らないため，個々人に最適なPG関連薬を選択することが我々眼科医には必要となる．

3. 眼圧下降効果

Van der Valkらは，無作為化比較試験28試験に基づく論文27報のメタアナリシスによりビマトプロスト，ラタノプロスト，トラボプロストの順で眼圧変化率が高いことを報告している．しかし，海外文献ではタフルプロストに関する報告が十分ではなく，PG関連薬4剤を比較した文献はほとんどない．

そこで，緑内障患者に対し4種のPG関連薬(ラタノプロスト，トラボプロスト，タフルプロスト，ビマトプロスト)の間での切り替えにより眼圧下降効果に変化があるのかを検証した自験例を紹介したい．対象は恵寿総合病院通院中の広義原発開放隅角緑内障患者49例49眼である．ラタノプロスト，タフルプロスト，トラボプロスト，ビマトプロストの順に薬剤投与および切り替えを実施し，眼圧値はそれぞれの薬剤投与約1，2，3か月後の3回分の平均眼圧を採用した．

その結果，すべての点眼薬において点眼開始前と比較して切り替え後に有意な眼圧下降が示され($P<0.001$，対応のあるt検定)，さらにビマトプロストでは他の3種のPG関連薬と比較して有意な眼圧下降効果が認められた($P<0.05$，対応のないt検定)(図3)．また切り替え後の各点眼薬間の相関を調べたところ，点眼開始後の眼圧値，眼圧下降値，眼圧下降率すべてにおいて正の相関を認めた．しかし眼圧下降率についてはラタノプロスト，トラボプロスト，タフルプロストの3剤間が強い正の相関を示しているのに対して，ビマト

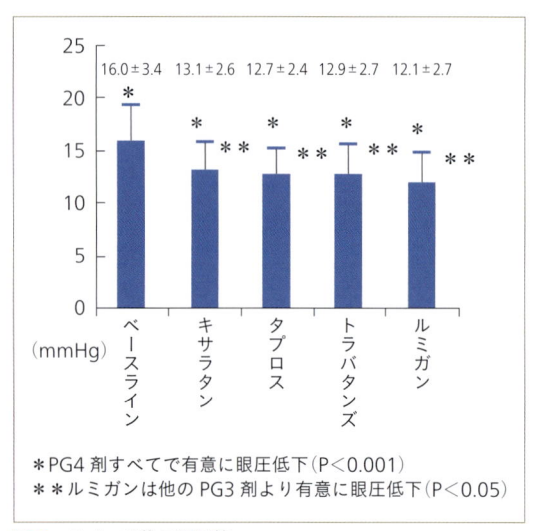

図3 スイッチ後の眼圧値

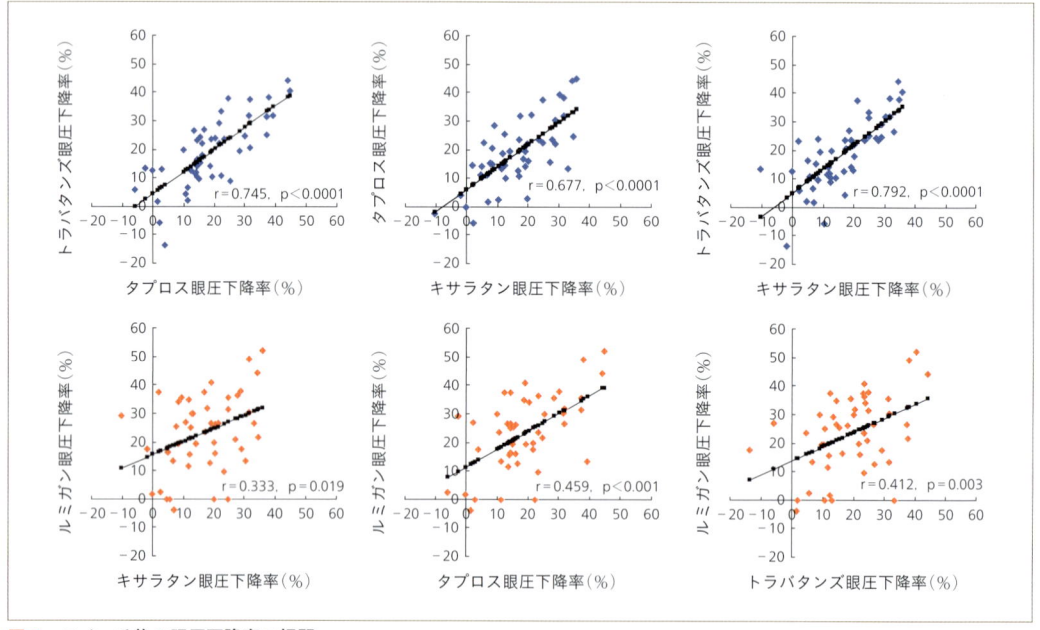

*PG4剤すべてで有意に眼圧低下(P＜0.001)
**ルミガンは他のPG3剤より有意に眼圧低下(P＜0.05)

図4 スイッチ後の眼圧下降率の相関

プロストと他の3剤とはやや弱い中等度の正の相関を示した(Spearman correlation coefficient)(図4).さらに切り替えにより眼圧下降率が10％以上変動した群をみると,ビマトプロストへの切り替えにより眼圧下降率が10％以上大きくなった患者の割合は33％以上であったのに対し,他の3剤間での切り替えでは14％以下であった.また,各点眼薬のノンレスポンダー(眼圧下降率10％以下)に対し,他の点眼薬への切り替えで眼圧下降率が20％以上達成できた患者数を調べたところ,ラタノプロスト,トラボプロスト,タフルプロストのノンレスポンダーに対してビマトプロストへの切り替えが他の3剤への切り替えよりもより眼圧が下がる可能性が示唆された.以上を考慮すると,ビマトプロストが他のPG

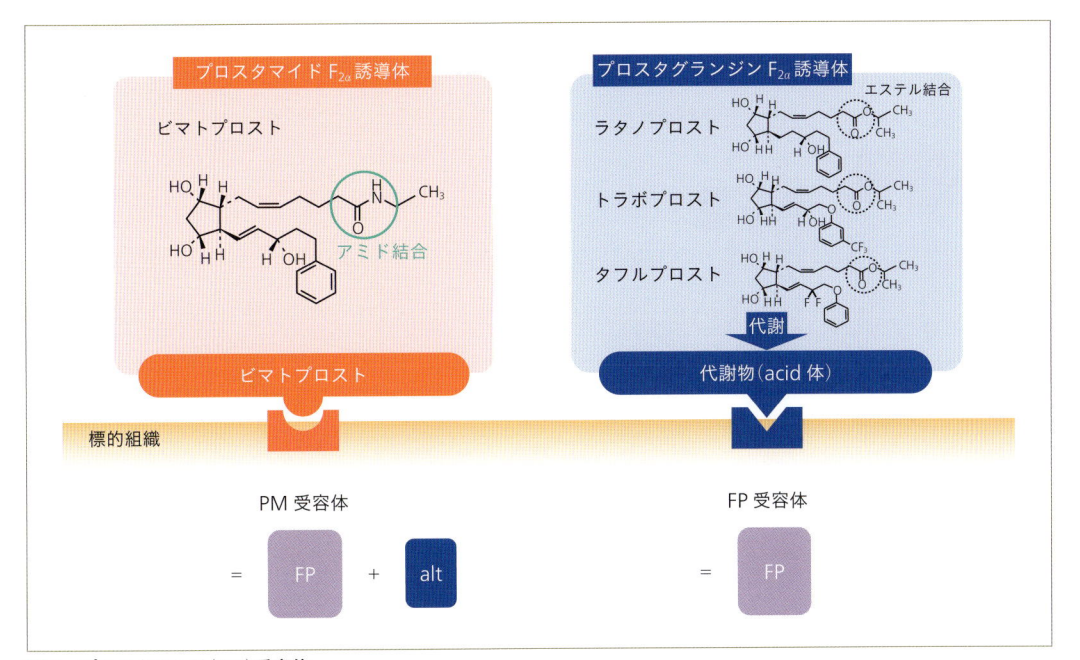

図5 プロスタマイド（PM）受容体
PM受容体は，プロスタグランジン$F_{2\alpha}$（FP）受容体とそのスプライスバリアント（altFP）の複合体である
（Liang Y, Woodward DF, Guzman VM, et al：Identification and pharmacological characterization of the prostaglandin FP receptor and FP receptor variant complexes. Br J Pharmacol 154：1079-1093, 2008）

関連薬3剤とは違う眼圧下降効果を有している可能性が示唆された．

4. 作用機序

　筆者は，この眼圧下降プロファイルの違いは単にビマトプロストの眼圧下降効果が強いことに起因しているだけでなく，ビマトプロストの作用機序と関係していると推測している．

　ビマトプロストは他のPG関連薬と異なるプロスタマイド$F_{2\alpha}$誘導体であり，プロスタマイド（PM）受容体に結合すると考えられている（図5, 6）．PM受容体は，プロスタグランジン$F_{2\alpha}$受容体（FP受容体）およびそのスプライスバリアント（altFP）の複合体からなる受容体であり，Cysteine rich protein 61（Cyr61）の発現を亢進すると考えられている．一方，他のPG関連薬はその代謝物であるacid体がFP受容体に結合し，Cyr61やconnective tissue growth factor（CTGF）の発現を亢進する．Cyr61およびCTGFは接着分子であるインテグリン$\alpha_6\beta_1$やヘパラン硫酸プロテオグリカン（HSPG）を介してぶどう膜強膜流出路の細胞外基質の代謝を活性化し，房水を流れやすくする組織を再構築（リモデリング）すると考えられている．しかしCTGFはこのリモデリングにおいて流出抵抗を増大する方向にも作用するという一面もある．

　以上の作用機序の違いを踏まえると，ビマトプロストと他のPG関連薬では受容体刺激から作用発現までに至る経路に差異があるため，眼圧下降プロファイルに差異がみられる可能性がある．各PG関連薬のノンレスポンダーには，ラタノプロスト，トラボプロスト，タフルプロストの3剤間での切り替えより，これら3剤からビマトプロストへの切

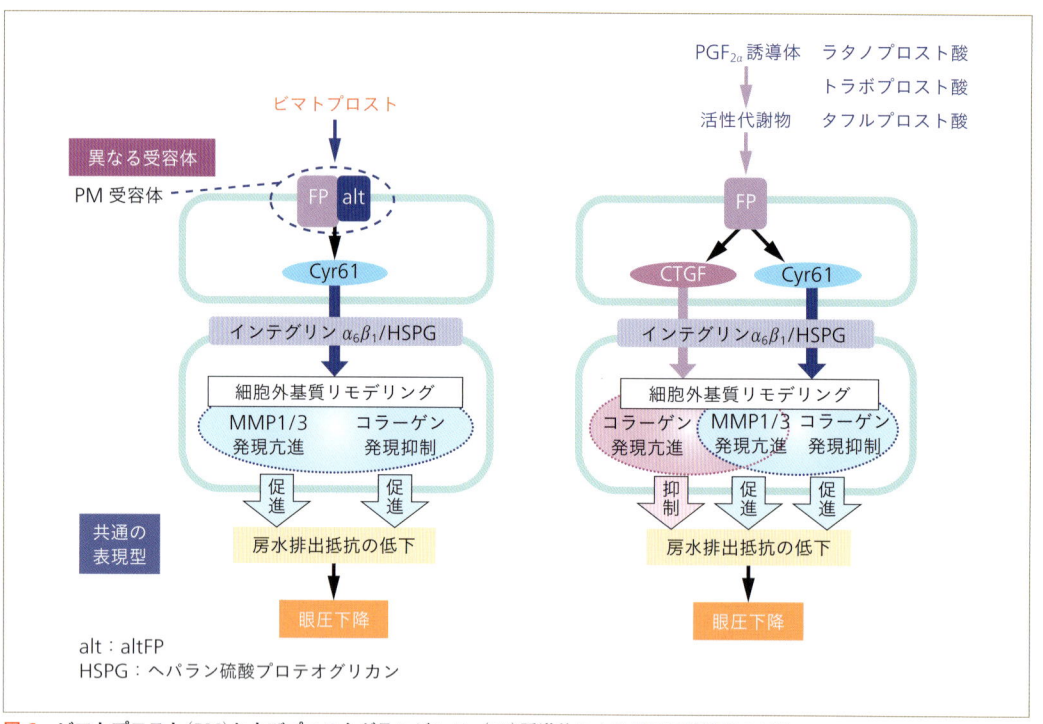

図6 ビマトプロスト（PM）およびプロスタグランジン $F_{2\alpha}$（FP）誘導体による眼圧下降機序の対比
（和田智之，Wheeler LA, Woodward DF, 他：ビマトプロストの作用機序の特徴プロスタグランジン誘導体との比較．医学と薬学 62：525-534, 2009）

り替え，あるいはビマトプロストから他のPG関連薬3剤への切り替えを行うほうが意義があるのではないかと考えている．

5. 個々人に最適なPG関連薬の選択

　緑内障診療ガイドラインには，薬剤の効果がない場合，効果が不十分な場合，あるいは薬剤耐性が生じた場合は，まず薬剤の変更を考慮し，単剤（単薬）治療を目ざすとある．そのため現在，緑内障治療点眼薬の使い分けとしては，まず眼圧下降効果が強いPG関連薬を第一選択とし，それでも効果不十分な場合にはβ遮断薬，α_2刺激薬，炭酸脱水酵素阻害薬，$\alpha\beta$受容体遮断薬，α_1受容体遮断薬といった異なる作用機序の薬剤への切り替えを検討，さらにアドヒアランスを考慮する場合は配合剤を処方するというのが一般的な流れである．しかし，自験例からもPG関連薬における同種同効薬間での切り替えは臨床的に意義があるといえる．患者個々人に最適な薬剤治療を提供することは当然重要であり，PG関連薬で効果不十分な場合にまずPG関連薬間の切り替えを検討することは，アドヒアランスや薬剤費負担などの観点からも患者にとってメリットが大きいと考える（図7）．

6. 副作用

　PG関連薬の全身的副作用は少ないが，眼局所では結膜充血，虹彩色素沈着，睫毛の伸長や増加，眼瞼色素沈着，そして上眼瞼溝深化（DUES）などがあげられる．これらの副作用は患者が鏡で自ら確認しうる副作用である一方，ほとんどが重篤にならない美容的な副

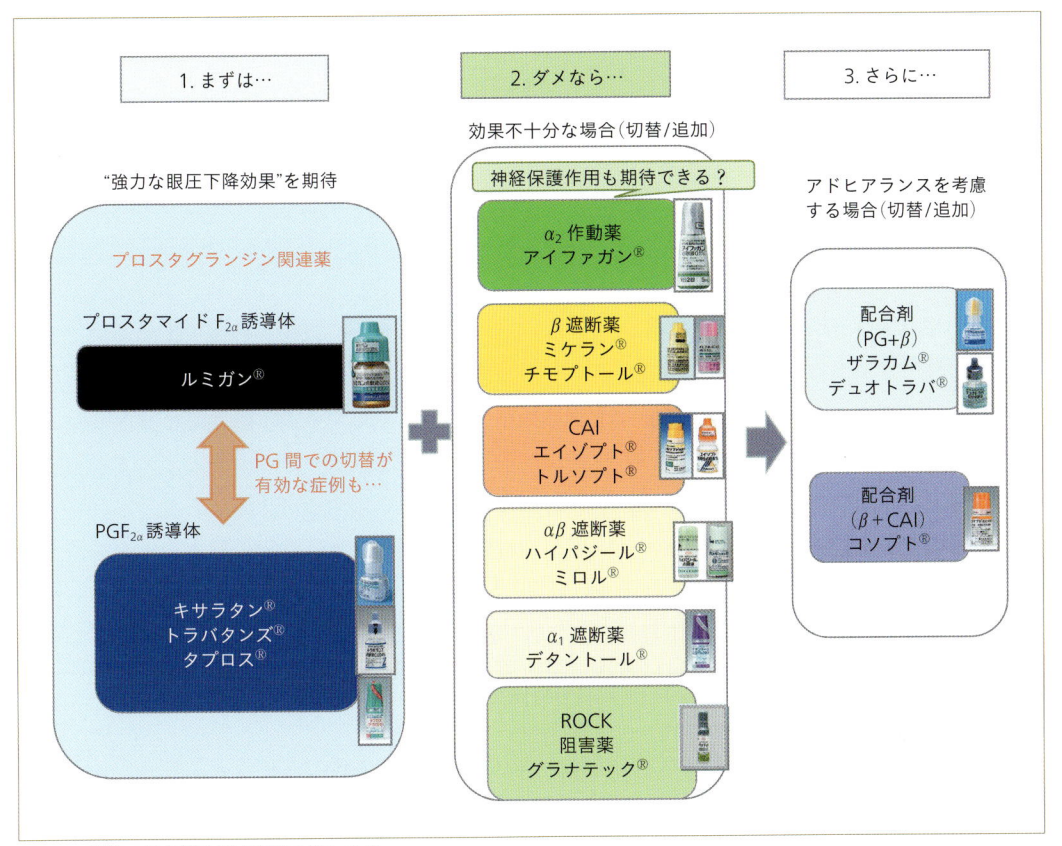

図7 3段階の緑内障治療点眼薬の使い分け

作用であるので，日頃の患者説明が肝心となる．

1）結膜充血

点眼開始直後から強く出現するので夜間就寝前の時間帯での点眼を推奨したり，点眼の継続で症状は軽減していく旨を事前に説明しておき，患者判断での治療中止を防ぐ．ラタノプロストは発売当初充血の副作用を訴える人が多かったが，現在では他のPG関連薬と比較すると充血の副作用の訴えは少なくなってきている．一方，眼圧下降効果と相関してトラボプロストやビマトプロストのほうが充血は強いという報告がある．

2）虹彩色素沈着

検眼鏡的には多く見かけるが，筆者は実際患者からの訴えを聞いた経験はなく，虹彩の色が濃い日本人（東洋人）では問題視されないようである．

3）睫毛の伸長や増加

美容的側面が強いため海外では美容外科で応用されており，患者に忍容されることが多いようである．

4）眼瞼の色素沈着

高齢者では忍容されることが多いが，若年者では点眼の継続困難の理由となることがある．入浴前や化粧落としの前の点眼を指導・推奨することが重要であり，点眼の中止・変更により可逆性であることを説明しておくことも大切である．

5）上眼瞼溝深化（DUES）

ビマトプロストの使用による報告が国内から多数あがって以来，他のPG関連薬でも同様な所見があるとの報告が相次いだ．逆説的ではあるがビマトプロスト発売前にはそれほど問題視されることはなく，ビマトプロストでとくに発現するPG関連薬に共通した副作用という認識でよいと考える．美容的な副作用の場合は事前の患者説明によって忍容されることが多いが，片眼点眼している患者の場合にはとくに注意が必要である．それでも患者の忍容を超える場合には点眼の中止や他剤への変更により可逆的に戻ることを説明するが，実際は点眼の継続あるいは中止変更によるリスク・ベネフィットを説明するとビマトプロストの継続を希望する患者が多いように筆者は思う．いずれの副作用に関しても，点眼指導や眼圧下降治療の有用性を併せて説明することが重要である．

6）その他

最後に眼局所の美容的な副作用以外について言及する．PG関連薬，とりわけラタノプロストの発売当初，黄斑浮腫の発生や悪化という副作用が報告されていたが，白内障術中破嚢などの血液房水柵が破綻した例であり，発生率もそれほど高くないことから使用にあたっては慎重投与と考えてよいようである．また他の緑内障点眼薬において防腐剤（ベンザルコニウム塩化物）の関与も疑われている一方でベンザルコニウム塩化物を含有しないトラボプロスト（トラバタンズ®）による黄斑浮腫発症を示唆する報告もあり結論が得られていないのが現状のようである．そして点状表層角膜炎，角膜びらんに関する副作用報告があり，防腐剤（ベンザルコニウム塩化物）の関与やFP受容体との関連が示唆されている．

II. β遮断薬

1. 概要

交感神経β受容体を遮断するβ遮断薬は房水産生抑制作用に起因する眼圧下降効果を有し，古くからPG関連薬登場まで第一選択薬であった．その歴史から，現在でも緑内障点眼薬開発時の眼圧下降効果の評価ではラタノプロスト同様，β遮断薬を比較対照薬として用いることが多い．β遮断薬としてはチモロール（チモプトール®），カルテオロール（ミケラン®），レボブノロール（ミロル®），ベタキソロール（ベトプティック®）が，α受容体遮断作用を有したβ遮断薬としてニプラジロール（ハイパジール®）があげられ，PG関連薬の副作用が忍容できない患者に対する有用な選択肢となる．しかし循環器系・呼吸器系に関する禁忌症例や全身副作用があり，処方前には患者の問診，既往歴や全身状態についての聴取

が重要となり，内科医との連携が欠かせない．

2. 眼圧下降効果

β遮断薬はPG関連薬に次いで第一選択薬として使用されることも多いが，日中は交感神経の活動性が高いため房水産生は増加するが夜間は活動性が低下し房水産生も低下するので，房水産生抑制作用を有するβ遮断薬の眼圧下降効果は夜間に減弱することに留意する必要がある．このため眼滞留性や徐放性を改良した1日1回点眼の薬剤（チモプトール® XE，リズモン®TG，ミケラン®LA）では朝1回の点眼が推奨されている．

また，β遮断薬は点眼の持続によって眼圧下降効果が減弱してくることが知られている．数日から数週，早期に起きるものがshort-term escape，数か月してから起きるものがlong-term driftといわれている．short-term escapeはβ受容体数のアップレギュレーションによる耐薬性と考えられている．long-term driftは数か月の休薬と代わりにエピネフリン製剤を投与した後再びβ遮断薬を投与すると良好な眼圧下降を得られるとされている．

3. 副作用

β遮断薬には膜安定化作用による局所麻酔効果があり，角膜知覚低下による角膜上皮障害の起こることが知られている．また防腐剤として添加されているベンザルコニウム塩化物は殺菌作用を有するが，細胞毒性を有するので角膜上皮細胞に対しても毒性を有する．緑内障は慢性疾患であり罹病期間が長く，また他剤との併用で角膜上皮障害の発生頻度が増すことが知られている．その他チモロール点眼と鼻涙管閉塞の関連やβ遮断薬を長期投与した緑内障手術眼の結膜では線維芽細胞とコラーゲン線維の増加がみられる可能性があるとの報告がある．またβ遮断薬のように房水産生を抑制する薬剤は濾過胞の形成を悪くする可能性がある．

全身的な副作用としては心拍数と血圧の低下，喘息発作の誘発や増悪がある．近年ではβ遮断薬が心不全患者や冠動脈疾患患者，慢性閉塞性肺疾患の患者の予後を改善すると報告されたために，内科疾患の治療薬として使用されることがあるようである．処方前には担当内科医へ患者がβ遮断薬を内服していないか問い合わせてみるとよいと考える．

また，明確なエビデンスはないようであるが，β遮断薬は薬理作用的に中枢神経に作用し抑うつ状態の発症や増悪を引き起こす可能性があると考えられている．使用にあたっては常に患者の精神状態に注意を払い，必要があれば精神科医に相談すべきと考える．その他に糖尿病患者においてβ遮断薬は低血糖の発症の状態の把握を困難にしてしまうと考えられる．また，糖尿病ケトアシドーシスおよび代謝性アシドーシス患者ではアシドーシスによる心筋収縮力の抑制を増強するおそれがあるとされている．

III. $α_2$刺激薬

ブリモニジン（アイファガン®）は交感神経$α_2$受容体を選択的に刺激し房水産生抑制とぶどう膜強膜流出路促進による眼圧下降効果を示す薬剤である．同系統のアプロクロニジン（アイオピジン®）はレーザー術後眼圧上昇防止剤として限定的に用いられているが，ブリモ

ニジンはアプラクロニジンと比べてα_2受容体に対する選択性が高く副作用が少ないため，緑内障治療薬として広く使用されている．処方時には2歳未満には禁忌である点に留意する必要がある．しかし良好な眼圧下降効果を示し重篤な全身性の副作用が少ないことから，PG関連薬のノンレスポンダー症例やβ遮断薬の副作用が気になる患者には，第一選択薬となる．霧視や刺激感などの患者からの訴えもなく差し心地も悪くないので緑内障治療導入時にも使いやすい薬剤だと筆者は感じている．

点眼継続困難になる主な副作用として長期使用によりアレルギー性結膜炎が発症しやすくなると考えられているが，発生頻度は低いものの血圧低下，徐脈，頭痛，傾眠，結膜充血や結膜蒼白が出現することもある．

ブリモニジンのユニークな点は，さまざまな基礎実験で神経保護作用が報告されていることに加えて，海外0.2％製剤では多施設共同無作為化二重盲検比較試験により眼圧非依存的な視野維持効果から臨床的な神経保護作用の可能性を示唆する報告もある点である．目標眼圧に達する十分な眼圧下降がある，もしくは眼圧がlow-teenにコントロールされていても視野障害が進行する症例を経験することは少なからずある．眼圧下降効果に加えて神経保護作用を期待して使用するのもよいと考えられる．

IV. 炭酸脱水酵素阻害薬

α_2作動薬と同様にPG関連薬の副作用が忍容できずβ遮断薬の全身副作用の既往歴のある患者には第一選択薬となりうる．毛様体上皮の炭酸脱水酵素を阻害し，房水産生抑制を有する薬剤である．経口炭酸脱水酵素阻害薬は眼圧下降効果に非常に優れているが全身副作用として四肢末梢のしびれや胃腸障害，代謝性アシドーシス，尿路結石，貧血などの重い副作用があり内服継続困難，長期服用に不適な患者がいることは日常診療でよく経験する．

点眼薬ではこれら全身的副作用が問題になることは少なく，眼局所に限定されることが多い．眼圧下降効果はβ遮断薬と比較してほぼ同程度もしくはやや劣るものの，β遮断薬と異なり時間帯にかかわらず眼圧下降効果を有する点が優れている．現在点眼薬には内服薬のアセタゾラミド(ダイアモックス®)と同系統のドルゾラミド(トルソプト®)とブリンゾラミド(エイゾプト®)の2種類の薬剤がある．β遮断薬と同様に眼局所以外の疾患への配慮は必要で，重篤な腎疾患や肝障害を有する患者には禁忌あるいは慎重投与となっている点に留意が必要である．またドルゾラミドは酸性のため点眼時の刺激感や霧視，流涙症状が出現しやすい．一方ブリンゾラミドは点眼時の違和感は少ないが，懸濁液なので霧視はほぼ全例に発現する．その他炭酸脱水酵素は角膜内皮に存在し，角膜内皮変性症や角膜移植後など角膜内皮疾患を有する患者の使用には注意を有する．

V. 交感神経α_1受容体遮断薬

他の薬剤を使用してみても十分な眼圧下降効果を得られない場合や副作用が忍容できない場合には異なる作用機序の薬剤も第一選択になりうる．ブナゾシン(デタントール®)は選

択的交感神経 α_1 受容体を遮断し毛様体筋収縮作用を阻害することによりぶどう膜強膜流出を増加させ眼圧を下降させる．ぶどう膜強膜流出促進作用を示す PG 関連薬とは厳密には作用機序が異なるため併用は可能である．また眼循環の改善が得られる可能性があり，動物実験では眼圧下降効果とともに脈絡膜循環を有意に増加させた報告がある．眼圧非依存性に進行する緑内障や眼循環障害の影響が考えられる緑内障に使用するのもよいと筆者は考える．眼圧下降効果は PG 関連薬や β 遮断薬には及ばないが他の緑内障に比較して副作用は少ない．眼局所の副作用として結膜充血，異物感，刺激感，眼瞼炎など，全身的副作用として頭痛，動悸などがある．

VI. 受容体非選択性交感神経刺激薬

　エピネフリンは非選択的交感神経刺激薬で β 遮断薬が発売される以前は第一選択薬の 1 つであった．作用機序は房水産生抑制とぶどう膜強膜流出路からの房水流出促進である．ジピベフリン（ピバレフリン®）はエピネフリンのプロドラッグであり眼局所で加水分解され効果を発現する．エピネフリンの長期使用者は，アドレノクロムが眼球や結膜表面に沈着することがあり角膜上皮障害の原因となる．しかしジピベフリンが変換を受ける前は眼外での副作用はエピネフリンより少ない．その他眼外局所の副作用は流涙，結膜浮腫，結膜濾過胞形成，眼類天疱瘡などがあり，眼球内で発症する副作用としてはエピネフリン黄斑症と呼ばれているものがあり，点眼中止により可逆性である．全身の副作用は血圧上昇，頻脈，頭痛，振戦，頭痛などがある．

VII. 副交感神経作動薬

　ピロカルピン（サンピロ®）は 1 世紀以上前から使用されている歴史のある薬剤である．瞳孔括約筋の収縮による縮瞳は閉塞隅角眼における房水流出を促進する効果があり，瞳孔ブロックが解除されることがある．そして開放隅角眼においても，毛様体筋に対する収縮作用により隅角部の角度を広げ線維柱帯網を開大して房水流出量を増大させる．ピロカルピンはメラニン色素に対する結合性が強いため虹彩色素の豊富な東洋人では作用が減弱する可能性がある．

　眼局所の副作用としては縮瞳による暗黒感，視野狭窄，夜間視力低下，近視化などがある．また瞳孔縁での水晶体と虹彩の接触面積が増大し，水晶体の前方移動，浅前房化を生じるため閉塞隅角緑内障で緑内障発作をかえって惹起する可能性があることに留意しなくてはならない．そのため悪性緑内障では縮瞳薬の使用は禁忌とされている．頻度は少ないが毛様体筋の収縮や縮瞳によって硝子体牽引が加わり網膜剥離や硝子体出血が引き起こると報告されている．またぶどう膜炎（虹彩炎）には禁忌である．全身副作用としては，嘔気，腹痛，下痢，徐脈，気管支喘息発作などがある．子宮筋の緊張も生じるので妊婦への投与は慎重に考慮しなくてはならない．

VIII. ROCK阻害薬

　2014年12月，本邦で世界に先駆けてROCK阻害点眼薬（リパスジル，グラナテック®点眼液0.4％）が発売され，新しい薬物治療の選択肢として注目を浴びている．本薬剤は，既存の緑内障治療薬とは異なり，ROCK阻害作用に基づき線維柱帯-Schlemm管を介する主流出路からの房水流出を促進することにより眼圧を下降させる機序を有している．

　作用機序の違いから，他の点眼薬で反応しない症例でも効果が期待できる可能性があり，PG関連薬のノンレスポンダー症例やβ遮断薬の全身副作用の既往歴のある患者には第一選択薬として検討できる．国内第III相試験における8週時の眼圧下降効果は，投与前値差で4.0 mmHg，プラセボとの比較で2.3 mmHgと報告されている（単独投与における点眼2時間後のピーク眼圧）．また，現在「続発緑内障（落屑，ぶどう膜炎，ステロイド）に対するリパスジル点眼（グラナテック®）の効果に関する多施設前向き研究」（UMIN000018378）も進行中でありさらなる臨床的効果も期待されている．

　グラナテック®の治験時の報告では，結膜充血が高頻度にみられているが，ROCK阻害に基づく血管拡張作用によるものと考えられている．結膜の充血のほとんどは，点眼30分ほどでピークとなり，その後2時間後には点眼前の状態に戻るというパターンであったが，持続する場合は注意が必要である．その他眼局所の副作用として，眼瞼炎，眼刺激，結膜炎がそれぞれ10％程度報告されている．全身性の副作用について目立った報告はないが，世界初の機序の薬剤ということもあり，今後の安全性情報の蓄積を待つ必要がありそうである．

　ROCK阻害薬の眼圧下降作用以外の報告として，基礎研究ではあるが，濾過手術後の瘢痕形成抑制作用，角膜創傷治癒促進作用，神経保護作用などが確認されており，新たな可能性に期待したい．

　現在，PG関連薬を中心とした緑内障薬物治療が行われているが，眼局所の副作用やノンレスポンダーのために第一選択とならないこともある．しかし次の手のβ遮断薬においても全身疾患などのため使用に制限を受けることがある．あまねくすべての患者に十分な眼圧下降効果をもつ緑内障点眼薬は現在のところ存在しない．眼圧下降効果と作用機序，局所や全身の副作用を理解したうえでノンレスポンダーの存在を想定しながら治療する必要がある．

　緑内障は慢性疾患であり，患者には長期間にわたる毎日の点眼治療が欠かせない．薬物治療導入期は患者の全身状態の把握や治療開始してからの眼圧下降効果，副作用の評価など，将来に向けての加療に必要な情報が集積されていく大切な時期である．治療開始時に患者との信頼関係をしっかり築いておくことがアドヒアランスの向上と治療に欠かせない．そのためには前もって副作用情報を提供し，また眼圧下降効果の評価についても説明していく必要がある．

　合理的な治療方針に基づいて個々人に最適な薬剤が選択処方されているという実感を1人ひとりの患者にわかってもらえることが臨床医としてはなによりうれしい．そのために1つひとつの点眼薬の特徴をしっかり把握し患者に説明しなければならない．そして眼圧

下降効果が強く，副作用の少なく使いやすい点眼薬の開発に期待したい．

参考文献

1) Gandolfi S, Simmons ST, Sturm R, et al：Effect of bimatoprost on patients with primary open-angle glaucoma or ocular hypertension who are non-responders to latanoprost. Ophthalmology 110：609-614, 2003
2) 馬渡嘉郎，齋藤代志明，杉山和久，他：PG4剤のswitchによる眼圧下降効果の検討．第115回日本眼科学会総会, 2011
3) 和田智之，Wheeler LA, Woodward DF, 他：ビマトプロストの作用機序の特徴プロスタグランジン誘導体との比較．医学と薬学62：525-534, 2009
4) 日本緑内障学会緑内障診療ガイドライン作成委員会：緑内障診療ガイドライン（第3版）．日本眼科学会雑誌116：3-46, 2012
5) van der Valk R, Webers CA, Schouten JS, et al：Intraocular pressure-lowering effects of all commonly used glaucoma drugs：a meta-analysis of randomized clinical trials. Ophthalmology 112：1177-1185, 2005

〔馬渡嘉郎〕

V 多剤併用
―プロスタグランジン関連薬の次の一手は？

　緑内障は慢性進行性の疾患である．そのため緑内障を完治させることはできない．緑内障治療の最終目標は残存する視野の維持である．視野維持効果が高いエビデンスで示されているのは眼圧下降療法のみである．緑内障診療ガイドラインでは，眼圧下降のために点眼薬の単剤治療を第一選択として推奨している（図1）．緑内障点眼薬の眼圧下降の機序としては大きく分けると房水産生抑制作用と房水排出促進作用がある．さらに各々の作用を有する点眼薬が数種類ずつあり，現在，我々が使用可能な緑内障点眼薬は合計すると先発品だけでも数十種類にも及んでいる．緑内障患者にとっては個々人に最適な点眼薬を使用あるいは併用できるという利点がある反面，医師は種類が多いために点眼薬の選択に苦慮することもある．数ある緑内障点眼薬のなかでプロスタグランジン関連点眼薬（PG関連点眼薬）はその強力な眼圧下降作用，全身性副作用が少ない点，および1日1回点眼の利便性により近年緑内障点眼薬治療の第一選択薬となっている．しかしPG関連点眼薬では結膜充血や角膜上皮障害のようなすべての点眼薬に程度の差があれ出現する眼局所副作用のほかに，睫毛延長，睫毛剛毛化，眼瞼色素沈着，虹彩色素沈着，上眼瞼溝深化などのPG関連点眼薬特有の副作用が出現することがある．それらの副作用が出現した症例では継続して使用することが困難となる．またPG関連点眼薬ではノンレスポンダーが存在することが知られている．PG関連点眼薬のノンレスポンダーや副作用出現症例ではPG関連点眼薬を他の点眼薬へ変更する必要がある．さらにPG関連点眼薬単剤では目標眼圧に到達しない（眼圧下降が不十分な）症例では，PG関連点眼薬を変更するか，他の点眼薬を追加投与することが緑内障診療ガイドラインでも推奨されている（図1）．緑内障点眼薬にはPG関連点眼薬の他に，β遮断点眼薬，αβ遮断点眼薬，炭酸脱水酵素阻害点眼薬，交感神経作動点眼薬，$α_2$刺激点眼薬，$α_1$遮断点眼薬，副交感神経作動点眼薬がある（表1）．これらの点眼薬を組み合わせた配合点眼薬（プロスタグランジン/チモロール配合点眼薬，炭酸脱水酵素阻害薬/チモロール配合点眼薬）も使用可能である．PG関連点眼薬のノンレスポンダーや副作用出現症例ではPG関連点眼薬を他の点眼薬へ変更することで眼圧が下降したあるいは副作用が軽減したと報告されている．そこで今回は併用療法，とくにPG関連点眼薬への追加投与をその考え方，眼圧下降効果，副作用，アドヒアランスの観点から以下に述べる．

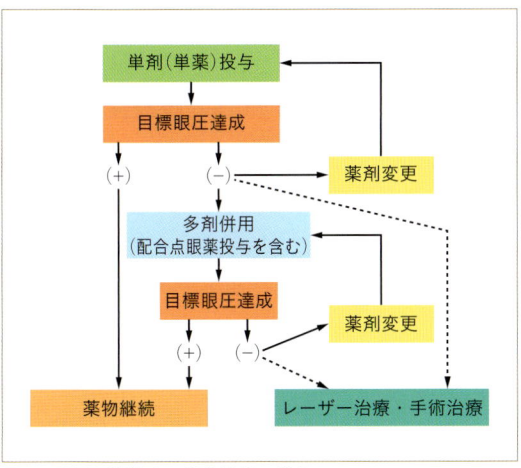

図1 眼圧下降治療：薬物治療の導入
(日本緑内障学会緑内障診療ガイドライン作成委員会：緑内障診療ガイドライン第3版, 2012より)

表1 緑内障点眼薬

プロスタグランジン関連点眼薬	イソプロピルウノプロストン
	ラタノプロスト
	トラボプロスト
	タフルプロスト
	ビマトプロスト
β遮断点眼薬	チモロールマレイン酸塩
	チモロールマレイン酸塩持続性製剤
	カルテオロール塩酸塩
	カルテオロール塩酸塩持続性製剤
	ベタキソロール塩酸塩
$\alpha\beta$遮断点眼薬	レボブノロール塩酸塩
	ニプラジロール
α_1遮断点眼薬	ブナゾシン塩酸塩
炭酸脱水酵素阻害点眼薬	ドルゾラミド塩酸塩
	ブリンゾラミド
交感神経作動点眼薬	ジピベフリン塩酸塩
α_2刺激点眼薬	ブリモニジン酒石酸塩
	アプラクロニジン塩酸塩
副交感神経作動点眼薬	ピロカルピン
ROCK阻害点眼薬	リパスジル塩酸塩水和物
配合点眼薬（プロスタグランジン/β遮断）	ラタノプロスト/チモロール
	トラボプロスト/チモロール
	タフルプロスト/チモロール
配合点眼薬（炭酸脱水酵素阻害/β遮断）	ドルゾラミド/チモロール
	ブリンゾラミド/チモロール

I. PG関連点眼薬への追加投与の考え方

　PG関連点眼薬の眼圧下降の機序は房水排出促進，とくにぶどう膜強膜流出促進である．PG関連点眼薬への追加投与としては眼圧下降の作用機序を考えると房水産生抑制作用を有する点眼薬が適している．房水産生抑制作用を有する点眼薬はβ遮断点眼薬（αβ遮断点眼薬を含む），炭酸脱水酵素阻害点眼薬，交感神経作動点眼薬，$α_2$刺激点眼薬である．またβ遮断点眼薬の追加投与ではPG関連点眼薬とβ遮断点眼薬の併用の他に，プロスタグランジン/チモロール配合点眼薬への変更も考えられる．追加投与する点眼薬を選択する際には眼圧下降効果，副作用，アドヒアランスを考慮すべきである．緑内障診療ガイドラインにおいても緑内障治療の原則として，「必要最小限の薬剤と副作用で最大の効果を得ること」と記されている．

II. 併用療法の実際

1. 2剤併用療法

　我々は2012年3月に全国39施設において緑内障治療の実態調査を行った．患者が使用している緑内障点眼薬および内服薬を調査したが，この調査では配合点眼薬は1剤として解析した．今回は配合点眼薬を2剤として再解析を行った．使用している薬剤数は全3,569例のうち，薬剤なしが427例（12.0％），1剤が1,694例（47.5％），2剤が787例（22.1％），3剤が483例（13.5％），4剤が152例（4.3％），5剤が26例（0.7％）だった．2剤併用例（787例）ではPG関連点眼薬＋β遮断点眼薬（αβ遮断点眼薬を含む）が388例（49.3％），プロスタグランジン/チモロール配合点眼薬が133例（16.9％），PG関連点眼薬＋炭酸脱水酵素阻害点眼薬が123例（15.6％），炭酸脱水酵素阻害薬/チモロール配合点眼薬が53例（6.7％）などだった．PG関連点眼薬とβ遮断点眼薬の併用（配合点眼薬を含む）が最も多く，約65％を占めていた．さらに，PG関連点眼薬を含んだ併用が約85％を占めていた．しかしこの調査の問題点としては，PG関連点眼薬に他の点眼薬が追加された症例か，他の点眼薬にPG関連点眼薬が追加された症例かは不明である．

2. 3剤併用療法

　同様に3剤併用例（483例）では，PG関連点眼薬＋β遮断点眼薬（αβ遮断点眼薬を含む）＋炭酸脱水酵素阻害点眼薬が184例（38.1％），PG関連点眼薬＋炭酸脱水酵素阻害薬/チモロール配合点眼薬が162例（33.5％），プロスタグランジン/チモロール配合点眼薬＋炭酸脱水酵素阻害点眼薬が50例（10.4％）などだった．PG関連点眼薬，β遮断点眼薬，炭酸脱水酵素阻害点眼薬の併用（配合点眼薬を含む）が最も多く，約80％を占めていた．

3. PG関連点眼薬への追加投与薬

　PG関連点眼薬への追加治療としSchmierらはPG関連点眼薬開始後24か月間の治療について16,486例で検討した．24か月間以内に5,933例（36％）で，さらに，12か月間以

内にそのうちの82%が追加治療を行っていた．プロスタグランジン/β遮断配合点眼薬への変更が最多で38.4%，非選択性β遮断点眼薬の追加が27.8%，α_2刺激点眼薬の追加が21.1%，炭酸脱水酵素阻害点眼薬の追加が10.5%などだった．

4. PG関連点眼薬への追加投与薬と投与理由

　緑内障診療ガイドラインでは，まず単剤投与からはじめ，目標眼圧を設定し，達成しない場合は薬剤変更あるいは多剤併用(配合点眼薬投与を含む)を行うと記されている(図1)．目標眼圧に達成しない場合とは眼圧下降が不十分な症例，ノンレスポンダーの症例，視野障害が進行したために目標眼圧をさらに低く設定する症例があげられる(図2)．この他に副作用が出現したために他の点眼薬へ変更する症例もある．これらの薬剤変更例や多剤併用例(追加症例)がどのような割合で存在するのかを調査した報告はない．そこで我々はPG関連点眼薬の変更症例あるいは他剤追加症例の検討を行った(第25回日本緑内障学会)．PG関連点眼薬単剤使用中で，その後1年間以上の経過観察が可能だった原発開放隅角緑内障854例854眼を対象とした．PG関連点眼薬継続症例，変更症例，他剤追加症例に分けた．PG関連点眼薬の変更症例，他剤追加症例ではその理由を同時に調査した．なおPG関連点眼薬からプロスタグランジン/チモロール配合点眼薬への変更症例は今回は他剤追加症例として解析した．PG関連点眼薬継続症例は747例(87.5%)，他剤追加症例は73例(8.5%)，PG関連点眼薬の変更症例は34例(4.0%)だった．変更，追加に至った症例(107例)の理由は，視野障害進行46例(43.0%)，眼圧下降効果不十分(ノンレスポンダーを除く)35例(32.7%)，副作用出現17例(15.9%)，ノンレスポンダー8例(7.5%)などだった．

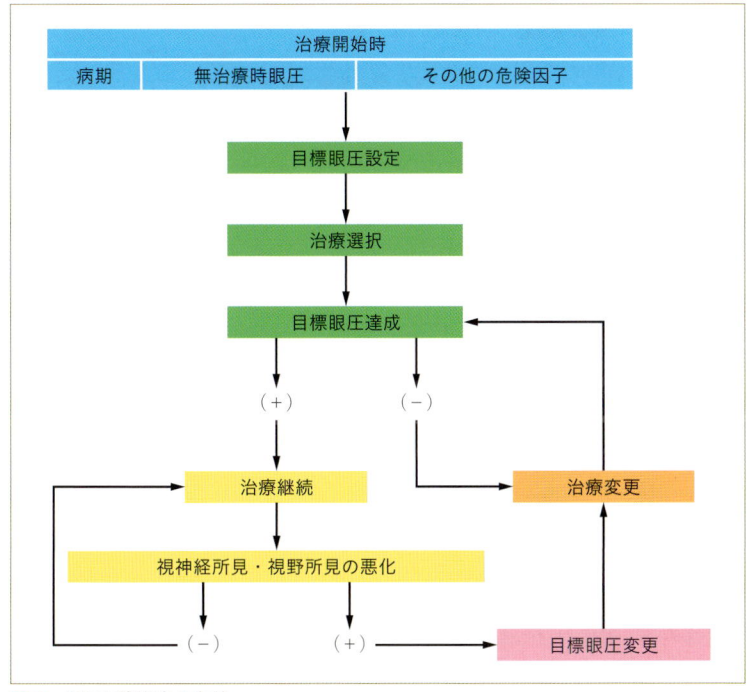

図2　眼圧下降治療の方針
(日本緑内障学会緑内障診療ガイドライン作成委員会：緑内障診療ガイドライン第3版，2012より)

表2 PG 関連点眼薬へ他剤追加症例の追加投与薬

追加理由	例数	追加点眼薬	例数
視野障害進行	44	ラタノプロスト/チモロール	17
		持続性カルテオロール	10
		トラボプロスト/チモロール	5
		ブリンゾラミド	4
		ゲル化チモロール	3
		水溶性チモロール	2
		ブリモニジン	1
		レボブノロール	1
		ブナゾシン	1
眼圧下降効果不十分	27	ラタノプロスト/チモロール	8
		持続性カルテオロール	7
		ゲル化チモロール	3
		ブリモニジン	3
		ブリンゾラミド	3
		トラボプロスト/チモロール	2
		ブナゾシン	1
副作用（充血）	1	ラタノプロスト/チモロール	1
OCT 悪化	1	ラタノプロスト/チモロール	1

さらに他剤追加症例(73例)では，視野障害進行44例(60.2%)，眼圧下降効果不十分(ノンレスポンダーを除く)27例(37.0%)，副作用出現1例(1.4%)，光干渉断層計(OCT)のパラメーター悪化1例(1.4%)だった．他剤追加症例(73例)での追加した点眼薬は，プロスタグランジン/チモロール配合点眼薬34例(46.6%)，β遮断点眼薬(αβ遮断点眼薬を含む)26例(35.6%)，炭酸脱水酵素阻害点眼薬7例(9.6%)，$α_2$刺激点眼薬4例(5.5%)，$α_1$遮断点眼薬2例(2.7%)だった(表2)．PG 関連点眼薬にβ遮断点眼薬を追加した症例(配合点眼薬を含む)が80%を超えており，β遮断点眼薬が PG 関連点眼薬に次ぐ一手と考えられる．またβ遮断点眼薬には，1日1回点眼製剤と1日2回点眼製剤がある．PG 関連点眼薬にβ遮断点眼薬が追加となった26例のうち，1日1回点眼製剤は持続性カルテオロール点眼薬17例，ゲル化チモロール点眼薬6例，レボブノロール点眼薬1例，1日2回点眼製剤は水溶性チモロール点眼薬2例で，圧倒的に1日1回点眼製剤が多く，アドヒアランスが考慮されていることがわかる．つまり PG 関連点眼薬への追加投与としてプロスタグランジン/チモロール配合点眼薬が最も多く，次いで1日1回点眼のβ遮断点眼薬が多かった．

III. PG 関連点眼薬への追加投与の眼圧下降効果

1. メタアナリシス

PG 関連点眼薬への追加治療の眼圧下降効果についてメタアナリシスで評価されている．Tanna らは PG 関連点眼薬へβ遮断点眼薬，炭酸脱水酵素阻害点眼薬，あるいは$α_2$刺激点眼薬を追加投与した症例の眼圧下降幅を10論文で比較した．眼圧下降幅はピーク

値(β遮断点眼薬 2.51 mmHg，炭酸脱水酵素阻害点眼薬 2.68 mmHg，α_2刺激点眼薬 3.16 mmHg）と平均値（β遮断点眼薬 2.95 mmHg，炭酸脱水酵素阻害点眼薬 2.94 mmHg，α_2刺激点眼薬 2.32 mmHg）では 3 薬剤間に有意差はなかった．眼圧下降幅はトラフ値と中間値では，α_2刺激点眼薬（トラフ値 2.01 mmHg，中間値 1.98 mmHg）がβ遮断点眼薬（トラフ値 3.12 mmHg，中間値 2.97 mmHg）および炭酸脱水酵素阻害点眼薬（トラフ値 2.98 mmHg，中間値 2.96 mmHg）より低値を示した（トラフ値 p＜0.001，中間値 p＜0.01）．平均眼圧下降幅はβ遮断点眼薬が 2.95 mmHg，炭酸脱水酵素阻害点眼薬が 2.64 mmHg，α_2刺激点眼薬が 2.32 mmHg で同等だった．

Cheng らはラタノプロスト点眼薬へβ遮断点眼薬，炭酸脱水酵素阻害点眼薬，α_1遮断点眼薬，あるいはα_2刺激点眼薬を追加投与した症例の追加投与 1～3 か月後の眼圧下降幅と眼圧下降率を 9 論文で比較した（図 3, 4）．ゲル化チモロール点眼薬が眼圧下降幅（ピーク値 4.4 mmHg，トラフ値 3.3 mmHg）と眼圧下降率（ピーク値 21％，トラフ値 16％）において最も強力な眼圧下降を示した．炭酸脱水酵素阻害点眼薬では眼圧下降幅はピーク値 1.0～3.1 mmHg，トラフ値 2.6～2.8 mmHg，眼圧下降率はピーク値 6～14％，トラフ値 12～13％だった．α_1遮断点眼薬では眼圧下降幅はピーク値 1.2 mmHg，眼圧下降率はピーク値 6％だった．α_2刺激点眼薬では眼圧下降幅はピーク値 3.8 mmHg，トラフ値 2.6 mmHg，眼圧下降率はピーク値 20％，トラフ値 12％だった．

2. 正常眼圧緑内障症例に対する追加投与

日本人の正常眼圧緑内障症例を対象とした PG 関連点眼薬への追加投与（β遮断点眼薬，炭酸脱水酵素阻害点眼薬，α_2刺激点眼薬，α_1遮断点眼薬）を行った報告をまとめた．眼圧下降効果は追加投与時の眼圧と眼圧下降率を用いて評価した（図 5）．対象患者，追加投与の基準，追加投与薬の選択，投与期間が各報告ごとに異なるので一概には比較できないが，β遮断点眼薬，炭酸脱水酵素阻害点眼薬，α_2刺激点眼薬，α_1遮断点眼薬ともにほぼ同等の眼圧下降効果を有すると考えられる．

3. プロスタグランジン/チモロール配合点眼薬への変更

PG 関連点眼薬からプロスタグランジン/チモロール配合点眼薬への変更による眼圧下降効果の報告をまとめた．ラタノプロスト点眼薬からラタノプロスト/チモロール配合点眼薬への変更による眼圧下降幅は 2.1～3.1 mmHg，眼圧下降率は 11.2～14.9％，トラボプロスト点眼薬からトラボプロスト/チモロール配合点眼薬への変更による眼圧下降幅は 3.9～6.3 mmHg，眼圧下降率 19.0～28.5％だった．

4. ドルゾラミド/チモロール配合点眼薬の追加

PG 関連点眼薬にドルゾラミド/チモロール配合点眼薬を追加投与した報告もある．タフルプロスト点眼薬，ラタノプラスト点眼薬，あるいはトラボプロスト点眼薬使用中の正常眼圧緑内障 40 例に，ドルゾラミド/チモロール配合点眼薬を 8 週間追加投与した．投与後に眼圧は有意に下降し，眼圧下降率は投与 4 週間後 13.5±12.3％，投与 8 週間後 11.7±13.1％だった．

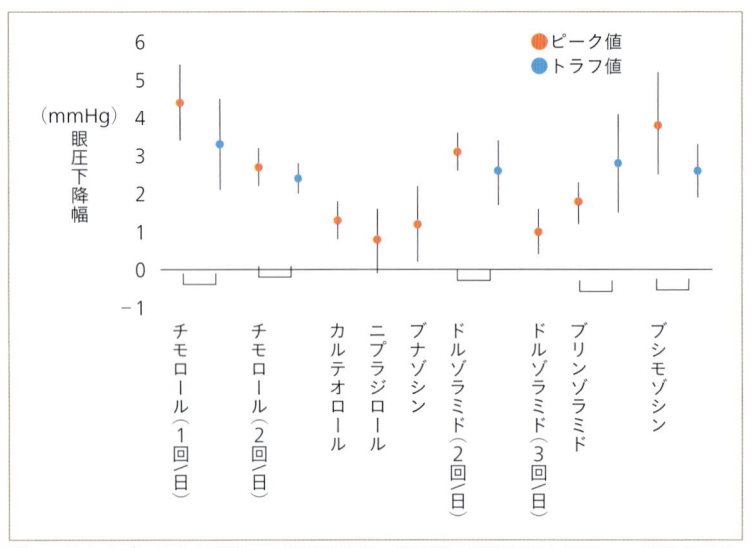

図3 ラタノプロスト点眼薬へβ遮断点眼薬，炭酸脱水酵素阻害点眼薬，α_1遮断点眼薬，α_2刺激点眼薬を追加投与した症例の眼圧下降幅
(Cheng JW, Li Y, Wei RL：Systematic review of intraocular pressure-lowering effects of adjunctive medications added to latanoprost. Ophthalmic Res 42：99-105, 2009 より)

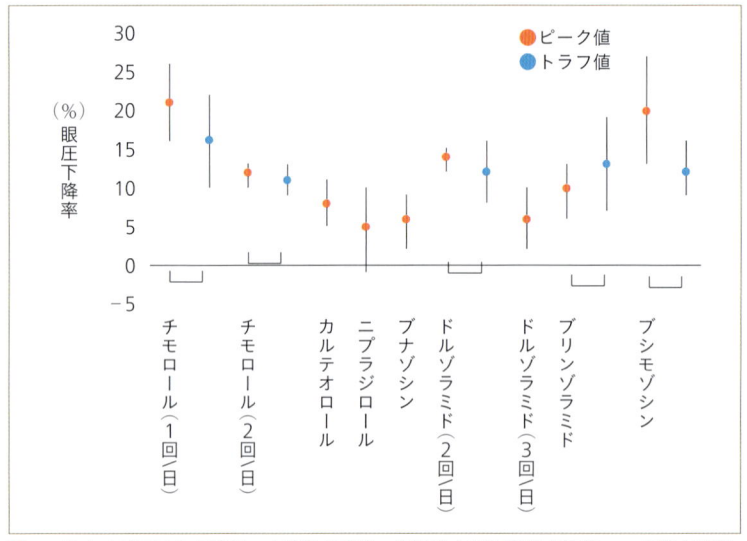

図4 ラタノプロスト点眼薬へβ遮断点眼薬，炭酸脱水酵素阻害点眼薬，α_1遮断点眼薬，α_2刺激点眼薬を追加投与した症例の眼圧下降率
(Cheng JW, Li Y, Wei RL：Systematic review of intraocular pressure-lowering effects of adjunctive medications added to latanoprost. Ophthalmic Res 42：99-105, 2009 より)

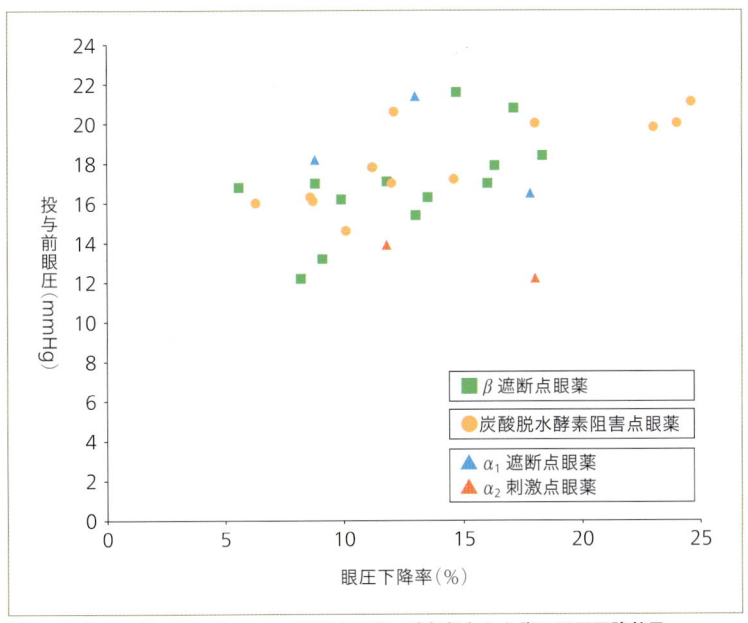

図5 正常眼圧緑内障症例でのPG関連点眼薬へ追加投与した際の眼圧下降効果

IV. PG関連点眼薬への追加投与の副作用

1. メタアナリシス

　TannaらはPG関連点眼薬へβ遮断点眼薬，炭酸脱水酵素阻害点眼薬，あるいは$α_2$刺激点眼薬を追加投与した症例の副作用を10論文で比較した（**表3**）．副作用出現により治療を中止した症例は，β遮断点眼薬0.40％，炭酸脱水酵素阻害点眼薬2.34％，$α_2$刺激点眼薬5.40％で，$α_2$刺激点眼薬がβ遮断点眼薬に比べて有意に多かった（p＝0.002）．眼瞼の痛みや灼熱感は，$α_2$刺激点眼薬がβ遮断点眼薬や炭酸脱水酵素阻害点眼薬に比べて有意に多かった（p＜0.001）．味覚障害は，炭酸脱水酵素阻害点眼薬が$α_2$刺激点眼薬（p＝0.007）やβ遮断点眼薬（p＜0.001）に比べて有意に多かった．乾燥感は$α_2$刺激点眼薬がβ遮断点眼薬（p＝0.007）や炭酸脱水酵素阻害点眼薬（p＝0.002）に比べて有意に多かった．疲労感，脱力感，めまいは$α_2$刺激点眼薬（p＝0.007）とβ遮断点眼薬（p＝0.02）が炭酸脱水酵素阻害点眼薬に比べて有意に多かった．その他の副作用は3薬剤間で同等だった．副作用の出現はβ遮断点眼薬で少なかったが，副作用の内容については各点眼薬で異なっていた．

2. 追加点眼薬の副作用

　β遮断点眼薬では全身性副作用としては徐脈，血圧低下，気管支収縮（気管支喘息発作），抑うつなどがあり，全身の機能が低下している高齢者では既往歴と全身状態の問診および投与後の経過観察が重要である．炭酸脱水酵素阻害点眼薬では全身性副作用としては味覚障害があり，眼局所副作用としては刺激感，霧視，角膜内皮障害などがある．$α_1$遮断点眼薬では全身性の副作用はほぼ心配ないが，眼局所副作用としては結膜充血，刺激感など

表3 プロスタグランジン関連点眼薬へβ遮断点眼薬，炭酸脱水酵素阻害点眼薬，α₂刺激点眼薬を追加投与した症例の副作用

	(A)α₂刺激点眼薬	(B)β遮断点眼薬	(C)炭酸脱水酵素阻害点眼薬	A：B	A：C	B：C
副作用出現による治療中止	5.40%	0.40%	2.34%	＊＊		
眼瞼の痛み・灼熱感	18.92%	4.02%	7.55%	＊＊＊	＊＊＊	
霧視	0.68%	1.20%	1.82%			
アレルギー・掻痒感	5.40%	2.01%	4.95%			
結膜充血	4.73%	8.03%	9.90%			
味覚障害	1.35%	0%	6.51%		＊＊	＊＊＊
乾燥感	3.38%	0%	0%			
疲労感・脱力感・めまい	3.38%	2.41%	0.26%		＊＊	＊

＊＊＊ $p<0.001$，＊＊ $p<0.01$，＊ $p<0.05$
(Tanna AP, Rademaker AW, Stewart WC, et al：Meta-analysis of the efficacy and safety of α₂-adrenergic agonists, β-adrenergic antagonists, and topical carbonic anhydrase inhibitors with prostaglandin analogs. Arch Ophthalmol 128：825-833, 2010 の表6を改変)

がある．α₂刺激点眼薬では全身性の副作用はほぼ心配ないが，眼局所副作用としては結膜蒼白，眼瞼炎，アレルギー性結膜炎などがある．交感神経作動点眼薬では全身性副作用としては血圧上昇，頻脈，不整脈，頭痛，振戦などが，眼局所副作用としては結膜充血，刺激感，眼瞼炎，黄斑症などがある．副交感神経作動点眼薬では全身性副作用としては悪心，嘔吐，腹痛，下痢，徐脈，気管支喘息発作，発汗などが，眼局所副作用としては暗視感，眼痛，結膜毛様充血，白内障などがある．配合点眼薬ではすべてチモロール点眼薬との配合剤なのでβ遮断点眼薬の副作用に注意する必要がある．

V. PG関連点眼薬への追加投与のアドヒアランス

アドヒアランスとは「患者も治療法の決定過程に参加したうえ，その治療方法を自ら実行すること」と定義されている．アドヒアランス不良例では，点眼薬の眼圧下降効果が十分に発揮されないので，医師は患者のアドヒアランス改善を念頭におく必要がある．緑内障診療ガイドラインでは，アドヒアランスを改善するために①疾患，治療，副作用について十分に説明する，②最小限の治療をする，③ライフスタイルに合わせた治療を行う，④正しい点眼指導を行うことも大切であると記されている．個々の要因について以下に述べる．

1. 疾患，治療，副作用について十分に説明する

緑内障治療を単剤からはじめる際に最も重要なことである．患者へ説明するだけでなく患者が緑内障の病態，治療の必要性，点眼薬の効果と副作用について理解することが大切で，点眼薬治療のアドヒアランスを向上させるのに必須である．なぜなら緑内障点眼薬治療にはさまざまな問題点を有しているからである．点眼薬を点眼することで眼圧は下降するが眼圧は眼科施設で測定しないとわからないので患者自身が眼圧下降を実感できない点，点眼してもすっきりしないし見えるようにもならない点，結膜充血，角膜上皮障害，

眼瞼色素沈着，上眼瞼溝深化などの副作用が出現しやすい点，一度点眼薬治療を開始したら一生涯続けなければならない点，点眼薬が比較的高価な点，併用療法では2剤目を点眼する際に点眼間隔を5分間以上空けなければならない点などがあげられる．さらに併用療法では単剤療法に比べて結膜充血や角膜上皮障害などの副作用が出現しやすいので，点眼薬の追加投与の際には副作用については再度説明する必要がある．

2. 最小限の治療をする

1）点眼回数

　点眼回数については少なければ少ないほうがよいのは明らかである．PG関連点眼薬の点眼回数は1日1回である．追加投与により1日1回点眼を保つにはプロスタグランジン/チモロール配合点眼薬への変更しかない．1日の点眼回数を比べるとβ遮断点眼薬追加では2〜3回，炭酸脱水酵素阻害点眼薬追加では3〜4回，α_1遮断点眼薬追加では3回，α_2刺激点眼薬追加では3回，交感神経作動点眼薬追加では2〜3回，副交感神経作動点眼薬追加では4〜6回，炭酸脱水酵素阻害/チモロール配合点眼薬追加では3回となる．

2）配合点眼薬

　多剤併用時のアドヒアランス改善を目的として2つの薬剤が1つの点眼瓶に詰められた配合点眼薬が開発された．日本では2011年4月にラタノプロスト/チモロール配合点眼薬，6月にトラボプロスト/チモロール配合点眼薬，ドルゾラミド/チモロール配合点眼薬，2013年11月にブリンゾラミド/チモロール配合点眼薬，2014年11月にタフルプロスト/チモロール配合点眼薬が使用可能となった．

3. ライフスタイルに合わせた治療を行う

　1日1回点眼の点眼薬では朝あるいは夜に点眼することが多いが，個々人によりどちらの時間に点眼しやすいかは異なる．仕事などにより夜間の帰宅時間が変動する人では，朝のほうが毎日同じ時間に点眼を行いやすい．子供の世話などで朝が忙しい人では，子供が就寝した後の夜のほうが点眼を行いやすい．

　昼の点眼はコンタクトレンズ装用者ではコンタクトレンズをはずしての点眼となるので避けたほうがよい．また仕事が忙しい人では，昼に点眼するのを忘れやすい．緑内障治療を他人に知られたくない人では，昼の外出時の点眼は困難である．昼に外出をすることが多い人では，点眼薬の持ち運びを考えると昼の点眼は難しい．

4. 正しい点眼指導を行う

　正しい点眼が行われないと点眼薬が眼内に浸透せず，眼圧下降効果が減弱すると考えられる．上手に点眼できない人では1回に何滴も点眼するので副作用の出現が増加し，むしろアドヒアランス不良を招く危険がある．正しく点眼することはアドヒアランスの面からも重要であるが，臨床の現場では点眼指導を誰がいつ行うのかが問題である．点眼薬を開始する時に点眼指導を受けないままで上手に点眼することは難しい．点眼指導を行う者

として医師，看護師，薬剤師が考えられるが，その実行は個々の施設により異なる．各施設において患者への点眼指導がきちんと行えるように各職種が連携をとることが重要である．

　PG関連点眼薬に次ぐ一手としては，プロスタグランジン/チモロール配合点眼薬への変更が眼圧下降効果の点，1日1回点眼を継続できアドヒアランスを保つことができる点から勧められる．実際の臨床現場でもPG関連点眼薬からプロスタグランジン/チモロール配合点眼薬への変更が最も多く行われている．しかしプロスタグランジン/チモロール配合点眼薬に含まれるチモロール点眼薬はβ遮断点眼薬であり，全身性の副作用出現が懸念されるのでとくに高齢者に対しては投与の際は注意を要する．全身の状態によりβ遮断点眼薬が使用できない症例では，炭酸脱水酵素阻害点眼薬やα_2刺激点眼薬の追加が適している．いずれにせよ多剤併用(配合点眼薬を含む)では副作用出現の頻度が単剤療法に比べて上昇するので，投与後の注意深い経過観察が必要である．

参考文献

1) 塩川美菜子，井上賢治，富田剛司：多施設における緑内障実態調査2012年度版—薬剤治療．あたらしい眼科 30：851-856, 2013
2) Schmier JK, Hulme-Lowe CK, Covert DW：Adjunctive therapy patterns in glaucoma patients using prostaglandin analogs. Clin Ophthalmol 8：1097-1104, 2014
3) Tanna AP, Rademaker AW, Stewart WC, et al：Meta-analysis of the efficacy and safety of α_2-adrenergic agonists, β-adrenergic antagonists, and topical carbonic anhydrase inhibitors with prostaglandin analogs. Arch Ophthalmol 128：825-833, 2010
4) Cheng JW, Li Y, Wei RL：Systematic review of intraocular pressure-lowering effects of adjunctive medications added to latanoprost. Ophthalmic Res 42：99-105, 2009
5) Mizoguchi T, Ozaki M, Wakiyama H, et al：Additive intraocular pressure-lowering effect of dorzolamide 1%/timolol 0.5% fixed combination on prostaglandin monotherapy in patients with normal tension glaucoma. Clin Ophthalmol 5：1515-1520, 2011

〔井上賢治〕

VI アドヒアランスを考えた薬物治療と手術へのシフト

　アドヒアランスとは一般的に，処方された薬剤（または治療）に対して，患者がどの程度指導を守るか，と定義される．これは従来コンプライアンス（服薬遵守）とされていた概念と同じであるが，コンプライアンスに「命令を守る」というニュアンスがあるのに対して，アドヒアランスという言葉は患者が積極的に治療に参加する意義を含む点が異なり，より適切な用語とされている（具体的にどう異なるかの正確な定義はない）．

　アドヒアランス不良は治療の非効率化，医療資源の浪費，予後の悪化につながる．とくに緑内障は慢性進行性の疾患であり，緑内障患者の視機能維持は長期の薬物治療に依存している．ゆえに，緑内障診療に携わる者にとって，アドヒアランスを把握し，最大化するにはどうするべきなのかを知っておくことはどうしても必要である．

I. アドヒアランスの重要性

　アドヒアランス不良は，治療の非効率化をまねき，医療資源の浪費や患者の予後悪化につながる．実際に緑内障においても，アドヒアランス不良患者は視野障害が重症である危険性が6倍以上になるという報告がある．せっかく診断技術や医学的知識を駆使して適切な薬剤を処方しても，その薬剤が使用されなければ治療効果はあがらない．その意味では，アドヒアランスは，診断技術や医学的知識と同じくらい医療従事者にとって重要なのである．

　我々医師は，処方した薬剤は処方箋の通りに適切な用法で使用されるのが当たり前と考えがちであるが，事実ではない．投薬アドヒアランスは，多くの医師が考えている以上に悪い．全医学領域を対象とした大規模メタアナリシスにおいて，投薬アドヒアランス良好例は平均75％しかないと報告されている．眼科も例外ではなく，どの研究においてもアドヒアランスは満足なレベルに達していない．緑内障の診断を適切に行うことができても，処方した薬剤のアドヒアランス不良を診断できなければ緑内障の治療は成功しないのだから，アドヒアランス不良の把握は，緑内障診断の一部だといっても過言ではないだろう．

II. アドヒアランスの把握

　疾患の診断力を上げるには，診断技術と，疾患の危険因子の知識の双方が重要であろう．これはアドヒアランスの「診断」においても同じことがいえる．

　アドヒアランスの「検査」技術として重要なのはコミュニケーションスキルである．尋問のような雰囲気では，患者は萎縮し，決して正しいことを話さなくなってしまうだろう．質問は open-ended が好ましいといわれている．すなわち，yes-no の二者択一的な質問ではなく，自由に答えることができる質問である．「薬を差し忘れていませんか？」という質問より，「どんな風にお薬を使っていましたか？」という質問のほうがよい，ということである．まして，「薬をちゃんと差していないでしょう！」というような詰問調は避けるべきである．

　患者とのコミュニケーションにおいては，Ask-Tell-Ask と呼ばれるコミュニケーション法も有用とされる．これは，まず患者に現状をどの程度理解しているかを（上記の open-ended な質問で）質問する（ask）．内容としては，主訴や病歴を聞くだけでなく，これまでの担当医からどのような説明を受けたか，疾患や現在の自分自身の病状についてどのように理解しているかなどの質問も含めたほうがよい．これにより，患者の疾患や病状に対する理解を確認するだけでなく，患者の性格や教育レベルなども推定することが可能である．続いて，医療従事者側から検査結果，治療法などの必要な説明を，簡潔に，わかりやすい言葉で説明する（Tell）．その後，説明したことをどう理解したかを再び尋ねる（Ask）．忙しい外来で毎回このようなことを繰り返すことはなかなか困難と思われるが，初診時や，治療法の変更などの重要な決断が必要な際には行いたい．とくに，ともすれば我々は Tell するだけで Ask が少なくなりがちなので，常に患者に自分自身の言葉で疾患や病状について語ってもらう機会をもつことは大事である．

　アドヒアランス不良の危険因子は，医療従事者因子，患者因子，薬剤因子に分けることができる（表1）．医療従事者因子としては，コミュニケーション技術が重要である．患者因子としては，人種，教育レベル，生活環境，精神疾患，若年などが知られている．逆に，薬剤使用歴がある，点眼必要性に関する信念が強い，薬剤知識がある，失明の恐怖を感じている，などはアドヒアランスを改善する因子である．

　薬剤そのものによってもアドヒアランスは影響を受ける．差し心地の悪い点眼はアドヒアランス不良を招きやすいし，副作用が出るとアドヒアランスは悪化する．点眼開始また

表1　アドヒアランスに影響する要因

	アドヒアランスを改善する要因	アドヒアランスを悪化させる要因
医療従事者	コミュニケーション良好	コミュニケーション不良
患者	薬剤使用歴 点眼必要性の自覚 失明への不安	精神疾患 生活環境，教育不良 若年
薬剤	夜点眼 点眼回数が少ない 配合剤	昼点眼 薬剤副作用

は変更後初回の診察時には，必ず差し心地に不満がないかをチェックする．また，診療時に副作用の有無を常にチェックすることも必要である．緑内障点眼の中では，プロスタグランジン関連薬は一般にアドヒアランス良好が多いとされている．これは，1日1回の点眼であることが大きく影響していると考えられる．配合剤のほうがアドヒアランス良好であるという報告もある．また，とくに男性の場合，夜の点眼より朝の点眼のアドヒアランスのほうがよくなりやすいともいわれており，点眼時間の指示に気を配ることも必要である．性別にかかわらず，昼の点眼はもっともアドヒアランス不良とされている．とくに仕事をしている現役世代の場合，仕事の関係などでどうしても昼の点眼は忘れやすいということは念頭においておく必要がある．

　緑内障は慢性疾患であり，初期診断の技術だけではなく，フォローアップ検査も重要であるが，これは，アドヒアランスについてもいえることである．アドヒアランス診断においてフォローアップ検査にあたるのは，副作用の継続的チェックと，薬剤の継続性（persistence）のチェックである．初回投与薬剤のアドヒアランスも，我々医療従事者の考えるよりずっと不良であるが，継続性はもっと不良である．治療開始1か月目より2か月目のアドヒアランスのほうが有意に不良であったという報告もあるし，3年間点眼を継続できた患者は11％しかなかったという報告まである．点眼経験のある患者は，継続性が良好であるという報告があるので，とくに初めて薬剤を処方する場合には，初期にアドヒアランスが良好であっても，継続していない可能性があることは念頭におかねばならない．

III. アドヒアランスを最大化する治療 (表2)

　アドヒアランスを左右する因子は，上述のように医療従事者因子，患者因子，薬剤因子に分けられる（表1）．このうち，医療従事者因子と薬剤因子は，我々医療従事者側でコントロールできる因子である．

　自分自身および医療・事務スタッフのコミュニケーション技術を改善し，維持することは非常に重要である．上述のopen-endedな質問やAsk-Tell-Askコミュニケーションを自ら実践するとともに，スタッフにも周知することが必要である．また，薬剤としては，点眼回数が少なく，副作用が少なく，差し心地がよいものを選択することも重要であろう．もちろん人によって副作用も差し心地も違うので，個々の患者において副作用の有無や使用感に気を配ることが必要である．

　これらは，我々の努力で改善することが可能であり，もしそれらに取り組まれていないようであれば，ぜひ今後取り組んでいただきたいところである．

　一方，患者因子は，コントロールできるものとできないものに分けられる．薬剤使用歴，年齢，精神疾患の有無，教育や環境などは，我々でコントロールできない因子である．しかし，これらを把握することにより，診断に役立てることはできる．問診票などに組み入れることで，これらの因子を漏らさず把握できる．一方，点眼必要性の自覚や失明の不安（病識と置き換えることもできる）は我々がコントロールできる．初めて緑内障と診断された際に，疾患と薬剤の必要性について十分に説明し，患者が正しい病識と薬剤知識をもつように務めることが絶対に必要である．この際，Ask-Tell-Askコミュニケーションを

表2 アドヒアランス把握，改善のために医療従事者に求められる技術，姿勢

要因	技術，姿勢
アドヒアランス把握	アドヒアランス不良危険因子の知識 コミュニケーション技術 問診票などを利用した患者背景因子の把握
アドヒアランス改善	疾患についての丁寧な説明 薬剤についての丁寧な説明
アドヒアランス維持	副作用の継続的モニター 薬剤使用感，満足度の確認 アドヒアランスについての継続的な問診 薬剤使用量の把握

用いることで，患者の理解を深めるとともに，医療従事者側は患者の状況をより深く理解することが重要である．

　初期治療においてアドヒアランス良好であっても，安心はできない．とくに初回処方のケースでは，良好なアドヒアランスを維持することはしばしば困難である．フォローアップ検査においても，副作用の有無やアドヒアランスに変化が出ていないかを持続的にモニターすることが重要である．また，薬剤の使用量は，アドヒアランスの目安になる．使用量が極端に少ない場合は使用されていない可能性があるし，極端に多い場合は点眼技術が不良である可能性があるので，そのような症例では詳細な問診や眼圧経過のチェックが必要である．

IV. 手術治療へのシフトを考慮する時（図1）

　本項では，「アドヒアランスが原因で手術治療へのシフトを考慮する時」に限定して解説する．高眼圧や視野障害の進行による手術治療へのシフトは含まないのでご了承いただきたい．

　アドヒアランスが原因で手術治療へのシフトを考慮するのは，我々でコントロールが不可能な因子によるアドヒアランス不良が継続し，それにより十分な治療効果が得られなくなっている場合である．もっとも典型的なケースは，副作用や使用感不良によるアドヒアランス不良である．副作用や使用感の不良によりアドヒアランスが悪化する場合には，薬剤の変更が第一選択である．しかし，多剤に対して副作用を呈する（角膜上皮が脆弱な場合など）症例もあるし，どの薬剤に対しても使用感の不良を訴えるような症例もある．使用感の不良は，多分に精神的な因子もあるが，精神的な因子も医療従事者がコントロールできる要因ではないので，こういったケースで治療効果が上がらず，視野が悪化していくような場合は手術治療へのシフトを考慮したほうがよい場合がある．

　また，精神疾患，教育や環境など患者の個人的因子に起因すると考えられる要因でどうしても薬剤が使用できないようなケースでも，手術治療へのシフトを考慮したほうがよい場合がある．もちろんこういったケースでは，まず丁寧な説明により疾患，薬剤に対する正しい知識を提供し，また，精神科医師と連携して，精神疾患の状態についても把握して診療を進めることが重要である．しかし，それでもアドヒアランスの改善が得られない場

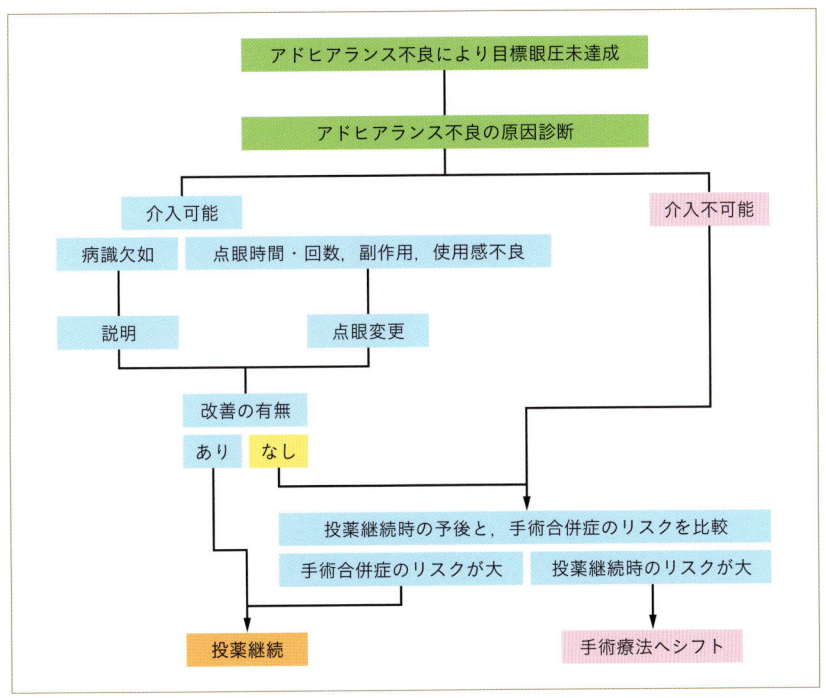

図1　アドヒアランス不良時の対応

合は、手術を考慮せざるを得ないケースもある．

　手術治療へのシフトを考慮する際に重要なのは、このまま薬物治療を継続した場合の予後と、手術治療へシフトした場合の予後と、可能性のあるリスクである．薬物治療を継続した場合の予後を正確に予測するためには、視野などの進行解析が必要である．進行解析を行って、患者の予想余命の間にQOLを障害するような視機能障害を呈するリスクが低いならば、目標眼圧が達成されていなくとも投薬治療を継続したほうがよいだろう．一方、QOLを障害する視機能障害をきたすリスクが高い場合には、それを手術療法の合併症リスクと比較する必要がある．薬物治療からシフトする治療としては、選択的またはアルゴンレーザー線維柱帯形成術、トラベクロトミー（線維柱帯切開術）、トラベクレクトミー（線維柱帯切除術）が代表的と思われる．レーザー線維柱帯形成術が奏功することが期待できる症例では、大きな副作用を伴う危険性が低いので試みてよいと思われる．トラベクロトミーも、比較的合併症が少ないので、奏功することが期待できる場合は薬物治療から移行するうえでのハードルは低い．ただこれらの治療法は、適応となる病型が限られるうえ、術後の眼圧レベルが高いので、適応症例を慎重に選択する必要がある．一方、トラベクレクトミーの場合は、低眼圧黄斑症や眼内炎などの視機能障害に直結する合併症のリスクが高いので、それを考慮したうえで患者とよく相談して手術に踏み切るかどうかを決めねばならない．

　手術を行うかどうかは十分なインフォームドコンセントのうえで判断すべきことではあるが、八方手を尽くしてもアドヒアランスの改善が得られないような症例では、患者側で正しく判断するのを期待するのは難しいであろうから、医療従事者側である程度判断する

ことが求められる．家族にも相談に加わってもらうことも時に有用である．

　本文でも述べたが，アドヒアランスの把握や改善は，診断技術や治療技術に匹敵するほど重要でありながら，軽視されていることが多いと思われる．診断技術や治療技術と比べて，短期間ですぐに効果を実感できるので，本項を読まれた方で，まだ十分にアドヒアランス診断，治療を行われていない方は，ぜひ実践していただきたい．

参考文献

1) Sleath B, Blalock S, Covert S, et al：The relationship between glaucoma medication adherence, eye drop technique, and visual filed defect severity. Ophthalmology 118：2398-2402, 2011
2) DiMatteo MR：Variations in patients' adherence to medical recommendations：a quantitative review of 50 years of research. Med Care 42：200-209, 2004
3) Ford BA, Gooi M, Carlsson A, et al：Morning dosing of once-daily glaucoma medication is more convenient and may lead to greater adherence than evening dosing. J Glaucoma 22：1-4, 2013
4) Quek DT, Ong GT, Perera SA, et al：Persistence of patients receiving topical glaucoma monotherapy in Asian population. Arch Ophthalmol 129：643-648, 2011

〈三木篤也〉

第4章 レーザー治療

I レーザー線維柱帯形成術の適応，術式，成績

　レーザー線維柱帯形成術（laser trabeculoplasty：LTP）は線維柱帯にレーザーを照射して，線維柱帯の房水流出抵抗を低下させることを目的とした治療法である．現在レーザー線維柱帯形成術は，アルゴンレーザーを使用する argon laser trabeculoplasty（ALT）と，Nd-YAG レーザーを用いる選択的レーザー線維柱帯形成術（selective laser trabeculoplasty：SLT）の 2 つが主流である（SLT については次項も参照．⇒ 動画-3）．

　1979 年に Weis らは線維柱帯に低エネルギーのアルゴンレーザーを照射する ALT を報告した．しかし線維柱帯への障害が強く，虹彩前癒着（PAS）を形成することがある，反復照射が困難であるなどの問題点があった．

　その後 1989 年に Latina らにより Q スイッチ半波長 Nd-YAG レーザーを用いた SLT が報告された．これは線維柱帯の有色細胞のみに選択的に照射することで，線維柱帯の組織障害を少なくすることが可能となった．SLT は ALT と比較して眼圧下降効果は同等であるとの報告が多いが，SLT は低侵襲で副作用も少なく，反復照射が可能な治療法であることから現在は SLT のほうが普及している（図1）．

　LTP の位置づけは，現時点では統一された見解が得られていないのが現状である．眼圧下降の結果次第では手術治療を回避できる症例も認めるが，基本的に薬物治療で限界があるような症例は，観血的手術を念頭において治療を行う必要がある．緑内障ガイドライン第 3 版にもレーザー線維柱帯形成術は観血的手術に代わるものではなく，薬物治療に対する補助的治療と考えるべきであると記されている．

I. 作用機序

　ALT は線維柱帯を熱凝固させることで非照射部の線維柱帯間隙が拡大し房水流出抵抗が低下する機序が期待された治療法であった．しかし，SLT では線維柱帯の器質的な変化を伴わずとも眼圧下降が得られることから，炎症性サイトカインによる線維柱帯の細胞外マトリックスの分解と再構築を誘導，マクロファージの貪食作用，などの機序が考えられている．

　レーザー治療は，主経路である線維柱帯からの房水流出量を増加させる．使用頻度の高

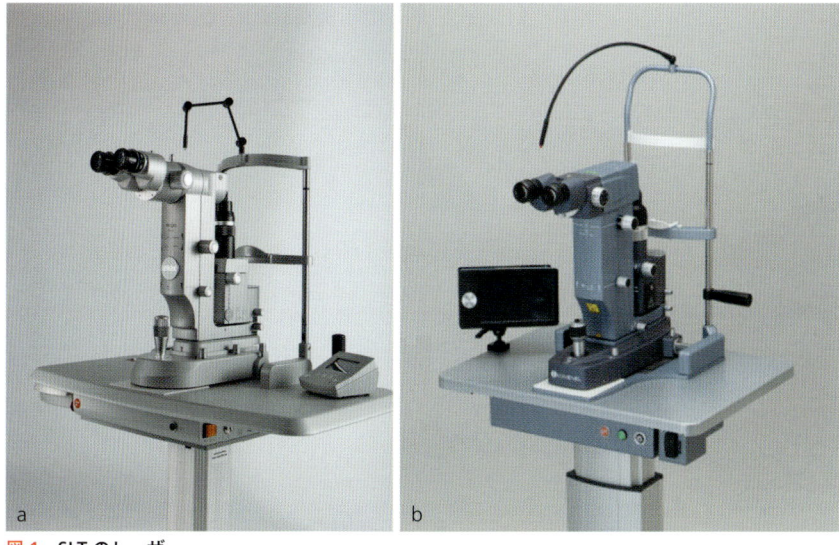

図1 SLTのレーザー
a：ellex社のTango™．b：Lumenis社のSelecta Duet．

いプロスタグランジン関連薬や，β遮断薬と作用機序が異なるため，多剤点眼している患者でも眼圧下降効果が期待できる治療である．

　線維柱帯からの房水流出は眼圧依存性で，眼圧が上昇すると流出流量は増加することが知られている．つまり線維柱帯からの流出促進が期待されるレーザー治療は，眼圧変動を抑える働きもあると期待されている．

II. LTPの長所と短所

1. LTPのメリット

　レーザー治療の大きなメリットは，手術治療と異なり，外来でしかも短時間で処置できることである．とくにSLTは反復照射も可能で，安全性の高い治療であると考えられている．他にも点眼薬数を減らすことが期待できるため，点眼アレルギー，点眼による副作用（睫毛伸展，眼瞼陥凹，角膜上皮障害など）の消失，または減少は患者にとってメリットは大きい．またコンプライアンスの不良な症例，自己点眼が困難な患者などにもよい適応があると思われる．

2. LTPのデメリット

　SLTを施行しても30％程度で眼圧が下がらない症例が存在する．落屑物質の有無，年齢，性別，水晶体と眼内レンズ，ベースラインの眼圧，人種でレーザー治療の効果に差がないとも報告されている．色素が多い症例や糖尿病がない症例に効果が高いとの報告もあるが，治療の効果は予測できないのが現状である．ALTにおいても，高齢者，色素が多い症例に眼圧下降効果が高いとの報告があるがSLTと同様に確実性には乏しい一面もあ

る．レーザー治療は安全性が高い治療であるが，まれに眼圧が上昇してしまうケースも存在する．眼圧が上昇してしまった場合は観血的治療が必要になることもあるため，十分な説明が必要である．

III. 手技

1. 1％アプラクロニジン点眼

術後の一過性眼圧上昇を予防するためレーザー照射の 30 分～1 時間前と照射直後に行う．

2. 隅角鏡（図 2, 3）

ベノキシール®で点眼麻酔後，隅角鏡を用いて照射する（図 2）．レーザー照射に用いる隅角鏡は専用のレンズもあるが，Goldmann 三面鏡など照射スポットサイズの拡大効果がないものであれば，使用可能である．普段から隅角鏡での診察を行っている者であれば，とくに難しい手技ではない．

3. 照射方法，照射条件（図 4, 表 1）

ALT では光源は一般的にグリーンを用いる．スポットサイズを 50 μm とし，照射時間を 0.1 秒，1～2 スポットの間隔を開け，下方を中心に線維柱帯色素帯の中央部を 90°～180°照射する．まず低いエネルギー値から照射を始める．実際には 500 mW 程度から開始し，照射した部分の線維柱帯の色素がやや脱失が得られる程度にエネルギーを増加していく．小気泡が発生した場合は，エネルギーを減量する目安となる．均等な間隔で照射する．90°であれば 25 発程度が目安となる．

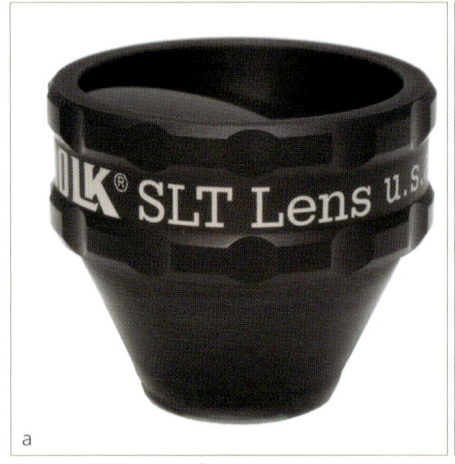

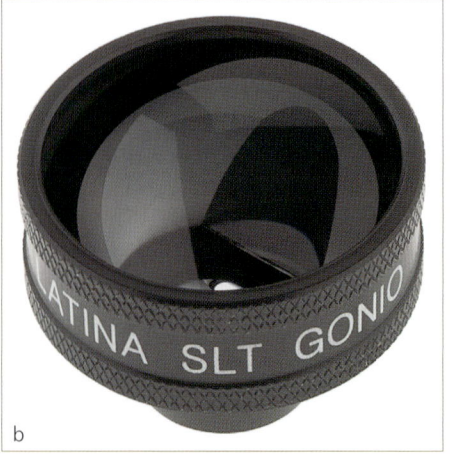

図 2　SLT 専用のレンズ
SLT 専用のレンズはレーザーの際に歪みが少ない設計になっており，サイズ，エネルギー密度は変わらない．
a：VOLK 社，b：Ocular 社のレンズ．

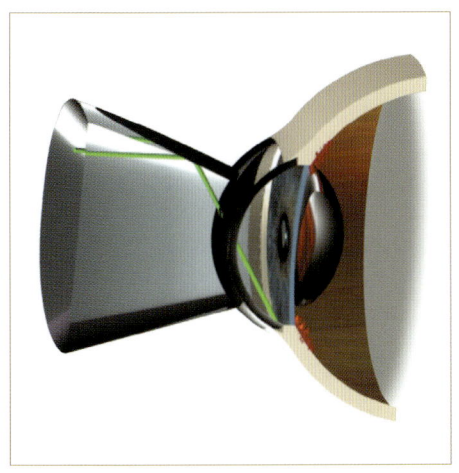

図3 照射方法
隅角鏡で線維柱帯を確認して,レーザーを照射する.

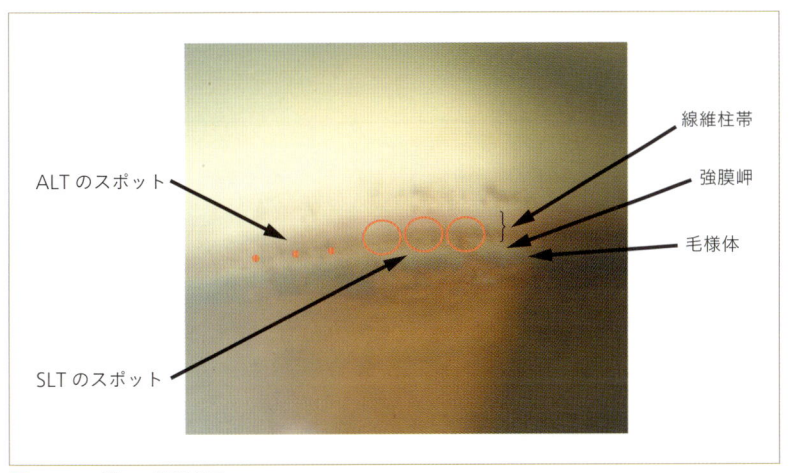

図4 レーザーの照射部位
毛様体は,青灰色を帯びた部分.強膜岬は線維柱帯と毛様体の間の白い部分.線維柱帯は,写真では茶色く色素を含んでいる部分.

表1 ALTとSLTの比較

	ALT	SLT
レーザー	アルゴン	Qスイッチ半導体 Nd:YAG
波長(nm)	514	532
スポットサイズ(μm)	50	400(固定)
出力	400〜800 mW	0.6〜1.2 mJ
出力の目安	色素の退色	気泡が生じる最少出力
照射時間(秒)	0.1	3×10^{-9}(固定)
照射場所	線維柱帯色素帯	線維柱帯幅全体
照射範囲(度)	90〜180	180〜360
照射数(発)	25〜50	60〜120
総エネルギー(J)	0.8〜4.8	0.03〜0.14

SLTではスポットサイズは400 μm，照射時間は0.3 nsecに設定されている．非常に短時間の照射で，総エネルギーはALTと比較し，約1/60である．スポットサイズは線維柱帯全幅にわたる大きさである．照射パワーは0.6 mJ程度から開始し，照射時に気泡が出るが確認できるレベルを目安としてパワーを調節する．気泡は上方に浮き上がるので，上方から照射したほうが照射部位を確認しやすい．SLTは照射した部分に器質的変化を伴わないため，照射した部位を確認しながら行う必要がある．虹彩突起や色素の強い部分など自分の中でメルクマールになるものを探して，二重照射を避けるように心がける．照射スポットの瘢痕がないのでわかりにくいが，照射部位が重ならない程度に間隔を詰めて照射する．またレーザーは毛様体に照射すると患者は痛みを伴い，出血を生じることがあるため注意が必要である．180°であれば60発，360°であれば120発が目安となる．180°照射よりも360°照射のほうが眼圧下降効果が高いとの報告もあり，筆者らは360°照射を施行している．

4. 照射後の診察

レーザー照射直後に，再び1％アプラクロニジン点眼を行い，1時間後に合併症の有無を確認する．炎症が生じるため眼圧上昇は多いが，軽度であれば問題ない．アプラクロニジンの影響で眼圧下降効果が得られることもあるが，この時点の眼圧で一喜一憂する必要はない．高度な眼圧上昇はまれであるが，そのような場合は，眼圧下降点眼薬や炭酸脱水酵素阻害薬の内服を処方し，翌日も診察することが望ましい．

5. 照射後の点眼

レーザー照射後の消炎目的とした点眼に関しては，議論の多いところではあるが，筆者の施設では，消炎の点眼は処方していない．これはレーザー後の炎症性サイトカインの働きで眼圧下降効果が得られると考えられており，消炎をしてしまうと眼圧下降効果が減弱する可能性が危惧されるためである．とくに消炎を用いなくとも1週間以内に前房内の炎症は消失し，問題になることは少ない．ベタメタゾン（リンデロン®）などの強いステロイド点眼は控えたほうがよいとの報告もあり，フルメトロン®や，NSAIDsの点眼を行う施設も多いが未だ統一された見解は得られていない．緑内障の点眼をしている患者では継続を指示する．

6. 効果判定

レーザー後眼圧下降効果を評価できるのは，4週後以降である．両眼に行う場合，片眼にレーザーを照射し効果を判定してから行うことが望ましい．1〜2か月経過しても眼圧が下がらない場合は効果がないと判定し，次の治療へ速やかに進むほうがよい．

IV. 適応と成績 （表2）

レーザー治療の適応は，隅角鏡で線維柱帯が確認できる開放隅角緑内障である．禁忌はぶどう膜炎による続発性緑内障と，血管新生緑内障である．治療成績に関しては，ALT

表2 レーザー治療の適応

よい適応である	ステロイド緑内障
	正常眼圧緑内障
	原発開放隅角緑内障
	落屑緑内障
	色素緑内障
よい適応ではない	PASのある緑内障
	緑内障手術後
	発達緑内障
	外傷による緑内障
禁忌	血管新生緑内障
	ぶどう膜炎による緑内障

とSLTの眼圧下降効果は，同等であるという報告が多い．レーザー治療は，照射後効果が減弱していくことが知られており，5年間の長期成績を見ても，ALTとSLTは同等と考えられている．

眼圧下降の程度は，およそ点眼一剤分の下降ともいわれている．しかし実際には全く効果がない症例，非常に効果が高い症例が存在し，効果の個人差が大きい．緑内障のタイプ別にレーザー治療の成績を参考にしながら適応についても述べたいと思う．

1. ステロイド緑内障

SLTレーザー治療によりステロイド緑内障が改善した報告は多くみられる．Tokudaらも SLT照射1年後で40.1％の眼圧下降効果が得られたと報告しておりレーザー治療の最もよい適応であると考えられる．またステロイド緑内障に対してのSLTは，比較的早く眼圧下降効果が得られ，1週間以内に眼圧が下がる症例も多い．ステロイド緑内障はトラベクロトミーが良好な結果をおさめているが，SLTで手術を回避できる症例も存在すると思われる．しかし眼圧下降の期間に関しては不明な点も多く，観血的手術治療が必要となった症例も存在する．長期予後に関しては，ステロイドを中止にできる患者とそうではない患者がいるため，評価は困難であり今後の課題となる．レーザー治療で眼圧改善後も再上昇の有無を慎重に確認する必要がある．ALTにおいても，ステロイドによる緑内障に高い効果が得られた症例が報告されている．

2. 正常眼圧緑内障（NTG）

正常眼圧緑内障では眼圧が10 mmHg代前半にもかかわらず視野障害が進行する症例は，外科的治療に踏み切るのに躊躇する場合も多い．そのような場合にSLTレーザー治療も検討してよいと思われる．El MallahrらはNTGに対し31眼にSLTを施行し，14.3 mmHgから12.2 mmHg（14.7％減少）に改善し，SLT前後で外来受診時の変動幅も小さくなったと報告した．また我々は，SLT前後での24時間眼圧測定においても夜間（睡眠時）の眼圧変動が減少したことを報告した．SLTによる眼圧日内変動を小さくする効果が視野障害の進行を抑制することも期待される．ALTにおいてもNTGに対して効果があるとの報告があり，治療の選択肢になりうると考えられる．

3. 原発開放隅角緑内障（POAG）

　レーザー治療のよい適応である．とくに高齢者では隅角色素も多いことが多いので，レーザー治療で眼圧下降が期待できる．点眼一剤分の眼圧下降効果が得られる．TokudaらはSLT照射1年後で13.5%の眼圧下降が得られたと報告している．ALTでもSLTと同様の結果が得られている．しかし眼圧が25 mmHgを超える症例には，基本的に手術を選択するほうがよいと考えられる．

4. 落屑緑内障

　落屑緑内障は，高齢者に多く，一般的に色素沈着が多く，レーザー治療のよい適応であると考えられる．POAGと比較して眼圧下降効果は同等との報告が多い．KouchekiらはSLT照射16か月後POAGの眼圧下降率は16.7%，落屑緑内障では16.6%と報告している．落屑緑内障は眼圧変動も大きく緑内障の独立した進行因子であるため，慎重な経過観察が必要である．ALTとSLTは落屑緑内障患者に対しては同等の効果があるとの報告がある．また落屑緑内障は白内障手術で眼圧下降する症例もある．

5. 色素緑内障

　日本人では，虹彩が擦れて色素が散布する色素緑内障は比較的少ない疾患である．隅角色素が多いのでレーザー治療のよい適応であると考えられるが，再上昇する症例も多い．Ayalaらは，30眼にSLTを施行し，成功率は1年で85%，2年で67%，3年で44%，4年で14%であり，SLT施行後平均27.4か月で追加治療が必要になった．ALTにおいても同様で，眼圧下降が得られるが，9か月で38%が治療前の眼圧に戻ったと報告されている．長期経過の間に，虹彩色素が再び沈着し，眼圧が再上昇することも多いため根本的治療には至っておらず，追加の治療が必要になるケースが多い．また色素があまりにも多い場合はレーザー治療後炎症が強く生じ，眼圧上昇をきたすことがあるため注意が必要である．Sicákováらは35眼にSLT施行し，短期間で眼圧上昇した症例が2例あり，トラベクレクトミーを要したと報告している．

6. 閉塞隅角緑内障の白内障手術後

　閉塞隅角緑内障で白内障手術後に眼圧上昇している場合は多くの場合PAS（peripheral anterior synechia）を形成している．PASを避けてレーザー治療する選択肢もあるが，広範囲にPASを形成している場合は困難であるし，レーザー照射後にPASを形成することもあるため，慎重に対応するべきである．

7. トラベクレクトミー後

　トラベクレクトミー後は房水流出路が濾過胞に向かうため，線維柱帯からの流出は減少する．これに伴いSchlemm管も潰れて機能していない可能性が考えられる．このような症例に線維柱帯からの流出抵抗を減少させても眼圧下降効果は期待できない．実際にレクトミー術後のSLTは成績が不良であるとの報告がある．

8. 外傷による緑内障

既に線維柱帯に器質的変化をきたしていることが多く，よい適応とはいえない．

9. 発達緑内障(隅角形成不全)

毛様体帯が狭く，虹彩突起を認めることが多い．レーザー治療の適応はなく，トラベクロトミーが理にかなった治療法である．

10. ぶどう膜炎による続発緑内障

ぶどう膜炎では，レーザー照射による炎症で症状の悪化をきたし，眼圧上昇を助長する可能性があり禁忌である．しかしステロイドを使用している場合はステロイド緑内障も考慮する必要がある．隅角所見などで炎症によるものかステロイドによる眼圧上昇か見極めるのは困難である．十分に消炎されている状態で，ステロイド緑内障の可能性が高く，レーザー治療を行う場合は，外科的治療になる可能性も患者に十分説明したうえで行うべきである．

11. 血管新生緑内障

血管新生緑内障では PAS が形成されており，施行しても出血をする可能性もあるため，眼圧下降は期待できない．禁忌である．

V. 再照射の適応

SLT は反復照射が理論的に可能であるが，一度行って効果が得られなかった場合には，再照射は一般的には行わない．効果があった症例に再照射しても，レーザーの効果が減弱し，眼圧下降期間も短縮することが知られている．再照射が必要な症例は，別の治療方針を選択することも検討する．

ALT で再照射を行う場合は，一度照射した部分は線維柱帯の器質的変化を伴うため，同一部位には再照射は行わない．ALT は再照射の有効性が初回に比べ，大きく下回ることが知られており，再照射による眼圧下降はあまり期待できない．メタ解析の結果からも再照射は ALT のほうが SLT と比べ劣ると報告されている．

VI. 合併症と対策

1. 前房内炎症，前房出血，虹彩炎

照射後前房内の炎症は必ず生じるが，視力に影響することはまれである．前房出血も軽度であれば自然吸収を期待できる．遷延する炎症が生じた場合は，ステロイドの点眼などを検討する．とくに色素が多い場合は，炎症が強く出るため，眼圧上昇には注意が必要である．レーザー照射後に非照射眼のぶどう膜炎の炎症が悪化した報告もあり，片眼の診察

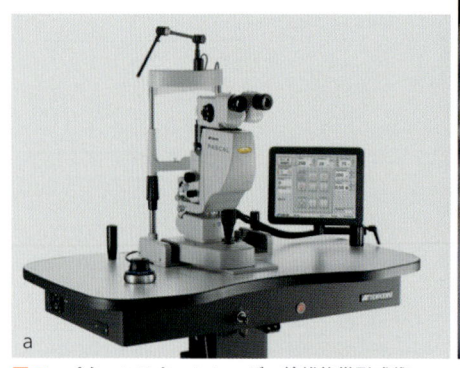

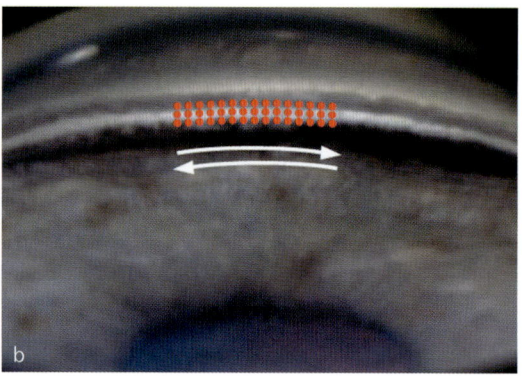

図5 パターンスキャンレーザー線維柱帯形成術
線維柱帯の色素細胞のみを選択的に凝固し，周囲の組織破壊を伴わずに房水流出抵抗を軽減する．a はトプコン社のレーザーで b のようにアーク状のパターンで素早く照射することができる．

も忘れてはならない．まれであるが SLT で黄斑浮腫が生じたとの報告もある．

2. 眼圧上昇

　レーザー照射直後の眼圧上昇はアプラクロニジン点眼で多くの場合で回避可能である．まれではあるが不可逆的な眼圧上昇をきたすこともあるため，観血的治療が必要となる症例も存在する．またレーザー治療後に PAS を形成して，眼圧上昇をきたすこともある．ALT では，照射後 22％で PAS を認めたとの報告もあり，照射エネルギーが多いほど PAS は形成されやすい．SLT は ALT と比べ，PAS 形成は少ないが，生じる症例もあるためもともと PAS 形成している隅角には，レーザー治療は控えたほうがよいと思われる．

　最近では，パターンスキャンレーザーを用いた pattern laser trabeculoplasty（PLT）も行われている（図5）．PLT に関しては，短期成績であるが，ALT と同様の効果が得られたとの報告もあり，今後安全性，長期予後についての報告が待たれる．

　レーザー治療を行う場合は，患者にとってのリスクやベネフィットをよく考慮したうえで行うべきであり，そのためにはどのタイプの緑内障であるかを診断し，隅角所見なども参考にして治療を行うべきである．安全性が高い治療方法であるが，確実性に乏しい点もあるため，眼圧下降効果を期待して経過をみすぎて，手術治療へのタイミングを逃してしまうことがないように注意すべきである．

参考文献

1) 徳田直人：ステロイド緑内障に対する elective laser trabeculoplasty の有用性．日本眼科学会雑誌 116：751-757, 2012
2) El Mallah MK：Selective laser trabeculoplasty reduces mean IOP and IOP variation in normal tension glaucoma patients. Clin Ophthalmol 4：889-893, 2010
3) Tojo N：Comparison of fluctuations of intraocular pressure before and after selective laser trabeculoplasty in normal-tension glaucoma patients. J Glaucoma 23：e138-143, 2014
4) Koucheki B：Selective laser trabeculoplasty in the treatment of open angle glaucoma. J Glaucoma 21：65-70, 2012

5) Ayala M：Long-term outcomes of selective laser trabeculoplasty(SLT)Treatment in pigmentary glaucoma patients. J Glaucoma 23：616-619, 2014

(東條直貴)

II 第一選択治療としての選択的レーザー線維柱帯形成術

　原発開放隅角緑内障や高眼圧症に対する眼圧下降治療の選択肢の1つとして選択的レーザー線維柱帯形成術(selective laser trabeculoplasty：SLT)がある．とくに，最大耐容点眼を使用しても緑内障が進行する症例で手術を決断できないときなどに有用なことがある．さらにSLTは追加治療としてのみならず点眼治療の代わりに第一選択治療として施行する場合があり，すでに原発開放隅角緑内障や落屑緑内障にSLTを施行してその効果と安全性についての複数の報告があるので本項で紹介したい．また，日本人に多い正常眼圧緑内障に関する第一選択治療としてのSLTの有効性についての報告はこれまでにはなく，最近筆者が報告したものもあわせて紹介したいと思う．

I. 第一選択治療としてのSLTの適応

　現在では，緑内障と最初に診断した際に，多くの施設ではプロスタグランジン点眼薬を使用し管理を開始することが多い．プロスタグランジン点眼薬は既存の緑内障点眼薬の中では眼圧下降効果は最も優れていることは誰もが認めることである．しかし，緑内障患者にとっては，第一選択治療は治療の始まりにすぎず，これから何十年ものあいだ続く緑内障治療のことに思いを巡らせながら点眼している患者はほとんどいないと思われる．むしろ，多くの症例では治療開始時には視力障害を自覚していないので，本当に緑内障なのであろうか‥，他院へのセカンドオピニオンを考えようか‥，本当に緑内障なら自分はいずれ失明するのであろうか‥など緑内障管理のほんの入り口で戸惑いやためらいの念を抱き，不安になっていることが多いのではないだろうか．眼科医は，予測される今後の自然経過も説明しながら，緑内障治療の玄関口でためらっている患者をうまく誘導してあげるべきである．その際には，点眼薬を長期的に使用することによる全身合併症や眼局所合併症も考慮に入れて治療方法を選択してあげるべきである．

　筆者の場合，狭義原発開放隅角緑内障や落屑緑内障ではプロスタグランジン点眼を初期治療として使用することが多いが，日本人の多くを占める正常眼圧緑内障の場合は，年齢，性別，病期などを加味して初期治療を選択している．プロスタグランジン点眼を長期間使用することで眼瞼色素沈着，睫毛多毛，睫毛伸長，上眼瞼溝の深化などがかなりの頻

度で発生するので，患者本人の顔貌がかなり変化してしまう症例も少なくない．眼鏡を常用している症例では，眼鏡枠の影が眼瞼周囲に存在するのでプロスタグランジン点眼による顔貌の変化をカモフラージュできることが少なくない．そのため，本人が気にならない場合が多い．しかし，片眼のみの緑内障症例で片眼のみにプロスタグランジン点眼を使用している場合には，眼鏡を常用している症例でも眼周囲の変化に左右差が生じるので気になってしまうことが多い．また，女性の場合には毎朝化粧をする際に鏡で自分の顔貌を観察するので，少々の眼周囲の変化も非常に気にされる場合が少なくない．このようにプロスタグランジン点眼を開始することによる治療へのベネフィットと副作用などのデメリットを症例ごとに熟慮したうえで初期治療方法を選択すべきと考えている．

　第一選択治療としての SLT が適応となる緑内障病型は，正常眼圧緑内障を含めた広義原発開放隅角緑内障および落屑緑内障，高眼圧症である．これらの病型は隅角が広く線維柱帯への照射も容易である．ステロイド緑内障も第一選択治療としての SLT を試してみる価値のある病型である．一方，SLT 施行後に炎症を惹起しかえって眼圧上昇を招いてしまうおそれのあるぶどう膜炎緑内障や，隅角が狭くレーザー照射が不可能な原発閉塞隅角緑内障は第一選択治療としての SLT の適応外と考えられる．

　最近では minimally invasive glaucoma surgery として，すでに日本でも導入されている Trabecutome®，すでに欧米で報告されている iStent® や Cypass® など新しい流出路再建方法が開発されている．これらの手術療法が将来になされる可能性がある症例においても，SLT が施行すみであることがそれらの手術の妨げにならないことも魅力の 1 つではないだろうか．

II. 第一選択治療としての SLT の施行方法

　SLT 施行後の一過性眼圧上昇を予防するために，施行前 1 時間と施行直後にアプラクロニジンを点眼しておく．Q スイッチ Nd：YAG レーザー，照射時間は 3 nsec，照射スポットは直径 400 μm でこれらは変更不可能な設定条件であり，術者はレーザーのパワーのみ調整可能である．照射の際には隅角鏡を要するが筆者は Latina の 1 面鏡を使用している．このレンズは隅角を拡大して観察可能なのでレーザー照射が容易である．

　線維柱帯色素帯を中心に照射するが，レーザーのパワーは照射部位に気泡が生じる最小のエネルギーとするのが一般的である．しかし，色素沈着が生じている部位はより小さいエネルギーでも気泡が生じ，色素沈着のない部位ではより大きいエネルギーでも気泡が生じないことが多く，その場合は 2〜3 発に 1 度程度気泡が生じるエネルギーで照射する．具体的には色素沈着が生じている部位では 0.4 mJ から開始して 0.1 mJ ずつエネルギーを強くして気泡が生じる最少のエネルギーで照射し，色素沈着がない部位では 0.8 mJ より開始して 0.1 mJ ずつエネルギーを強くして気泡が生じる最少のエネルギーで照射している．照射スポットが重ならない程度に詰めて照射することになっているが，網膜光凝固のように照射斑は生じないため注意を要する．

　SLT 施行直後に一過性眼圧上昇をきたすことがあるので，必ず施行 1 時間後に眼圧を測定し眼圧上昇がないか確認すべきである．また施行後数日間に霧視や結膜充血が生じる

ことを患者に伝えるべきである．SLT施行後に軽微な虹彩炎をきたすことが多いが，通常施行後1週間以内に消炎しており，筆者は施行後に抗炎症点眼薬は使用していない．それは，SLTの作用機序が線維柱帯での炎症を惹起することで眼圧下降を誘導するものであり，抗炎症点眼薬を使用することでかえってSLTの効果が減弱する可能性があるからである．しかし，Jinapriyaらは第一選択治療としてあるいは追加治療としてSLTを施行した125例のレーザー治療後にランダムにプラセボ（人工涙液），ステロイド水，NSAID水を点眼し，抗炎症のSLTに及ぼす影響について調べたランダム化二重盲検比較試験を行い，照射後1年間は3群間で眼圧下降効果に差がなかったと報告しており（Jinapriyaら，in print），SLT後の抗炎症点眼の使用については術者の判断でよいのではないだろうか．

III. 第一選択治療としてのSLT治療成績

1. 第一選択治療としてSLTを選択した場合と点眼を選択した場合との成績の比較

　McIlraithらは，開放隅角緑内障に対して，第一選択治療としてSLT（下半周に照射）を施行した症例は照射前眼圧 26.0±4.3 mmHg が照射1年後に 17.8 mmHg（31.0%下降）と有意に下降し，第一選択治療としてラタノプロスト点眼治療を行った群（30.6%下降）と同等の眼圧下降を示したと報告している．Nagarらは，開放隅角緑内障や高眼圧症に対してSLT（360°照射）によって約60%の症例でベースライン眼圧よりも30%以上の眼圧下降が得られその効果はラタノプロストと同等であると報告した．

　狭義原発開放隅角緑内障あるいは高眼圧症に対し第一選択治療としてSLTあるいはプロスタグランジン点眼治療を施行したランダム化比較試験では，SLT群がベースライン眼圧 24.5 mmHg，9〜12か月後の眼圧 18.2 mmHg（下降量 6.3 mmHg），点眼群が，ベースライン眼圧 24.7 mmHg，9〜12か月後の眼圧 17.7 mmHg（下降量 7.0 mmHg）であった．目標眼圧に到達しなかった場合にSLT群は半周ずつ再照射，点眼群は β 遮断薬→α_1 刺激薬→炭酸脱水酵素阻害薬あるいは配合剤へと強化した場合，治療を開始して1年間にSLT群で11%が再照射，点眼群で27%が点眼追加となったと報告されたが，両群に統計学的な有意差は認めなかった（Katz et al, 2012）．

2. 落屑緑内障および狭義原発開放隅角緑内障に第一選択治療としてSLTを施行した成績

　落屑緑内障および狭義原発開放隅角緑内障に第一選択治療としてSLTを施行し，術後成績を prospective に比較検討した Shazly らの報告によると，落屑緑内障群で照射前と照射後30か月の眼圧はそれぞれ 25.5±3.4 mmHg，18.3±4.7 mmHg で 28.2%の眼圧下降率が得られた．狭義原発開放隅角緑内障群で照射前と照射後30か月の眼圧はそれぞれ 23.2±3.0 mmHg，17.6±2.8 mmHg で 24.1%の眼圧下降率が得られ，両群ともに第一選択治療としてのSLTによく反応した．照射後30か月の生存率（追加治療なし）は落屑緑内障群で74%，狭義原発開放隅角緑内障群で77%であった．

3. 正常眼圧緑内障に第一選択治療として SLT を施行した成績

筆者らは日本人正常眼圧緑内障 40 例 40 眼に第一選択治療として SLT を施行し，その治療成績について prospective に 3 年間観察し検討した結果，眼圧は，照射前 15.8±1.8 mmHg，照射 1 か月後 13.0±2.1 mmHg，照射 3 か月後 13.4±2.1 mmHg，6 か月後 13.3±1.7 mmHg，1 年後 13.2±1.9 mmHg，2 年後 13.5±1.9 mmHg，3 年後 13.5±1.9 mmHg で照射後 3 年間は術前と比べて常に有意に下降した（P＜0.001　paired t-test）（図 1）．眼圧下降率は，照射 1 か月後 18.0±8.4％，3 か月後 15.6±7.4％，6 か月後 15.1±9.5％，1 年後 15.8±8.6％，2 年後 13.2±9.4％，3 年後 12.7±10.2％であった．Δ outflow pressure 改善率は，照射 1 か月後 52.9±28.3％，3 か月後 45.7±23.8％，6 か月後 42.9±27.3％，1 年後 45.3±25.6％，2 年後 38.0±27.7％，3 年後 37.1±32.0％であった．照射 1 か月後の Δ outflow pressure 改善率が 20％以上の著効群は 37/40（92.5％），Δ outflow pressure 改善率が 0％以下の無効群はなかった．SLT のみの治療にて経過観察可能であった群（26 眼），経過中に緑内障用の点眼薬での治療を追加した群（8 眼），SLT を再照射した群（6 眼）も含めた第一選択治療としての SLT 後の経過別の眼圧推移を示す（図 2）．SLT のみの治療にて経過観察可能であった群は照射 36 か月後まで常に有意な眼圧下降が得られた（P＜0.001　paired t-test）が，点眼を追加した群は照射 18 か月以降に有意な眼圧下降は得られなかった（P＞0.05　paired t-test）．また，SLT を再照射した群も，照射 15 か月以降に有意な眼圧下降は得られなかった（P＞0.05　paired t-test）．

眼圧下降効果に関するエンドポイントを，1）照射後 1 か月以降に Δ outflow pressure 改

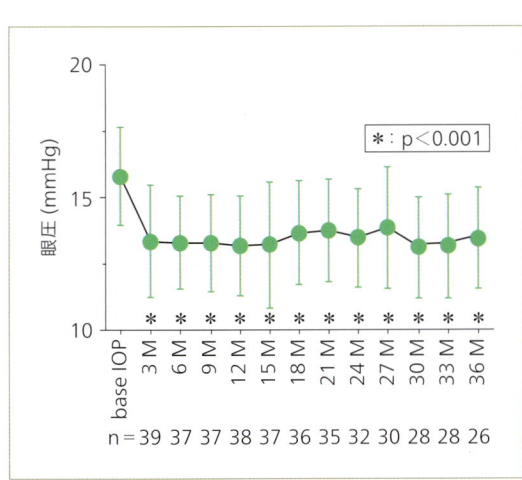

図 1　SLT 施行後の眼圧推移
眼圧は，照射前 15.8±1.8 mmHg，照射 3 か月後 13.4±2.1 mmHg，6 か月後 13.3±1.7 mmHg，1 年後 13.2±1.9 mmHg，2 年後 13.5±1.9 mmHg，3 年後 13.5±1.9 mmHg で照射後 3 年間は術前と比べて常に有意に下降した（P＜0.001　paired t-test）．

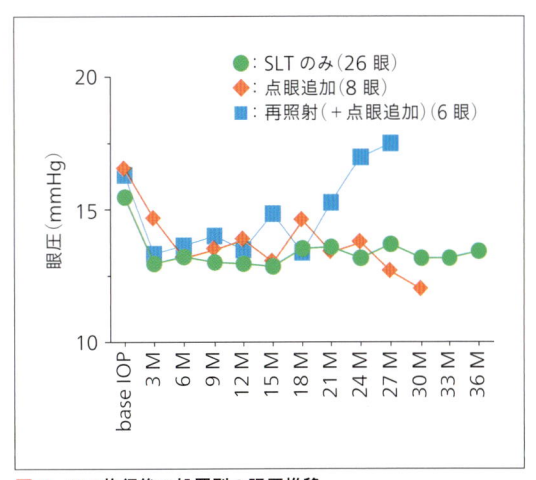

図 2　SLT 施行後の処置別の眼圧推移
● は SLT のみの治療にて経過観察可能であった症例（26 眼），◆ は経過中に緑内障用の点眼薬での治療を追加した症例（8 眼），■ は SLT を再照射した症例で点眼薬での治療も追加した症例（6 眼）も含めた第一選択治療としての SLT 後の経過別の眼圧推移を示す．SLT のみの治療にて経過観察可能であった群は照射 36 か月後まで常に有意な眼圧下降が得られた（P＜0.001　paired t-test）が，点眼を追加した群は照射 18 か月以降に有意な眼圧下降は得られなかった（P＞0.05　paired t-test）．また，照射を再照射した群も，照射 15 か月以降に有意な眼圧下降は得られなかった（P＞0.05　paired t-test）．

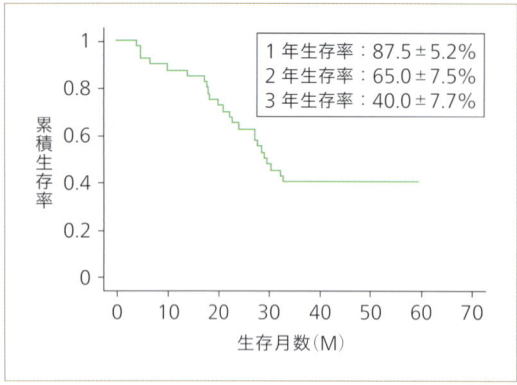

図3 第一選択治療としてのSLTによる眼圧下降効果に関する生命表解析

エンドポイントを，a) 照射後1か月以降にoutflow Pressure改善率が2回連続20％未満になったときの1回目の測定日，b) 点眼追加，SLT再照射，内眼手術施行時 とし生命表解析を用いて眼圧下降効果に関する生存率を検討した結果，照射1年後の累積生存率は87.5±5.2％，照射2年後の累積生存率は65.0±7.5％，照射3年後の累積生存率は40.0±7.7％であった．

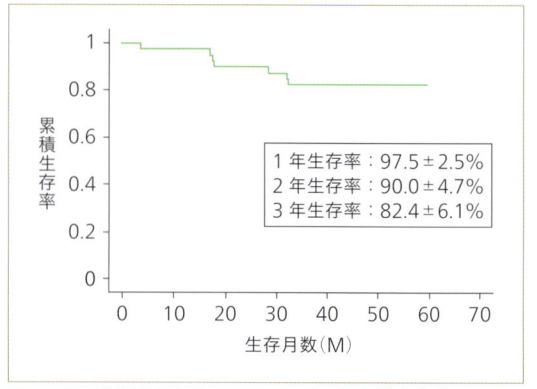

図4 第一選択治療としてのSLTによる視野障害維持に関する生命表解析

エンドポイントをHumphrey視野のGlaucoma Progression Analysisにて2回連続して同一の3点以上の隣接測定点に有意な感度低下を認めた場合の1回目の測定日とし生命表解析を用いて視野障害維持に関する生存率を検討した結果，照射1年後の累積生存率は97.5±2.5％，照射2年後の累積生存率は90.0±4.7％，照射3年後の累積生存率は82.4±6.1％であった．

善率が2回連続20％未満になったときの1回目の測定日，2) 点眼追加，3) SLT再照射，4) 内眼手術施行時とし Kaplan-Meier 生命表解析を用いて生存率を検討した．その結果照射1年後の累積生存率は87.5±5.2％，照射2年後の累積生存率は65.0±7.5％，照射3年後の累積生存率は40.0±7.7％であった(図3)．エンドポイントに達した症例の原因は，Δoutflow pressure 改善率20％未満が2回続いた症例は，11/40(27.5％)，点眼治療を開始した症例が10/40(25.0％)，SLT再照射を施行した症例が6/40(15.0％)で，再照射を施行した症例のうち，その後点眼治療を開始した症例が2/40(5.0％)であった．解析のもととなった視野の測定回数は，平均9.6回(最少8回，最大13回)であり，MDに関しては，照射前MD−5.86±4.91 dB，1年後MD−5.69±5.19 dB，2年後MD−5.88±4.45 dB，3年後MD−5.29±4.08 dB，MD変化量(ΔMD；該当する時期のMD−照射前MD)は1年後ΔMD 0.38±1.16 dB，2年後ΔMD−0.07±2.04 dB，3年後ΔMD−0.13±1.96 dBで観察期間中に有意な変化はなかった．また，MD slopeは−0.18±0.58 dB/year，VFI slopeは−0.87±1.44％/yearで3年間の進行速度は緩徐であった．視野障害維持に関するエンドポイントは，Humphrey視野のGlaucoma Progression Analysisにて2回連続して同一の3点以上の隣接測定点に有意な感度低下を認めた場合の1回目の測定日とし，Kaplan-Meier生命表解析を用いて生存率を検討した．照射1年後の累積生存率は97.5±2.5％，照射2年後の累積生存率は90.0±4.7％，照射3年後の累積生存率は82.4±6.1％であった(図4)．

合併症に関しては，照射1時間後の眼圧−照射直前眼圧は平均−2.8±2.2 mmHg(+2〜−6 mmHg)で，5 mmHg以上の一過性眼圧上昇は1例もなく，照射1週間後や1か月後でも皆無であった．結膜充血21/40(52.5％)，眼重圧感5/40(12.5％)，視力障害(霧視や羞明)4/40(10.0％)，眼痛2/40(5.0％)を認めたが，いずれも照射後数日間で消失し，虹彩炎などの重篤な合併症は出現しなかった．

第一選択薬剤として選択されることが多いプロスタグランジン点眼の代表薬であるラタノプロスト点眼における正常眼圧緑内障への単剤での眼圧下降効果について，Kashiwagiらは眼圧下降率が点眼開始1年で15.5%，2年で13.0%，3年で13.4%であったと報告している．よって正常眼圧緑内障に対する第一選択治療としてのSLTの眼圧下降効果とプロスタグランジン点眼単剤の眼圧下降効果は，3年間でほぼ同等であり，追加治療としてのSLTだけでなく，SLTは正常眼圧緑内障の第一選択治療としても安全で効果的な緑内障治療方法と考えられる．

IV. 点眼治療中の連続正常眼圧緑内障症例に点眼を休薬して施行したSLTの効果

点眼治療中の連続正常眼圧緑内障46例83眼に点眼を休薬してSLTを施行し，その治療成績についてprospectiveに3年間観察し検討した結果，眼圧は休薬後照射前16.1±2.2 mmHg，1か月後点眼なしで12.7±2.0 mmHg（休薬後眼圧から21.6%下降，休薬前眼圧から10.6%下降），3か月後平均0.9±0.9の点眼を使用して11.2±1.8 mmHg（休薬後眼圧から30.9%下降，休薬前眼圧から21.1%下降），6か月後平均1.1±1.0の点眼を使用して11.4±1.6 mmHg（休薬後眼圧から29.6%下降，休薬前眼圧から19.7%下降）．照射6か月後の点眼追加なしでの休薬後眼圧からの20%以上の眼圧下降率を61.4%で達成，点眼追加ありでの休薬後眼圧から20%以上の眼圧下降率を28.5%で達成した（Lee et al, in print）．

V. 正常眼圧緑内障におけるSLTによる眼圧日内変動への影響

点眼治療を施行してもなお進行する正常眼圧緑内障に対してSLTを全周に施行し，SLT施行前後の眼圧の日内変動についてSENSIMEDトリガーフィッシュコンタクトレンズセンサーを使用して検討した結果，照射前の眼圧が13.5±2.5 mmHg，1か月後10.1±2.3 mmHg，2か月後11.2±2.7 mmHg，3か月後11.3±2.4 mmHgで，照射前の夜間眼圧変動が290±86 mVEq，施行後の夜間眼圧変動が199±31 mVEqで有意に施行後に変動が小さくなっていた（Tojo et al, J Glaucoma 2014）．眼圧の日々変動が正常眼圧緑内障における進行の危険因子の1つとしてあげられている報告があり，SLTにより眼圧の変動が小さくなるのであれば，より有効な治療と期待されるところである．

VI. SLTの治療効果予測

SLTを施行しても眼圧下降がほとんど得られないnon-responderが3割程度存在するので，どのような症例がnon-responderになりやすいか施行前からわかっていれば有用と思われるが，SLT治療の効果と年齢，性別，内眼手術の既往，水晶体の有無に関連性を認めず，緑内障点眼治療状況や糖尿病の有無もSLTによる治療効果とは無関係と報告されている．アルゴンレーザー線維柱帯形成術では隅角色素が多い症例が反応しやすいという報告があるので，山崎らは，色素沈着の程度とSLTの眼圧下降効果に関して検討したが，

隅角の色素と眼圧下降に有意差を認めなかったと報告している．また，隅角の色素沈着の程度や緑内障の病型とも関連性は認めていない．よって，施行前に眼圧下降効果が得られない可能性があることを説明し，了承を得るようにすべきである．

VII. 第一選択治療としてのSLTの合併症

　SLT施行後の合併症として，前房出血・虹彩炎・黄斑浮腫・角膜浮腫などの報告があるが，筆者の検討対象では結膜充血，霧視，重圧感などの合併症の出現頻度は26/40（65.0％）と高率であったが，すべて数日間で消失し，重篤な合併症は経験していない．

　第一選択治療としてのSLTでの合併症の報告としては，McIlraithら（下半周照射）は照射1時間後にcell 1＋程度の前眼部炎症を48％で認めたが，次回の受診日にも炎症が持続していたものはなかったと報告した．Melamedら（鼻側半周照射）は，照射1日以内に結膜充血や軽微な前房炎症を67％に，58％で眼痛を認めたと報告した．

　一過性眼圧上昇に関しては，第一選択治療としてのSLTの場合，Melamedらは照射後1時間以内に5 mmHg以上の眼圧上昇が11％，2～5 mmHgの上昇が7％であった．追加治療としてのSLT治療の場合，筆者の施設では2/113（1.8％）の頻度にて照射後に5 mmHg以上の眼圧上昇を認め，SLT治療後にトラベクレクトミーを施行せざるをえなかった1症例を経験した（unpublished data）．森藤らは，5 mmHg以上の眼圧上昇が6.7％，上野らは4.1％と報告した．いずれにしても照射した直後には眼圧上昇をきたす可能性があるので，照射して1時間後には必ず眼圧の確認が必要であると考えられる．

VIII. SLT再照射の有効性

　SLTは理論上，線維柱帯の構造には影響を与えないとされており，反復照射が可能とされている（Kramer et al, 2001）．Hongらも初回に360°照射を施行して効果が減弱し照射前の眼圧水準に達した症例に再度360°照射を施行し安全で効果的な治療方法であると述べている（Hong et al, 2009）．よって，初回のSLT治療による眼圧下降効果が減衰した場合に再照射が考慮されるが，SLTの場合でも細胞質内のクラック形成など軽微な器質的変化が生じるとされており，反復照射により線維柱帯における構造的変化が出現し初回ほどの眼圧下降効果が得られなくなる可能性がある（Cvenkel et al, 2003）．SLT再照射の有効性についてはまだ報告が少なく，効果や安全性についてSLT再照射前に十分説明しておく必要がある．

　緑内障は主として点眼による眼圧下降治療が行われてきたが，アドヒアランスが不良な症例・自然脱落症例を時々経験する．一方SLTは，1度施行すればresponderの場合は数年間眼圧下降効果が持続するのでアドヒアランス不良の患者に有用であると思われる．また，複数の緑内障用点眼による薬剤アレルギー症例に点眼をすべて中止し，SLTを施行し有効だったとの報告もあるので，はじめからSLTを意図した症例でなくてもSLT単独治療に切り替えられる可能性もある．しかし，費用対効果という点でコストとして点眼薬1

種2〜3年分の費用がかかり，non-responderが約3割存在する現状においては，点眼と比較して確実性という点で劣っている．SLTの特徴をよく理解したうえで施行すれば緑内障患者の第一選択治療の1つの選択肢になりうると考える．

参考文献

1) McIlraith I, Strasfeld M, Colev G, et al：Selective laser trabeculoplasty as initial and adjunctive treatment for open-angle glaucoma. J Glaucoma 15：124-130, 2006
2) Melamed S, Ben Simon GJ, Levkovitch-Verbin H：Selective laser trabeculoplasty as primary treatment for open-angle glaucoma：a prospective, nonrandomized pilot study. Arch Ophthalmol 121：957-960, 2003
3) Katz LJ, Steinmann WC, Kabir A, et al：Selective laser trabeculoplasty versus medical therapy as initial treatment of glaucoma：A prospective, randomized trial. J Glaucoma 21：460-468, 2012
4) 新田耕治, 杉山和久, 馬渡嘉郎, ほか：正常眼圧緑内障に対する第一選択治療としての選択的レーザー線維柱帯形成術の有用性. 日眼会誌 117：335-343, 2013

（新田耕治）

III レーザー虹彩切開術の適応，術式，成績

　レーザー虹彩切開術(laser peripheral iridotomy：LPI)は，一般的に原発閉塞隅角症(primary angle closure：PAC)，原発閉塞隅角症疑い(primary angle closure suspect：PACS)および原発閉塞隅角緑内障(primary angle closure glaucoma：PACG)を治療対象疾患とする．しかしながら，眼圧上昇や緑内障性視神経障害が生じる機序は個々の症例で異なっていることもあり，複数の機序が絡んでいることもあるため，疾患を治療する前に十分に病態を把握しておくことはきわめて重要なことである．本項では，病態把握については他項に譲り，LPIの適応，術式，眼圧下降成績について述べる．

I. LPI の適応

　LPI は，近年では欧米で多い色素散布症候群/色素緑内障に対しても施行することがあるが，基本的には瞳孔ブロック(pupillary block)が機序となっている疾患が治療適応となる．眼圧上昇が既に生じている PAC ではもちろんではあるが，眼圧上昇がいまだ生じていない場合は，その目的は ① 急性原発閉塞隅角症(acute primary angle closure：APAC)の発症を防ぐ，② 慢性原発隅角閉塞症(chronic primary angle closure：CPAC)において，周辺虹彩前癒着(peripheral anterior synechiae：PAS)の進行を予防し，遷延する眼圧上昇を防ぐ，の 2 点が主眼となる．

1. 急性原発閉塞隅角症の発症予防

　PAC あるいは PACS から発症する場合があるが，PAC から APAC が発症する割合は 0.4％(60 歳以上だと 3％)，PACS からの発症率は 0.1％(60 歳以上 1％)と推定されている．また，我々の APAC 発症眼の僚眼(APAC 発症予備群と見立てての)を用いての検討では，PAS の範囲は CPAC 眼と比較し少なかった．したがって，APAC 発症には PAS の範囲そのものより，機能的隅角閉塞(appositional angle closure)が密接に関与していると考えられる(図 1)．機能的隅角閉塞は Schwalbe 線付近より始まるタイプと隅角底から始まるタイプがあり，通常の隅角検査でも観察可能であるとされるものの，超音波生体顕微鏡(ultrasound biomicroscopy：UBM)や前眼部光干渉断層計(anterior segment optical coherence tomography：

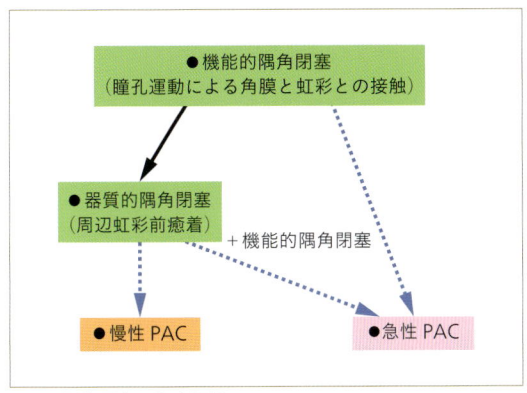

図1 隅角閉塞の発症過程

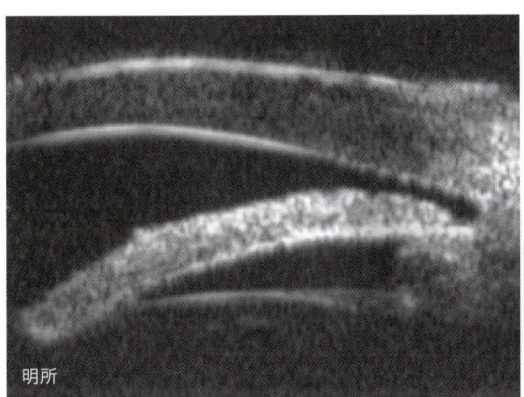

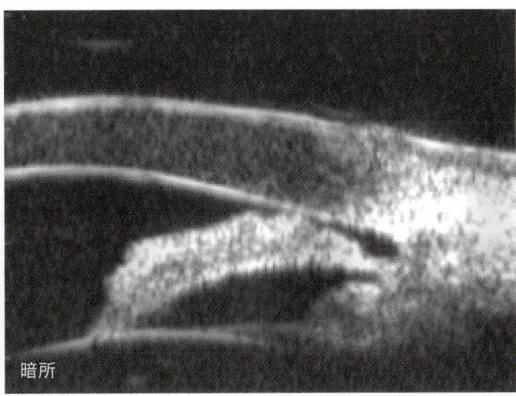

図2 超音波生体顕微鏡による機能的隅角閉塞の観察

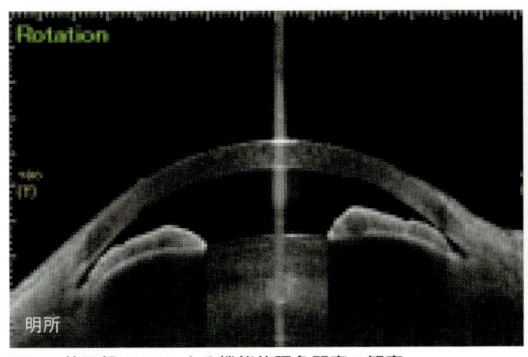

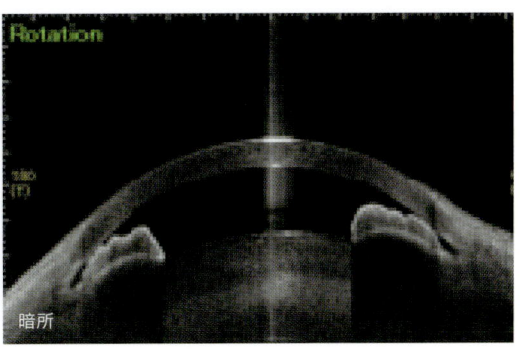

図3 前眼部OCTによる機能的隅角閉塞の観察

ASOCT)を利用すると比較的容易にその範囲なども把握することができる(図2, 3). PACS症例では治療適応につきコンセンサスが得られているわけではない. 理論的には,機能的隅角閉塞が隅角全周360°で生じる状態でなければ急性発作は生じないので,少なくとも3象限以上の機能的隅角閉塞を認めた場合は,LPIの適応であると判断している. 通常の隅角検査(第一眼位)で270°以上の線維柱帯が見えないことを治療適応条件としているグループもある. もちろん繰り返しの散瞳検査が必要な状態や,家族歴の有無,通院可能か否かといった付加的条件も加味しなければならない. APAC発症後の僚眼に関しては,発

表1　LPIの適応（狭隅角症例において）

1. 以前虹輪視などのAPAC様症状があった，あるいはAPAC既往の所見（Glaukomflecken of Vogtなど）を認める場合
2. APACの家族歴のある症例
3. APAC症例の僚眼
4. 眼圧上昇の有無に関係なく，機能的隅角閉塞を広範囲に認める症例
5. 周辺虹彩前癒着（PAS）を認める症例
6. 寝たきりあるいは認知症など，通院が困難な患者
7. 糖尿病網膜症など治療が必要な眼底疾患があり，繰り返し散瞳検査が必要な患者
8. 隅角閉塞を誘発する可能性のある薬物が必要とされる患者

作後1年以内に高頻度にAPACを発症（5～10年間以内での頻度は40～80％）するため，LPIの適応となる（表1）．こうした症例では，縮瞳薬使用下においても，5年以内に39％の僚眼においてAPACが発症したと報告されている．

2. 周辺虹彩前癒着の進行予防

機能的隅角閉塞と周辺虹彩前癒着（PAS）との判別には，圧迫隅角鏡検査は不可欠である．まずは，圧迫隅角鏡検査を施行し，PASの生じている範囲を確認する．PASを認めた時点で疾患としては既に始まっていると判断するため，治療適応となる．一般的に，隅角全周の約2/3にPASが形成されると眼圧上昇が生じるとされている．

閉塞隅角症は地域差があると思われるが，PACSからPACへの進行リスクは5年で22％，PACからPACGへは5年で28.5％と報告されている（インド）．また，正常人（開放隅角）の20％が5年の経過観察でPACSに移行する（モンゴル）．

上記の報告から考えると，PACSの症例でも定期的な通院ならびに隅角評価をすることは必要なことであり，PACに移行した時点で速やかに治療を考慮すべきである．

II.　LPIの術式

1. 前処置および術後処置

照射約1時間前に術後一過性眼圧上昇を抑える目的で，アプラクロニジン（アイオピジン®）を点眼する．その後，虹彩を菲薄化させ，虹彩穿孔の照射エネルギーを少なくするために1～2％ピロカルピン（サンピロ®）を数回点眼する．まず細隙燈顕微鏡検査にて，老人環など角膜混濁が存在するレーザー照射がしにくい部位を確認すると同時に，虹彩小窩のある虹彩厚の薄い部位を観察し，レーザー照射部位を最終決定する．

施行直後はアプラクロニジン，ステロイド（消炎目的），ミドリンP®（虹彩後癒着予防，APAC眼以外）を点眼し，ステロイド点眼は数日間使用する．一過性眼圧上昇を認める場合もあるため，術後眼圧モニターは施行1，2時間後には少なくとも施行する．眼圧上昇を認めた場合には，眼圧レベルに応じてマンニトール静注点滴など適時対処する．

2. レーザー照射方法ならびに条件

アルゴングリーンレーザーあるいは neodymium：yttrium-aluminum-garnet（Nd：YAG）レーザーを用いる．アルゴンレーザーは熱作用による虹彩の焼灼/気化により虹彩欠損部を形成する．一方 Nd：YAG レーザーはプラズマと衝撃波による光学的虹彩破壊により虹彩欠損部を形成する．それぞれ単独レーザーを用い，LPI を施行する場合もあるが，最近筆者の施設では両レーザーによるコンビネーション（第2段階で虹彩穿孔するまでアルゴンレーザー使用）で施行している．LPI の施行手技は，緑内障専門病院でもさまざまのようなので，他書を参考とされるとよい（福島淳志ら，2005：あたらしい眼科）．水疱性角膜症はいずれのレーザーでも生じる可能性はあるが，Nd：YAG レーザーのほうが少ないとする報告もある．

1）アルゴンレーザーを用いる場合

レーザー照射は2段階にわけて Abraham レンズ（図4）を用い施行する．第1段階は，スポットサイズ 200 μm，出力 200 mW，時間 0.2 sec の条件下で，虹彩穿孔する目標部位を囲むように数発照射する．第1段階は，十分虹彩を菲薄化させ，その後の過剰レーザー照射ならびに虹彩からの出血を防ぐことを目的とする．その後，第2段階に移行する．第2段階として，スポットサイズ 50 μm，出力 900〜1,000 mW，時間 0.02 sec の条件下で施行する．余剰な照射は，水疱性角膜症の原因となりえるため控える．穿孔すると茶褐色の色素が前房中に湧出するので，その後はレーザー孔を再閉塞しない大きさ（直径 200 μm 程度）まで必要最小限大きくする．

2）Nd：YAG レーザーを用いる場合

Nd：YAG レーザー用レンズ（図5）を用い施行する．エネルギー 2.0〜2.5 mJ，1照射のパルス数 1〜3 での条件下（各機種でのプラズマ発生エネルギーを参考として設定）で 1〜数発照

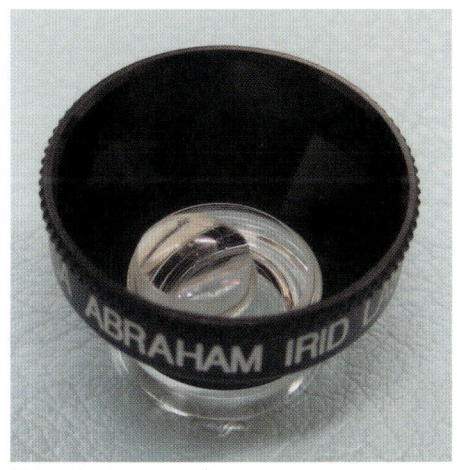

図4　Abraham レンズ

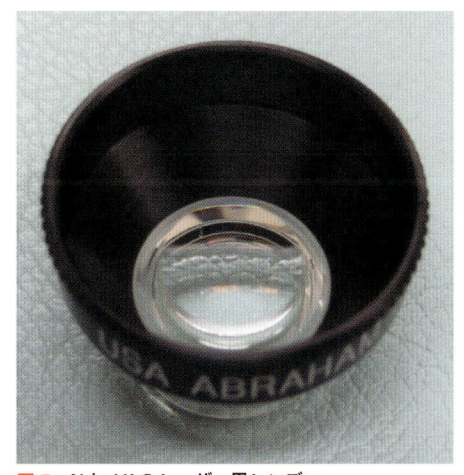

図5　Nd：YAG レーザー用レンズ

射している．虹彩からの出血が起こった場合には，無理に続行することはせず，レンズで眼球を圧迫し止血を図り，十分に視認性が得られたのち再開とする．

III. LPIの眼圧下降成績

　LPIにおける合併症としては，レーザー孔再閉塞，白内障の進行，LPI後におけるPASの進行，水疱性角膜症がよく知られている．このうち水疱性角膜症が最も重篤な合併症と思われるが，PACSに対するLPIの3年経過観察ではその僚眼と比較して有意な角膜内皮細胞密度の減少は認められなかったとする報告もある．

　本項ではLPIの眼圧下降に絞り，急性型と慢性型にわけて眼圧下降成績を述べることとする．

1. 急性原発閉塞隅角症

　APACに対する治療オプションとして，LPIのほか，周辺虹彩切除術（peripheral iridectomy：PI），レーザー隅角形成術（laser gonioplasty），超音波水晶体乳化吸引術に代表される水晶体摘出術，一時的な処置として前房穿刺術などが報告されている．

　LPIの成績について**表2**にまとめる．すべてretrospective studyのため，周辺虹彩切除術施行例やレーザー隅角形成術を併用した例が含まれているが，可能な限り除いた数値で示している．過去の報告例をみると，APACに対するLPI後，無投与薬で経過する症例は4～5割，薬物投与である程度眼圧コントロールが得られている割合はおおむね65％を超えており良好と考えられる．一方眼圧コントロール不良のため，濾過手術が必要となった症例は本邦からの報告で最も低く13.8％であり，逆に最も多いもので台湾からの報告の40.7％に上る．これら結果のバラツキには，人種間の眼の形態の違いにもよるが，加えて地域の病院へのアクセスなどの原因も絡んでいるように推察される．シンガポールからの報告では，症状発現から治療までの期間が実に平均6.5日となっている．

　LPI施行後いったん眼圧下降が得られても，1～6か月以内に眼圧再上昇が生じる症例が多いことは，注目すべき点である．発作解除後も注意深く眼圧モニタリングをすることは重要であり，隅角検査にて開放している部位を確認する必要がある．しかしながら，シンガポールからの報告では，6か月以降でも13.7％の症例（15症例）で眼圧上昇が生じている．

2. 慢性原発閉塞隅角症

　CPACに対する治療オプションとして，相対的瞳孔ブロックが関与する症例にはLPI，あるいは古典的にはPI．プラトー虹彩の関与が疑われる症例にはレーザー隅角形成術が古くから行われてきた．最近では，CPAC症例に超音波水晶体乳化吸引術も広く施行されるようになってきている．

　LPIの成績について**表3**にまとめる．**表3**をみてみると，APAC症例（**表2**）と比較して，論文ごとにとくに濾過手術が必要になった割合にかなりのバラツキを認める．初期眼圧が高い症例が多く含まれている論文としてはRosmanら（初期眼圧シンガポール31 mmHg, 米

表2 APACに対するLPIの成績

著者(地域)	報告年	眼数	治療 LPIのみ	治療 LPI＋薬物投与	治療 濾過手術必要	眼圧上昇までの期間
Aung T et al (シンガポール)	2001	110	46眼 (41.8%)*	26眼 (23.6%)*	36眼 (32.7%)¶	6か月以内 49眼(76.6%)
Sawada A et al (日本)	2007	58	30眼 (51.7%)	20眼 (34.5%)	8眼 (13.8%)	—
Chen MJ et al (台湾)	2008	27	2眼 (7.4%)	14眼 (51.9%)	11眼 (40.7%)	1か月以内 24眼(96.0%)

＊：13眼に対しては，レーザー隅角形成術も併用
¶：毛様体破壊術施行1例，眼球癆1例は除く

表3 CPAC(PACSを含む)に対するLPIの成績

著者(地域)	報告年	眼数	治療 LPIのみ	治療 LPI＋薬物投与	治療 濾過手術必要	眼圧上昇までの期間
Rosman M et al (シンガポール)	2002	83	5眼 (6.0%)	34眼 (41.0%)	44眼 (53.0%)	—
Rosman M et al (米国)	2002	80	0眼 (0.0%)	55眼 (68.8%)*	25眼 (31.3%)	6M以内 65眼(81.3%)
Chen MJ et al (台湾)	2008	103	18眼 (17.5%)	64眼 (62.1%)	21眼 (20.4%)	1M以内 73眼(85.9%)
Sawada A et al (日本)	2010	107	77眼 (72.0%)	25眼 (23.4%)	5眼 (4.7%)	—

＊：22症例は隅角形成術あるいはレーザー線維柱帯形成術を併用

国40 mmHg)，Chenら(初期眼圧23.1 mmHg)があり，手術が必要となる割合が高くなっている．これらの論文における症例の大部分では既にPASが広範囲に及んでいるものと推察される．PACとPACSで治療成績に差を認めなかったとする報告もあるが，モンゴルからの報告ではPACS 74症例では眼圧下降薬が必要となる症例は1例もなかった．Sawadaらの報告では，PACSとPACを2群に分類したもの(PASが12時間以下と以上のもの)の計3群にわけて検討しているが，PASが12時間以下の症例では眼圧維持率が89.8%であったのに対し，PASが12時間以上に及ぶ症例では62.7%であった．またPACSでは眼圧維持率は100%であったとしている．

まとめると，PASが初診時に広範囲に及ぶPAC症例ではLPIの眼圧下降成績はそこまで良好ではない．しかしながら，これを裏返せば，PAS形成が少なくとも軽度いわゆる初期の段階でしっかり臨床医が認識診断し加療することが，患者の予後を左右するきわめて重要な事項であることを物語っている．

参考文献

1) Aung T, Ang LP, Chan SP, et al：Acute primary angle-closure：long-term intraocular pressure outcome in Asian eyes. Am J Ophthalmol 131：7-12, 2001
2) Sawada A, Aoyama A, Yamamoto T, et al：Long-term therapeutic outcome of acute primary angle closure in Japanese. Jpn J Ophthalmol 51：353-359, 2007
3) Chen MJ, Cheng CY, Chou CK, et al：The long-term effect of Nd：YAG laser iridotomy on intraocular pressure in Taiwanese eyes with primary angle-closure glaucoma. J Chin Med Assoc 71：300-304, 2008

4) Rosman M, Aung T, Ang LP, et al : Chronic angle-closure with glaucomatous damage : long-term clinical course in a North American population and comparison with an Asian population. Ophthalmology 109 : 2227-2231, 2002
5) Sawada A, Yamamoto T : Correlation between extent of preexisting organic angle closure and long-term outcome after laser peripheral iridotomy in eyes with primary angle closure. J Glaucoma 21 : 174-179, 2012

(澤田　明)

IV アルゴンレーザー虹彩切開術後の水疱性角膜症と角膜内皮移植

　アルゴンレーザー虹彩切開術(argon laser iridotomy：ALI)は，閉塞隅角緑内障発作患者やその予防のための非観血的治療として現在なお有効な方法である．しかし，一部の患者においては，ALI後に角膜内皮減少をきたすことが知られており，重症例では水疱性角膜症に至る．この正確なメカニズムはいまだに解明されていないが，いくつかの仮説が提唱されている．また，ALI後の水疱性角膜症は本邦における特有の病態であることも明らかになっており，日本人眼科医が解決すべき問題の1つといえる．本項では，主にALI後水疱性角膜症の外科的治療法の進歩について述べる．

I.　ALI後水疱性角膜症の疫学

　島﨑らが行った本邦での水疱性角膜症に関する全国調査(1999～2001年の3年間の調査，n＝963眼)では，ALI後水疱性角膜症が23.4％を占めており，白内障術後水疱性角膜症(44.4％)に次ぐ頻度の高さであった．欧米では8割以上を占めるとされるFuchs角膜ジストロフィが本邦ではわずか2％しかないという事実は興味深い．ALI後水疱性角膜症の平均年齢は71.7歳であり，81.8％が女性であったという．閉塞隅角緑内障発作の際に行ったALIが約半数で，1割は発作の際に他眼に施行したもの，残りの4割は発作の予防的な処置としてのALIであった．島﨑らによる独自の推計では，ALI後水疱性角膜症の発症頻度は全ALI施行症例の約1.8％であったという．

　京都府立医科大学におけるALI後水疱性角膜症の調査(2001～2004年，n＝33眼)では，ALI後平均6.9年後に水疱性角膜症が発症し，59％は予防的なALIが原因であった．これは，同施設において水疱性角膜症に対して全層角膜移植を行った症例の20％とトップを占めており，シンガポール(1.8％)やイギリス(0％)の病院におけるALI後水疱性角膜症の頻度と比較して非常に多いことが理解される．筆者の施設(金沢大学眼科)における調査(2006～2010年，n＝136眼)でも，ALI後水疱性角膜症は30.1％を占めており，水疱性角膜症の原因としてはトップであった．

II. ALI後水疱性角膜症の発症機序

　ALI後水疱性角膜症の発症機序としては，いくつかの説が提唱されている．代表的なものとして，過剰なレーザー照射が角膜内皮障害の原因とする「過剰凝固説」，ALI後眼で虹彩血管の透過性が亢進しているという現象に基づく「血液・房水柵破綻説」，ALI後の非生理的房水循環が原因とする「房水ジェット噴流説」や「角膜内皮創傷治癒説」，マクロファージの関与が本症の主体であるとする「マクロファージ説」などが提唱されているが，これらの説のいくつかが組み合わさってALI後に角膜内皮障害が引き起こされると考えられている．また，角膜内皮のもともとの脆弱性（滴状角膜，糖尿病，緑内障その他の基礎疾患）も要因の1つであるのかもしれない．

III. ALI後水疱性角膜症の外科的治療法

　ALI後水疱性角膜症の治療法としては，10年ほど前までは全層角膜移植が唯一確実な外科的な治療法であった．最近では角膜パーツ移植の発展に伴い，角膜内皮層の選択的移植術である角膜内皮移植（DSAEK：Descemet's stripping automated endothelial keratoplasty）が第一選択となりつつある．

1. 全層角膜移植 （図1, 2）

1）適応

　DSAEKが登場する以前は，視力が極端に低下して痛みが強くなった場合に全層角膜移植を行った症例が多いと思われる．しかし，角膜全層切開に起因する眼球の脆弱性，縫合糸に関連した感染症，拒絶反応，高度角膜乱視，術中駆出性出血など全層角膜移植はさまざまなリスクを伴っているのも事実である．近年登場したDSAEKは，術後視力や惹起乱視，内皮細胞密度，拒絶反応の頻度，創口の強度などの多くの点で全層角膜移植より優れ

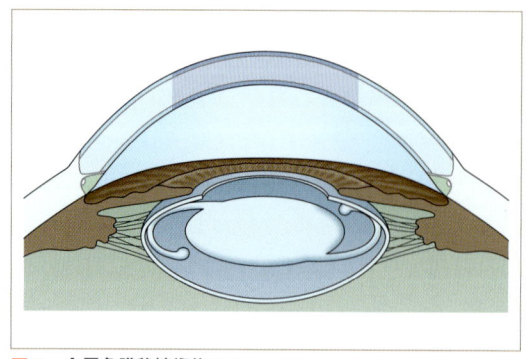

図1　全層角膜移植術後のシェーマ
直径7～8mmの全層角膜をドナー角膜と入れ替える．垂直切開が存在するため，駆逐性出血のリスクや外傷による創口離開のリスクが存在する．

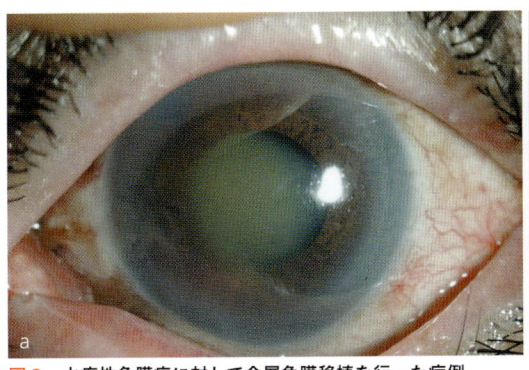

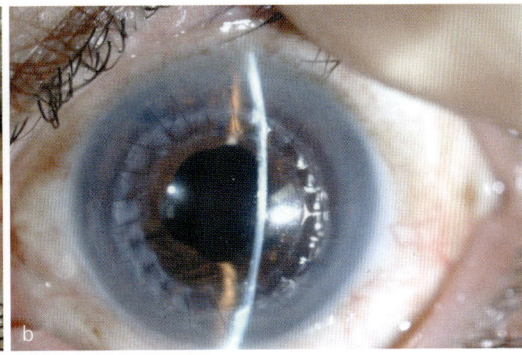

図2　水疱性角膜症に対して全層角膜移植を行った症例
a：術前前眼部写真．浅前房眼であり，白内障も認める．b：全層角膜移植と同時に白内障手術（ECCE＋IOL）も行った．現在はこのような症例にはDSAEKが第一選択である．

ているため，近年の水疱性角膜症の外科的治療の中心は既にDSAEKとなっている．よって，ALI後水疱性角膜症に対する全層角膜移植の現在の適応は以下に示すように非常に限られたものになる．具体的には，角膜実質に水疱性角膜症以外の強い白斑が存在し，DSAEK術後の最高矯正視力が制限されると予想される場合や，後囊のない症例，ハンモック状の虹彩異常，5 mmHg以下の低眼圧，リークのある濾過胞眼，角膜裏面の凹凸が存在する症例（一部の全層角膜移植後）など，DSAEKの適応のない症例が全層角膜移植の適応である．

　また，ALI後水疱性角膜症眼は，前房が浅く狭隅角であるため，白内障と同時手術を行うことが望ましい．さらに，ALI後水疱性角膜症眼では術後にフィブリン析出をきたす場合が多く，ステロイドによる十分な消炎が重要である．

2）治療の流れ

　全層角膜移植の詳しい術式は成書に譲るとして，ここではおおまかな治療の流れを述べる．術中にトレパンの刃による水晶体の損傷を避けるために，瞳孔は2％ピロカルピン点眼にて縮瞳させておくが，白内障との同時手術の場合は逆に散瞳させておく．硝子体圧を十分に下げるためには全身麻酔が理想的であり，とくに白内障手術との同時手術を行う場合は全身麻酔を強く勧める．局所麻酔の場合，球後麻酔で完全に眼球運動を停止させ，ホナンバルーンを15分以上使用して硝子体圧を十分に下げておく．瞬目が強い場合には瞬目麻酔を追加する．それぞれの施設で術後のステロイド内服，点眼のプロトコルが決まっているが，当院ではハイリスク例のみにステロイド内服を処方し，通常はステロイド点眼と抗生物質点眼のみにて加療している（リンデロン®点眼液4回を3か月，3回を3か月，0.1フルメトロン®点眼液3回を3か月，2回を3か月，1年以降は1日1回）．

　手術の翌日はおおまかに前房の有無，感染の有無，および移植片の接合状態が良好かどうかを観察し，その後，移植片の上皮の修復，眼圧上昇の有無，視力の回復の程度などについて観察を続ける．長期的には，拒絶反応の発見と治療，点状表層角膜症などの上皮障害，眼圧の管理，上皮型ヘルペス角膜炎発生の有無などについて注意しながら経過を観察する．

2. DSAEK

　DSAEKとはホスト角膜のDescemet膜と内皮を除去した後，マイクロケラトームで作成した厚さ約150 μm直径8.0 mmの円形の後部実質付き角膜内皮ドナーを角膜輪部切開から前房内に挿入し，空気タンポナーデを用いてホスト角膜実質裏面に接着させる角膜内皮移植術のことである(図3～6)．DSAEKでは縫合糸に起因した拒絶反応や感染などが生じず，また輪部切開であるため外傷に強く，惹起乱視がわずかであるなどのメリットがある．また，術後は平均0.6以上の眼鏡矯正視力が期待できる．さらに内皮型拒絶反応が軽微であり，拒絶反応の発生率も全層移植に比較して少ない．一方，DSAEKの欠点としては，ドナー挿入時に生じる内皮障害，大きな直径のドナー強角膜片が必要な点，ケラトームなどの器械が高価な点，DSAEK特有の合併症などが考えられる．

　当初，ALI後水疱性角膜症などの浅前房眼に対するDSAEKは技術的に困難とされたが，DSAEKドナーの引き込み法(ダブルグライドテクニック)に代表される技術的な進歩や補助器具の開発に伴い，現在では安定した成績が得られるようになった．

1) 適応

　欧米ではFuchs角膜ジストロフィが非常に多く，DSAEK症例の8割以上を占めている．しかし，本邦におけるDSAEKの適応は，偽水晶体眼水疱性角膜症やALI後水疱性角膜症，角膜移植術後水疱性角膜症，角膜内皮炎後水疱性角膜症などがほとんどであり，Fuchs角膜ジストロフィはまれである．大半のALI後水疱性角膜症では，以下に示すテクニックを用いて注意深く手術を行えばDSEAK可能であるが，適応のない症例は以下のとおりである．角膜実質中央部に白斑がある症例は，術後の最高到達視力が低くなる可能性があるためDSAEKの適応はない．また，無水晶体・無後囊眼や虹彩異常眼(無虹彩，広範な虹彩前癒着，麻痺性散瞳，大きな虹彩欠損)では，空気が虹彩下や硝子体中に迷入する危険性が高い．5 mmHg以下の低眼圧症例やリークのある濾過胞眼，角膜裏面の凹凸が存在する症例(一部の全層角膜移植後)などは全層角膜移植の適応となる．

2) 治療の流れ

　白内障と同時手術をする場合は散瞳させておくが，DSAEK単独の場合は自然瞳孔のまま手術に臨む．Tenon囊下麻酔などの局所麻酔で十分であり，全身麻酔は必要ない．術後はステロイドの内服などは必要なく，ステロイド点眼と抗生物質点眼のみにて加療している(リンデロン®点眼液4回を3か月，3回を3か月，0.1フルメトロン®点眼液3回を3か月，2回を3か月，1年以降は1日1回)．術後1時間は仰臥位にて安静を指示し，3時間後に細隙灯顕微鏡にて層間に隙間がないこと，瞳孔下縁(あるいは下方虹彩切開部)よりも前房水のメニスカスが上にきていることが非常に重要である．空気瞳孔ブロックが生じていれば少量の空気をサイドポートから抜く必要がある．手術の翌日からは，ドナーの接着や眼圧の上昇の有無，視力の回復の程度などについて診察を行う．グラフトが接着して，前房内空気が極少量となり，上皮びらんが消失すれば退院とする．上皮が不安定な場合は治療用ソフトコンタクトレンズの装用をしばらく続ける．長期的には，全層角膜移植後と同様に，拒絶

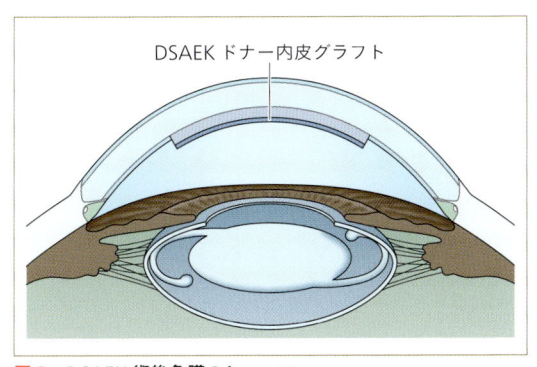

図3 DSAEK 術後角膜のシェーマ
Descemet 膜と内皮層を除去した角膜裏面に，厚さ約 100〜150 μm の後部実質付きドナー内皮グラフトを接着させる．

図4 DSAEK ドナーを作成するための人工前房装置とマイクロケラトーム

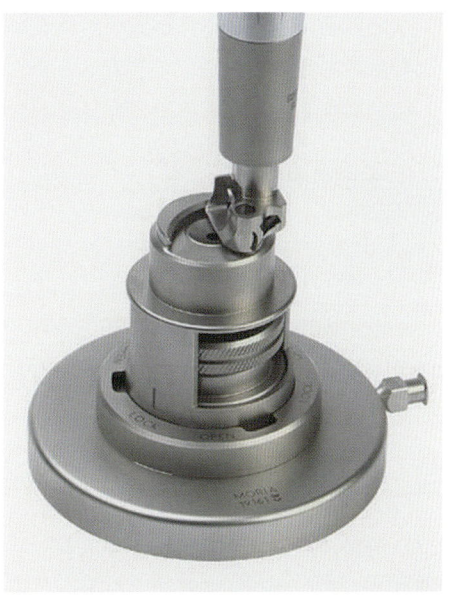

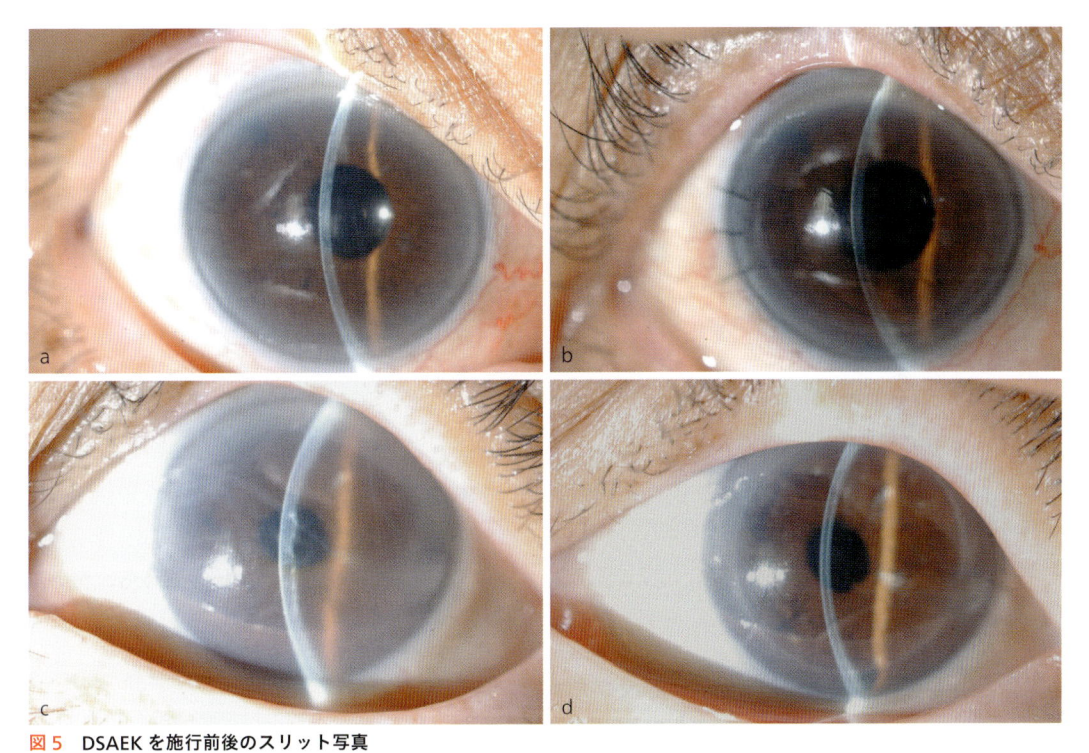

図5 DSAEK を施行前後のスリット写真
a：ALI 後水疱性角膜症 1．b：症例 a に対して DSAEK を施行した症例．眼鏡矯正視力は 1.0 と向上した．c：ALI 後水疱性角膜症 2．d：症例 c に対して DSAEK を施行した症例．眼鏡矯正視力は 0.9 と向上した．

反応の発見と治療，点状表層角膜症などの上皮障害，眼圧の管理，上皮型ヘルペス角膜炎発生の有無などについて注意しながら経過を観察するが，DSAEK 後の術後管理は全層角膜移植後と比較して格段に容易である．

3）手術の手順

（1）ドナーグラフトの作成

まず，人工前房装置（図 4）にて直径 18 mm 程度の大きなドナー強角膜片を固定し，人工前房内圧を十分に上げた後，マイクロケラトームを用いて厚さ 300〜350 μm のフリーキャップを作成する．キャップをもとに戻し，通常の全層角膜移植の時と同様に内皮面から直径 8 mm のトレパンで打ち抜き，ドナー角膜内皮グラフトを作成する．

（2）レシピエントの用意

前房メンテナーを前房へ挿入し，耳側輪部に幅 3.0 mm の切開を作成する．前房をヒーロンあるいは空気で置換した後，角膜表面のマーキングに沿って逆向きシンスキーフックの先端にて Descemet 膜を穿孔させながら円形に剝離する（図 6a）．空気瞳孔ブロックの予防のための虹彩下方小切開や，ドナーレシピエント層間の水分除去のための角膜垂直切開（3〜4 か所）を必要に応じて行う．その後 5 mm ケラトームで切開を広げ，幅 5.0 mm にトリミングした IOL グライドを切開創より挿入する（図 6b）．

（3）ドナーグラフトの挿入

Busin グライドに角膜内皮ドナーを装填させ（図 6c），引き込み鑷子を用いてドナーを前房内に引き込む（図 6d）（ダブルグライドテクニック）．ドナー挿入後は，10-0 ナイロンにて結節縫合を行う．

（4）ドナーグラフトの接着

空気を前房内に注入してドナーの大まかな位置を決めた後に（図 6e），30 または 32 ゲージ針にて空気を追加注入する．その後角膜のマッサージを行い，層間の水分を除去すると同時にドナーのセンタリングを行う．手術用のスリットランプで層間の水分の有無を確認し，必要であれば角膜垂直切開から排液する（図 6f）．この状態で約 10 分間待ち，最後に治療用ソフトコンタクトレンズを挿入して手術を終了する．

4）Descemet 膜非剝離角膜内皮移植術

ホスト角膜の Descemet 膜と角膜内皮を剝離除去しない術式（nDSAEK：non-Descemet's stripping automated endothelial keratoplasty）が開発されている（図 7，8）．レシピエントの操作がより単純となり，良好な成績が報告されている．この術式は Fuchs ジストロフィが少なく，したがってグッタータを除去する必要のないアジア人の水疱性角膜症に対して有用性が高いと考えられる．

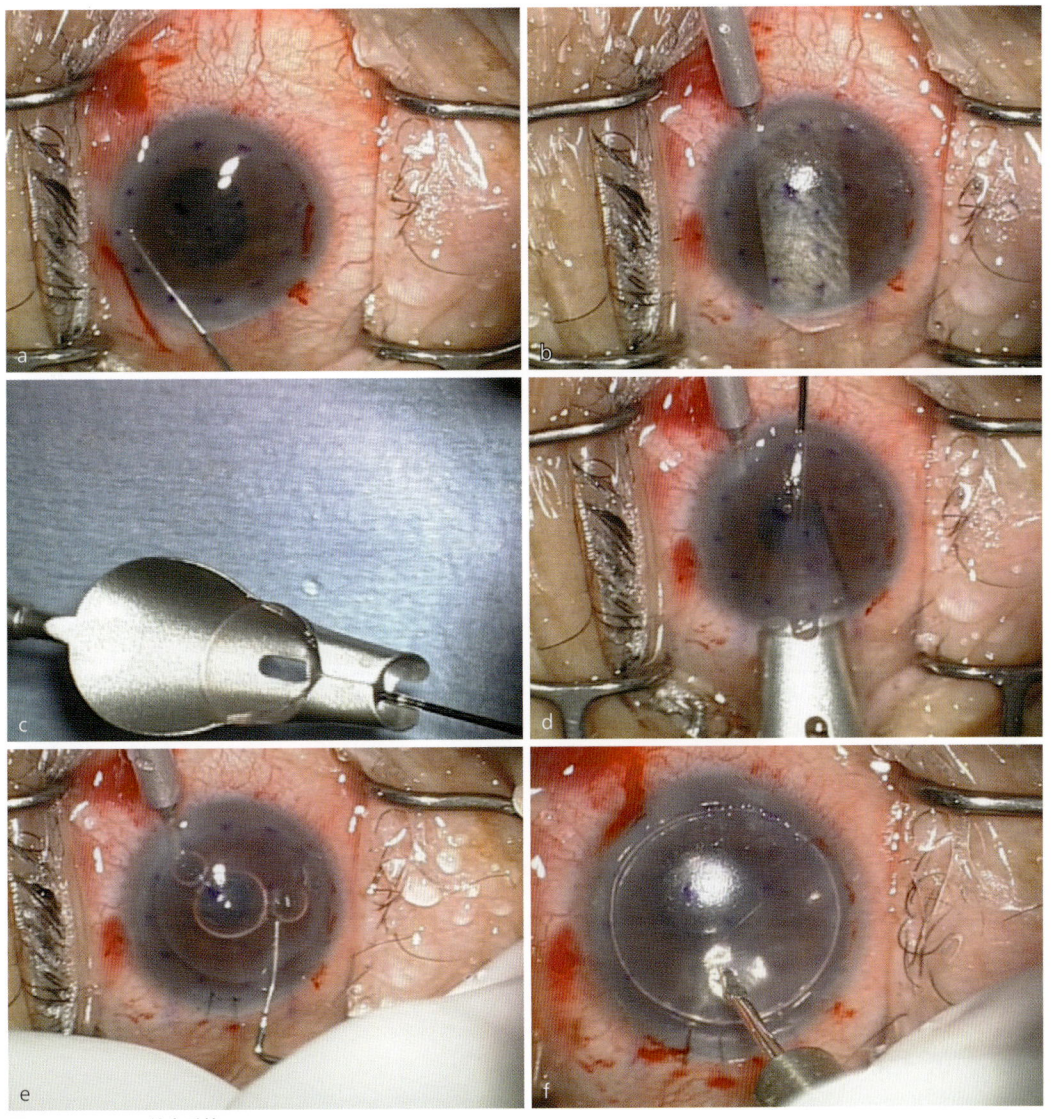

図6　DSAEKの基本手技
a：前房を粘弾性物質で満たした後，逆向きシンスキーフックにてDescemet膜を円形に穿孔し，剥離除去する．その後，粘弾性物質は十分に除去する．b：虹彩脱出の予防に，幅5 mmにトリミングした眼内レンズグライドを切開創より挿入する．c：Businグライドに内皮ドナーを装填．d：引き込み鑷子にて内皮ドナーを前房内に挿入（ダブルグライドテクニック）．e：切開創を縫合した後，少量の空気で内皮ドナーを固定する．f：3か所の角膜垂直切開部位から，ドナーレシピエント層間水分を排液する．

5）合併症

（1）Primary graft failure

　Primary graft failureは，術後一度も角膜が透明化することのない状態であり，術中の過度の内皮障害が原因の場合がほとんどである．予防策は，手術のすべてのステップにおいて，内皮に障害を与えないように注意することである．

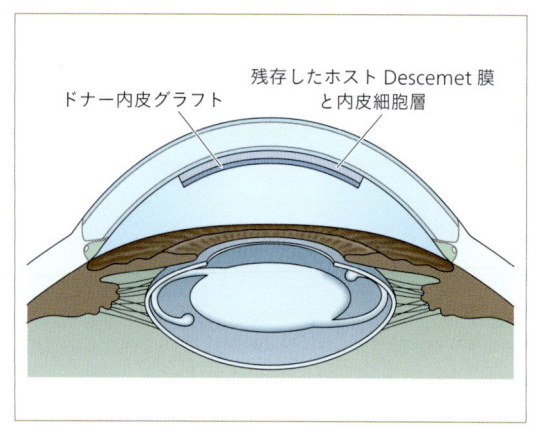

図7　nDSAEK手術後のシェーマ
ホストのDescemet膜と内皮細胞層を温存しDSAEKドナーを直接接着させる.

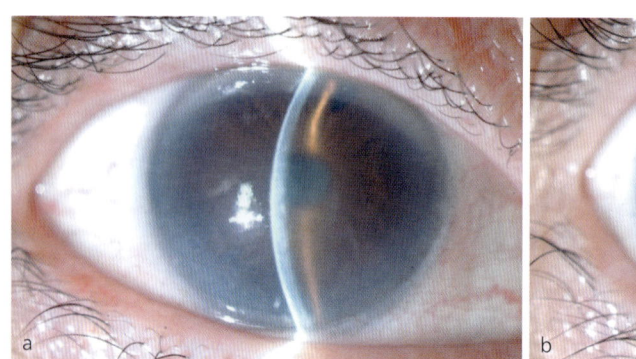

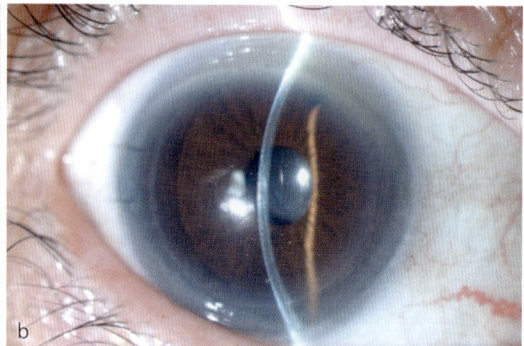

図8　nDSAEKを施行したALI後水疱性角膜症の1例
a：術前前眼部写真．b：nDSAEKと白内障同時手術を行った．術後6か月で眼鏡矯正視力は1.0まで向上した．

（2）ドナーの接着不良

　ドナーの接着不良が広範囲であったり，前房内にドナーが脱臼している場合は，顕微鏡下で再度空気注入を行う．

（3）拒絶反応

　DSAEKでは内皮型拒絶反応発症の頻度は全層角膜移植術に比較して低く，通常ごくわずかなKPや色素沈着を散在性に認めるのみで，自覚症状がない場合もある．

（4）空気瞳孔ブロック

　手術当日の診察の際に，前房水メニスカスが消失し，眼圧が30 mmHg以上に上昇していれば，空気瞳孔ブロックと診断できる．頭痛や嘔気を伴う場合もあるが，必発ではない．直ちに前房の空気をサイドポートから抜いて，空気瞳孔ブロックを解除する．なお，前房内に空気があるうちは，飛行機への搭乗を禁止する．

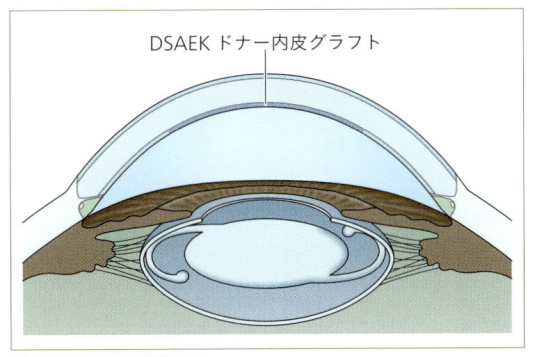

図9　DMEK 手術後のシェーマ
Descemet 膜と内皮細胞層を除去したホスト角膜に，Descemet 膜と内皮細胞層よりなる DMEK ドナーを接着させる．

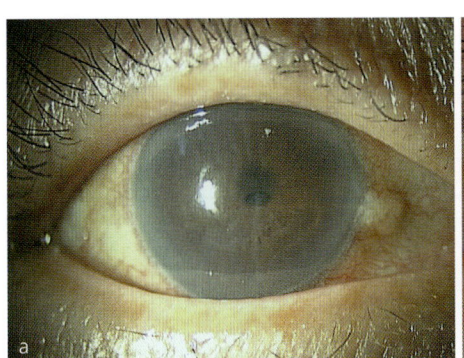

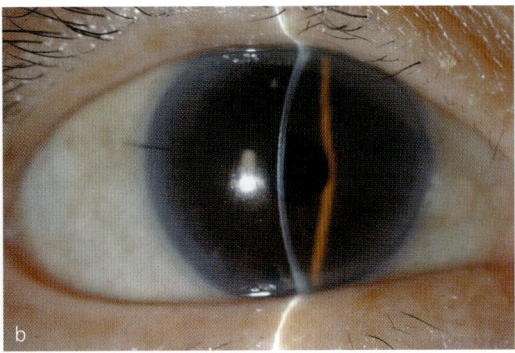

図10　ALI 後水疱性角膜症に対して DMEK と白内障同時手術を施行した症例
a：前房は浅く，強い水疱性角膜症が認められる．b：術後1週間で1.0の眼鏡矯正視力が得られた．

3. DMEK

　近年，ドナー角膜より採取した Descemet 膜と内皮細胞層よりなるシートのみを移植する技術（DMEK：Descemet membrane endothelial keratoplasty）が開発された（図9〜11）．小切開（<3 mm）からの手術が可能であり，DSAEK に比較してさらに短期間でより良好な視力が得られると考えられている．また，DMEK 後には全層角膜移植や DSAEK に比較して極端に術後内皮型拒絶反応の発症率が低いことが明らかとなってきている（全層角膜移植：17％，DSAEK：9％，DMEK：0.7％）．ただし，内皮細胞の減少率が DSAEK よりも若干高い点と，技術的な難易度が極端に高い点が問題である．Fuchs 角膜ジストロフィの初期症例が DMEK の最もよい適応であるが，ALI 後水疱性角膜症に対する DMEK はいまだに難易度が高く，よい適応とはいえないのが現状である．狭隅角眼・浅前房眼に対する DMEK は日本人眼科医に残された課題であり，今後の技術的な発展が強く望まれる．

参考文献

1) Shimazaki J, Amano S, Uno T, Maeda N, Yokoi N：Japan Bullous Keratopathy Study Group. National survey on bullous keratopathy in Japan. Cornea 26：274-278, 2007

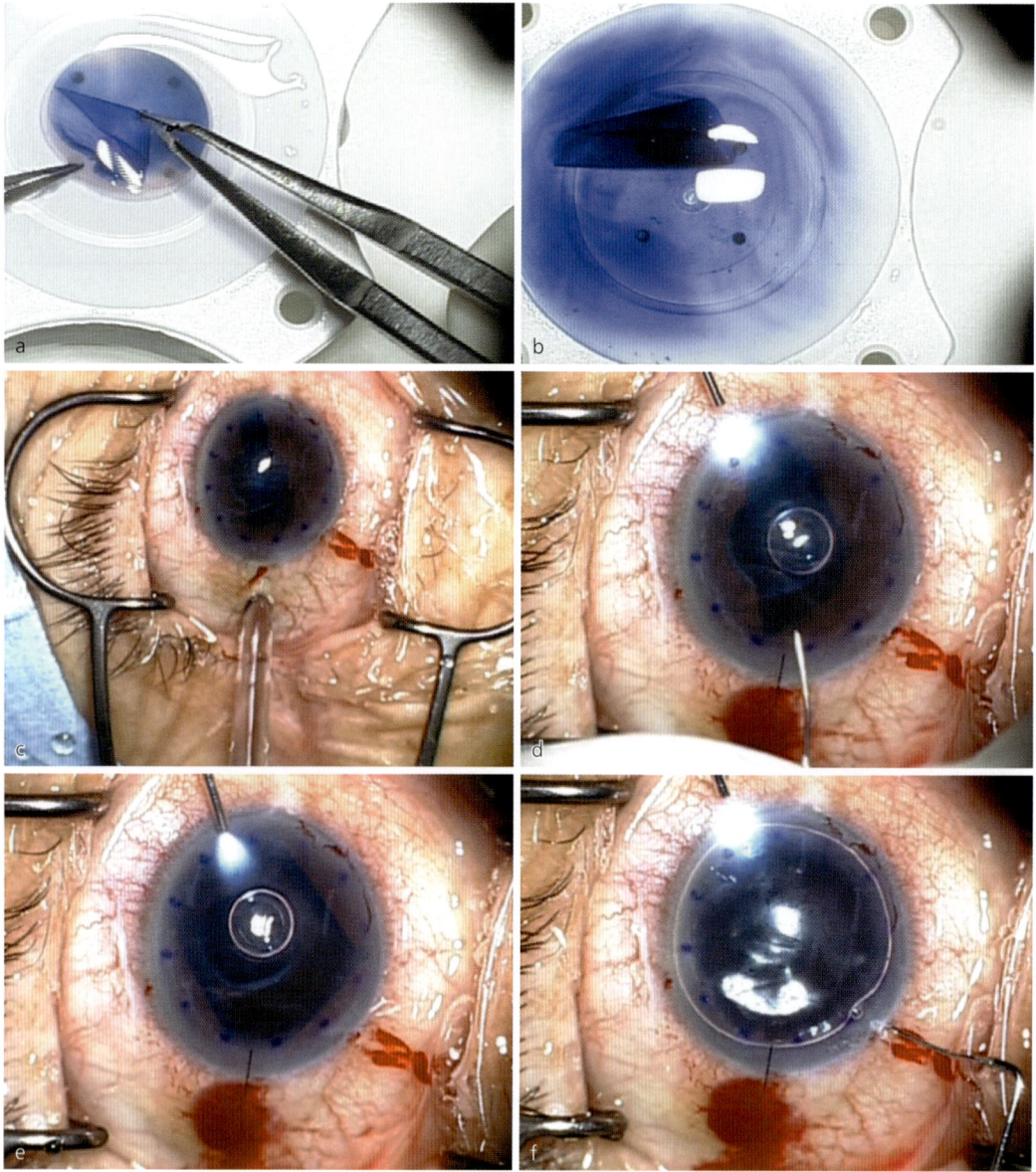

図11 DMEKの基本手技
a：ドナー角膜実質から直径8mmのDMEKグラフトを剝離する．b：DMEKドナーグラフトをトレパンブルーで染色する．
c：ホスト角膜のDescemet膜を剝離した後に，2.75mmの耳側角膜1面切開からグラスタイプのインジェクターを用いてDMEKドナーグラフトを前房に挿入．d, e：小さな空気をDMEKグラフトとホスト角膜の層間に注入し，DMEKドナーグラフトのセンタリングを行う．f：DMEKドナーグラフトの下に注入し，ホストの角膜裏面に接着させる．

2) 大橋裕一：レーザー虹彩切開術後水疱性角膜症を解剖する！ あたらしい眼科 24：849-850, 2007
3) Kobayashi A, Yokogawa H, Sugiyama K：Descemet stripping with automated endothelial keratoplasty for bullous keratopathies secondary to argon laser iridotomy-preliminary results and usefulness of double-glide donor insertion technique. Cornea 27 Suppl 1：S62-69, 2008
4) Kobayashi A, Yokogawa H, Sugiyama K：Non-Descemet stripping automated endothelial keratoplasty for endothelial dysfunction secondary to argon laser iridotomy. Am J Ophthalmol 146：543-549, 2008
5) Kobayashi A, Yokogawa H, Yamazaki N, et al：In vivo laser confocal microscopy after Descemet's membrane endothelial keratoplasty. Ophthalmology 120：923-930, 2013

（小林　顕）

第5章

トラベクレクトミー

I トラベクレクトミーの奏功機序

I. 歴史

　トラベクレクトミー（trabeculectomy，線維柱帯切除術）の奏功機序について考える時，その歴史を学ぶことには大きな意味がある．トラベクレクトミーは房水を結膜下に導く濾過手術として分類されている．トラベクレクトミー以前に行われていた濾過手術は虹彩はめ込み術，管錐術，Scheie 手術といった強膜フラップを作成しない全層濾過手術であった．これらの手術は大きな眼圧下降が得られる代償として，低眼圧に伴う重篤な合併症の頻度が高く，視機能予後は決してよいとはいえなかったようである．一方でその後の主力となるトラベクレクトミーは強膜フラップを作成することで過剰濾過をコントロールし，分層濾過手術と呼ばれている．この形態の手術が初めて記されたのは 1961 年の Sugar のトラベクレクトミー 7 例の報告であるが，意外にもその術式が意図する眼圧下降機序は結膜下への房水誘導ではなかったのである．その報告によると術式は，輪部基底の強膜弁を作成し，線維柱帯切除を行い，虹彩切除を行った後にタイトに強膜弁を縫合するものであった．この術式は限定的な眼圧下降効果しか認めなかったようである．その後，1968 年に円蓋部基底の強膜弁を用いたトラベクレクトミー 17 例について Cairns が比較的良好な手術成績を報告し，徐々に普及することとなった．Sugar や Cairns が意図したトラベクレクトミーの眼圧下降効果は，Schlemm 管外壁に房水流出抵抗があるという学説があったことも影響している可能性があるが，線維柱帯と Schlemm 管をブロック切除することによって線維柱帯と Schlemm 管内皮の抵抗を除き，房水を Schlemm 管に導くことが意図された術式で，いわゆる流出路再建術に分類されるような手術と考えられていた．その後，濾過胞の形成が眼圧下降に関連していること，色素を用いた確認により結膜下への房水流出路が認められたこと，切除面の Schlemm 管断端は線維組織に覆われ閉塞すること，切除組織に Schlemm 管が含まれなくても眼圧下降効果があることなどから，トラベクレクトミーは濾過手術として認識されるに至った．全層濾過手術と比較して眼圧下降効果は劣るが，低眼圧に伴う深刻な合併症の頻度が少ないことから，安全性の高い手術として広く普及することとなった．

II. 術後の房水の流れ

　トラベクレクトミー術後の房水の流れを図1に示す．毛様体上皮から産生された房水は通常は瞳孔を経由して前房に到達し，線維柱帯・Schlemm管経路あるいはぶどう膜経路から排出される．トラベクレクトミー術後は瞳孔を介する房水は減少し，虹彩切除部よりブロック切除部を経て強膜フラップ下に達し，結膜下へ流出する．炎症の程度の割に虹彩後癒着の頻度が高く，白内障の進行が速くなることからも，房水の流れが眼内においても変化していることが示唆される．結膜下で濾過胞を形成した後の流出経路の詳細は明らかになっていないが，大きく2つあると考えられている．1つはブレブ壁より吸収され，リンパ管を介して体循環に戻る経路である．動物の濾過手術モデルにおいて，前房に注入した色素が時間経過とともにリンパ管を染色することが確認されている．もう1つの経路は，経結膜的な涙液への房水流出である．この経路において検眼鏡的に結膜上皮に欠損部は存在せず，術後ブレブ表面を濃いフルオレセイン色素で染めることによってにじむような房水の流れが観察されることで確認される（図2）．この現象は transconjunctival oozing と呼ばれている．我々は動物の濾過手術モデルを用いて，眼圧を上昇させると術後早期には容易に結膜上皮欠損のないブレブの表面から前房内の色素が眼外に流出してくることを観察している．さらには，手術侵襲により，ぶどう膜経路の拡大や，術後房水流出経路と脈絡膜上腔に交通が生じることで，そちらに房水が流出している可能性もある．実際に房水を直接脈絡膜上腔へ導くようなデバイスが緑内障手術として複数トライアル中であり，一定の眼圧下降効果があることは事実である．トラベクレクトミー術後，平坦なブレブで，OCT（optical coherence tomography）上でブレブ内液腔も認められないような症例で眼圧が下降している場合にはこの経路からの房水流出が増加しているのかもしれない．

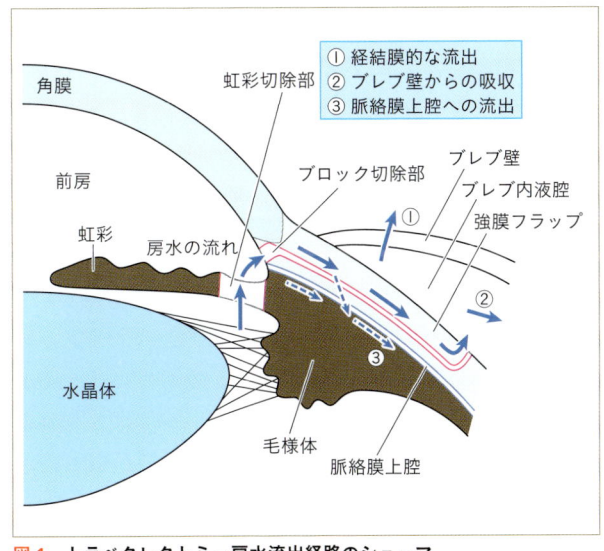

図1　トラベクレクトミー房水流出経路のシェーマ

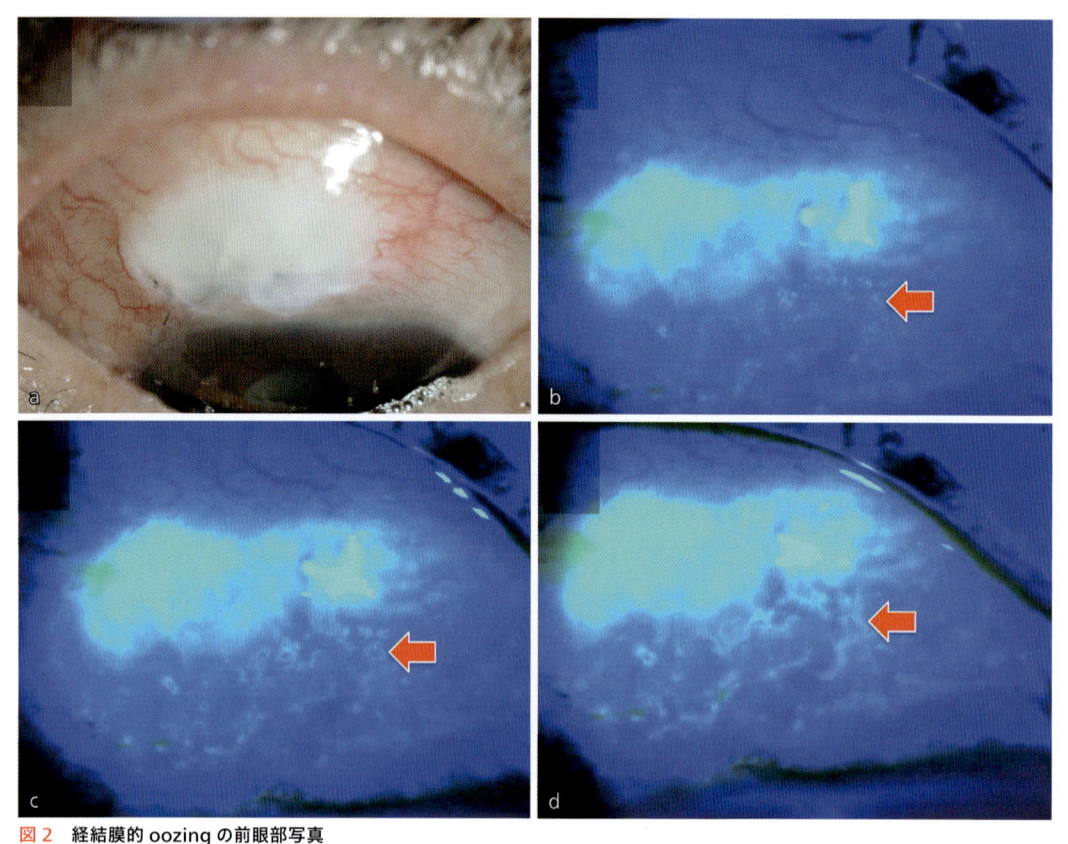

図2　経結膜的 oozing の前眼部写真
a：ブレブ外観．b〜d：フルオレセイン色素と青色フィルター照明による経時的な oozing の観察．矢印の部位でフルオレセイン色素が薄まり流れていく様子が観察される．他にも多数同様の oozing を認める部位が存在する．

III. 経結膜的な房水流出

　経結膜的な房水流出は Matsuo らによって報告されている．かれらはトラベクレクトミー術後に機能的ブレブが形成されている症例，403眼を観察し，48眼（11.9％）で transconjunctival oozing を認め，その頻度はマイトマイシン C 使用症例よりも 5-FU 使用症例に頻度が高かったと報告している．その後 Hu らは162眼を前向きに観察したところ，oozing の頻度は11.1％から34.5％へ増加し，時間経過とともに経結膜的な房水流出が増えることと，そういった症例が珍しくないことが明らかとなった．oozing を認める症例は相対的に眼圧コントロールが良好な一方で，無血管性ブレブと関連しており，結膜上皮欠損を伴う房水漏出のリスクは高いと考えられている．我々は前眼部 OCT を用いた研究によって，oozing を伴うブレブの構造的特徴をとらえる試みを行っているが，preliminary なデータを見る限りブレブ壁のパラメーターに特徴があると考えている．oozing の漏出量を低下させる試みとして，自己血清やヒアルロン酸ナトリウムの点眼が報告されているが，長期的な眼圧コントロールに対しては oozing を止めることで負の影響が出る可能性も否定できず，治療すべきか否かについて一律の見解はない．

IV. ブレブ瘢痕化の臨床形態

　一般的にブレブの過剰な創傷治癒の進展とともに眼圧コントロールは不良となり，トラベクレクトミーの効果は弱くなっていく．この時のブレブの臨床的な形態を観察することでトラベクレクトミーの奏功機序理解の一助となると思われる．非機能的ブレブには大きく分けると2つの形態，すなわち平坦な瘢痕化ブレブと，丈が比較的保たれていながら機能しないブレブがある．前者は強膜フラップ縁から結膜下への房水流出路が閉塞してしまったことによると考えられるが，前眼部OCTで観察するとブレブ内液腔が存在しないという所見はこの考えを裏づけるものと推測される(図3)．また3次元前眼部OCTを用いることでトラベクレクトミー術後，強膜フラップ縁に液腔と同じ低輝度で描出される開口部を観察することが可能である．自験例の術中所見なども併せて考えると，ここが術後の主な房水流出路と考えられるが，我々が術後1年間経時的に観察した結果では，術後

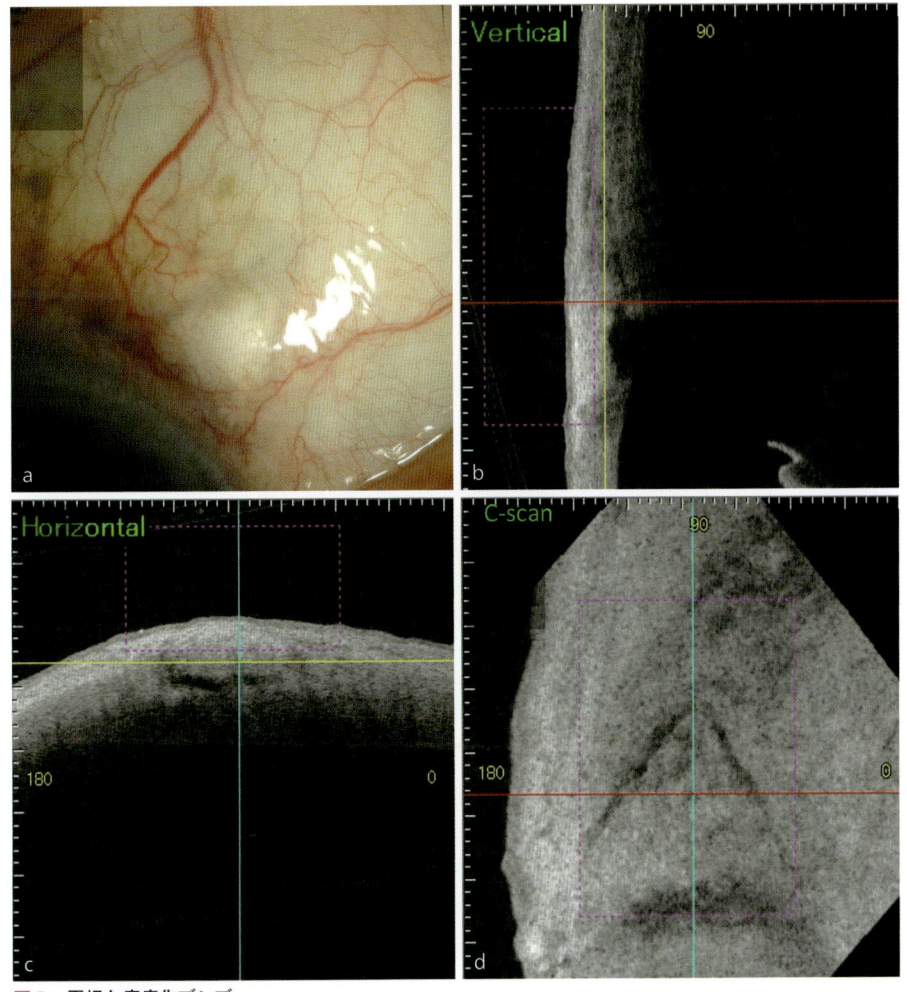

図3　平坦な瘢痕化ブレブ
a：ブレブ外観．b〜d：前眼部OCT画像で，それぞれ垂直断，水平断，Cスキャン像．ブレブ内液腔は存在しない．

早期から時間経過とともにこの開口部の幅は狭くなっていくことが明らかとなった．したがって強膜フラップの癒着に伴う濾過効果の低下は長期にわたって徐々に進行していくと考えられる．さらに術後2週目の開口部の幅は，術後1年の眼圧とも弱いが負の相関を示すことが明らかとなり，3次元前眼部OCTを用いることで割と術後の早い時期から将来的な瘢痕化はある程度予測できる可能性が示唆された．一方，丈の高い非機能的ブレブはencapsulated blebと呼ばれ，結膜下まで房水は導かれているもののブレブ内壁から房水が吸収されず，濾過効果が得られないと考えられている．実際にこのような症例で別の部位に濾過手術を行ったところ，術直後の低眼圧の状態では丈の高いencapsulated blebはしぼむことが観察された．また機能的ブレブにおいても経結膜的oozingは平滑なブレブ表面から観察されることは少ないが，一般的にencapsulated blebは平滑なブレブ表面をしており，oozing現象は観察されない．前眼部OCTでは高輝度で平滑で比較的薄いブレブ壁と，大きなブレブ内液腔を認める．このような症例ではOCTシグナルの減衰により強膜フラップの詳細が観察できないことがあり(図4)，経験的には続発性緑内障に多い印象がある．同部位に再手術を行うとブレブ周囲に固い結合組織が形成されている，いわゆるring of steelの病態となっていることをしばしば経験する．このような症例では強膜フラップの癒着を解除するようなニードリングはあまり奏功せず，ブレブ壁の切開によって眼圧下降が得られることがあるが，長期的な眼圧下降効果は期待しづらい．これらの非機能的ブレブを観察すると，トラベクレクトミーが奏功するために重要なことは，結膜下までの房水流出路が確保されていることと，ブレブ内壁の性状が吸水性に富むことが重要であることがわかり，これらのことも前述の現在考えられているトラベクレクトミー奏功機序を裏づけられるといえる．

V.　ブレブ瘢痕化の分子メカニズム

　トラベクレクトミーが術後経過とともに奏功しなくなるにあたって，平坦な瘢痕化の形態をとる場合とencapsulated blebの形態をとる場合でどのような分子メカニズムの違いがあるかは明らかではない．しかしながら一般的なブレブの瘢痕化については多くの研究がなされ，ある程度明らかになっている．創傷治癒機転は組織の機能を保つうえできわめて重要で，創口は閉鎖し，適度に瘢痕化するよう進展していく．そのフェイズは大きく4つに分けられ，止血，炎症，増殖，リモデリングとされている(図5)．トラベクレクトミー術後においても基本的なメカニズムは同じで，術後分単位で凝血血栓が形成され，初期の血管収縮の後に血管は拡張する(止血)．その後，時間単位で血球由来の炎症細胞が浸潤し，さまざまなサイトカインや成長因子の分泌が上昇する(炎症)．血球由来の炎症細胞は初期に顆粒球が浸潤し，その後にマクロファージの浸潤が続く．この時期とオーバーラップしながら数週にわたって上皮の再生とファイブロネクチンなどによって構成される早期の増殖組織の形成が活性化された線維芽細胞を中心に進行する(増殖)．さらにこの時期とオーバーラップしながらコラーゲンを主とする増殖組織へ置き換わり，炎症細胞の数は減少し，血管新生，組織の収縮が月単位から年単位で進行し，成熟した術後組織へと変化していく(リモデリング)．一般的な術後創部においてはこのような経過による創口の適

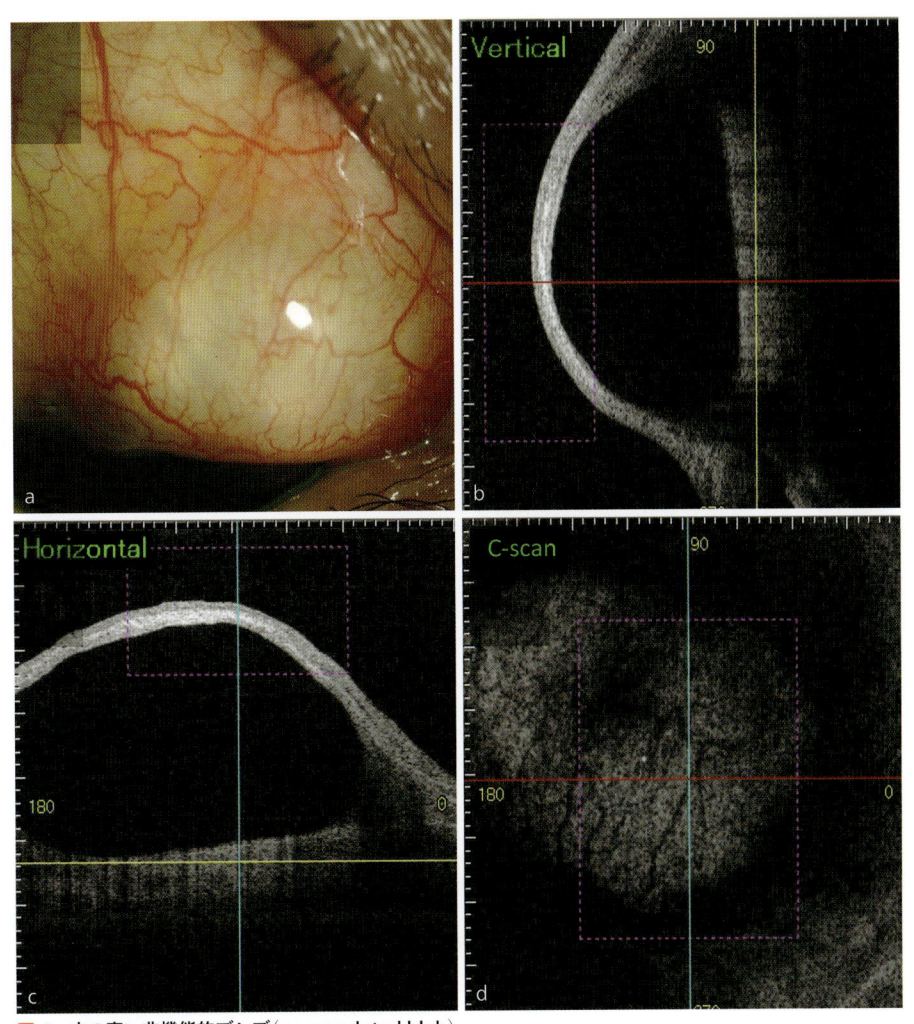

図4 丈の高い非機能的ブレブ（encapsulated bleb）
a：ブレブ外観．b〜d：前眼部 OCT 画像で，それぞれ垂直断，水平断，Cスキャン像．高輝度で平滑なブレブ壁と大きなブレブ内液腔が存在し，強膜面はシグナルの減衰により描出が不十分．（Inoue T, Matsumura R, Kuroda U, et al：Precise identification of filtration openings on the scleral flap by three-dimensional anterior segment optical coherence tomography. Invest Ophthalmol Vis Sci 53：8288-8294, 2012 より許可を得て転載）

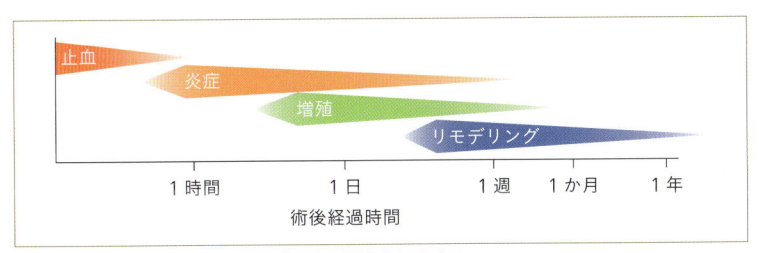

図5 術後創傷治癒の各フェイズの時間経過を示したシェーマ

切な閉鎖が重要となるが，トラベクレクトミーにおいては事情が異なる．すなわち，結膜創口は閉鎖するべきである一方で強膜フラップの創口は閉鎖するべきではないという相反する結果が求められるからである．当然ながら，強膜フラップが創傷治癒機転によって癒

I　トラベクレクトミーの奏功機序　　199

着，閉鎖すれば術後の房水流出路が消失し，眼圧の再上昇をきたす．したがってトラベクレクトミーの眼圧下降効果が失われるとき，基本的には望ましくない創傷治癒機転がブレブとその周辺組織で促進されていると考えられている．しかしながら望ましい手術効果を得るためにこの創傷治癒機転をコントロールすることは容易ではない．その理由の1つとして，この創傷治癒にかかわる細胞や分子群がきわめて多彩で，相補的あるいは相反的な作用を有している場合もあり，1つの分子をターゲットにしても思った通りの結果は得られないのが現状である．また，この創傷治癒の程度は健康な人でも個人差が大きいことに加え，全身的な疾患や眼疾患の影響を受けることと，さらにこれらの疾患に対する治療の影響を受け，2次的，3次的な修飾が加わることも問題を複雑化させている．例えばトラベクレクトミー術後に抗TGF-β抗体を用いて瘢痕化を抑制しようとしたきわめて有望と思われていた臨床治験も，結果としては有意差を得られず，臨床応用に至っていない．さらには，強膜フラップの創傷治癒を抑えられたとしても，結膜の適切な創傷治癒が得られなければ感染症による失明のリスクがつきまとうことになるわけであるから，安全性を確保したうえでの有効な創傷治癒抑制というのは，きわめて高いハードルと考えられる．ステロイド薬や，5-FUやマイトマイシンCのトラベクレクトミーに対する手術成績改善効果が大きいことは確かだが，この点においていまだ治療効果と安全性の間にジレンマを抱えているといえる．

VI. 線維芽細胞のバイオロジーとマイトマイシンC

結膜下に存在する線維芽細胞が上述の創傷治癒機転においてメインキャストの一人であることは，これをターゲットにした5-FUやマイトマイシンCの使用が機能的ブレブの生存期間を大いに延ばしたことで明らかである．線維芽細胞の機能はTGF-βなどによって活性化され，筋線維芽細胞へと形質転換することで増強される．すなわち，細胞増殖や細胞運動が活発になり，コラーゲンなどの細胞外マトリックス産生が増加することで創傷部位における増殖組織の形成を促進する．5-FUも線維芽細胞の代謝に拮抗することで細胞増殖を抑制するが，サイクルのS期にしか作用しないことと細胞特異性が低いため，複数回の投与が必要な煩雑性と角膜上皮障害の危険性から，マイトマイシンCの使用が臨床上の利点が大きい．マイトマイシンCのトラベクレクトミーへの応用はChenらによって初めて報告されたがしばらく注目されず，その後Yamamotoらによる基礎研究を経てKitazawaらによって良好な臨床成績が発表されるに至って急速に普及した．マイトマイシンCの線維芽細胞に対する効果は大変興味深いものである．急性の反応として活性酸素を介した細胞死の誘導のほかに，長期にわたる細胞増殖抑制効果を認める．培養線維芽細胞を用いた実験では，0.01 mg/ml(0.001%)のマイトマイシンCで5分処理するだけで，その後少なくとも1か月は細胞増殖が抑制されることが明らかとなっている．このマイトマイシンCの作用機転はトラベクレクトミー手術への応用にあたってきわめて都合がよいと考えられる．なぜならば，術中の限定された時間に使用されたマイトマイシンCが，追加投与なしに術後長期にわたって線維芽細胞の創傷治癒機転への貢献を抑制することが期待できるからであり，実際の臨床成績の向上はこれを裏づけるものと考えら

れる．このようにマイトマイシンCは前述の効果と安全性の求められるバランスを高い次元で満たしていることから，全世界で広く普及しているといえる．しかしながらマイトマイシンC併用トラベクレクトミーには前述の安全性の問題が完全には解決されておらず，無血管性で脆弱なブレブ壁形成による感染のリスクが使用しない場合と比較して明らかに上昇していることも確かである．さらには，体循環に存在するファイブロサイトの存在も無視できない問題である．ファイブロサイトは単球系の細胞で，マクロファージと線維芽細胞の中間にあたるような性質をもち，線維芽細胞への分化が確認されていながら，両者とは区別され独立した細胞として認識されている．腎臓や肺の線維性疾患において，ファイブロサイトは傷害組織に誘導され，瘢痕形成に一定の役割を果たすことが報告されている．トラベクレクトミー術後にファイブロサイトが果たす役割は現時点では明らかになっていないが，仮に術中創部に存在せず術後に体循環から遊走してきたファイブロサイトが線維芽細胞に分化して長期の創傷治癒に貢献するとなると，それらの細胞は術中投与されたマイトマイシンCではコントロールできないことになる．今後，現在の主役であるマイトマイシンCの線維芽細胞に対する薬理作用を最新の手技によって再検討し，より効果的だが安全な薬剤の開発あるいは発見につなげられれば，これらの諸問題を解決できるかもしれない．

　トラベクレクトミーの奏功機序はおおむね明らかとなっているようでありながら，突き詰めていくと詳細は意外とわかっていない点が少なくない．このために，よりよい手術成績を目ざして多くの研究者がトラベクレクトミーの奏功機序に関連した研究に取り組んでおり，今後の発展によりさらなる詳細なメカニズムの解明が期待できると考えられる．

参考文献

1) Sugar HS：Experimental Trabeculectomy in Glaucoma. Am J Ophthalmol 51：623-627, 1961
2) Matsuo H, Tomidokoro A, Suzuki Y, et al：Late-onset transconjunctival oozing and point leak of aqueous humor from filtering bleb after trabeculectomy. Am J Ophthalmol 133：456-462, 2002
3) Inoue T, Matsumura R, Kuroda U, et al：Precise identification of filtration openings on the scleral flap by three-dimensional anterior segment optical coherence tomography. Invest Ophthalmol Vis Sci 53：8288-8294, 2012
4) Kojima S, Inoue T, Nakashima K, et al：Prospective investigation of filtering blebs using three-dimensional anterior-segment optical coherence tomography. JAMA Ophthalmology, in press.
5) Yamamoto T, Varani J, Soong HK：Effects of 5-fluorouracil and mitomycin C on cultured rabbit subconjunctival fibroblasts. Ophthalmology 97：1204-1210, 1990

〔井上俊洋〕

II 手術適応

緑内障は視神経と視野に特徴的な変化を有する疾患で，眼圧を十分下降させることにより視神経障害を改善もしくは抑制しうる疾患である．緑内障治療の主眼は眼圧下降にある．薬物治療やレーザー治療など他の治療法によっても十分な眼圧下降が得られないときに手術治療を考える．それぞれの患者について，病型，病期，病識，アドヒアランス，年齢，全身状態，患者の社会的背景などから総合的に判断し，術式を含めて決定されなければならない．

現時点では緑内障の進行を抑制するためにどの時点でどんな治療を組み合わせるか，あるいはいつ治療を強化し手術に及ぶべきかコンセンサスはない．各治療方法の効果とその限界，副作用（合併症）をよく吟味して各々の医師の判断で決定する必要がある．

I. 眼圧下降の目標

開放隅角緑内障の治療は目標眼圧を設定することから始まる．その目標眼圧をどこに設定するとよいのか過去の報告を見てみる(表1)．

大規模多施設前向き研究の1つであるAdvanced Glaucoma Intervention Study(AGIS)では，視野障害の進行を止めるためには平均眼圧を12.3 mmHg以下まで下げることが必要と報告されている．もう1つの大規模研究であるCollaborative Normal Tension Glaucoma Study(CNTGS)では，正常眼圧緑内障でも治療前眼圧から30％以上眼圧を下げると多くの緑内障性視野障害の進行が止まると報告している．CNTGSの治療前の眼圧が16.9±2.1で治療後の眼圧が10.6±2.7 mmHgである．

正常眼圧緑内障患者を対象にトラベクレクトミーを行って視野障害の進行を止めるにはベースライン眼圧(15.2±1.4 mmHg)から20％以上眼圧を(目標眼圧は12.2 mmHgになる)下げること，あるいは10 mmHg以下に眼圧を下げる必要があったという報告がある．

Goldmann視野計を用いた研究では，緑内障病期に応じて視野障害を停止させる目標眼圧が異なることが示された．Goldmann視野計で異常を検出できない初期の段階では19 mmHg，孤立暗点，弓状暗点，鼻側階段のみの状態では16 mmHg，視野欠損が25％以上レベルでは14 mmHgに，正常眼圧緑内障では12 mmHg，理想的には10 mmHgま

表1 眼圧下降と視野障害の速度

病型	病期	治療法	治療前眼圧(mmHg)	治療後眼圧(mmHg)	視野進行の変化	治療前 MD slope(dB/year)	治療後	文献
NTG		点眼	15.1	記載なし	悪化			岩田和男:日眼会誌 96:1501-1531, 1992
POAG	GP 正常	TLE+5-FU	15.7	9.7	安定			
	孤立暗点,弓状暗点			19	安定			
	視野欠損 25%以上			16	安定			
				14	安定			
NTG		treat	16.9±2.1	10.6±2.7	12.1%進行			COLLABORATIVE NORMAL-TENSION GLAUCOMA STUDY GROUP:Am J Ophthalmol 126:498-505, 1998
		control	16.1±2.3	16.0±2.1	26.6%進行			
NTG		TLE+MMC	16.2±1.8	約 11		-1.05	-0.44	Shigeeda T, et al:Ophthalmology 109:766-770, 2002
NTG		TLE+MMC	14.3±1.2	8.7±2.4		-0.72	-0.36	Daugeliene L, et al:Jpn J Ophthalmol 42:286-292, 1998
			15.9±2.2	8.5±2.9		-1.56	-0.18	
NTG		TLE+MMC	15.2±1.4	9.4 (final visit)				Aoyama A, et al:Jpn J Ophthalmol 54:117-123, 2010
				30%下降	4.3%進行			
				20%下降	7.1%進行			

TLE:線維柱帯切除術,5-FU:5 フルオロウラシル,MMC:マイトマイシン C

で眼圧を下げないと視野障害の進行が止まらないことが長期にわたる多数例の研究から示された.

　術前眼圧が高い症例は眼圧下降による効果が高いようである.また,眼圧をしっかりと下降させても眼圧以外の因子が存在するために視野障害の進行を完全に止めることができない.眼圧を十分下げても Humphrey 視野計で得られる MD slope には-0.18〜-0.44 dB/year 程度の進行が残る.この進行は眼圧非依存性の因子の影響であると考えられている.

II. 点眼薬の眼圧下降作用

1. 単剤投与時

　プロスタグランジン(PG)点眼薬の眼圧下降作用が最も優れている.効果が最大に発揮されている時間帯ではいずれの PG 製剤でも 30%前後の眼圧下降作用がある.開放隅角緑内障でしっかりと眼圧を下げるためには,PG 製剤を中心とした点眼薬治療からスタートすべきであろう.

2. 多剤併用時 (表2)

　PG 関連薬単独で 18〜19 mmHg ぐらいまで眼圧が下がった時,β受容体遮断薬,炭酸

表2 複数の点眼薬を使うときの眼圧下降

	1剤め	2剤め	3剤め	治療前眼圧（mmHg）	治療後眼圧（mmHg）	文献
2剤使うとき	latanoprost	bunazosin		18.2 ± 3.4	16.6 ± 3.5	Tsukamoto H, et al：JJO 47：526-528, 2003
	latanoprost	brinzolamide		17.8 ± 1.7	15.7 ± 2.1	Miura K, et al：J Glaucoma 17：233-237, 2008
		timolol		18.5 ± 3.7	15.8 ± 3.2	
	latanoprost	dorzolamide		20.0 ± 1.4	15.8 ± 1.6	Nakamura, Y et al：Clinical Ophthalmology 3：395-400, 2009
		brinzolamide		20.0 ± 1.4	16.4 ± 2.4	
	PG	dorzolamide		21.9 ± 0.9	18.5 ± 0.64	Bournias TE, et al：Ophthalmology 116：1719-1724, 2009
		brinzolamide		21.9 ± 0.98	18.4 ± 0.85	
		brimonidine		21.9 ± 0.88	17.1 ± 1.01	
	PG	brimonidine		12.2 ± 3.3	10.3 ± 2.6	林 泰博，ほか：あたらしい眼科 31：917-921, 2014
	PG	brimonidine		18.0 ± 2.7	16 ± 3.3	山本智恵子，ほか：あたらしい眼科 31：899-902, 2014
	latano	timolol		18.2 ± 3.1	16.7 ± 2.3	小林 博，ほか：臨眼 62：1999-2002, 2008
		brinzolamide		18.1 ± 1.5	16.1 ± 1.4	
		bunazosin		17.8 ± 1.0	16.5 ± 1.0	
3剤使うとき	latano	beta	brinzolamide	18.6 ± 2.3	16.7 ± 2.3	Tsukamoto H, et al：J Ocular Pharmacol Ther 21：170-173, 2005
			dorzolamide	18.4 ± 2.6	16.6 ± 2.5	
	latano	timolol	dorzolamide	18.6 ± 1.4	14.8 ± 1.7	川添賢志，ほか：臨眼 63：919-922, 2009
	latano	timolol		18.0 ± 1.5	15.4 ± 2.1	
	latano	beta	brinzolamide	16.3 ± 4.1	14.2 ± 1.1	芝 龍寛，ほか：臨眼 60：907-911, 2006
			dorzolamide	16.3 ± 2.9	有意差なし	
			bunazosin	15.5 ± 2.5	有意差なし	

脱水酵素阻害薬，α_2受容体刺激薬を追加した時に追加される眼圧下降作用は2～3 mmHg前後である．メタ解析でもPG単剤で十分に眼圧が下がらないときにβ受容体遮断薬，炭酸脱水酵素阻害薬，α_2受容体刺激薬のどの薬剤を追加しても3 mmHg程度下がると報告されている．また，PG薬とβ受容体遮断薬の2剤を使用して17 mmHg程度まで下がった状態で炭酸脱水酵素阻害薬やα_1受容体遮断薬を追加した時は15～16 mmHg前後の眼圧に落ち着く．ベースライン眼圧が高いときは点眼治療だけで10 mmHg前半まで眼圧を下げることは難しそうである．

3. 薬物治療の副作用

緑内障治療点眼薬が眼表面疾患を生じさせることがある．表層点状角膜症を生じるレベ

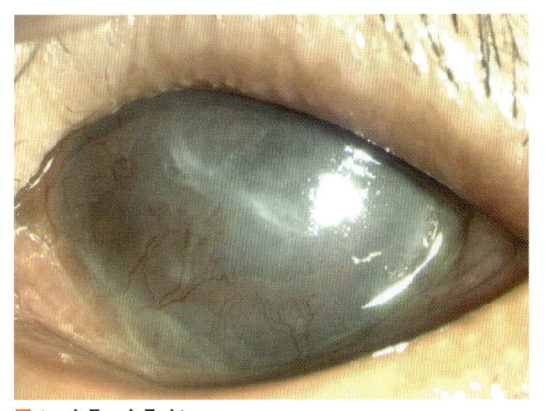

図1　クラックライン
結膜上皮細胞の角膜侵入がある．結膜嚢は短縮している．

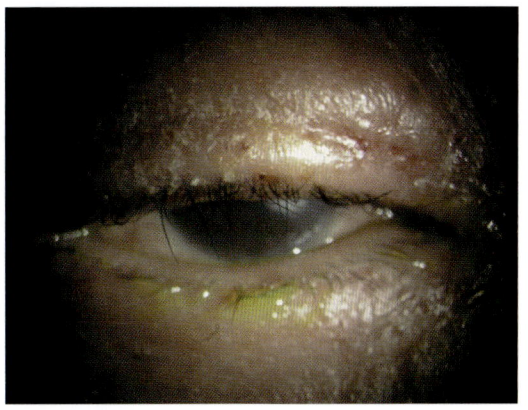

図2　接触皮膚炎

ルからはじまり，クラックラインを生じる症例もある（図1）．最も重症な形は偽眼類天疱瘡である．眼瞼も接触性皮膚炎を呈して発赤する（図2）．角膜の上皮障害があるからといって角膜保護薬の点眼を追加しても角膜所見の改善は少ない．かゆみを伴う炎症を抑えるためにステロイドが処方されることもあるが病態が複雑化するだけで根本的な問題解決にはならない．薬剤性の眼表面疾患を生じたら，原因薬を取り除くことが治療の原則である．緑内障を薬物で治療できないのであれば，外科的に対処するしかない．また，重症の眼表面疾患を伴うと結膜嚢も短縮し，濾過胞ができにくくなる（図1）．

III. トラベクレクトミーの眼圧下降作用（表3）

　　緑内障手術の選択肢としてトラベクレクトミー（線維柱帯切除術），トラベクロトミー（線維柱帯切開術），チューブシャント手術，毛様体破壊術がある．

1. トラベクレクトミー（線維柱帯切除術）

　　マイトマイシンCや5フルオロウラシルなどの増殖阻害薬を使うことでトラベクレクトミーの眼圧コントロール成績は飛躍的に向上した．また，トラベクレクトミーは適応が広く，ほぼすべての緑内障の病型に対応できる．

　　イギリスでのマイトマイシンCや5フルオロウラシルなどの増殖阻害薬を併用したトラベクレクトミーの成績が報告された（TLE in UK）．後ろ向きの多施設共同研究の結果である．術後2年の時点で21 mg以下に収まる率が87％であり，経過観察中の眼圧は12 mmHg前後で経過している．チューブシャント手術とマイトマイシンCを用いたトラベクレクトミーの眼圧下降作用を比較した研究（TVT Study）では，トラベクレクトミーが眼圧を21 mmHg以下，および術前より20％以上の眼圧下降を示す確率は2年で71.8％，3年で53.1％と報告されている．経過観察中の眼圧は8〜15 mmHgの間で推移している．

　　わが国では日本緑内障学会が主導してトラベクレクトミーに濾過胞感染症が発生する頻度を調べる共同研究が行われた（Collaborative Bleb-related Infection Incidence and Treatment Study：CBIITS）．主たる目的は濾過胞感染症の発生頻度を調査することであるが，同じ

表3 術式と眼圧下降作用

緑内障病型	術式	術前眼圧(mmHg)	術後眼圧(mmHg)	成功基準	生存率(%) 1年	2年	3年	4年	5年	文献
POAG	TLE+MMC	24.6±4.3	10.2±5.2(1 year)	Complete 18 mmHg Qualified 18 mmHg	81.6 92.4					原 岳, ほか:日眼会誌 99:1283-1287, 1995
POAG or PE	TLE+MMC or 5-FU	23±5.5	12.4±4(2 year)	Qualified 21 mmHg IOPが5 mmHg以上	87					Kirwan JF, et al : Ophthalmology 120:2532-2539, 2013
白内障もしくは1回緑内障を受けたもの	TLE+MMC	25.6±5.3	12.6±5.9(5 year)	Qualified 21 mmHg IOPが5 mmHg以上		71.8	53.1		53.1	Gedde SJ, et al : Am J Opthalmol 153:804-814, 2012
POAG, PE, secondary gla	TLE+MMC	24.9±9.0	12.6±5.2(1 year) 12.7±5.3(5 year)	Qualified 21 mmHg以上	91.6				71.4	Sugimoto S, et al : Invest Ophthalmol Vis Sci 55(Supple):227, 2014
OAG	Medicine Surgery	27.6±5.5 27.4±5.6	17.2±2.7(8年間の平均) 15.0±4.1(8年間の平均)							Musch DC, et al : Ophthalmology 115:927-933, 2008
NTG	TLE+MMC	15.9±1.9	8-11	30%下降 20%下降	58.7	39.4 	39.4 	39.4 41.3		Jongsareejit B, et al : Jpn J Ophthalmol 49:223-227, 2005
POAG PE	LOT LOT	30.7±8.7 31.8±9.3	15.8±2.46(last visit) 15.7±2.25(last visit)	Qualified 21 mmHg Qualified 21 mmHg	76.4 83.6	64.7 80	62.7 77.4		58 73.5	retrospective Tanihara H, et al : Arch Opthalmol 111:1653-1661, 1993 1つの論文の中にretrospectiveな研究とprospectiveな研究のデータが示されている
POAG PE	LOT	20.9±3.1	18.6±3.2(3 year) 17.8±4.4(3 year)	Qualified 21 mmHg			79		64	prospective
POAG	LOT+PEA+IOP	20.9±3.1	15.2±3.5(1 year)	Qualified 21 mmHg Qualified 17 mmHg Qualified 15 mmHg	95 62 35					Tanito M, et al : Am J Ophthalmol 134:513-520, 2002

TLE:トラベクレクトミー　　MMC:マイトマイシンC　　PEA+IOP:超音波白内障手術+眼内レンズ挿入術　　Complete:点眼薬を使わない時の成功基準
TLO:トラベクロトミー　　5-FU:5 フルオロウラシル　　　　　　　　　　　　　　　　　　　　　　Qualified:点眼薬を併用した時の成功基準

データを用いてわが国のトラベクレクトミーの成績を知ることもできる．2005年4月1日から2007年3月までの2年間に日本における34施設で行われたMMCを併用したトラベクレクトミーのうち正常眼圧緑内障と血管新生緑内障を除いた829眼を解析対象とした．その結果，術前24.9±9.0 mmHgであった眼圧は術後1年で12.6±5.2 mmHgとなり，ほぼ同水準の眼圧値を保ちながら5年後には12.7±5.3 mmHgとなっている．マイトマイシンCの併用で成績が向上したとはいえ，目標眼圧が低くなるほど眼圧コントロール率は低くなる．眼圧を15 mmHg以下にコントロールできる確率は64～28.5％にすぎない．

IV. トラベクレクトミーの合併症

　白内障手術と比べて緑内障手術は術後早期の合併症の頻度が高い．大規模多施設共同研究(TVT study，CIGTS，TLE in UK，わが国における濾過胞感染症研究CBIITS)における術後早期の合併症として脈絡膜剥離(5～14％)，浅前房(0.9～13％)，前房出血(1～5％)などが報告されている．多くの場合，適切な処置を行うことで回復可能な合併症である．人種，細かな術式が異なるにもかかわらずトラベクレクトミーの合併症の頻度は各報告間で差が少ない．術後早期の合併症の中で視力に大きな影響を及ぼすものは上脈絡腔出血であるがこの頻度はCBIITSでは1眼(0.12％)，TVT studyでは3眼(3％)で発生している．

　視力に影響を及ぼす可能性がある晩期合併症として低眼圧黄斑症がある．CBIITでは1.33％発生した．TVT studyでは5眼(5％)の発生頻度であるがそのうち最終的に2段階以上視力が低下したのは2眼(2％)である．TLE in UKでは治療を要する低眼圧黄斑症は11眼(3％)に発生していた．手術既往のない若年者は低眼圧黄斑症をきたしやすい．

　濾過胞感染症はTVT studyでは5年間で5眼(4.8％)に発生して，そのうち1眼で2段階以上の視力低下を生じている．

　わが国においては2005年から濾過胞感染に関する2つのstudyが組まれた．1つはCollaborative Bleb-related Infection Incidence and Treatment Study(CBIITS)である．登録施設で2年間に行ったすべてのトラベクレクトミーを登録し，5年間経過観察を行って濾過胞感染症の発症頻度を調べるというものである．もう1つはJapan Glaucoma Society Survey of Bleb-related Infection(JGSSBI)と呼ばれる．参加した82施設が5年間に経験した濾過胞感染症を報告するという共同研究である．CBIITSによるとわが国の濾過胞感染症の発生率は5年間で2.2％であった．CBIITSとJGSSBIを合わせた濾過胞感染の発症率は5年間に2.6％と考えられ，トラベクレクトミーに濾過胞感染症を生じて失明する確率は両研究の結果を合わせると0.24から0.6％と推定された．輪部基底結膜弁のほうが円蓋部基底結膜弁より濾過胞感染症をきたしやすいという報告もあるがCBIITSでは差がなかった．

　晩期合併症のうち角膜内皮障害はCBIITでは1眼(0.12％)，TVT studyでは9眼(9％)と報告されている．

V.　年齢の影響

　治療方針を決定するにあたり考慮すべき事項の中に年齢という項目がある．多くの疫学研究では患者が高齢であるほど緑内障が発症しやすく，進行も早いことが示されている．年齢とともに認知能力が衰えることや指先の動きが不自由になることが原因と思われるが，高齢者では点眼のアドヒアランスが低下する．家族が点眼の手助けをしてくれる場合はまだしも独居で日常生活のサポートをする人が身近にいない場合は正しく点眼を続けることは難しいであろう．

　白内障手術は高齢者の認知機能に好影響がある．このことは視機能がよくないと認知機能にも悪影響が及ぶ可能性を示唆している．視機能の喪失と認知機能の悪化が重なれば，本人にとっても不幸であり，介護する人にとっても不幸である．

　2012年の日本人の平均寿命は男性で79.94歳，女性で86.41歳である．しかし，高齢者の平均余命は長い．80歳の男性の平均余命は8.48年，女性は11.43年ある．決して侮れない長さである．寿命がいつ尽きるか誰にも予測できない．高齢を理由に治療の手綱を緩めるのは問題点が多い．

VI.　トラベクレクトミーの適応

　これまでの報告を総合するとおおむね眼圧を12 mmHg以下に保つことができれば視野障害の進行を抑制できる確率が高い．トラベクレクトミーの術後経過が良好な場合はこのレベルまで眼圧が下がる．薬物治療，レーザー治療にも限界がある．薬物で十分な眼圧下降が得られないとき，薬物に対する副作用が強くて継続した薬物治療が困難なとき，あるいは良好なアドヒアランスが保てない症例において視機能障害の進行があれば手術治療を考慮する．原則として病型，視機能障害の程度など患者の特性を考慮しながら術式を決定する必要があるが，開放隅角緑内障の場合にはトラベクレクトミーをまず選択する．トラベクレクトミー後には少なからず合併症を生じるが，正しく対処すれば患者の不利益となることは少ない．

　結論として薬物治療の限界を感じた時がトラベクレクトミーを考慮するときである．

参考文献

1) 新家　眞：緑内障：眼圧非依存障害因子への挑戦—ネズミ・サル・そしてヒトへ．日眼会誌 115：213-237, 2011
2) van der Valk R, Webers CA, Schouten JS, et al：Intraocular pressure-lowering effects of all commonly used glaucoma drugs：a meta-analysis of randomized clinical trials. Ophthalmology 112：1177-1185, 2005
3) Kirwan JF, Lockwood AJ, Shah P, et al：Trabeculectomy in the 21st century：a multicenter analysis. Ophthalmology 120：2532-2539, 2013
4) Gedde SJ, Herndon LW, Brandt JD, et al：Tube Versus Trabeculectomy Study Group. Postoperative complications in the Tube Versus Trabeculectomy(TVT)study during five years of follow-up. Am J Ophthalmol 153：804-814, 2012
5) Yamamoto T, Sawada A, Mayama C, et al：The 5-year incidence of bleb-related infection and its risk factors after filtering surgeries with adjunctive mitomycin C：collaborative bleb-related infection incidence and treatment study. Ophthalmology 121：1001-1006, 2014

〈木内良明〉

III 周術期の標準的な管理

　トラベクレクトミーにおける術後管理は非常に重要である．トラベクレクトミーの出来不出来は「手術が半分，残り半分は術後管理で決まる」といって過言ではない．しかしその一方で，トラベクレクトミーの手術そのものが術者・施設によって細かいところでは異なるのと同様に，術後管理についても異論がある．本項では筆者が標準的と考える管理について述べる．

　目標とする眼圧は，術後早期は10～12 mmHgを目ざして管理する施設もあると思われる．しかし，長期にわたり15 mmHg以下のコントロールを得ようとすれば，術後2週間で8 mmHgを目ざすのがよい，という点に関しては緑内障専門医の間で異論はない．

I. 術後診察のポイント

1. 前房深度

　中央の深度のみならず，必ず周辺部もみる．一見して正常深度に見えても，術前の深度と比べてどうか，術眼と僚眼で差はないか，など慎重に判断する．虹彩角膜接触がある場合は，最周辺部のみか，瞳孔縁まで接触なのか，水晶体角膜接触があるのかなど，程度を判定する．

2. 房水の温流

　前房水の温流の速さを診る．温流がない，ないしは非常に遅い場合は術後炎症が強いことを示唆するので，レーザー切糸を急がない．消炎されれば眼圧が低くなってくることがあるからである．

3. 結膜

　まず，そのままの状態で濾過胞の形状（丈，広がり，Tenon嚢の厚さ）を診る．次に，過剰濾過でなければ圧迫して診る．圧迫は，下方視させて上眼瞼の上から指で押す，点眼麻酔のうえ，綿棒か硝子棒で強膜弁の外を押す，などの方法を用いる．圧迫の前後で濾過胞盛

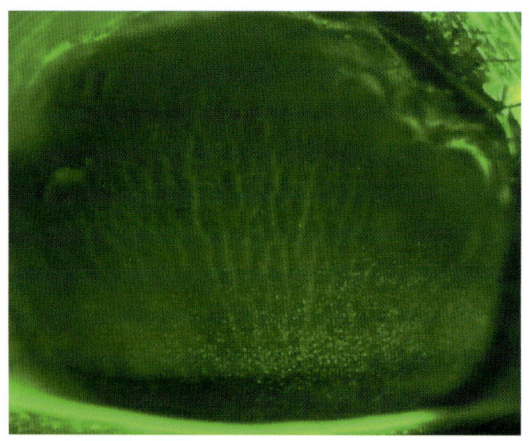

図 1　低眼圧時の角膜
角膜中央から上方にかけてフルオレセイン染色で上下方向の皺襞がみられる．下方は SPK がある．

り上がりの形状の変化をみる．限局してプクっと盛り上がるのであれば癒着の進行を示唆するので切糸を急ぎ，逆にびまん性に広がるのなら切糸は急がない．

　結膜からの房水漏出の有無の確認は必ず Seidel テストにて行う．眼圧測定時のフルオレセイン染色で，ついでに結膜を診るとわずかな漏れを見落とすおそれがあるので，必ず抗菌薬点眼液か生理食塩液で湿らせたフルオレセインペーパーを直接濾過胞に当てて染色する．

　また，結膜縫合のナイロン糸が立ち上がっていないかも確認する．立っている場合は患者が痛がるので，トリミングをするか，レーザー切糸と同様のやり方でナイロン糸の先を丸めておく．

4. 隅角

　過剰濾過や結膜からの漏出のおそれがなければ，術翌日から隅角鏡を当てて観察して差し支えない．レーザー切糸前に周辺虹彩切除の開口とトラベクレクトミーウインドウ部に凝血塊が付着していないかを確認する必要がある．

5. 強膜弁

　強膜弁の切開線に沿って凝血塊が付着していないかも確認する．結膜下出血があったり，Tenon 嚢が厚かったりした場合は，レーザー切糸レンズを当てないと見えない．

6. 角膜

　フルオレセイン染色した折に合わせて角膜を観察する．低眼圧の所見として，角膜表面に縦方向の皺が見られることがある（図 1）．これは脈絡膜剥離に先立ってみられ，脈絡膜剥離が減少する前に消失する．

7. 眼底

典型的な胞状の脈絡膜剥離のみならず，脈絡膜の皺襞にも注意する．また，最周辺部に脈絡膜剥離があれば鋸状縁や毛様体扁平部が見えやすくなる．

黄斑部の診察も重要である．若年者や高度近視眼では低眼圧黄斑症が出やすいし，中心性網脈絡膜症(CSC)既往眼ではCSCの再発，ぶどう膜炎や糖尿病網膜症のある眼では術後に黄斑浮腫がありうるので注意を要する．

最新トピックス

最近，前眼部光干渉断層計(AS-OCT)による，濾過胞内部および強膜弁の観察の報告がなされている．近々，こうした所見をもとにレーザー切糸など，トラベクレクトミーの術後管理を行うようになるかもしれない．

II. 濾過不足の対処

前房深度が十分にあり，眼圧が高ければ，濾過不足である．

1. 眼球マッサージ

結膜や強膜弁下の癒着を剥がし，ブレブの形成を促進させる目的で周術期に行う．術後中長期では効果がない．患者に上方視を指示し，下眼瞼上から下方強膜(手術部位の対側)を押す．

2. Laser suturelysis（レーザー切糸）

1）切糸のタイミング

1週目は10～12 mmHg以下，2週目から8～10 mmHgを目ざすのが一般的である．筆者らは可能であれば術後1週目の後半くらいからでも8 mmHgを目ざして切糸を行っている．レーザー切糸は一般的には術後2週間以内が効果的で，4週を過ぎると効果がない．トラベクレクトミーの術後管理を行ううえで，1本の切糸のために眼圧が下がりすぎてしまった，という経験は誰しもあるものである．しかし，事前にはどれがこの「決め糸」なのかはわからないので，下がりすぎたら後述の結膜上からの直接縫合で糸をかけ直す，という考えで積極的にレーザー切糸を行うのでよいと考えている．

術後診察のポイントで述べた所見のほか，血管新生緑内障，ブレブ再建術など，成績不良と考えられる場合は，早めに切糸する．Tenon囊が厚い場合も糸が見えなくなるので早めに切糸する．術翌日眼帯を外した直後，および眼圧が下降傾向にあるときは切らずに経過をみる．ただし，術翌日でも，濾過胞が形成されておらず，マッサージしても変わらないような場合は，眼圧値やその他の所見を加味したうえで切糸する．

術後早期は1日に1本までの切糸を基本とする．事情があれば慎重に経過を診ながら朝夕1本ずつ計1日2本切糸してもよい．

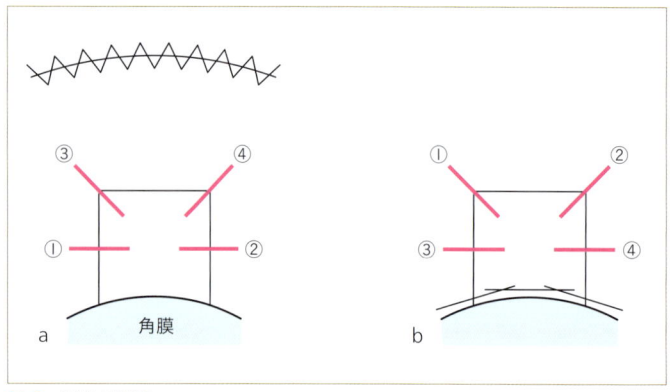

図2 切糸の順番
a：limbal based（円蓋部切開）．b：fornix based（輪部切開）．結膜切開部から離れた糸から切糸する．

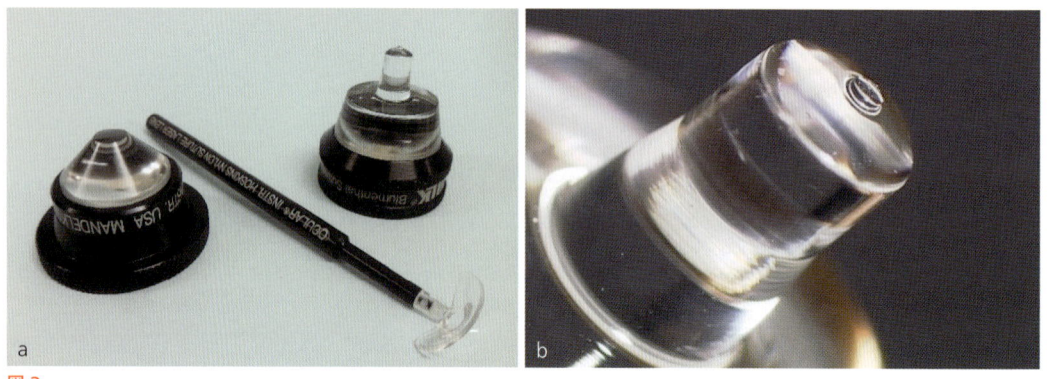

図3
a：代表的なレーザー切糸レンズ．左から，Mandelkorn Suture Lysis®, Hoskins Nylon Suture®, Blumenthal Suturelysis®
b：Blumenthal Suturelysis®の先端の拡大写真．小さな突起がある．

2）切糸の順番

　術者により強膜弁の作成，縫合の仕方が異なるため，当然切糸の順番も異なる．手術時の所見から，どの糸を切ればよいのかわかっていればそこから切糸する．一般的には結膜切開が輪部基底の場合は輪部の糸から，円蓋部基底の場合は円蓋部の糸から，（つまり，結膜切開部から離れた糸から）切糸する（図2）．また，圧迫したときに上方と耳鼻側で，より盛り上がりの悪い側の糸を切る．

3）手技の実際

　点眼麻酔のうえ，レーザー切糸用レンズ（図3）を用いて，下記の条件で行う．レーザーは糸の両端近くに照射し2か所で切る．片側だけを切断すると，切れた糸が立ち上がって断端が結膜を破るおそれがあるからである．また，結膜が凝固されて穴があくリスクを減らすため，赤色のレーザー光を用い，結膜下出血部は可及的に外して照射する．
　レーザーを照射しても糸がきれいに離断せず，伸びるだけの場合がある．これは糸に張力がかかっていない証拠で，その糸は濾過調節にかかわっていないと考える．

レーザー照射の条件
- 色素レーザーの赤
- スポットサイズ 50 μm
- 照射時間 0.1〜0.2 秒
- 出力 200 mW

4）切糸用レンズ

（1）Blumenthal Suturelysis®
先端に小さな突出部があるため厚い Tenon 嚢を通しても糸が視認しやすい．患者が痛がることがあるのが欠点である．

（2）Mandelkorn Suture Lysis®
突出部がないので，患者はあまり痛がらない．視野が広くとれるので使いやすい．一方で，Tenon 嚢が厚いと糸の視認が難しい点は Blumenthal に劣る．

（3）Hoskins Nylon Suture®
切糸用レンズのさきがけであり愛用者も多い．しかしツバが小さいため，上瞼の皮膚弛緩がツバを乗り越えておおいかぶさってきて視野をさえぎることがある．また，造りが華奢であるため乱雑に扱うと折れやすい．

5）Tenon 嚢が厚く，糸が見えない時のコツ

スリットランプの明かりを暗めに落とす（必要以上に明るい光を当てると照明光が Tenon 嚢組織に乱反射してかえってナイロン糸が透見しづらくなる）．むやみにレンズを動かさず，ココと決めたところを切糸レンズで圧迫してしばらくじっと待っていると縫合糸が見えてくることがある．ただし，圧迫しすぎて浅前房にならないよう注意は必要である．

6）エクスプレス併用濾過手術の場合

房水の流出量が通常のトラベクレクトミーと比べて制限されているので，通常のトラベクレクトミーと同数の強膜弁縫合をおく場合には，早めに切糸するほうがよいとの意見が多い．

3. ニードリング

レーザー切糸が効果不十分の場合，次にニードリングを行う．しかし，切っていない糸が 1〜2 本残っているうちに行うほうが安全性が高い．全部切糸した後にニードリングを行うと，過剰濾過のリスクが高まる．術後早期は結膜の癒着は強くないことが多いので，強膜弁下の癒着を剝がすことに主眼を置き，flap elevation という場合もある．隅角鏡やスリットランプの所見から強膜弁下に凝血塊があり，これが濾過不足の原因と想定される場合はレーザー切糸よりも先にマッサージや flap elevation を行う．

術後ある程度経過して瘢痕化が進んでいる場合は，濾過胞再建用の細いクレセントナイ

フである「ブレブナイフ」を用いたり，マイトマイシンCや5-FUの結膜下注射を併施したりするが，本項では詳述しない．

1）手技の実際

結膜下出血を避けるため，ボスミン点眼でしっかり結膜血管を収縮させる．また，キシロカイン結膜下注射は結膜充血を惹起するので，低濃度でエピネフリン入りのものを用いるか，生理食塩液を用いる．強膜弁から可及的に離れた部位から27〜25G針で刺入して，弁近傍まで針を進める．可能なら弁下の操作は鈍針(いわゆるヒーロン針)に持ち替えて，難しければ27G針で行う．Tenon嚢が厚く，針先が視認できないときは，Mandelkorn Suture Lysis®レンズなどを圧迫用に使う．

III. 過剰濾過の対処

低眼圧で，濾過胞がよく形成されている浅前房は過剰濾過である．程度により，下記の方法のうち複数を組み合わせて行う．ただし，根治療法は強膜弁への縫合追加なので，これを中心に行うべきである．

1. 圧迫眼帯

過剰濾過に対する保存的加療としてよく行われている．しかし，効果的に圧迫するのは難しいこと，患者が痛がること，不適切な場所を圧迫すれば角膜内皮への悪影響もあることから筆者らは行っていない．また，Bell現象がある場合は就寝時には無効なばかりか，かえって濾過を促進するおそれすらあるので，夜間は行わないほうがよい．

患者を閉瞼させ，小さく折ったり丸めたりしたガーゼを上眼瞼の上から手術部位に押し当ててテープでとめ，その上からさらに別のガーゼでさらに圧迫してテープ止めする．

2. アトロピン点眼

毛様体を後方に引き下げ，前房深度を保つ．また，毛様体ブロックを予防する．術後数日間は全例に点眼するのでもよい．筆者らは全例ではないが，わずかでも前房が浅いあるいは眼圧が低いと感じたらすぐに点眼している．

3. β遮断薬や炭酸脱水酵素阻害薬

房水産生を抑制して濾過胞を縮小させる目的で使う．数日単位での処方にして，早めに中止する．脈絡膜剝離が消失するまで投与していると，ブレブの瘢痕化が進み今度は濾過不足になってしまう．

4. 前房内空気または粘弾性物質注入

前房を保持することと，トラベクレクトミーウインドウを前房側から抑えて房水の流出を妨げるのが目的である．シリンジ付き26G針を，袋の中で空気を吸引してから開封すればフィルターを使わなくても簡便に清潔な空気が0.4mL程度用意できる．注入量にも

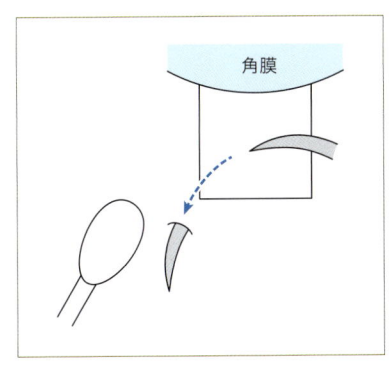

図4 経結膜直接縫合(術者からみた図で示す)
綿棒などで押さえつつ，10-0ナイロン糸の丸針を，弁の内側から外側へ向けて通糸する．

よるが2日くらいで効果はなくなる．術中作成したサイドポートから注入しようとすると，空気が抜けてしまってうまく入れられないので，別の場所から刺入するのがよい．それでも，症例によっては硝子体圧が強く，十分に注入できないことがある．この場合は粘弾性物質を併用すればやりやすい．粘弾性物質は空気よりは入れやすく，サイドポートからでも注入可能であり効果も空気よりは持続する．

5. 強膜縫合

経結膜直接縫合(direct suture)と，手術室で結膜を剝離して強膜弁を直視下においての縫合とがある．前者は外来や処置室で比較的簡便に行える．キシロカインで湿らせた綿棒などで押さえつつ，10-0ナイロン糸の丸針を，弁の内側から外側へ向けて通糸する(図4)．針の刺入部位はコントロールできるが，刺出部位のコントロールは難しいからである．

結膜上に出ているナイロン糸は，そのうち結膜に取り込まれて，埋没されていく．まれに中長期の経過で，縫合部の結膜が欠損することがある．

縫合追加により，かえって濾過不足となったら再度レーザー切糸を行って調整することが可能なのが利点である．

6. 留め糸

強膜弁の縫合が難しい場合は留め糸(compression suture)をかける．子午線方向に長い水平マットレス縫合を10-0ナイロン丸針でおいて，ブレブの広がりを押さえる．また，円周方向に長い水平マットレス縫合で強膜弁上を押さえる方法もある．

7. ブレブ内自己血注入

細隙灯顕微鏡または処置顕微鏡下に準備を整えたうえで，助手に静脈血を採取させ，それを27G針に付け替えてブレブ内に注入する．もたもたしているとシリンジ内で凝血してしまう．手技は簡便であるが，欠点として効果の予測が難しいことがあげられる．全く効かなかったり，あるいは30 mmHg以上の眼圧上昇があったりする．また，前房内への血液流入が起こりうる．あらかじめ前房内に粘弾性物質を注入しておけば，血液流入のリスクは軽減できる．

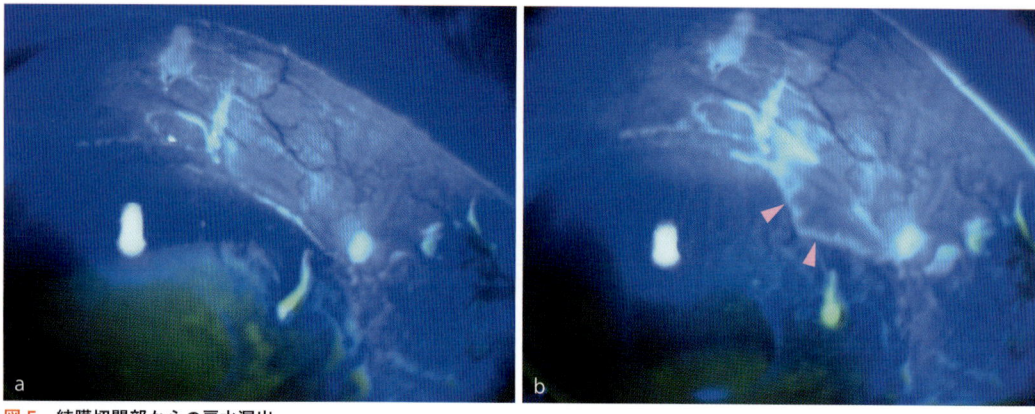

図5 結膜切開部からの房水漏出
開瞼直後(a)から,しばらくすると(b)房水の漏出が観察される.

IV. 濾過胞からの房水漏出

　典型的には低眼圧で濾過胞の形成が悪い浅前房を呈するが,こうした所見にかかわらず,漏出がないか Seidel テストでよく確認しておく.濾過胞結膜の漏孔(ボタンホール)の場合と,結膜切開部の縫合不全とがある.

　Fornix-based(輪部切開)の場合は輪部の結膜切開部からの房水漏出をよく経験する.ブレブ再建術ならなおさらである.そもそも癒着させたくない強膜弁のすぐそばに,癒着してほしい結膜切開創を作成するのだから,無理もない.wing 縫合の場合は輪部の切開部の中央から(図5),返し縫いの場合は両端からの漏出が多いように思われる.一方,limbal-based(円蓋部切開)の場合は,結膜切開が輪部からしっかり距離をとってなされていれば,結膜切開部からの房水漏出が問題になることは少ない.

　漏出の程度が軽ければまずステロイド点眼を中止し,頻回の診察は慎んで数日様子をみる.しかし,房水漏出は濾過胞形成を妨げ,瘢痕化につながるので,基本的には縫合を追加して早急に漏出を止めるのがよい.とくに漏出により濾過胞が平坦化している場合は縫合を躊躇しない.何らかの理由で縫合が難しい場合は,ダイアモックス内服,自己血清点眼,輪部近くなら SCL 装用という手段もある.encapsulated bleb となり,濾過胞の内圧が高いために漏出が止まらないと考えられる場合は,ニードリングで濾過胞の隔壁を穿破する.

1. 自己血清点眼の作成方法

　採取した末梢血を遠心分離(3,000回転で5分)し,抗菌薬点眼を1滴滴下してから血清を吸い取る.生理食塩液で2倍に希釈の後,フィルターを通して点眼瓶に小分けする.冷蔵庫保存で1か月,使用開始後は2週間で破棄する.

V. 毛様体ブロック

　高眼圧で濾過胞が小さい浅前房を診たら毛様体ブロック(悪性緑内障)を考える．典型的には角膜と水晶体が接するほどの浅前房(flat anterior chamber)となる．UBMで毛様体の前方回旋ないしは圧平を検出できれば診断は比較的たやすい．UBMがない場合は，毛様体ブロックを疑ったら躊躇せずにアトロピン点眼を行う(詳細は悪性緑内障の項参照，⇒85頁)．

VI. 退院およびその後

　眼圧8 mmHgで，周辺前房が形成されていることを目標とする．少々眼圧が低く脈絡膜剝離が多少あったとしても拡大傾向がなく，前房が安定していれば，退院としてよい．術後4週以内はとくに重要な時期であるので，退院したとしても，1週間以内には再診させる．結膜抜糸は術後4週に行い，抜糸したら抗菌薬点眼は終了してもよい．

参考文献

1) Okimoto S, Kiuchi Y, Akita T, et al：Using the early postoperative intraocular pressure to predict pressure control after a trabeculectomy. J Glaucoma 23：410-414, 2014
2) 木内良明，内藤知子，馬場哲也，他：緑内障手術―術後早期の管理方法．眼科手術 23：249-261, 2010

〔望月英毅，木内良明〕

IV 手術テクニックのコツと落とし穴

A 円蓋部基底

　トラベクレクトミー（線維柱帯切除術）およびエクスプレス緑内障フィルトレーションデバイス（EX-PRESS® Glaucoma Filtration Device）併用濾過手術の目的は，結膜濾過胞を形成し眼圧を下降させることであり，結膜が手術成功の鍵を握るといっても過言ではない．本項では円蓋部基底結膜弁を作成するための切開法，術中の取り扱い，結膜縫合法について解説する．

I. 結膜切開

1. 結膜切開ラインおよび強膜切開位置のデザイン

　結膜切開を行う前に，「濾過胞をどこに作るのか」「強膜弁をどこに作成するのか」をイメージし，結膜および強膜を十分観察する．手術や外傷の既往がない眼では，通常360°すべての眼球結膜の可動性は良好であり，強膜にも障害はないが，原則として眼瞼に結膜濾過胞が覆われる上方の象限に手術を行う．

　▌注意点　濾過胞を下方に作成した場合，術後濾過胞感染のリスクが高くなる．また，瞼裂から露出した濾過胞は機械的な刺激により違和感を生じさせたり，濾過胞漏出の原因となる．

　濾過手術は必ずしも1度で成功するとは限らないため，再手術を念頭におき初回手術の場合は，12時の位置を避け上耳側か上鼻側に少しずらしたところに強膜弁を作成するイメージを描く．また，結膜放射状切開部と強膜弁の距離が近すぎると結膜縫合が困難になるため，両者の間に2～3 mmの距離をおく（図1）．

　再手術症例では，癒着部を避けて術野を選択する（図2）．Tenon嚢下に麻酔や人工房水などを注射すると，結膜下癒着の有無とその範囲が確認でき，またTenon嚢を膨らませることによりその後の結膜およびTenon嚢切開が容易になる．もし広範な癒着を避ける

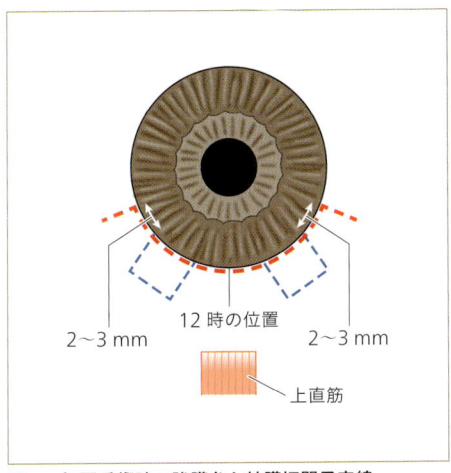

図1 初回手術時の強膜弁と結膜切開予定線
赤点線：結膜切開予定線．青点線：強膜弁作成予定線．

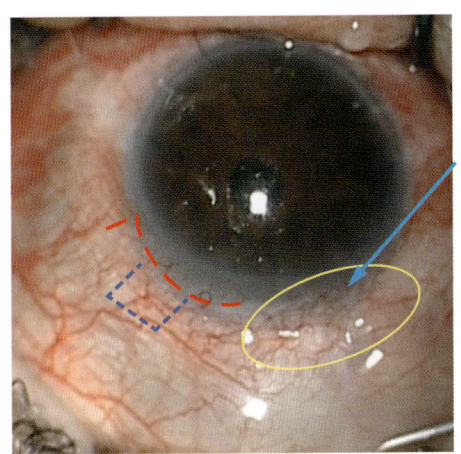

図2 瘢痕部を避けた強膜弁と結膜切開予定線
赤点線：結膜切開予定線．青点線：強膜弁作成予定線．

ため結膜切開範囲が小さくなる場合は，強膜弁を小さくするのがよい．

2. 結膜放射状切開（⇒動画-4）

11時の位置に強膜弁を作成する予定症例の場合，9時半〜10時の位置の結膜に2〜3 mm程度の放射状切開をおく（図3）．結膜を把持する場合は損傷を防ぐためできるだけ無鉤鑷子を用いる．

3. 結膜輪部切開

放射状切開を加えた部分から結膜剪刀を入れ，まず結膜を輪部で切開する（図4）．その後Tenon囊付着部やや後方から結膜剪刀を入れTenon囊と強膜を鈍的に剝離し，次にTenon囊付着部を切開する．

▪注意点　結膜とTenon囊の付着部は眼球上方ほど乖離があるため，別々に切開するのが望ましい．

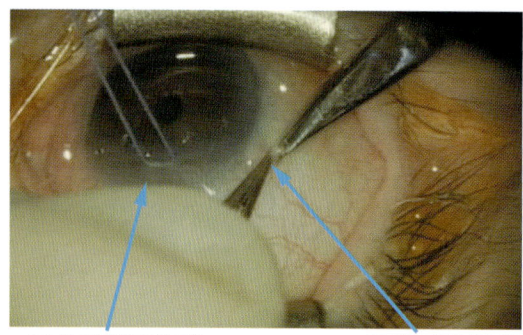

12 時の角膜に牽引糸　　　10 時に放射状切開
図 3　結膜放射状切開

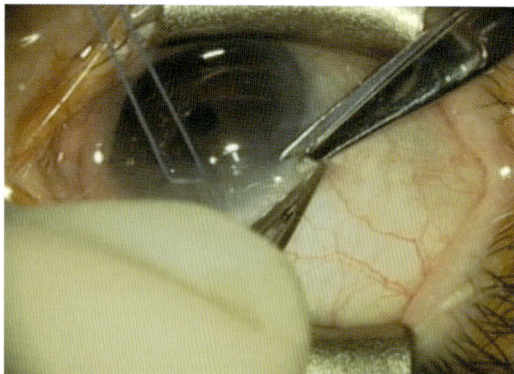

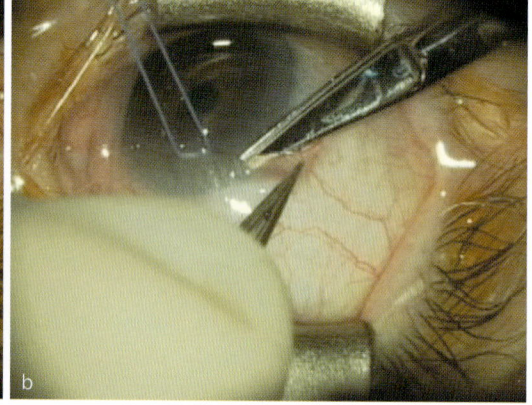

図 4　結膜放射状切開
a：切開開始．放射状切開部から輪部で結膜切開を開始．b：切開延長．輪部結膜切開を 12 時方向へ進める．

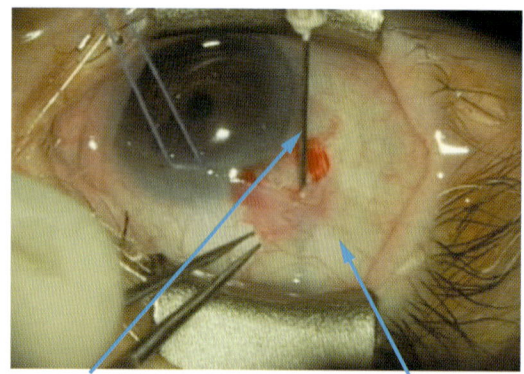

Tenon 囊針　　　Tenon 囊を膨らませる
図 5　Tenon 囊下麻酔

　切開途中で，球後に Tenon 囊下麻酔を行い，針を前方に引きながら，同時に輪部の Tenon 囊を膨らませる（図 5）と，その後の切開が容易になる．
　通常輪部に沿って 2〜2.5 時間程度，12 時付近まで切開する．
　▪注意点　結膜切開線を不必要に延長させると，のちの縫合時に苦慮するため，術野が確保しにくい場合は，輪部結膜切開後方の Tenon 囊に減張切開を加えるとよい．

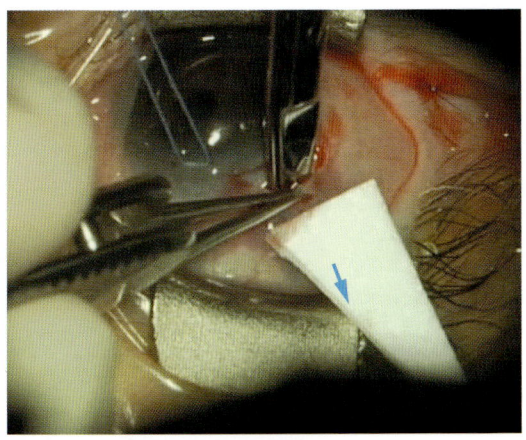

図6　Tenon 嚢の上方への減張切開
鈍的に上方向(青矢印方向)の Tenon 嚢を広げる.

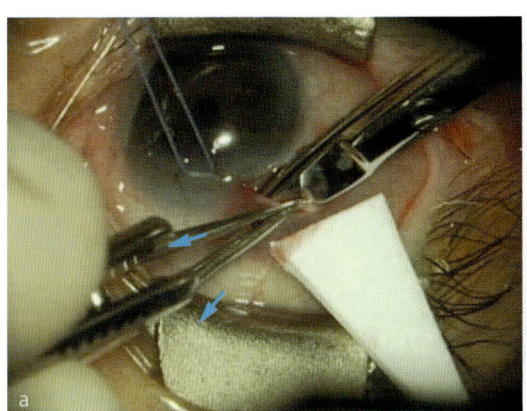

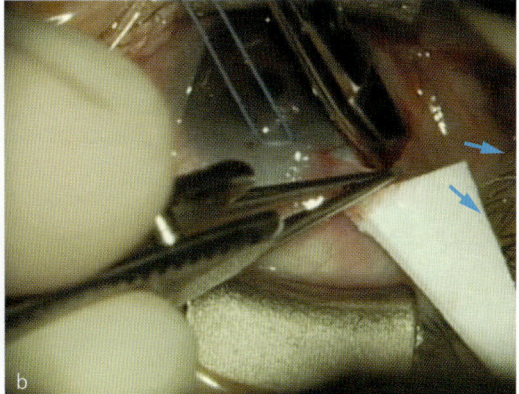

図7　Tenon 嚢の側方への減張切開
a：鈍的に鼻上方向(青矢印方向)の Tenon 嚢を広げる. b：鈍的に耳上方向(青矢印方向)の Tenon 嚢を広げる.

4. 結膜下の剝離

円蓋部方向の Tenon 嚢と強膜の間を結膜剪刀で鈍的に円蓋部まで剝離し,マイトマイシン C(MMC)を十分に塗布できるようにする(図6).

▍注意点　結膜と Tenon 嚢を一塊として強膜から剝離するのが望ましく,十分な Tenon 嚢の裏打ちがある結膜では,術早期の結膜漏出の危険を減らすことができる.

▍注意点　また,上直筋付着部付近を不用意に切開すると,筋肉を損傷したり出血を引き起こすため注意する.

輪部結膜切開線の両サイド(図7),および後方の Tenon 嚢を十分に剝離すると結膜は後退して術野が十分確保できるが,強膜弁作成予定範囲が十分に露出しない場合は,放射状切開を少し広げる(図8).

5. 結膜癒着部の剝離

手術既往歴のある症例では,先述のようにあらかじめ結膜癒着部を避けて術野を確保す

Ⅳ　手術テクニックのコツと落とし穴　221

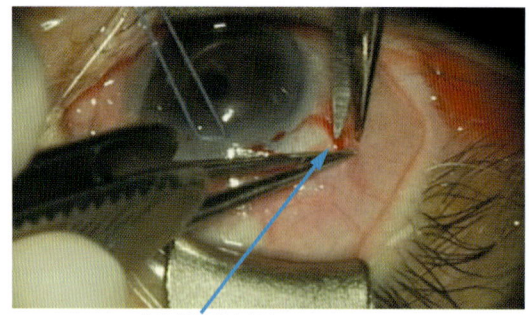

図8 放射状切開の延長

放射状切開を追加

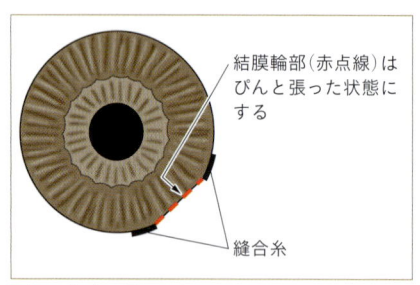

図9 ウイングスーチャー

結膜輪部(赤点線)はぴんと張った状態にする

縫合糸

ることが望ましいが，癒着部を剥離する必要がある場合は，結膜裂孔を作らないように慎重に剥離を進めていく．基本的には鈍的剥離が望ましいが，癒着の強い部位では結膜をたるみのないように牽引しながら，結膜剪刀を強膜側に押しつけゆっくりと刃先を閉じて剥離するか，または，ゴルフ刀を使用し剥離する．

II. 結膜縫合

1. ウイングスーチャー

　結膜を房水漏出のないようにしっかり縫合する．10-0 ナイロンで結膜から輪部角膜に通糸し，結膜を角膜にかぶせるように，片端をしっかり縫合し，反対側も，結膜切開端からやや離れたところを把持して，結膜が十分張った状態にして縫合する(**図9**)．放射状切開が短いか，または行っていない時は，この 2 針で，房水流出がなければ輪部縫合を追加する必要はない．

2. 放射状切開を長めに行った場合の結膜縫合

　まず，放射状切開と輪部切開の開始部の角の結膜を切開開始部の強膜結膜と縫合する(**図10**)．次に放射状切開部を切開の長さに応じて単-単縫合，または連続縫合する．連続縫合の場合は，円蓋部方向から開始し，結膜同士で縫合し(**図11**)，輪部のみ強膜を通す(結膜-強膜-結膜)．その後，再び結膜同士で縫合しながら円蓋部に戻り，円蓋部で結紮する．次に反対側の輪部の結膜をぴんと張った状態で，輪部強角膜に縫合する(**図12**)．

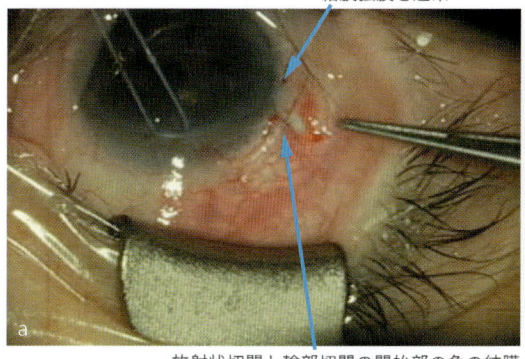

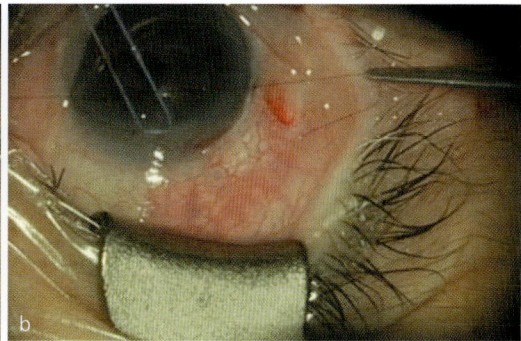

図10 放射状切開と輪部切開の開始部の縫合
a：通糸．b：結紮．

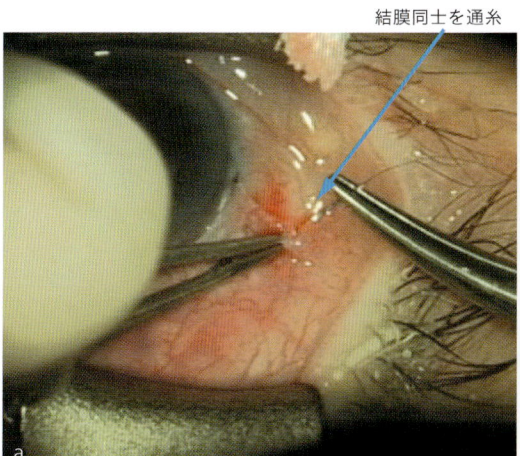

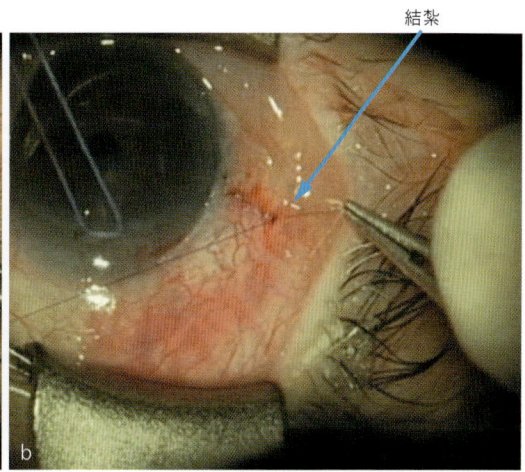

図11 放射状切開部の縫合
a：通糸．b：結紮．

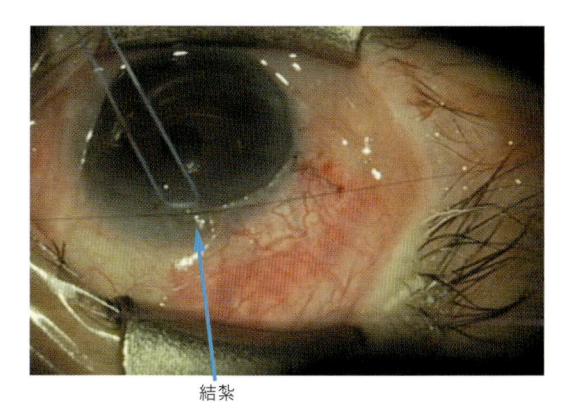

図12 対側輪部結膜縫合

IV 手術テクニックのコツと落とし穴

①角膜を通糸

a

②結膜を裏から表に通糸　③結膜を表から裏に通糸

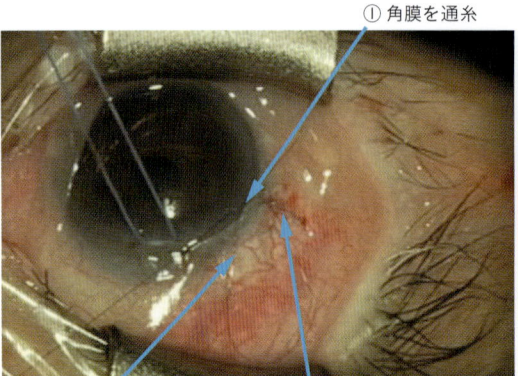

b

結紮部が結膜下にくる

図13　マットレス縫合
a：通糸．b：結紮．

3. 輪部結膜に緩みがある場合の結膜縫合

　手術既往例や，初回手術例でも輪部結膜に緩みがあるようなら，輪部角膜に通糸し，その後，結膜裏から結膜上，結膜上から結膜裏に通糸し，しっかり縫合することで，結膜を角膜に圧着させる（マットレス縫合，図13）．あるいは，角膜－結膜－角膜の順に輪部切開に糸を通し，輪部結膜切開部を平行に圧着する縫合，あるいは，ウイングスーチャーの2糸と独立して，もしくは1方の糸の連続として，結膜上に輪部に平行にして糸をかける反返し縫いを追加する．

▌注意点　結膜が薄い場合は，針穴自体で結膜損傷する可能性があるため丸針を用いるのがよい．

　結膜を連続縫合する場合は，10-0ナイロンで片端の強膜に縫合した後，結膜上から輪部強角膜に通糸し，結膜裏から結膜上，結膜上から結膜下に糸を出し，緩みのないように引っ張りながら連続縫合すると，結膜が輪部に圧着される．いずれの方法とも糸の緊張を保って縫合することが重要である．

▌注意点　眼圧はやや低い状態で縫合し，のちに前房内に人工房水を注入するとさらに糸の張力が高まる．

　なお，最初に輪部結膜を1～2mm程度残して，結膜輪部切開を行った場合は，結膜同士を連続縫合する．

4. 結膜裂孔部の縫合

　結膜に孔があいてしまった場合は，必ず閉じておく．可能であれば端々縫合，マットレス縫合，巾着縫合などで閉じる．直接縫合できない薄い結膜の場合はTenon囊を裏打ちして縫合したり，裂孔部を取り囲むように抑え込むcompression sutureが有効である．

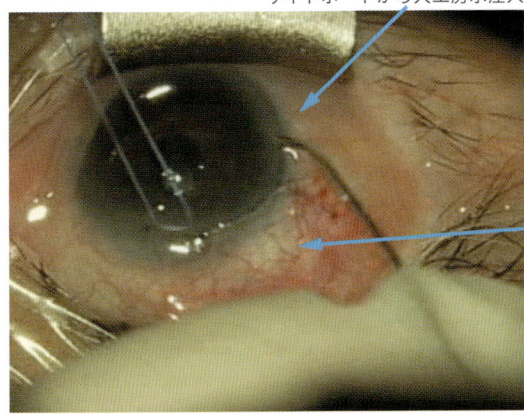

図14 前房形成と濾過胞形成

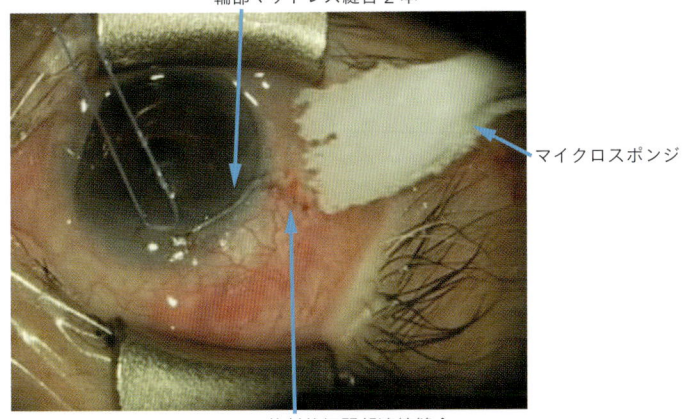

図15 漏出確認

III. 結膜漏出の確認

　サイドポートから，人工房水を前房内に注入し，濾過胞の形成程度(図14)と結膜からの漏出がないことをマイクロスポンジ(MQA®)で確認する(図15)．漏出があれば，結膜縫合を追加する．

B 輪部基底

円蓋部基底結膜弁作成の項目に引き続き，濾過手術の成功の鍵を握るといっても過言ではない結膜切開と結膜縫合法について，とくに本項では輪部基底結膜弁について解説する．

I. 結膜切開

1. 結膜切開ラインおよび強膜切開位置のデザイン

円蓋部基底結膜弁作成時と同様，結膜切開を行う前に，「濾過胞をどこに作るのか」「強膜弁をどこに作成するのか」をイメージし，結膜および強膜を十分観察する．原則として眼瞼に結膜濾過胞が覆われる上方の象限に手術を行う．将来的な再手術の可能性も考慮し初回手術の場合は，12時の位置を避け上耳側か上鼻側に強膜弁を作成するイメージを描く（図1）．

再手術症例では，癒着部を避けて術野を選択する．Tenon嚢下に麻酔や人工房水を注射すると，結膜下癒着の有無とその範囲が確認でき，またTenon嚢を膨らませることによりその後の結膜およびTenon嚢切開が容易になる（図2）．

円蓋部結膜の広さにもよるが，4×4 mm程度の強膜弁を作成する場合，一般には角膜輪部から8 mmのところで，角膜輪部に平行に（角膜輪部のカーブに沿って）約8〜12 mm切開する（図3）．

▪注意点　輪部のカーブに沿わず真っ直ぐ切開すると，輪部からの距離が離れてしまい，後の角膜輪部までの剝離が困難となる．

円蓋部結膜が狭い小さな眼の症例や著しい奥目の症例で輪部から切開線までの距離が十分にとれない場合は，輪部から切開線までの距離が小さくなるぶんだけ，後の強膜弁のサイズも小さくする．例えば，輪部から円蓋部切開線までの距離が6 mm程度であれば，強膜弁のサイズも1.5〜3 mm程度とする（図4）．つまり，強膜弁から結膜切開線までの距離が短いと結膜下へ濾過させる房水は切開線から容易に漏出しやすくなり，縫合不全の原因となるからである．術野が十分確保できそうにない場合は，輪部切開（円蓋部基底の切開）が有効である．

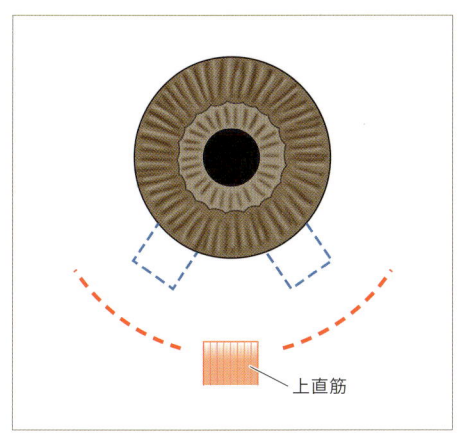

図1 初回手術時の強膜弁と結膜切開予定線
赤点線：結膜切開予定線．青点線：強膜弁作成予定線．

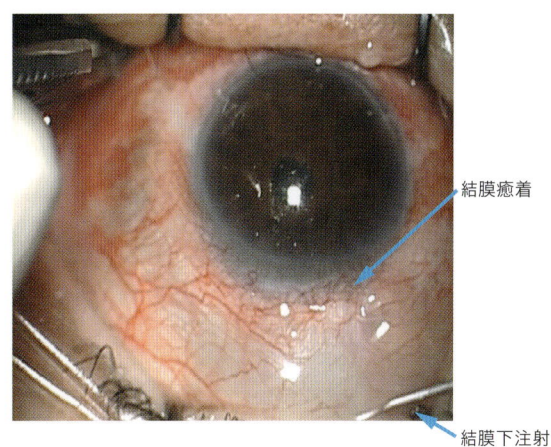

図2 結膜下注射例
輪部に結膜癒着を認める．

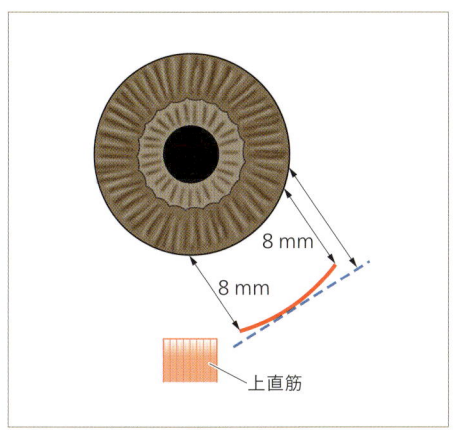

図3 輪部角膜からの距離と切開線，直線の場合とカーブする場合
赤線：カーブする場合．青点線：直線の場合．輪部のカーブに沿わず真っ直ぐ切開すると，輪部からの距離が離れてしまい，後の角膜輪部までの剥離が困難となる．

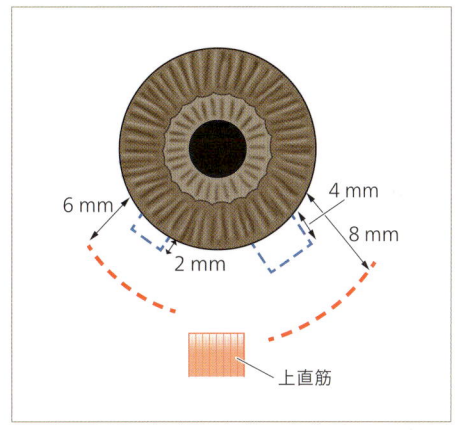

図4 輪部からの切開線に合わせた強膜弁サイズ
赤点線：結膜切開予定線．青点線：強膜弁作成予定線．

2. 結膜切開 （⇒動画-5）

　まず，鑷子(無鈎や結膜専用鑷子が望ましい)で結膜を把持し，先端が鈍なスプリングハンドル剪刀で結膜とTenon囊組織に輪部に平行に小切開を加え上強膜に至る．次に，切開部から剪刀の刃先の片方をTenon囊組織下に挿入し切開線を角膜輪部のカーブに沿って約8～12 mm程度に拡大していく．結膜を先に切開し，その後Tenon囊組織の順に切開してもよい(図5)．

　■注意点　円蓋部切開線までの距離が6 mm程度であれば，切開線の拡大範囲も6～10 mm程度となる．つまり，輪部から切開線までの距離が短い場合は，後の結膜下剥離時に輪部へと容易に到達できるため，切開線の拡大範囲は短めでよい(図4)．

　■注意点　また，上直筋付着部付近を不用意に切開すると，筋肉を損傷したり出血を引き起こ

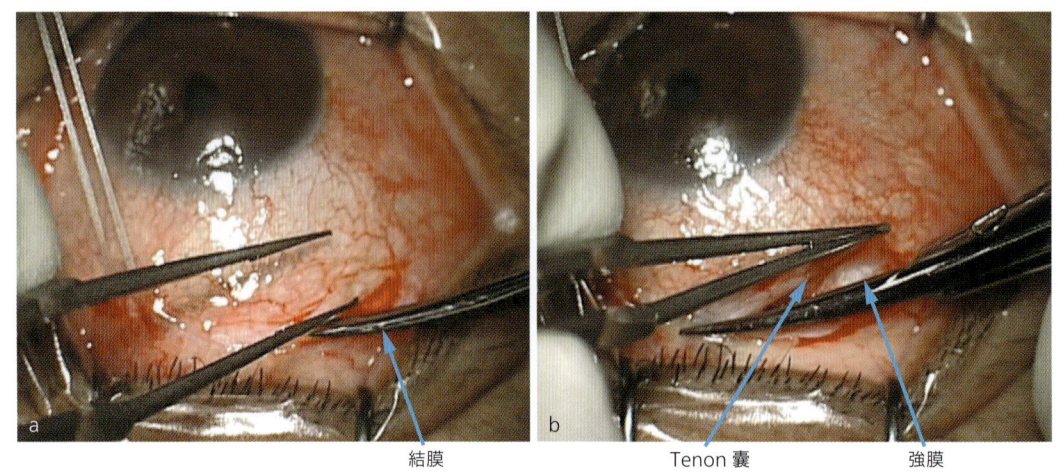

図5 結膜切開
a：結膜切開．b：Tenon 嚢切開．

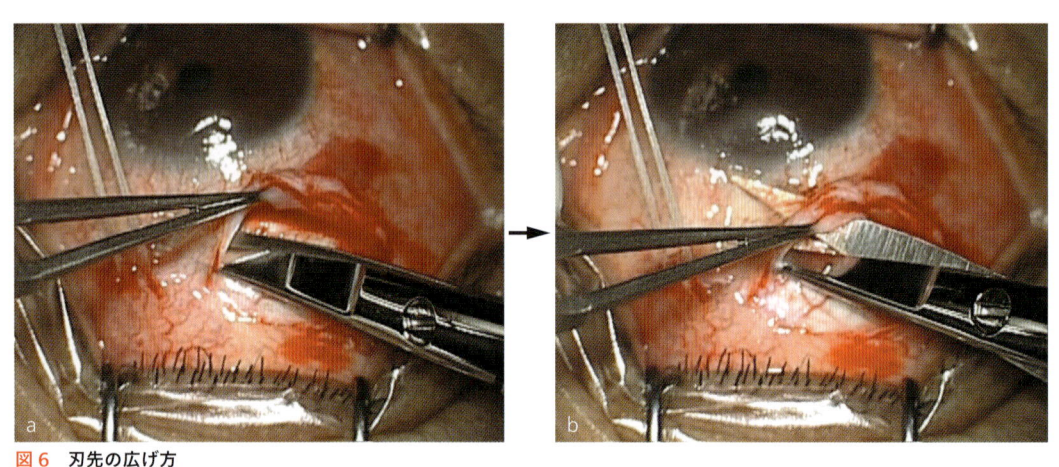

図6 刃先の広げ方
a：剪刀の刃先を閉じた状態．b：剪刀の刃先を広げた状態．黒矢印：刃先の広げ方の順を示す．結膜損傷を避けるため，剪刀の刃先を閉じた状態で入れて広げながら，鈍的に剥離する．

すため注意する．

3. 結膜下の剥離

　Tenon 嚢を把持し，Tenon 嚢と強膜の間を結膜剪刀で輪部まで剥離していく．結膜損傷を避けるため，剪刀の刃先を閉じた状態で入れて広げながら（図6），鈍的に剥離する．また，Tenon 嚢が緩んでいると剥離しにくいため，適度にひっぱり，Tenon 嚢を翻転し巻き込むように保持しながら（図7）剥離を進めて，外科的輪部まで十分に露出する（図8）．

　■注意点　角膜輪部に近づくと操作がしにくくなるが，良好な視認性を確保できればその後の操作が楽になる．

　外科的輪部を露出する際に，Tenon 嚢組織が豊富な症例では 8-0 シルク糸などをかけ，Tenon 嚢を牽引し術野を確保したり，マイクロスポンジ（MQA®）を鑷子で把持し，結膜と Tenon 嚢組織を圧排（図9）してもよい．

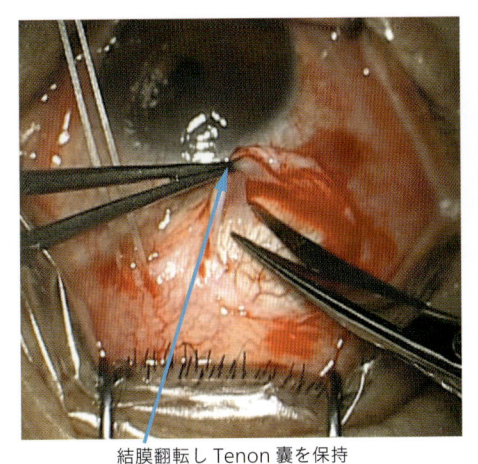

図7　結膜翻転保持
結膜翻転しTenon嚢を保持．

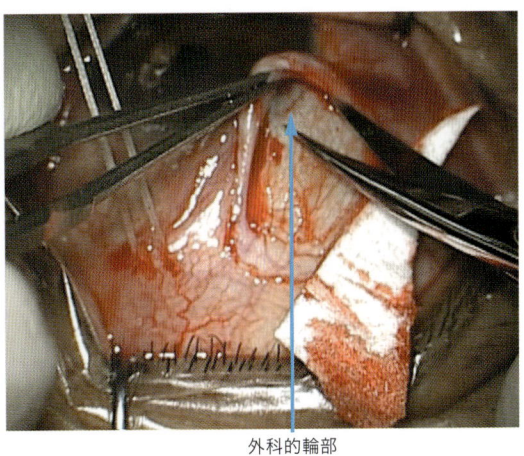

図8　外科的輪部露出
外科的輪部を露出する．

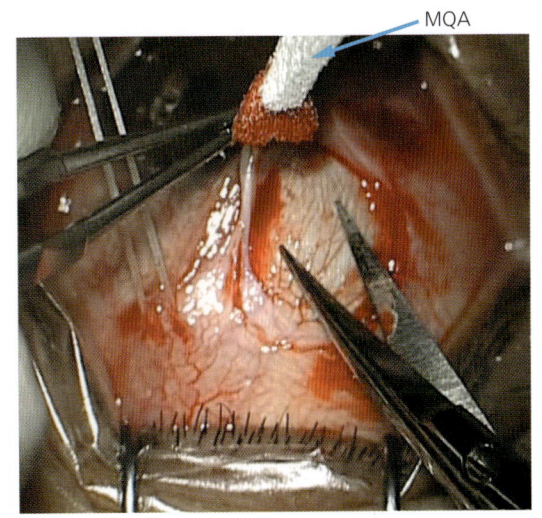

図9　MQAによる結膜とTenon嚢組織の圧排

　どうしても外科的輪部が露出しにくい場合は，輪部と平行に作成した結膜切開を延長してもよい．

4. 結膜癒着部の剝離

　手術既往歴のある症例では，先述のようにあらかじめ結膜癒着部を避けて術野を確保することが望ましいが，癒着部を剝離する必要がある場合は，結膜裂孔を作らないように慎重に剝離を進めていく．癒着の強い部位では結膜をたるみのないように牽引し，結膜の表面を見ながら，強膜側に結膜剪刀を押しつけるようにしてゆっくりと切開する．

　▊注意点　もし途中で結膜穿孔してしまったら，ただちに，丸針の10-0ナイロン糸で巾着縫合しておく．縫合を後回しにしておくと，その後の操作時に，穿孔部が拡大することがある．

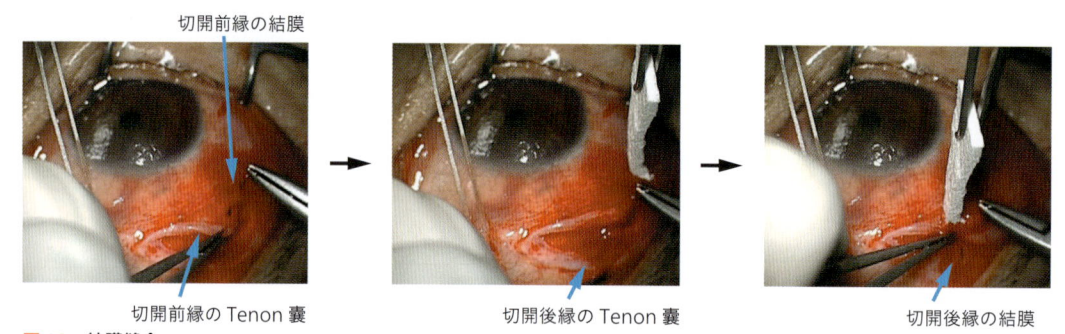

図10 結膜縫合
切開前縁の結膜-Tenon嚢-切開後縁のTenon嚢-結膜の順に通糸．黒矢印：縫合順を示す．

（上段左から：切開前縁の結膜／切開前縁のTenon嚢／切開後縁のTenon嚢／切開後縁の結膜）

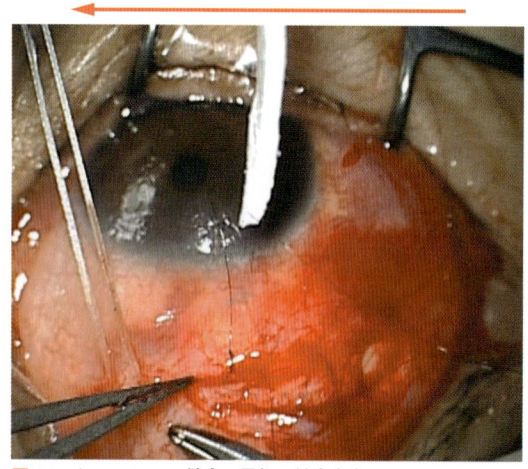

図11 シューレース縫合の最初の縫合方向
赤矢印：縫合方向．右から左へ．

II. 結膜縫合

1. 円蓋部の縫合

　結膜を房水漏出のないようにしっかり縫合する．まず，無鉤の鑷子を用いて，結膜の切開断端，結膜とTenon嚢をすべて確認する．円蓋部よりの結膜やTenon嚢は開瞼器に牽引されて，より円蓋部方向に引っ張られていることがあるので，丁寧に引き出し確認する．

　▶注意点　結膜やTenon嚢の断端が引き出しにくい場合は，開瞼器や，牽引糸を少し緩めるとよい．

　原則的にTenon嚢の切除を行わないが，若者などでTenon嚢が厚い症例や，再手術例などで，Tenon嚢が固く瘢痕化している場合は一部切除する．10-0ナイロン糸で，切開前縁の結膜-Tenon嚢-切開後縁のTenon嚢-結膜の順に糸を通し（図10），ランニングまたはシューレース縫合する．Tenon嚢を縫うことで，縫合不全のリスクを軽減でき，また，房水をTenon嚢下に誘導し，縫合部を超えた濾過胞が形成しやすくなる．

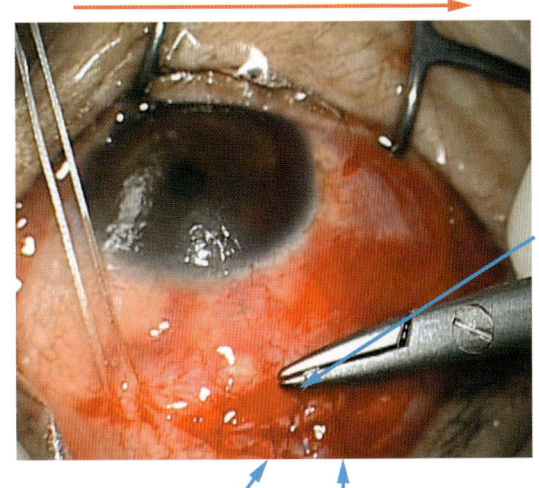

最初に右から
左へ縫合した
時の糸の間に
縫合を置く

最初に右から左へ縫合した時の糸

図 12　シューレース縫合のリターン縫合
赤矢印：縫合方向．左から右へ．

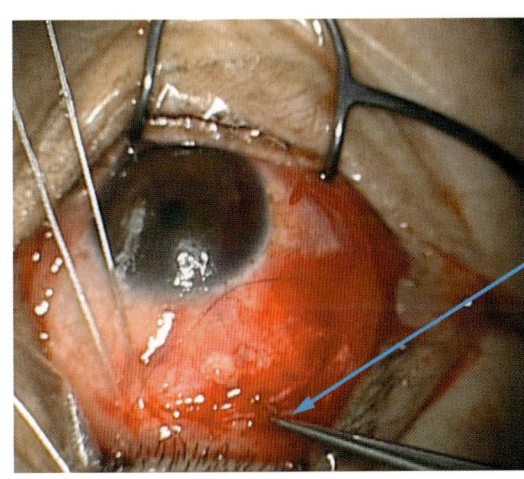

交差部の糸を
2 本同時に
引っ張る

図 13　交差する糸を牽引

■注意点　結膜のみで縫合すると縫合不全のリスクが高くなる．

　ランニングスーチャーを行う場合，右利きの術者は，左端をまず結紮縫合し，次に左から右へ縫い進めるとよい．縫合中は絶えず糸の緊張を保ち，結膜切開創に緩みのないように縫合する．

　シューレース縫合の場合，切開創の右から縫合を開始した場合は，右端から左端まで，数個のＶ字を描くように糸を通して（図 11），次に左端から右端へＶ字の頂点が反対側にくるように，すなわち，最初に右から左へ縫合した時の糸の間に糸がくるように縫合する（図 12）．結果として，縫合糸同士がＸ字型の交差を作る．Ｘ字型交差する部の 2 本の糸を左端から順に交差部で同時に引っ張り（図 13），緩みのないようにして，右端で結紮する（図 14）．

IV　手術テクニックのコツと落とし穴　　231

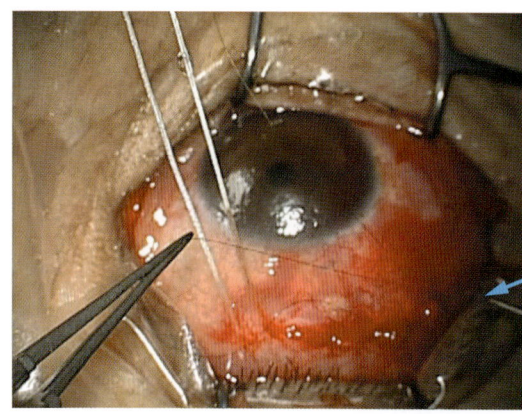

図14　結紮　　緩みのないように結紮

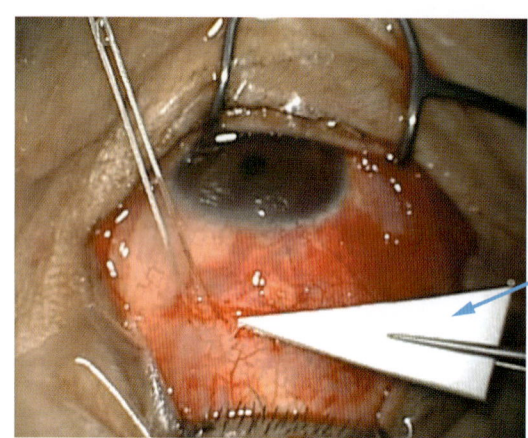

図15　リークの確認　　マイクロスポンジでリーク確認

2. 結膜漏出の確認

　サイドポートから，人工房水を前房内に注入し，濾過胞の形成程度と結膜からの漏出がないことをマイクロスポンジで確認する（図15）．漏出があれば，結膜縫合を追加する．

C エクスプレス

エクスプレス併用濾過手術は，本器具の挿入操作を除いてトラベクレクトミー（線維柱帯切除術）と同様の術式で行うため，トラベクレクトミーに熟練した術者であれば，問題なく行うことができる．しかしながら，いくつかの手術ステップでは，器具併用手術ならではの工夫が必要である．本項ではまずエクスプレスの特徴，利点，手術適応について解説し，本器具併用濾過手術時の注意点について述べる．

I. エクスプレスの原理と特徴

エクスプレス緑内障フィルトレーションデバイス（EX-PRESS® Glaucoma Filtration Device）（図1）は調圧弁をもたない glaucoma drainage device で，トラベクレクトミーと同様の強膜弁下から前房内に挿入し，毛様体から産生され瞳孔領を通り前房に出た房水を本器具を通じて結膜下へ導き結膜濾過胞に貯留させ，眼圧を下降させる（図2）．

本邦で使用可能なエクスプレスのモデルは P-50（図3）で，全長が 2.64 mm，Shaft の太さが 400 μm，内腔が 50 μm，眼内迷入や眼外突出を防ぐ目的で，前房側にかえし，強膜側に鍔がついている．房水の流入口は2か所あり，先端部が閉塞した場合に備えて，上側面にも流入口がつけられている．また，鍔には vertical channel と呼ばれる溝がついており，前房から強膜弁下にエクスプレスを通じて流れ込んだ房水がより後方へ流れるように工夫されている．

エクスプレスは心臓治療用ステントと同じ素材のステンレス鋼製で，組織異物反応や炎症反応が少なく，3テスラ以下の磁場強度での MRI 撮影であれば偏位や熱発生はなく，安全とされている．ただし，MRI 撮影は，エクスプレスの位置が安定していることを確認した手術後2週間目以降で行うことが望ましい．

エクスプレス本体は専用のデリバリーシステム（EX-PRESS® Delivery System：EDS）に搭載された状態で販売されている（図4）．

II. エクスプレスの利点と成績

前房開放時間が少なく挿入が比較的容易であること，流出路の大きさが標準化（50 μm）できること，虹彩切除やトラベクレクトミーが不要であることがその利点としてあげられ

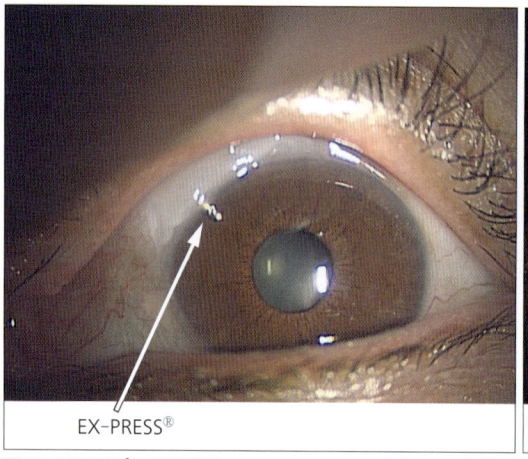

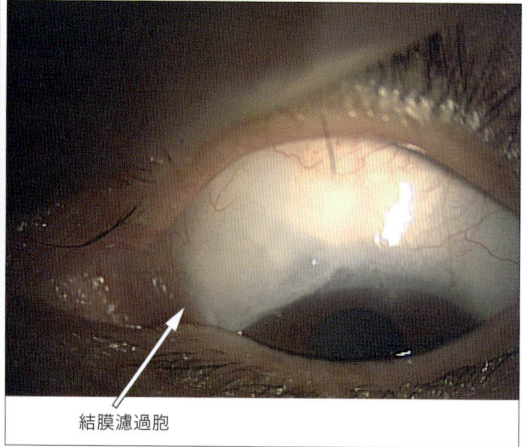

図1 エクスプレス手術例
前房内にエクスプレスの先端が見え（左図：正面視），輪部に結膜濾過胞を認める（右図：下方視）．

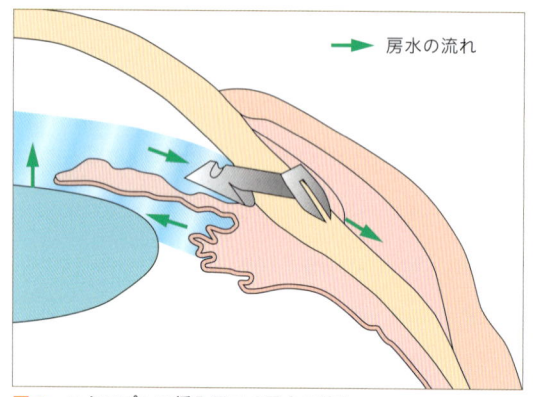

図2 エクスプレス挿入眼での房水の流れ
毛様体で産生された房水は，虹彩裏面から瞳孔領を通じて前房内に至り，エクスプレスの内腔を通過し，強膜弁下から結膜下に至り結膜濾過胞に貯留する．

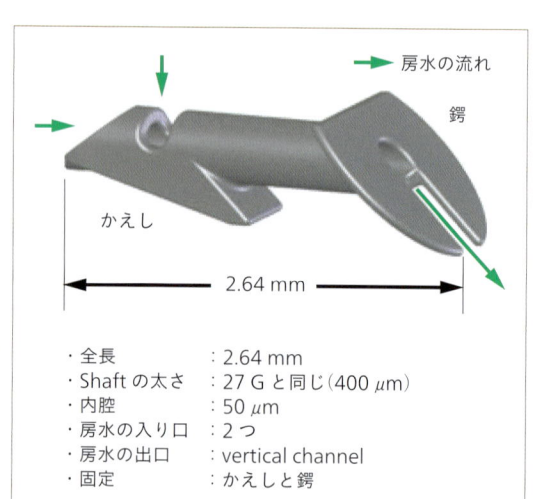

図3 エクスプレスモデルP50
・全長　　　　：2.64 mm
・Shaftの太さ　：27Gと同じ（400 μm）
・内腔　　　　：50 μm
・房水の入り口：2つ
・房水の出口　：vertical channel
・固定　　　　：かえしと鍔

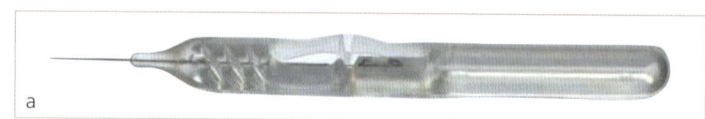

図4 EX-PRESS® Delivery System
a：EX-PRESS® Delivery System．b：EX-PRESS® Delivery Systemの先端部．
エクスプレスは専用のデリバリーシステム（EX-PRESS® Delivery System：EDS）の先端に搭載されている．

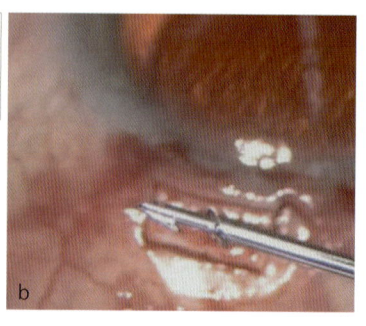

る．虹彩切除やトラベクレクトミーを行わないため，術中の出血や炎症を軽減でき，また，流出路の大きさが標準化できることから，過剰濾過に伴う合併症を減少させる可能性がある．エクスプレス併用濾過手術とトラベクレクトミーを比較した研究では，手術成功の定義を5≦眼圧≦21 mmHgとすると，両術式の手術成績は同等（図5）であるが，術後1週間以内の低眼圧（眼圧＜5 mmHg）や脈絡膜剝離は有意に少なかった（図6）．また，エクス

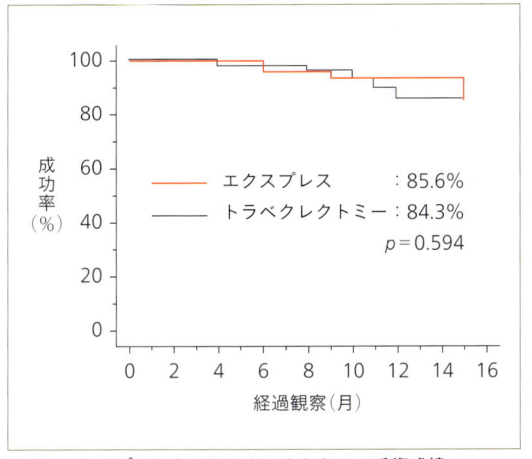

図5 エクスプレスとトラベクレクトミーの手術成績
手術成功の定義を 5≦眼圧≦21 mmHg とすると，両術式の手術成績は同等である．
(Maris PJ Jr, Ishida K, Netland PA：Comparison of trabeculectomy with Ex-PRESS miniature glaucoma device implanted under scleral flap. J Glaucoma 16：14-19, 2007 より作成)

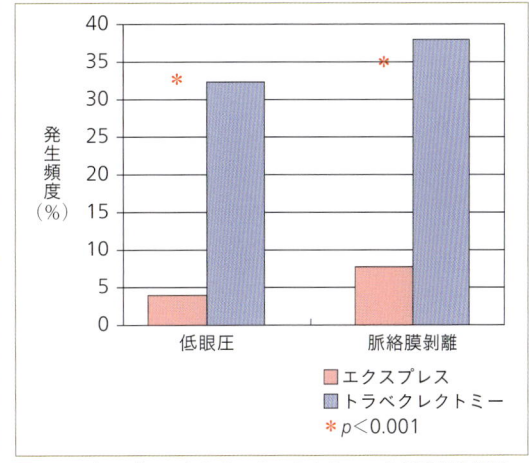

図6 エクスプレスとトラベクレクトミーの合併症発生頻度
術後1週間以内の低眼圧(眼圧＜5 mmHg)や脈絡膜剝離はエクスプレス群で有意に少なかった．
(Maris PJ Jr, Ishida K, Netland PA：Comparison of trabeculectomy with Ex-PRESS miniature glaucoma device implanted under scleral flap. J Glaucoma 16：14-19, 2007 より作成)

表1 視力回復期間

著者，年度	トラベクレクトミー	エクスプレス併用濾過手術
Good TJ and Kahook MY, 2011	1か月	1週間
Sugiyama T, et al, 2011	6か月	視力低下なし
Beltran-Agullo L, et al, 2013	6か月以降	1か月

術前と同じ視力レベルに回復するのに要する期間は，エクスプレスではトラベクレクトミーと比較し短い．

プレスとトラベクレクトミーの成績を比較したメタアナリシスでは，両術式の手術成績および眼圧下降率は同等としながら，術後合併症としての前房出血が有意に少ないことが報告されている(参考文献2を参照)．さらに術後炎症の程度が比較的軽度なため，トラベクレクトミーと比較し一般に術後視力回復が早い(**表1**)．

III. エクスプレスの適応と禁忌

輪部濾過胞の形成に適した結膜を有する症例では，初回手術，白内障および緑内障手術既往眼，角膜移植既往眼，硝子体手術既往眼などでも奏効することが報告されている．一方，重度のドライアイや眼瞼炎および眼感染を有する症例，エクスプレス内腔が閉塞する可能性のあるぶどう膜炎，エクスプレスの挿入スペースを十分確保できない閉塞隅角緑内障，金属アレルギーの既往歴を有する症例では，本器具の使用は禁忌である(**表2**)．また，発達緑内障の早発型に対しては，エクスプレスの使用報告は少なく，位置ずれなどの可能性もあることから，その使用は推奨できない．

表2 エクスプレス併用濾過手術の禁忌と非推奨例

- 重度のドライアイ
- 重度の眼瞼炎
- 眼感染症
- ぶどう膜炎
- 閉塞隅角緑内障
- 金属アレルギーの既往歴
- 発達緑内障の早発型

IV. エクスプレス併用濾過手術の手順と注意 (⇒ 動画-6)

基本的にはトラベクレクトミーに準ずる．

① 麻酔後，術野を確保し眼球を固定するため牽引糸をかける．7-0 Vicryl などで角膜に牽引糸をかけるか，上直筋（および外または内直筋）に 5-0 シルク糸などをかける．

■注意点　眼球が回旋しても位置の確認が容易であるため，角膜に牽引糸をかける場合は 12 時の位置で，角膜実質までしっかりと通糸する．

② 上方の象限に円蓋部基底もしくは輪部基底の結膜切開を行う．初回手術の場合は，再手術を念頭におき 12 時の位置を避け上耳側か上鼻側に少しずらしたところに切開をおく．

■注意点　再手術症例や円蓋部基底結膜弁作成の場合は，Tenon 嚢下に麻酔や人工房水を注射すると，結膜下癒着の有無とその範囲が確認でき，また Tenon 嚢を膨らませることによりその後の結膜および Tenon 嚢切開が容易になる．無鉤鑷子で組織を把持し，先端が鈍なスプリングハンドル剪刀で結膜および Tenon 組織を丁寧に強膜から剥離する（結膜切開の詳細については別項を参照，⇒ 218，226 頁）．

③ 強膜切開予定ラインの太い血管を凝固止血する．

■注意点　過剰凝固は強膜弁短縮や癒着の原因になるので注意する．

④ 輪部基底の強膜弁を作成する．弁の形は三角，四角，台形弁でもよいがエクスプレスの鍔（大きさが 1×1 mm）が完全に隠れる大きさ（四角弁の場合 1 辺の大きさは横 3.0 mm，縦は 2.0〜2.5 mm 以上）が必要である（図 7）．

■注意点　エクスプレスがやっと隠れる程度の大きさの強膜弁や，エクスプレスの鍔が隠れない場合は，術後の過剰濾過や結膜からのエクスプレスの露出につながる危険性が上昇する．

切開線の後方の角は交差させるつもりで浅くならないように切込み，弁の厚みは強膜の 1/2 を目安にする．また，二重弁はエクスプレスの固定が不十分となる可能性があり適さない．

■注意点　エクスプレスを移植する土台が薄くなった場合，器具の偏位につながるおそれがある．なお，エクスプレス移植部の後方強膜弁のみを二重弁にしレイクを作成する方法については，手術成績の改善はみられないと報告されている．

強膜弁は，強膜岬を超えてグレーゾーン（外科的輪部）まで切込み作成する（図 7）．

■注意点　グレーゾーンを十分に露出しないと，エクスプレス移植位置を正しく見極められ

ない可能性や，移植後に強膜弁がエクスプレスを強く押しつけてしまい，房水流量のコントロールが困難となる可能性がある．

⑤ 症例に応じて，増殖阻害剤であるマイトマイシンC(MMC)を染み込ませたスポンジを，強膜弁上，弁下，Tenon嚢下に留置しMMCを塗布する．塗布時間は1～5分，濃度は0.01～0.5 mg/mLの間で術後濾過胞の瘢痕化リスクに応じて調整する．

▎注意点　結膜濾過胞が形成されなければ眼圧下降しないため，結膜，強膜癒着防止のためMMCは使用したほうがよい．スポンジを残さず除去した後，200～250 mLの生理食塩水で十分洗浄する．

⑥ サイドポートを作成する．

▎注意点　トラベクレクトミーでは，眼圧の急激な下降による視神経へのストレス防止や，後の前房形成処置のためにサイドポートを事前に開けておくことが望ましいが，エクスプレス併用手術の場合は，術中に急激な眼圧下降が起きにくいことと，本器具挿入時の前房の深度を見誤らないために，本器具挿入後にサイドポートを開けてもよい(手順⑩)．

⑦ 強膜弁下の強角膜移行部(グレーゾーン)の下端で，強膜岬の上に相当する位置から，25 G針にて虹彩面に水平に前房穿刺し，デバイス挿入路を作成する(図8)．

▎注意点　牽引糸を緩め，眼球を第一眼位に戻すと，虹彩面に水平に前房穿刺しやすい．また，挿入路の大きさについては，27 Gや26 Gで作成すると，エクスプレス挿入時の抵抗が強くなるため25 Gで作成する．25 Gより大きな針で挿入路を作成した場合は，エクスプレス本体の脇から房水が漏れ過剰濾過につながる．

⑧ エクスプレスが搭載されたペン型のEDSを，ペンを持つように保持し，あらかじめ人差し指をボタンの上に軽くおいておく(図9)．

▎注意点　エクスプレス挿入時はEDSのボタンの部分は顕微鏡内の視野には入らないため，あらかじめボタンを押すように保持しておく．さもなければ，顕微鏡から眼を離してボタンを確認しなくてはならない．また，ボタンを強く押すとエクスプレスが本体から外れるため軽く保持する．

⑨ 挿入孔を通じて，EDSに搭載されたエクスプレスをはじめは90°水平に倒して前房内に挿入する(図10)．

▎注意点　正位のまま挿入しようとすると抵抗が強いため，90°倒したほうが挿入しやすい．エクスプレスのかえしとshaftが完全に前房内に入り，鍔の部分でそれ以上前に入らないことを確認した後，EDSを正位に戻し(図11)，delivery systemのボタンを押すと，先端のエクスプレスがリリースされ(図12)，移植は完了する．

▎注意点　ボタン下のwire(図9)が下方へ押し曲げられることで，エクスプレスの中に挿入してある固定用wireが後方へ引かれ，エクスプレスが本体から外れる．ボタンを押すときはwireを曲げる力を要するため，やや抵抗を感じる．片手で外れない場合は，もう一方の手を添えるか，親指でボタンを押し込む．親指を使う場合は，あらかじめEDSの持ち方を変えておくとよい．

⑩ エクスプレスを留置後，本器具の前房内での位置が適切であること，さらにサイドポートから人工房水を入れてエクスプレスから房水が流れ出ることを確認する(図13)．

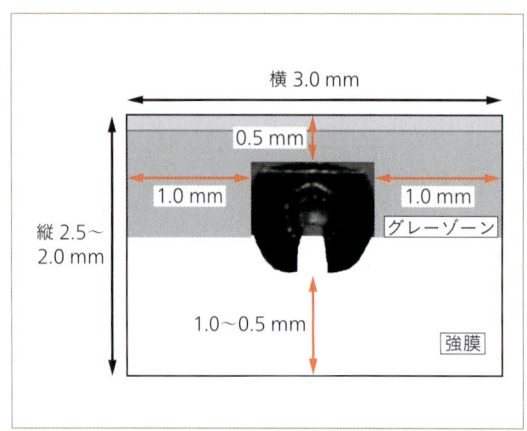

図7 エクスプレス移植位置と四角強膜弁の大きさの目安

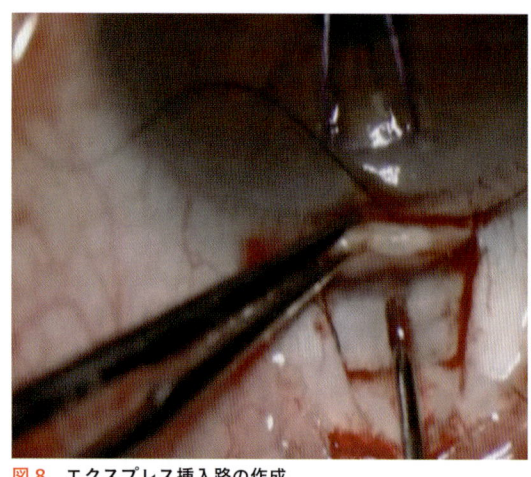

図8 エクスプレス挿入路の作成

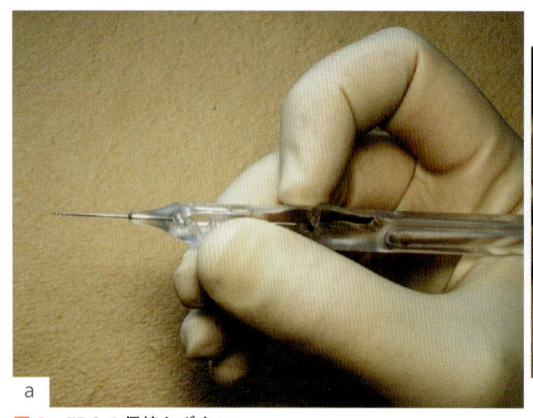

図9 EDSの保持とボタン
a：EDSの保持．エクスプレスが搭載されたペン型のEDSを，ペンを持つように保持し，あらかじめ人差し指をボタンの上に軽くおく．b：EDSのボタン．

▮注意点　先にサイドポートを開けていなかった場合は，ここでサイドポートを作成する．エクスプレスから房水が流れ出ないようであれば，本器具が前房内に入っていないことになる．ごくまれであるが，先端部を角膜内に挿入するなどの場合で，摘出が必要となる．

⑪ 強膜弁を 10-0 nylon にて縫合する．三角弁では，最初に頂点の1針を強膜床にぴったりと合うように縫合する．四角および台形弁では，まず頂点の2針をぴったりと合うように縫合する．サイドポートに人工房水を注入し，眼圧を上げ強膜弁下からの房水流量を確認しながら縫合する．

▮注意点　エクスプレスでも過剰濾過は起こりうるため，房水流量を確認しながら縫合の強さ，縫合糸の本数，縫合位置を調節する．エクスプレスの鍔の後方には vertical channel がついているため，房水はより後方に流れやすい．サイドポートから人工房水を注入し，強膜弁側方にマイクロスポンジを当ててもぬれてこないが，強膜弁後方にマイクロスポンジを当てるとゆっくりと水を吸い膨らむ程度に縫合するのがよい．

⑫ 結膜を房水漏出のないようにしっかり縫合し，サイドポートから，人工房水を前房

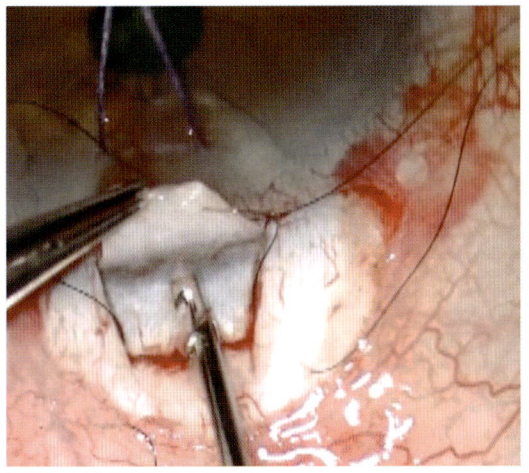

図 10　エクスプレスの挿入(1)
エクスプレスをはじめは90°水平に倒して前房内に挿入する．

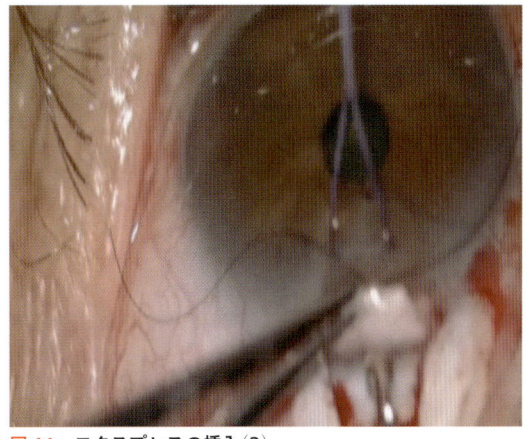

図 11　エクスプレスの挿入(2)
エクスプレスのかえしとshaftが完全に前房内に入り，鍔の部分でそれ以上前に入らないことを確認した後，EDSを正位に戻す．

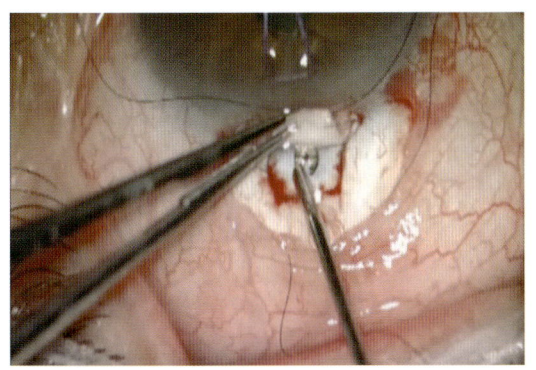

図 12　エクスプレスのリリース
delivery systemのボタンを押すと，先端のエクスプレスがリリースされ，移植は完了する．

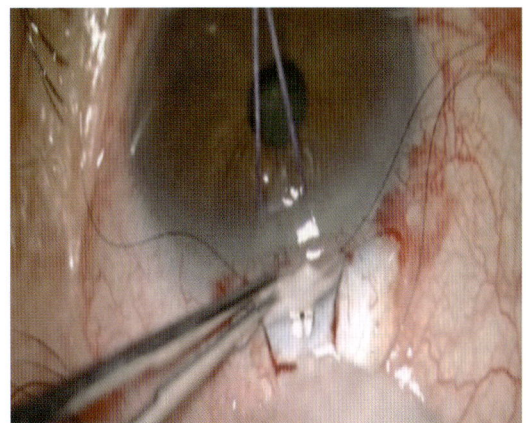

図 13　流出確認
エクスプレスから，房水が流出することを確認する．

内に注入し，濾過胞の形成程度と結膜からの漏出がないことを確認する（結膜縫合法については，結膜切開の項に譲る．⇒ 222, 230 頁）．
⑬ 消炎のためステロイドの結膜下注射を行い，手術を終了する．

V. 術中合併症とその対策

1. エクスプレスの位置異常

1）エクスプレスから房水が流出しない場合

エクスプレス挿入後，サイドポートから人工房水を注入しても vertical channel から流れてこない場合は，本体先端部が強膜あるいは角膜内に迷入していることを意味し，摘出し，トラベクレクトミーに切り替える必要がある．エクスプレス摘出に際しては，まずエ

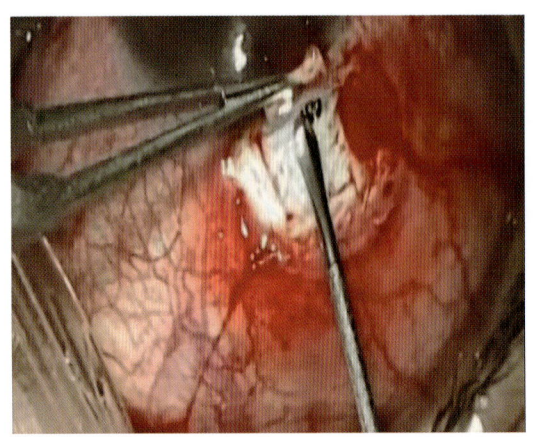

図14　エクスプレスの摘出（1）
エクスプレスの横を水平に切開する．

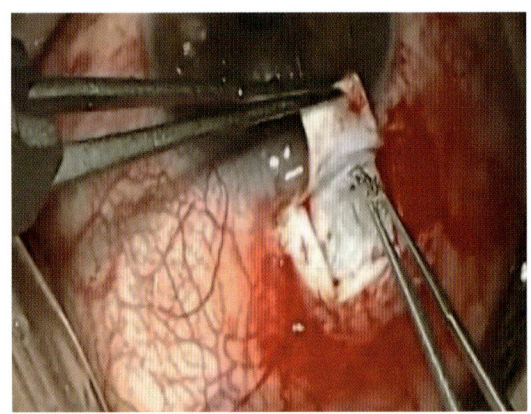

図15　エクスプレスの摘出（2）
エクスプレスを水平に倒し摘出する．

クスプレスの脇をVランスナイフなどで水平に切り込み（図14），有鉤鑷子で鍔を保持し，90°倒して摘出する（図15）．摘出した部分を強膜窓となるようにトラベクレクトミーを行い，さらに虹彩切除を加える．

2）エクスプレスが虹彩に接触する場合

　エクスプレスの先端部が虹彩に接触しても，本器具には房水の流入口は2か所あり，通常は上側面から房水が流入し，問題とはならないことが多い．また，術後レーザーによる虹彩切除を加えることも可能である．しかしながら，完全に虹彩にめり込むような場合は上述のように摘出し，トラベクレクトミーに切り替える．

2. エクスプレスの鍔が強膜弁から露出する場合

　作成した強膜弁が小さいことが原因であるが，過剰濾過や術後のデバイス露出の原因となるため，本器具を摘出しトラベクレクトミーに切り替える．

　エクスプレス併用濾過手術は，トラベクレクトミーと同様の手術ステップが多いが，合併症を減らすためにも，本器具の特性を十分理解し手術に臨む必要がある．また，術前にデバイス挿入予定位置の隅角開大度と虹彩の形状を十分観察しておくことで，本器具挿入異常（虹彩との接触）の可能性を軽減できることも加えておく．

参考文献

1) Maris PJ Jr, Ishida K, Netland PA：Comparison of trabeculectomy with Ex-PRESS miniature glaucoma device implanted under scleral flap. J Glaucoma 16：14-19, 2007
2) Wang W, Zhou M, Huang W, et al：Ex-PRESS implantation versus trabeculectomy in uncontrolled glaucoma：a meta-analysis. PLoS One 8：e63591, 2013
3) Good TJ, Kahook MY：Assessment of bleb morphologic features and postoperative outcomes after Ex-PRESS drainage device implantation versus trabeculectomy. Am J Ophthalmol 151：507-513, 2011
4) Sugiyama T, Shibata M, Kojima S, et al：The first report on intermediate-term outcome of Ex-PRESS glaucoma filtration device implanted under scleral flap in Japanese patients. Clin Ophthalmol 5：1063-

1066, 2011
5）Beltran-Agullo L, Trope GE, Jin Y, et al：Comparison of Visual Recovery Following Ex-PRESS Versus Trabeculectomy：Results of a Prospective Randomized Controlled Trial. J Glaucoma 24：181-186, 2015

〈石田恭子〉

V 術中・術後の
トラブルシューティング

　トラベクレクトミー（線維柱帯切除術）は 1961 年に Sugar が半層強膜弁下に瘻孔を作成する術式として報告したことに始まるが，その当時，房水は Schlemm 管や血管に吸収されて眼圧が下降すると考えられていた．1968 年に Cairns によってトラベクレクトミーの奏功機序は結膜下に房水が濾過されていることが報告され，その後 1983 年 Chen によるマイトマイシン C の併用，1984 年 Heuer による 5-フルオロウラシルの併用によって濾過機能が持続するようになった．その後もトラベクレクトミーは多数の改良を経て緑内障手術のゴールドスタンダードとなった．しかしながら，トラベクレクトミーの術式は術者によってさまざまであり，術後管理方法にも個人差がある．例えば，結膜切開法（輪部基底，円蓋部基底），強膜弁の形状（三角形，四角形，五角形），強膜弁作成（一重弁，二重弁），代謝拮抗薬の濃度や塗布時間，強膜弁縫合数や縫合の強さなどさまざまな組み合わせがあり，術者の経験に基づいて術式に工夫がなされているものと推測される．ここでは，トラベクレクトミーでの術中，術後のトラブルにどのように対処すればよいかを解説する．

I. 高齢者の薄い結膜の対処法（Tenon 囊の前転縫着法）

　術中にボタンホールを作成してしまった場合に Tenon 囊を結膜欠損部分に裏打ちしておくと房水漏出を予防できることはよく知られている．高齢者では，Tenon 囊が円蓋部に移動して輪部結膜が非常に薄くなっていることがある．このような場合には円蓋部に移動した Tenon 囊を輪部付近に前転して，縫着することにより壁の厚い濾過胞が形成され，房水漏出を防ぐことができる．結膜下に Tenon 囊の裏打ちがあると房水漏出は予防できるが，濾過量が少ないと濾過胞ができにくくなり濾過不全となるので，注意が必要である．一般的に濾過胞壁の薄い限局した虚血性濾過胞は濾過機能に加えて房水が濾過胞壁から蒸散することで眼圧が下降しているとされている．このような濾過胞は濾過胞内圧の上昇に伴って房水漏出が生じて濾過胞感染を起こすリスクが高くなる．筆者は Tenon 囊を前転縫着する場合には，基本的に二重強膜弁を作成し内方弁を切除して濾過量を十分に得られるようにしており，Tenon 囊と結膜は一緒には縫合せず，別々に縫合し濾過胞の形成が悪い場合には Tenon 囊の縫着糸を切糸できるようにしている（図 1）．

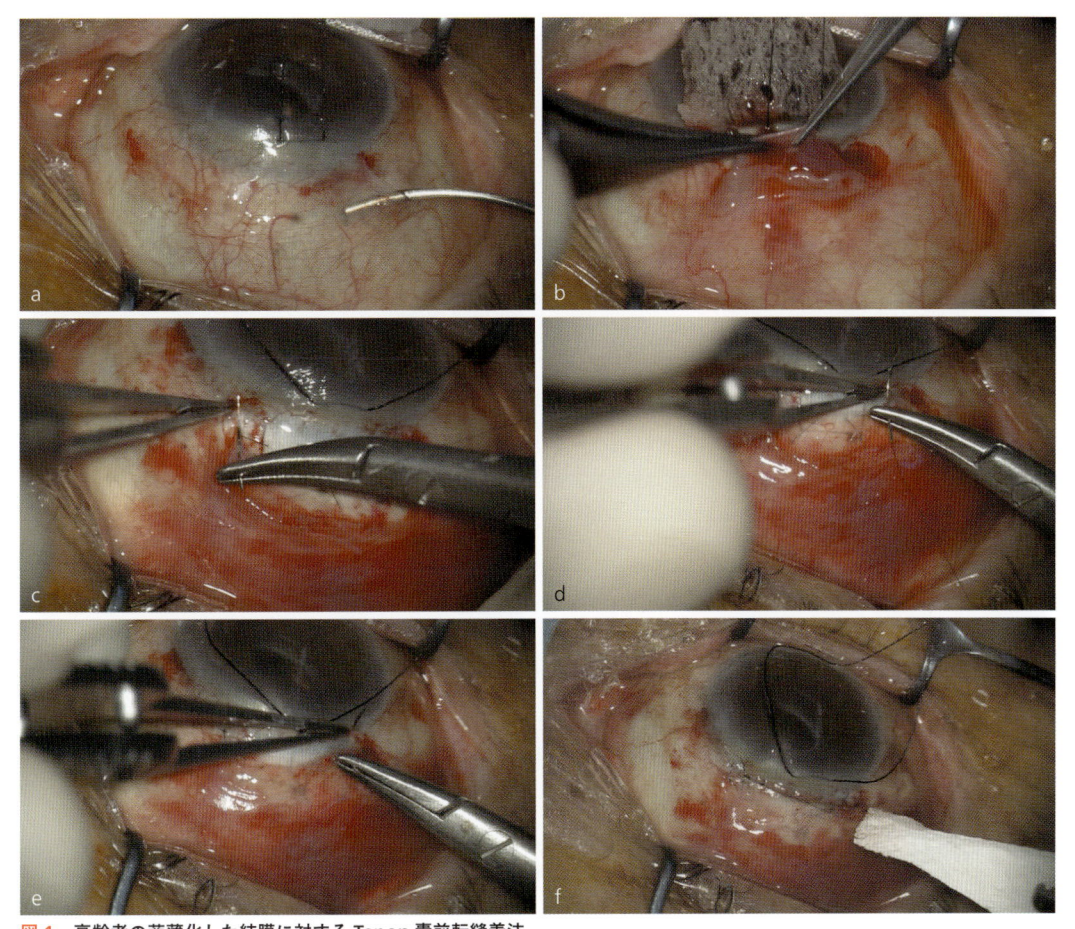

図1 高齢者の菲薄化した結膜に対する Tenon 嚢前転縫着法
結膜にキシロカインを注射しても結膜が膨らまないような場合には Tenon 嚢が後方に後退していると考える（a）．強膜弁作成の前に Tenon 嚢を輪部近くまでしっかりと進展させておく（b）．Tenon 嚢を輪部付近で2か所前転して強膜に縫着している（c, d）．前転した Tenon 嚢の上に結膜を移動して縫合している（e）．輪部にブロック縫合をおいておく（f）．

II. 強角膜ブロック切除および虹彩切除後の硝子体脱出での対処法

　落屑緑内障などで Zinn 小帯が脆弱な場合には，強角膜ブロックを切除し，虹彩切除をした瞬間に硝子体が脱出することがある．眼圧が急激に下降しているときなので，硝子体剪刀で硝子体切除をしている間に駆逐性出血を起こす可能性があるため，まずは強膜弁を閉じる．いったん眼圧を上げた状態で 23 G か 25 G のトロカールを毛様体扁平部に挿入して虹彩切除をした部分を中心に硝子体を切除する．infusion は前房メインテナーでもよい．強膜弁下から房水が漏れるようになれば，強膜弁をもう一度開けて window への硝子体嵌頓がないことを確かめてから前房灌流下で強膜弁を再縫合する．

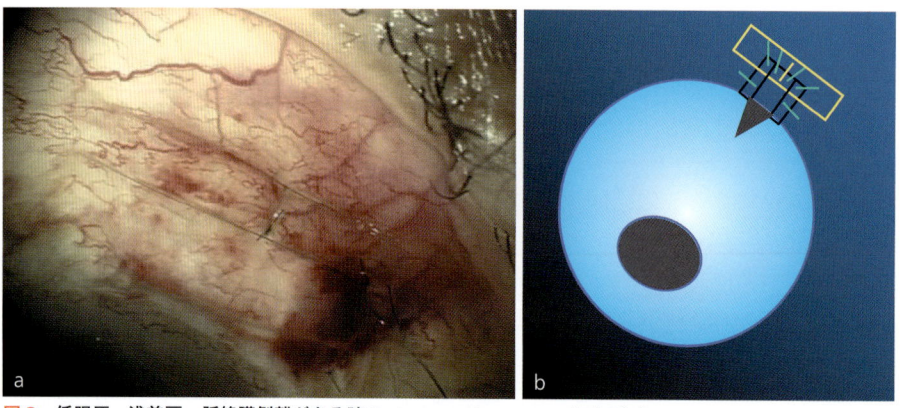

図2　低眼圧，浅前房，脈絡膜剥離がある時の compression suture および direct suture
二重強膜弁では強膜後方からの房水漏出を目ざした術式であるため，強膜弁後方からの房水漏出を抑制するためにまず結膜-強膜-結膜で通糸して強膜弁後方を抑えるように compression suture をおく．compression suture をおくと強膜弁が見やすくなり direct suture が行いやすくなる（b は a のイメージ図）．

III. 過剰濾過への対処法

1. 低眼圧，浅前房，脈絡膜剥離を伴う場合

　まず，アトロピン点眼で虹彩，毛様体をセットバックし，ステロイドの結膜下注射などで消炎をはかる．経過とともに前房が浅くなり，脈絡膜剥離が増加する場合には結膜上から 10-0 ナイロン糸丸針で direct suture あるいは compression suture をおく．過剰濾過の原因は，房水が結膜下に流れすぎることであり，房水の結膜への漏れを抑制すれば，眼内にとどまる房水が増えて眼圧が上がることで前房は形成され，脈絡膜剥離は急速に改善していく．粘弾性物質を前房内に入れると一時的には前房は形成されるが，過剰に濾過がある場合には結膜下に押し流されてしまい再び浅前房をきたすこととなる．結膜上から強膜弁を縫合する手技は，多少の経験が必要であるが，結膜を何度も突き刺すことがないようにできるだけ一度で縫合を終えるようにする．筆者はまず強膜弁の後方の切開線を含んで compression suture をおくことで強膜弁の縫合糸が見えるくらいまで結膜を圧迫し，その後強膜弁に direct suture を追加縫合している（図2）．眼圧が上がってくれば，compression suture，direct suture の順番で抜糸していく．

2. 低眼圧で前房はある程度形成されているが脈絡膜剥離が改善しない場合

　前述したように，強膜弁に compression suture や direct suture をおいても脈絡膜剥離が改善しない場合がある（図3）．このような場合には房水産生が極端に低下していることが予想され，強膜開窓術が必要となる（図4，⇒動画-7）．前房メインテナーで眼圧を維持したうえで，輪部から約 6 mm 後方の強膜に L 字切開を入れていくと，黄色い脈絡膜下液が出てくる．術中に眼底を確認して脈絡膜剥離が検眼鏡的に消失するまで排液を行う．そもそも過剰濾過が原因で低眼圧が生じているので，結膜下への房水漏出を少なくするために強膜弁を再縫合しておかないと脈絡膜剥離が再発することがある．結膜上から強膜弁

244　第5章　トラベクレクトミー

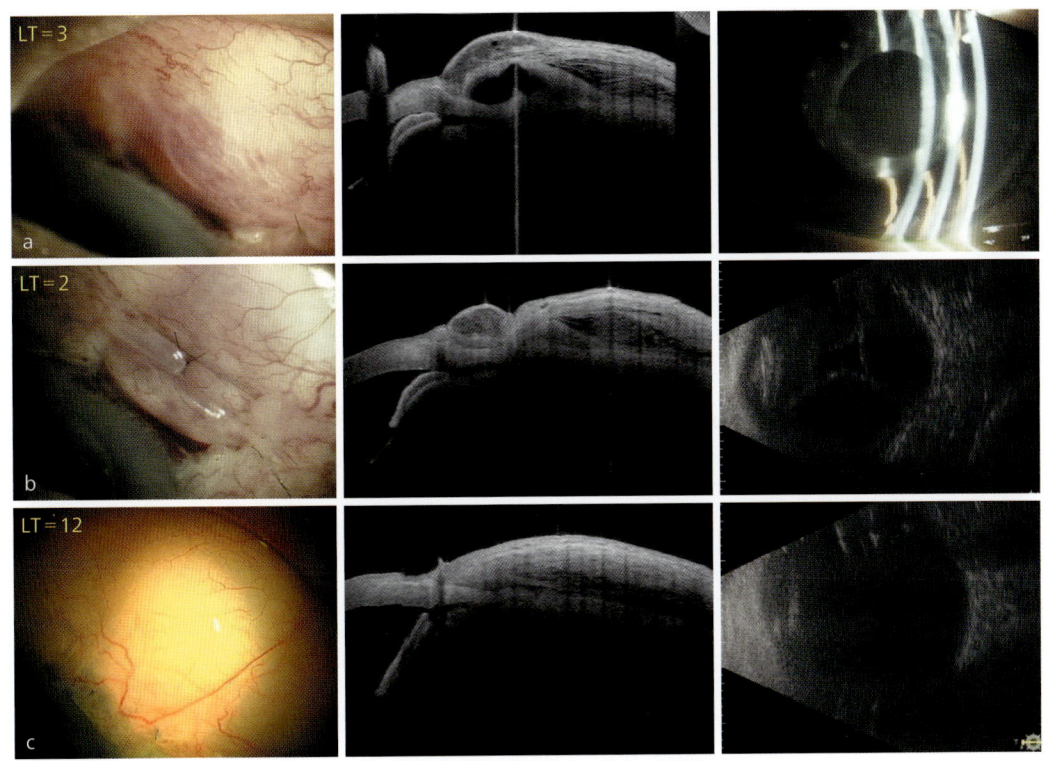

図3　低眼圧で前房はある程度保たれているが脈絡膜剥離が改善しない場合の対処法
術後のレーザー切糸により眼圧が下降したが，低眼圧，脈絡膜剥離が悪化したために compression suture と direct suture をおいた（b 左）．強膜弁は圧迫されたが（b 中，前眼部光干渉断層計），眼圧上昇は得られず脈絡膜剥離がさらに悪化したため（b 右，超音波 B モード），強膜開窓術と強膜再縫合を行ったところ眼圧は上昇し脈絡膜剥離も消失した（c 中，前眼部光干渉断層計；c 右，超音波 B モード）．

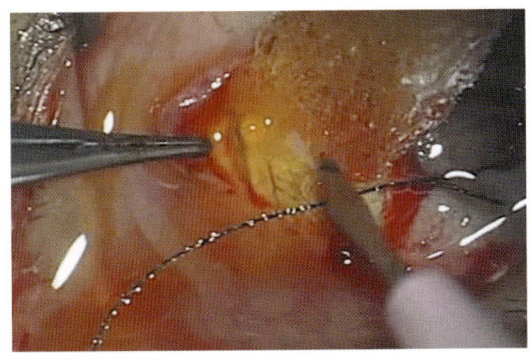

図4　強膜開窓術
前房メインテナーで眼圧を維持しながら，輪部より約 6 mm 後方の強膜を L 字に切開すると黄色い脈絡膜下液が大量に出てきた．このように黄色くなった脈絡膜下液は保存的治療では吸収されない．

を縫合する方法は簡便で有効な方法であるが，低眼圧では眼球が歪んでおり，強膜弁縫合が難しい場合がある．compression suture や direct suture で強膜弁の縫合が不十分であれば結膜を空けて直視下で縫合を行うようにする．

V　術中・術後のトラブルシューティング　　245

IV. 結膜からの房水漏出の対処法

　結膜からの房水漏出は，術後早期では濾過胞を縮小させ濾過不全となることが多く，術後数年経ってからでは濾過胞感染のリスクが約5倍増加することが知られており，見つけ次第早急に対処することが望ましい．少量の房水漏出はフルオレセイン液の量が少ないと見逃すことがあり，濾過胞に抗菌薬を浸したフルオレセイン試験紙を直接接触させることで房水漏出点を見つけることができる(Seidel試験，図5上右)．患者が流涙の自覚を感じない程度のわずかな房水漏出は，房水産生を抑制するβ遮断薬点眼，炭酸脱水酵素阻害薬点眼および眼軟膏を塗布するような保存的処置で改善することがあるが，結膜に明らかな裂け目があり，房水漏出が旺盛な場合には保存的な治療では房水漏出を止めることはできないことが多く，早急に結膜縫合を行う．『縫うは一時の恥，縫わぬは一生の濾過不全』と認識すべきである．

1. 房水流出点が強膜弁から離れている場合

　房水流出点を囲むように10-0ナイロン糸丸針で結膜-強膜-結膜あるいは，結膜-角膜-結膜を通糸してcompression sutureをおく．結膜のみに通糸すると糸による十分な圧迫効果が得られない．compression sutureは緩んでくることが多いので強めに縫合することがポイントである．結紮部分の糸は短めにしておくと異物感もなく，経過とともに糸は結膜に覆われてくるので異物感を生じなければ抜糸はしなくてもよい．房水漏出がなくなるともともとの濾過胞が拡大する(図5, 6)．

2. 房水漏出点が強膜弁の直上にある場合

　濾過胞が限局性かつ虚血性となっている場合には，濾過胞内圧が上昇することで強膜弁の直上に房水漏出点があることが多く，菲薄化した結膜を縫合することでさらに結膜を損傷し穴を空けてしまう可能性が高いため，房水漏出点を直接縫合することはためらわれる．前述したように房水漏出点を囲むようにcompression sutureをおくことで強膜弁そのものを圧迫し，房水漏出は抑えることはできても，濾過胞が縮小することや濾過胞周囲に癒着が強く濾過胞が拡大しないため眼圧が上昇することが多い．このような場合には，輪部基底結膜切開でマイトマイシンCを併用して濾過胞を拡大することで，濾過胞内圧を低下させることにより房水漏出を止めることができる(術終了直前にもともとの房水漏出点からのSeidel試験陽性が確認できた場合には房水漏出点を囲むようにcompression sutureを正確におく．⇒ 動画-8)．経過とともに濾過胞は縮小し濾過胞内圧が上昇するとどうしても弱い結膜からoozingが起こることがあるが，点眼による房水産生抑制や自己血清点眼で経過をみると徐々に結膜からの房水漏出は止まってくることが多い(図7, 8)．

　ただし，強膜弁に盲目的なneedlingなどによって大きな瘻孔ができている場合には，房水漏出の流量が強く，上述の方法でも房水漏出を止めることができない．このような場合には，房水漏出を調整する目的で半層強膜弁を作成して強膜弁の瘻孔にパッチをするか，あるいは瘻孔をしっかりと縫合閉鎖して新たな部分でトラベクレクトミーを行う．

　leaking blebに対しては，結膜の弱い部分を切除して，後方の結膜を前転移動する方法

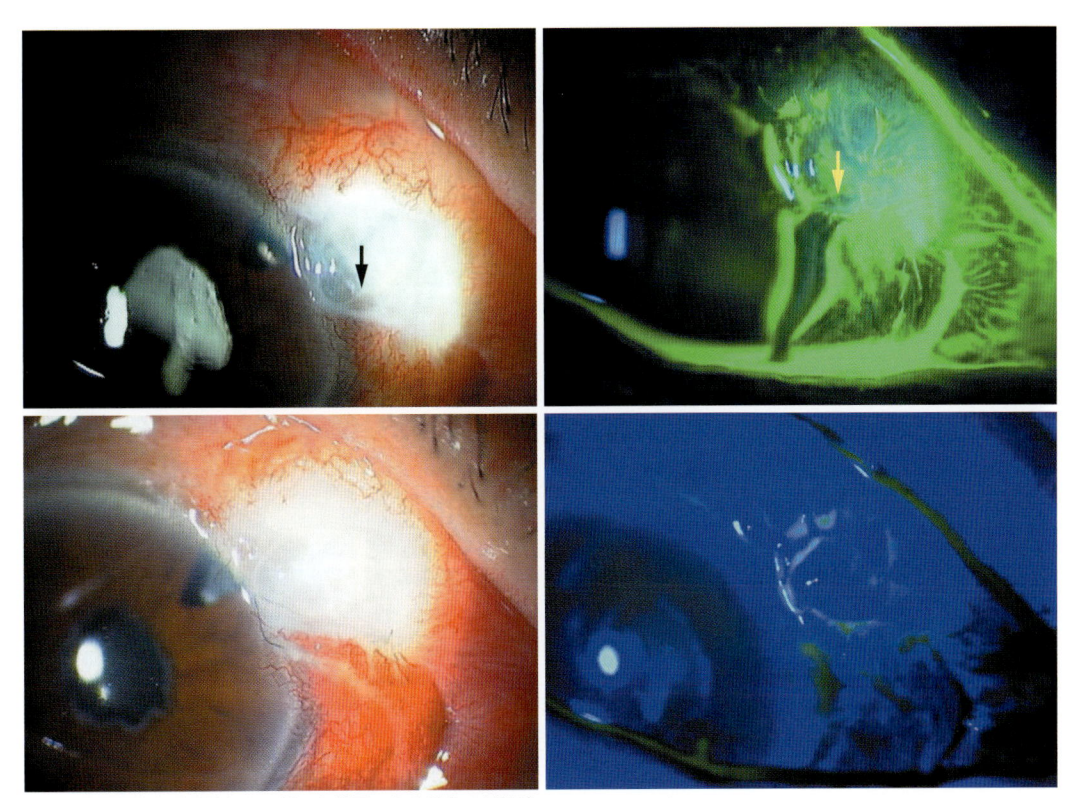

図 5 房水漏出点が強膜弁より離れた位置にある場合の対処法
漏出点を囲むように 10-0 ナイロン丸針で compression suture をおいた．矢印(黒，黄色)は縫合前の房水漏出点を示している．compression suture により房水漏出は止まり，濾過胞は上方に拡大していることがわかる．

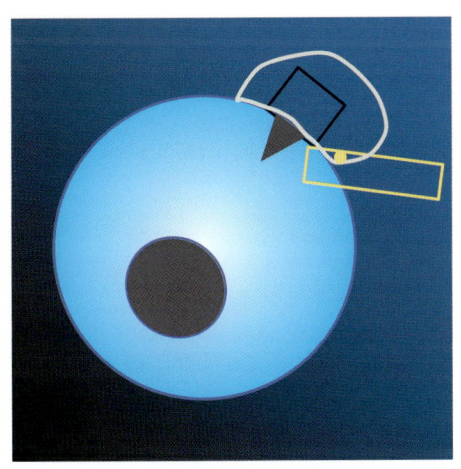

図 6 図 5 のイメージ図
漏出点を囲むように compression suture をおく．結膜上から点眼麻酔で結膜−強膜−結膜あるいは，結膜−角膜−結膜の順に通糸して，縫合は強めとし，結び目は短めにしておくと結膜内に糸は埋まっていく．

(conjunctival advancement 法)，遊離結膜弁移植術，層状角膜移植片を用いた方法，羊膜移植術などの方法もある(**表1**)．

V 術中・術後のトラブルシューティング

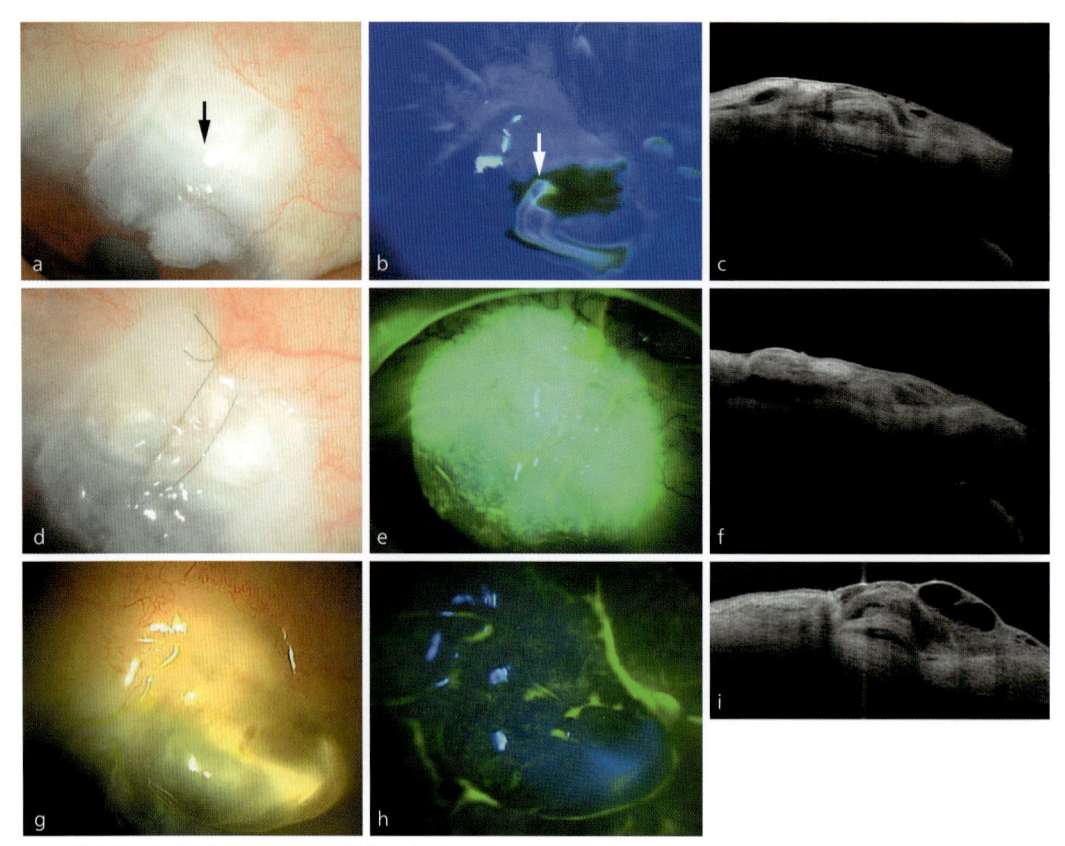

図7 房水漏出点が強膜弁の直上にある場合の対処法

a, b, c：術前. d, e, f：濾過胞拡大および房水漏出点周辺の compression suture 施行 2 週間後. g, h, i：濾過胞拡大および房水漏出点周辺の compression suture 施行 1 年後（水晶体再建術後）．無血管で限局した濾過胞（a）の強膜弁直上からの房水漏出（b）に対して，濾過胞拡大および房水漏出点周辺の compression suture おいたところ（d），房水漏出は直後からなくなった．術前の濾過胞壁は高輝度であったが（c），術前にはなかった強膜弁後方に低輝度の房水貯留スペースができた（f）．水晶体再建術を施行し compression suture を抜糸したところ，一時的に房水漏出が再発したが，保存的治療で房水漏出は止まった．濾過胞は限局ぎみで（g, h），強膜弁後方の房水貯留スペースは消失しているが濾過胞内は低輝度となっている（i）．c, f, i は前眼部光干渉断層計での濾過胞の断層所見（三浦聡子，臼井審一，多田明日美，他：強膜弁直上に漏出点がある場合の新しい濾過胞再建術を施行した 2 症例．眼科臨床紀要 7：174-178, 2014 より引用）

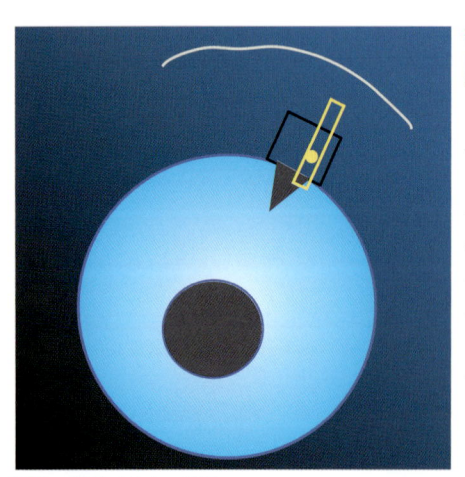

図8 図7のイメージ図

輪部基底結膜切開で円蓋部からアプローチして濾過胞を拡大し，手術終了前に元々の結膜からの房水漏出を確認したので，房水漏出点を囲むように compression suture をおいた（黄色の四角）．

表1 leaking bleb に対する治療法

非観血的治療法	観血的治療法
眼軟膏，圧迫眼帯	direct suture, compression suture
房水産生抑制（β遮断薬，炭酸脱水酵素阻害薬）	conjunctival advancement
ソフトコンタクトレンズ装用	遊離自己結膜弁移植
生体接着剤	層状角膜片移植
自己血清点眼	羊膜移植
自己血注入	強膜縫合を行って別の位置で濾過手術

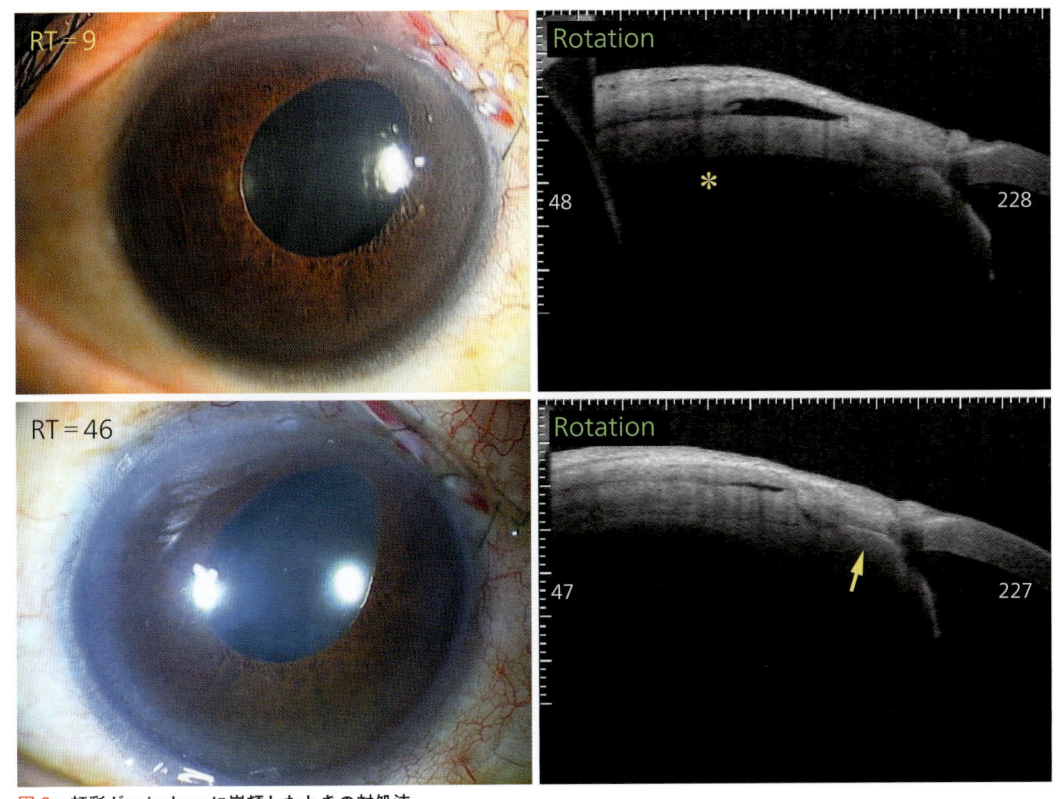

図9 虹彩が window に嵌頓したときの対処法
虹彩切除が小さいと時に window に周辺虹彩が嵌頓して瞳孔偏位が生じる（左上）．choroidal effusion（＊）があるが，房水は強膜弁下を通って強膜弁後方に房水貯留スペースが確認できる（右上）．1週間後再診時には瞳孔はさらに偏位して前眼部光干渉断層計では虹彩が強膜弁下に嵌頓しており（左下），強膜弁後方の房水貯留スペースが消失し，眼圧上昇に伴って choroidal effusion は消失している（右下）．

V. 虹彩が window に嵌頓したときの対処法

　術後に浅前房，脈絡膜剥離に対するアトロピン点眼により虹彩はセットバックするが，虹彩切除が小さい場合にまれではあるが虹彩が window に嵌頓する場合があり，瞳孔偏位が生じる．いったん虹彩が window に嵌頓すると急激に眼圧が上昇する．通常，ピロカルピン点眼などで縮瞳しても改善しない．YAG レーザーで嵌頓虹彩を外すことができる場合もあるが，前眼部光干渉断層計で虹彩が強膜弁下に嵌頓していることが確認できる場合には，強膜弁を再度開けて虹彩切除を大きめに開け直す必要がある（図9）．

VI. overhanging bleb に対する処置

　濾過胞は術後経過とともに徐々に縮小してくるが，結膜後方の癒着が進行すると濾過胞は輪部近くに限局し，角膜にまで濾過胞が拡大してくることがある．通常，角膜内まで入り込む結膜組織の部分は濾過機能がないことが多く，単純に切除してしばらくはソフトコンタクトレンズを装用すると房水漏出もなく改善する（⇒動画-9）．しかしながら，眼圧が上昇している場合には角膜に入り込んだ結膜組織を切除することに加えて，マイトマ

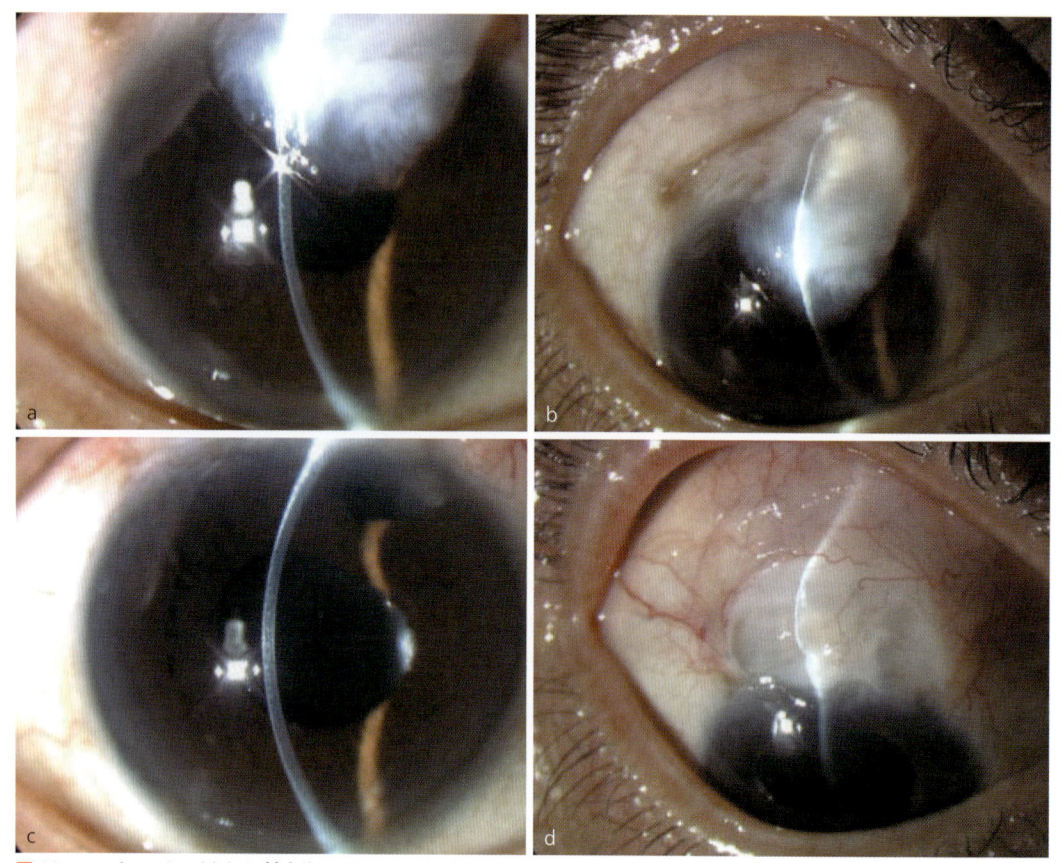

図 10 overhanging bleb に対する conjunctival advancement
濾過胞が角膜内にせり出し瞳孔領にかかっている(a)．濾過胞は限局性で虚血性となっている(b)．せり出した濾過胞を切除して後方から結膜を前転したところ，濾過胞は後方に拡大した(c, d)．

イシン C を併用して濾過胞を拡大し，後方結膜を前方に移動する conjunctival advancement が必要となる(図 10)．

VII. 平坦な濾過胞に対する late needling

　経過とともに濾過胞が縮小し，一度 needling をして眼圧が下降しても，徐々に濾過胞が平坦になり眼圧が再上昇する場合には，マイトマイシン C(結膜下に 8 μg を注射)などの代謝拮抗薬を結膜下に注射した後に needling を行うと濾過胞が復活し，眼圧が下降するという報告がある．マイトマイシン C が眼内に迷入すると角膜内皮障害を生じる可能性があるので，needling の時の針先は前房内に挿入せず，強膜弁後方を持ち上げるようにするのみとする(図 11)．

VIII. 濾過胞感染の鑑別診断

　濾過胞感染は日本緑内障学会が主導で行った 5 年間の前向き臨床研究により，2.2％発

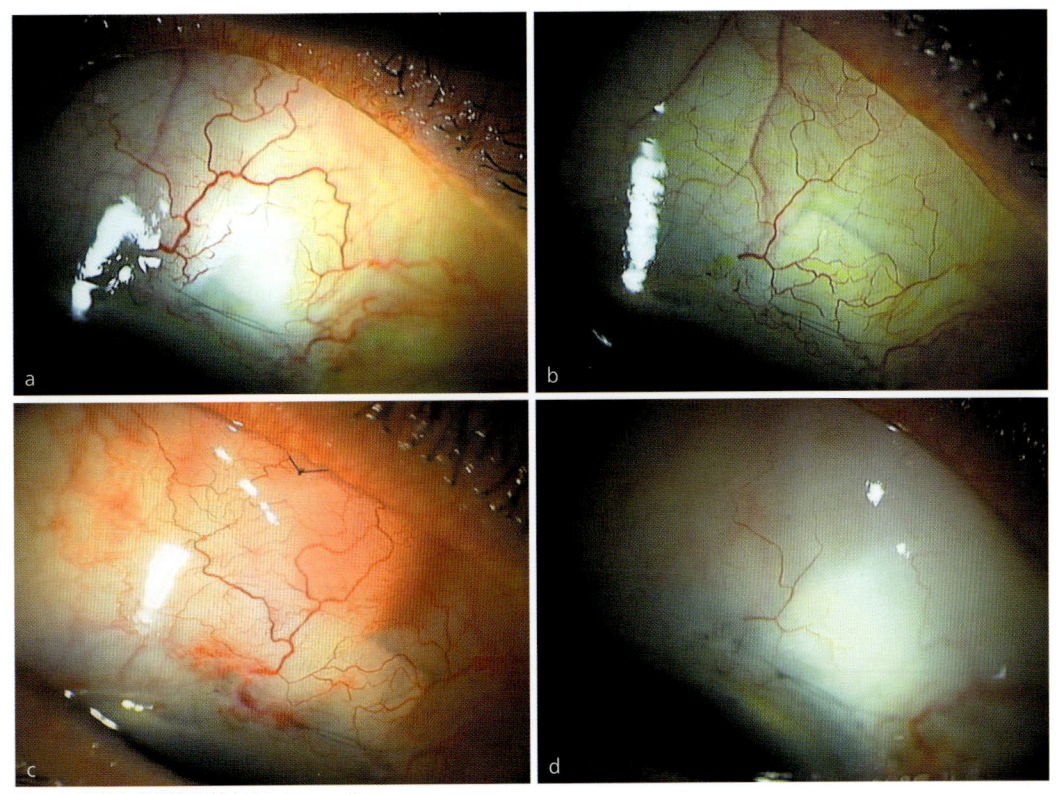

図11 平坦な濾過胞に対する late needling
手術後1か月程度で needling を施行していったん濾過胞は形成されたものの(a)，濾過胞が徐々に限局し強膜弁が結膜を通して透けて見えるような場合(b)には，マイトマイシンCを結膜下に注入した後で needling を施行すると濾過胞が再建できることがある．マイトマイシンCは決して前房内に入らないように needling は強膜弁後方から行い，強膜弁を上昇させ房水がもれてくる状態で終了とする(c)．術後2か月で濾過胞は形成され眼圧は無点眼で 8 mmHg となった(d)．

　症することが報告されており，結膜切開の位置(円蓋部基底，輪部基底)によって濾過胞感染のリスクには差はないが，房水漏出がある場合には前述したように約5倍の感染リスクが増加するので，経過観察中に患者に流涙や充血といった症状がないかを問診しておくことが重要である．また，万一濾過胞感染を起こした場合に備えて，結膜の充血や流涙が増加した場合には抗菌薬点眼を頻回にして，早急に受診をするように指導しておくことも重要である．

　トラベクレクトミー後の経過観察のポイントとして，眼圧経過はもちろんのこと，常に濾過胞の状態をチェックすることが重要であり，可能な限り定期的に濾過胞の写真を撮っておく．限局性で虚血性の濾過胞は，感染を起こしやすいとされているので，患者にも濾過胞感染を起こしうることを何度も説明しておく(図12)．

　トラベクレクトミー後数年して，毛様充血と前房蓄膿をきたした場合は濾過胞感染を疑うが，まず濾過胞からの房水漏出があるか，濾過胞が白濁していないかを診ることが重要である．糖尿病がある患者にトラベクレクトミーを施行して，経過中に濾過胞感染はなく，毛様充血や前房蓄膿を生じる場合には，糖尿病虹彩毛様体炎の合併に注意する．糖尿病虹彩毛様体炎では積極的なステロイド治療で急速に前眼部炎症は改善する(図13)．角膜に炎症がある場合でも前房内炎症をきたすことがある．一方で，重度の結膜充血を流行

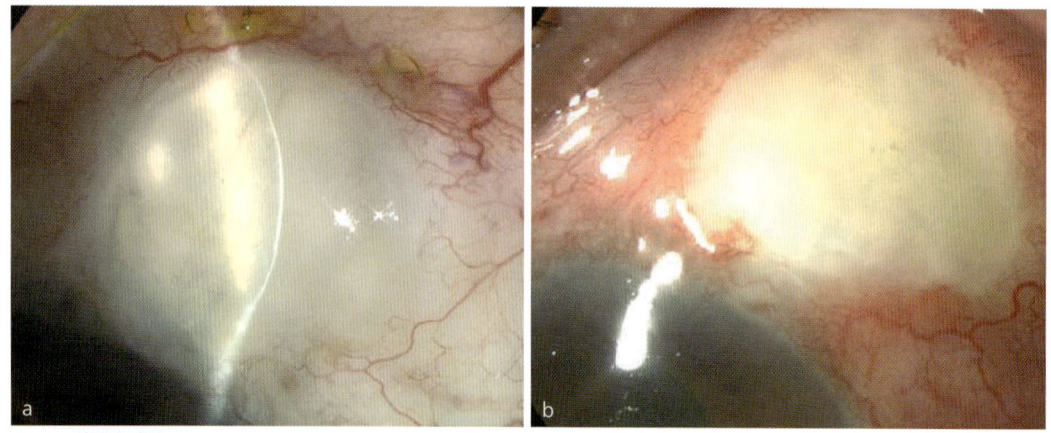

図 12　濾過胞感染
糖尿病がある男性．輪部基底結膜切開でのトラベクレクトミー後数年して，濾過胞は徐々に虚血性限局性となっていた(a)．充血と視力障害を訴えて来院された時には結膜は充血しており，濾過胞は白濁する，いわゆる『white on red』の状態であった．濾過胞は消失しており，低眼圧となっていた．

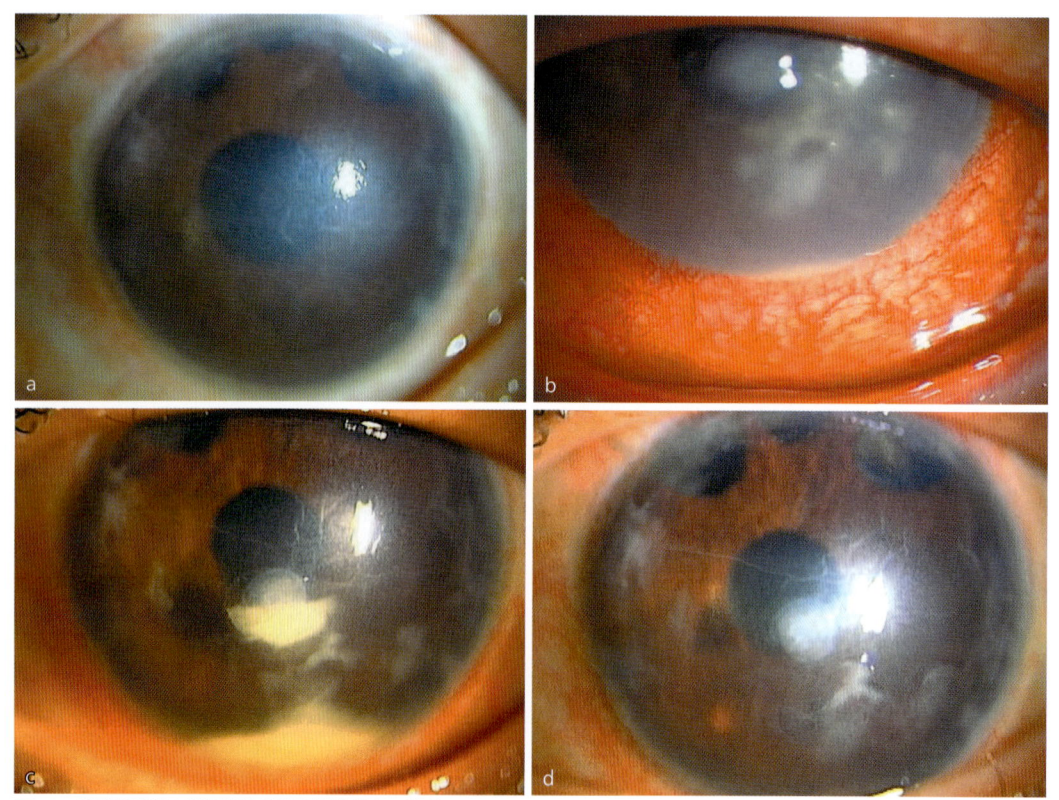

図 13　濾過胞感染と糖尿病性虹彩毛様体炎との鑑別
増殖硝子体網膜症に対して，複数回の濾過手術と硝子体手術を施行された血管新生緑内障症例．角膜内皮障害が強くなっていたが(a)，充血が強くなったとのことで来院した．結膜充血と前房蓄膿があった(b)．ステロイド点眼で明らかに充血は減少したが，2日後には前房蓄膿が増加していた(c)．房水漏出はなく濾過胞感染は否定的と考え，ステロイドの局所投与を強化したところ，前房蓄膿は消失し，充血もさらに改善した(d)．

性角結膜炎などと誤診することのないように常に濾過胞のチェックをすることが鑑別診断のポイントである．

トラベクレクトミーに代表される濾過手術は，術者のバリエーションが多く，結局は患者の創傷治癒に依存する手術であるため，同じ手技を行ったとしても術後経過は同じではない．術後管理が不十分であれば，濾過胞は維持できない．術後眼圧を調整できる手術ではあるが，レーザー切糸を1本行えば一定量の眼圧下降が得られるわけではなく，濾過不全となればneedlingを行うなど決して洗練されたとはいいがたい術後管理を行わなければならないのが現状である．また，最も重篤な濾過胞感染を起こすと視機能障害をきたしうることから，ハイリスク・ハイリターンの手術といわれる．しかしながら，トラベクレクトミーを超える眼圧下降効果が得られる緑内障手術はなく，施行後数十年にわたって眼圧下降が得られて視機能を維持できている患者がいることも間違いない事実である．濾過手術は安易に行われるべき手術ではなく，術後のさまざまな合併症に対する対処法を知っておくことはきわめて重要であり，患者とともにあきらめずに病気と闘う姿勢をもち続けることが何よりも重要である．

参考文献

1) Shirato S, Maruyama K, Haneda M：Resuturing scleral flap through conjunctiva for treatment of excess filtration. Am J Ophthalmol 137：173-174, 2004
2) Yamamoto T, Sawada A, Mayama C, et al：The 5-year incidence of bleb-related infection and its risk factors after filtering surgeries with adjunctive mitomycin C：collaborative bleb-related infection incidence and treatment study 2. Ophthalmology 121：1001-1006, 2014
3) 三浦聡子，臼井審一，多田明日美，他：強膜弁直上に漏出点がある場合の新しい濾過胞再建術を施行した2症例．眼科臨床紀要7：174-178, 2014
4) Fukuchi T, Matsuda H, Ueda J, et al：Corneal lamellar grafting to repair late complications of mitomycin C trabeculectomy. Clin Ophthalmol 4：197-202, 2010
5) Maestrini HA, Cronenberger S, Matoso HDS, et al：Late needling of flat filtering bleb with adjunctive mitomycin C：efficacy and safety for the corneal endothelium. Ophthalmology 118：755-762, 2011

〈大鳥安正〉

VI 難治例の攻略法

A 白内障・硝子体手術既往眼への対策

I. 内眼手術既往眼におけるトラベクレクトミーの背景と問題点

　緑内障による視神経障害は不可逆性であり，生きている限りは緑内障手術が必要となる可能性があるといえる．とくにわが国では長寿社会を迎えており，今後高齢者に対する濾過手術が増加していくことが予測される．一方，高齢者においては過去に緑内障以外の疾患に対する何らかの眼手術が施されている場合が少なからずあり，とりわけ白内障手術や硝子体手術の既往は，トラベクレクトミー施行時および術後経過に影響を及ぼす要因となるため対策を講じる必要がある．

　代謝拮抗薬の併用が術後成績向上をもたらして以来，トラベクレクトミーの基本的なコンセプトに変化はないといえる．瘢痕化による手術効果の減弱と過剰濾過に伴う低眼圧の狭間で，安定した手術効果が得られるか否かは術者の技量だけでなく患者側の要因にも左右される．とくに結膜組織の反応は濾過胞の機能を規定する大きな要因であり，手術の成否に影響する．初回手術眼に比べて，過去に結膜に対する操作が加えられているものでは，結膜の瘢痕化が過剰に起こりやすく，思うような眼圧下降が得られないことがしばしばある．

　以前の白内障および硝子体手術では結膜に対する剝離操作が一般的に行われていたため，その後のトラベクレクトミーは思わしくない成績であった．しかし，結膜への侵襲は眼内に器具を挿入するための手段の1つにすぎず，本来の治療目的には根本的には無関係である．近年，手術機器性能の向上や補助薬剤が誕生したことにより，難症例を除き結膜切開を最低限に留める小切開・低侵襲手術へと移行しつつある．このことは緑内障術者にとっても有益となることが期待されるが，現時点でトラベクレクトミーを必要とする患者の中には既に結膜への侵襲が加えられているものも少なからず存在するため対処法を心得ておくべきである．

また，トラベクレクトミーにおける眼内操作は虹彩切除のみであり，組織侵襲という点では他の内眼手術に比べると低い．しかし，本来は保たれるべき眼球の閉鎖性を意図的に破綻させる術式であることから，術前の眼内環境が手術の遂行および合併症の発症に影響する．無硝子体眼や白内障手術時にトラブルを生じた既往のあるものに対するトラベクレクトミーでは起こり得る事態を予測し，それに対する事前の準備が必要である．

II. 白内障手術既往眼への対策

1. 白内障手術既往眼の問題点

　白内障手術既往眼に対するトラベクレクトミーでは，多少の過剰濾過を生じても前房消失を生じ難いことから積極的に管理できるメリットがある．一方，最終的な手術成績は有水晶体眼と比較して劣ることが報告されている．過去の侵襲を契機に結膜下に存在する線維芽細胞が増殖し，一部は組織の収縮を引き起こす筋線維芽細胞へと変化することが報告されている．そのような症例では濾過手術後に過剰な瘢痕化を起こしやすく，結果的に濾過胞機能不全を生じると考えられている．加えて白内障手術後，数か月間は前房内フレアー値の有意な上昇を認め，血液房水柵の破綻が続いていると考えられることから，その時期のトラベクレクトミーでは種々の生理活性物質が濾過胞内に流入することも瘢痕化を促進する一因と考えられている．

　これらの瘢痕化要因への基本的な対策方針は，白内障手術創から離れた位置に濾過胞を作成することと，白内障手術からの期間を空けることである．

2. 濾過胞作成部位の決定

　まず重視すべき点が結膜と強膜の術前評価である．これらの状態は濾過手術の成功にかかわるのみならず，トラブルなく手術を遂行するうえで欠かすことができない情報であるため，十分に把握しておく必要がある．他の医療機関で手術が施行されている場合など診療録からの情報が得られない場合も多くあり，どのようなアプローチで手術が行われたかを強膜や角膜および結膜の状態から判断できねばならない．

　結膜は濾過胞を形成する重要な組織であるため，過剰な瘢痕化が生じている部位は避けるべきである．結膜と強膜が強固に癒着している場合，剥離時に出血が多くなり，多くの止血操作が必要となるため組織への侵襲をさらに助長する結果となる．また，結膜自体が伸縮性を失っていることもあり，術中の裂孔形成や術後の創口離開を生じる原因ともなる．

　術前の診察で結膜の可動性を確認するだけでなく，手術開始時に局所麻酔薬を注入し圧排することで結膜癒着の範囲を把握するよう心がけたい．

3. 強角膜三面切開

　強角膜三面切開による白内障手術創作成の基本は強膜床の露出と凝固止血，角膜輪部から離れた部位からの強膜トンネルの作成からなり，今日行われる白内障手術の中では侵襲

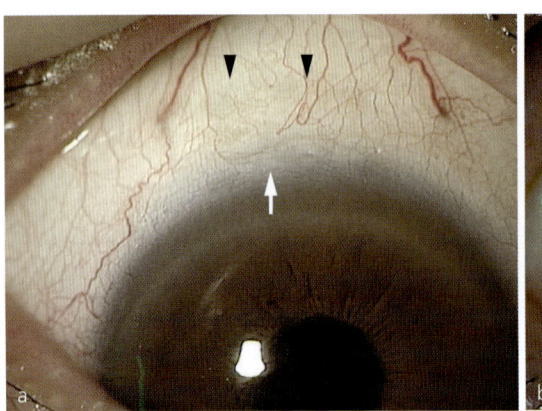

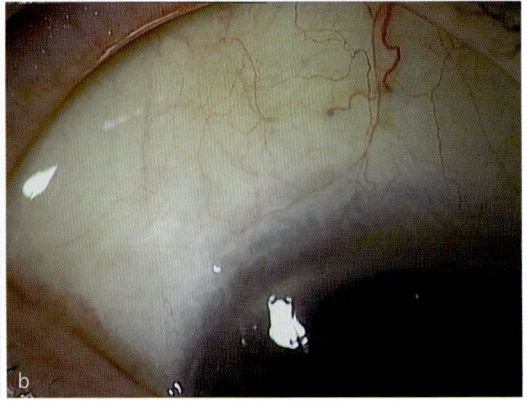

図1　強角膜三面切開手術後の創口
a：強角膜トンネル外方弁にあたる強膜の菲薄化（矢頭）と輪部付近の血管走行（矢印）の乱れを認める．b：輪部および放射状切開部位に顕著な瘢痕組織を認める．

が大きい．昨今は手術装置の改良と，極小切開から挿入が可能な眼内レンズの登場により，以前に比べて選択される頻度は減少しているものと思われる．しかし，難症例において囊外摘出術へのコンバートが容易であることや，創口閉鎖不全をきたしにくく安全性の面で有利であることから今後も選択される症例は少なからず存在すると考えられる．一方，現時点でトラベクレクトミーを必要とされる患者においてはこの方法によって創口が作成されているものにしばしば遭遇する．

　白内障手術施行部位の同定は比較的容易である．結膜の瘢痕あるいは血管走行の変化，さらに強膜切開部位の菲薄化などから，ほとんどの症例で判定可能と考えられる（図1）．右利き術者の場合，10～11時の結膜に強角膜弁が作成されることが多い．よってトラベクレクトミーを行う際の手術野の第1選択は2～2時半の上方結膜となる．2度目のトラベクレクトミーが必要となることを想定して，できる限り白内障手術創とは離れた位置に強膜弁を作成するが，濾過胞が瞼裂より露出した際にはデレンによる異物感や濾過胞感染の原因となるため3時方向には作成すべきでない．

　以上のような問題点を踏まえると，将来的にトラベクレクトミーが必要となる可能性のある緑内障眼に対しては，限りある術野を使用してしまう点，既に生じている組織の瘢痕化が手術成績の低下を招く可能性がある点から，強角膜三面切開による白内障手術は避けたほうが賢明である．

4. 経結膜強角膜一面切開

　経結膜強角膜一面切開は，強角膜三面切開のもつ安全性と角膜切開のもつ低侵襲性を併せもつ切開法であり，比較的簡便である点からも近年用いられることが多くなっている．結膜への侵襲は少ないものの，やはり同一部位でトラベクレクトミーを行うことは避ける必要がある．その理由として，前房内への穿孔部位が強膜弁の根部付近に相当し，強膜弁の作成を開始すると輪部付近で薄くなることから，弁離断や強膜弁縫合時の刺入部から漏出が生じる原因となるためである．

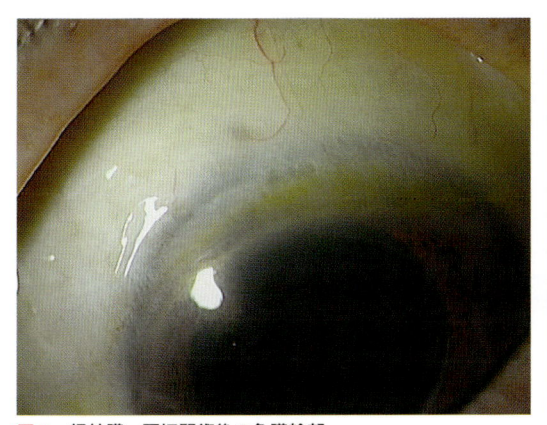

図2　経結膜一面切開術後の角膜輪部
組織の瘢痕化が軽微であり，どのようなアプローチで手術が行われたか判断しづらい．

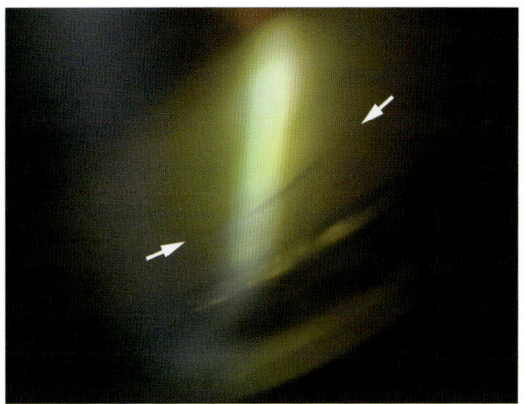

図3　経結膜一面切開手術後の隅角鏡所見
隅角底から離れた位置に内方弁が開口していることが確認できる（矢印）．

　しかし，術後の結膜瘢痕が軽微なうえ，角膜内のトンネルも輪部結膜に大部分が隠れるため，どの部位よりアプローチがされたか一見判別が難しいことがある（図2）．それでも多くの場合は注意深く観察を行うことにより切開創を見つけることが可能である．もし，確信がもてないようであれば，隅角鏡を使用して眼内から観察を行うか，前眼部OCT所見を活用することで確実に同定することができる（図3）．万一，強膜露出後に切開部であることが判明した場合は，結膜切開を拡大したうえで健常な部位を用いて強膜弁作成を行ったほうが安全である．

5. 角膜切開

　Supawavejらの報告によると，透明角膜切開白内障術後のトラベクレクトミーの成績は初回手術眼と比較して術後2年の時点においては同等であったとしている．角膜切開によって白内障手術が施行されている場合は耳側，上方いずれであってもトラベクレクトミーを遂行するうえでの影響はほとんどない．ただし牽引糸をかける際は，角膜の損傷や創口の離開を避けるため切開創と交通しないように通糸する配慮が必要である．

　筆者は緑内障眼に対する白内障手術は全症例で耳側アプローチとし，難症例を除いて透明角膜切開による創口作成と10-0ナイロンによる閉創を行っている．

6. 硝子体脱出への対策

　無水晶体眼，後嚢破損やZinn小帯断裂例では後房と硝子体腔との隔壁が破綻しているため，虹彩切除後に硝子体が眼外に脱出してくることがある．術前診察で眼内レンズが嚢外に挿入されている，あるいは偏位を生じている症例ではとくに注意したい．術中に硝子体脱出を生じた場合はマイクロスポンジ®（MQA®）とスプリング剪刃を使用して切除する．その際は脱出した分だけを切除するにとどめたうえで，過剰濾過でさらなる硝子体脱出をきたさぬよう強膜弁はタイトに縫合する．

　術後に過剰濾過となった際に多量の硝子体が前房内に逸脱してくることがあるが，多くの場合眼圧の上昇に伴い硝子体腔へと戻っていくため経過観察をして構わない．しかし，

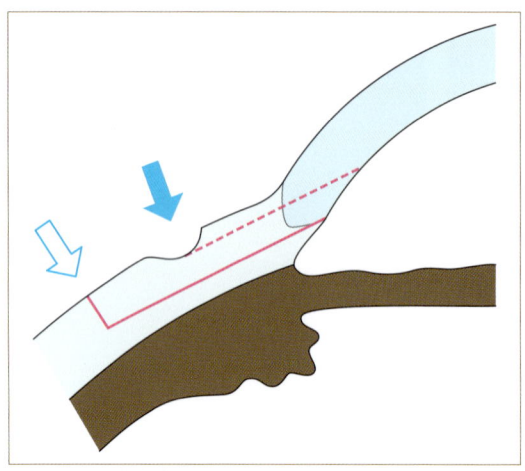

図4 大きな白内障切開創と同部位に強角膜弁を作成する場合の方法
破線のように水晶体摘出創が作成され強膜床に厚みがあるようであれば，菲薄化部位から離れた位置から十分厚い強膜弁を作成する．

トラベクレクトミー部に陥頓し，濾過障害を生じた際には早めに整復する必要がある．
　エクスプレス緑内障フィルトレーションデバイス（EX-PRESS®）は虹彩切除が不要であるため，硝子体の脱出を回避することが可能である．しかし，術前から瞳孔領に硝子体が観察されるような症例では房水の流出に伴いポートに陥頓することがある．その場合は確実に濾過障害を起こすためフックなどで外した後，硝子体カッターを用いて切除を行う．

7. 大きな強角膜切開が行われている場合

　上方から囊外摘出術あるいは囊内摘出術が行われ，広範な結膜切開と強角膜創が行われていた場合，超音波乳化吸引による小切開白内障手術後と比べてトラベクレクトミーの難易度は高くなる．瘢痕化結膜を有する点も注意すべきであるが，とくに問題となるのが強膜弁の作成である．強膜創と重複せぬよう耳側もしくは鼻側に強膜弁を作成でき，かつ濾過胞が眼瞼に覆われるような位置であれば通常通り手術を行えばよい．しかし，多くの場合それが困難であるため強膜の菲薄化した部位に強膜弁を作成することが余儀なくされる．対処の方法としては，大きめに十分な厚みのある強膜弁を作成し，強く牽引して引きちぎれぬよう心がけることである（図4）．

III. 硝子体手術既往眼への対策

1. 結膜弁，狭角膜弁の作成

　硝子体手術後の濾過胞作成に関しては瘢痕化部位を避けるという点で白内障手術後と同様である．スモールゲージシステムによる経結膜手術が行われている場合，結膜の瘢痕化はほとんど生じないため，刺入部位を避けて強膜弁を作成すれば術野の選択にはそれほど

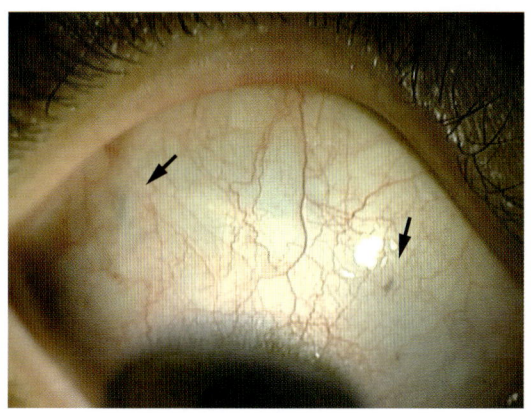

図5 25Gシステムを使用した硝子体手術後の結膜
強膜刺入部を透見するが，結膜自体にはとくに問題となる瘢痕は見られない（矢印）．

問題は生じない（図5）．一方，従来行われていた20Gシステムによる硝子体手術の既往がある場合，ポートの作成を目的に耳上側および鼻上側の結膜輪部が既に切開されていることが多いため，それらの間である上方に強角膜弁を作成することとなる．しかし，輪部結膜が半周以上切開されている場合は瘢痕治癒した結膜を再度剝離し，濾過胞を作成する必要があるため裂孔を作らぬよう注意が必要である．

　硝子体手術後早期は輪部結膜の接着が不十分であることが想定されるため，トラベクレクトミーを輪部基底で行う際には輪部結膜が離断せぬよう注意が必要である．硝子体手術の閉創時，結膜が十分輪部に寄せて縫合されていなかった場合，角膜輪部と結膜の間にギャップが存在する．この部位は遊走してきた結膜上皮のみが強膜表層を覆っているため，角膜まで結膜を剝離するのが困難となる．結膜の可動性が十分あるようであれば，円蓋基底結膜弁を作成し輪部に残存した結膜上皮を除去後あらためて輪部に縫合する．しかし，強い瘢痕化のためTenon囊の切除を行っても術中に輪部に結膜を寄せきれない，もしくは術後の結膜収縮により創口離開の可能性がある症例では輪部基底で結膜弁を作成したほうが安全である．その際，輪部で結膜の翻転が制限され，強角膜弁を十分切り込むことができないため，クレセントナイフなどを使用して表層の強膜ごと結膜剝離を進めるとよい．

2. 眼球虚脱に対する対策

　無硝子体眼では強角膜ブロック切除後，あるいは周辺虹彩切除後に房水が多量に流出し，眼球虚脱を生じる．眼球虚脱を起こした状態では強膜弁縫合が困難となるばかりでなく，術中脈絡膜出血の危険性が上昇するため対策が必要である．あらかじめ前房内に粘弾性物質を注入することで簡便に虚脱を予防することができる．しかし注入量が多いと前房が深くなり虹彩を鑷子で引き出して切除せねばならなかったり，逆に注入量が少ないと流失に伴い急激に虚脱を起こしたりする点に注意が必要である．

　エクスプレスは前房への穿通後も房水流出量が限られるため，強膜弁縫合までの時間を稼ぐことが可能である．ニードリングによる濾過胞再建の可能性が高い症例や，前房出血

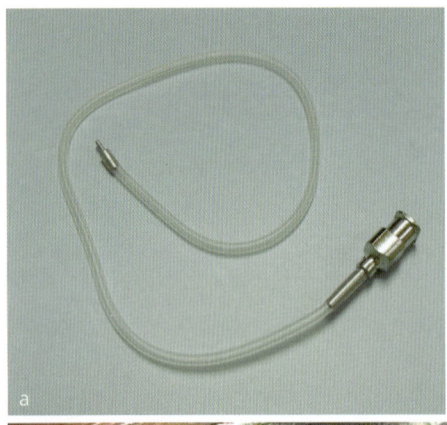

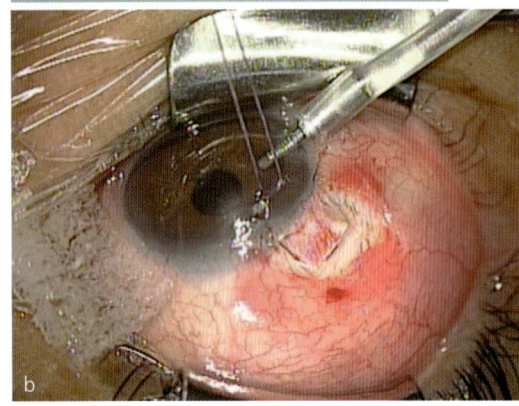

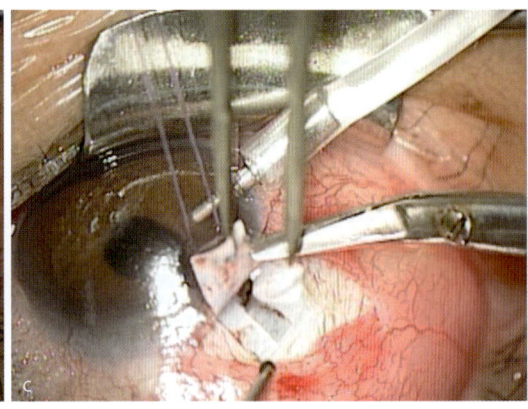

図6 前房メンテナーによる眼球虚脱の防止
a：前房メンテナーの外観：20Gの先端にはねじ山が刻まれており，抜けにくくなっている．灌流ボトルに点滴ラインをつなぎ，3方活栓を介して接続し使用する．b：前房メンテナーの留置例：下方に留置すると下転の妨げとなるため斜め下方に留置する．c：虹彩切除後：灌流水が勢いよく流出しているが，眼球の形態は保たれている．

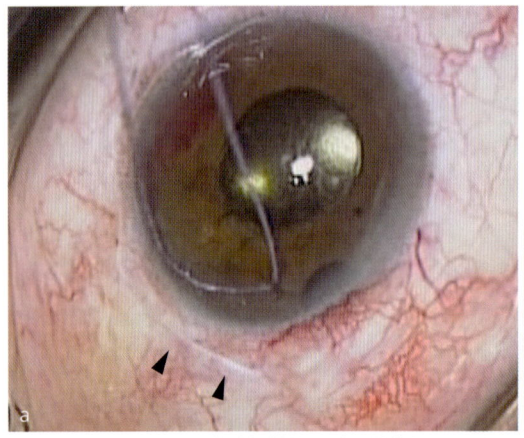

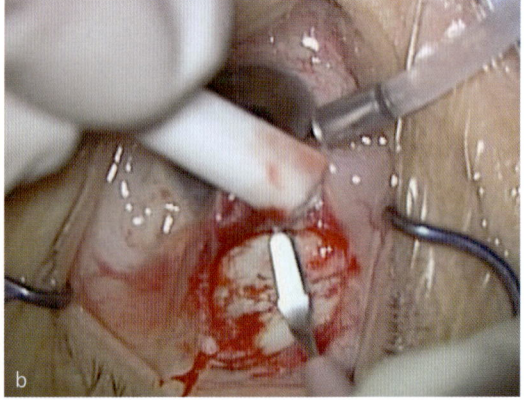

図7 硝子体手術時に結膜が角膜輪部に十分縫着されていなかった血管新生緑内障に対する再手術症例
a：耳上側の結膜断端と角膜との間にギャップを認めた（矢頭）．円蓋基底では瘢痕収縮による創口離開の可能性があり，十分なTenon嚢の切除が必要と考え輪部基底での手術を行った．b：クレセントナイフで輪部付近の表層強膜もろとも剝離しつつ結膜弁作成を進めている．

により閉塞を起こす可能性のある症例を除けば積極的に使用したい．

　筆者は眼球虚脱を確実に防止するために前房メンテナーを使用している(図6)．開放時も常に灌流液が補充され，焦ることなく強膜弁の縫合に集中できるからである．術野の確保に支障をきたさぬ位置に留置し，灌流ボトルの高さは眼球から30〜40 cmの位置に設定する．虹彩切除後，数本の強膜弁縫合をおいたところで前房メンテナーを抜去し，漏れ具合を確認しながら追加の縫合をするとよい．

3. 輪状締結術後

　硝子体手術時に輪状締結術が併用されている場合，円蓋部の結膜下組織は高度に瘢痕化している．円蓋基底で結膜弁を作成してもびまん性の濾過胞は形成されにくいことから，Tenon嚢の切除が容易な輪部基底で結膜弁を作成したほうがよいと筆者は考える．このような症例では無血管濾過胞が形成され濾過法感染のリスクが高まったとしても，目下の高眼圧を下げることが優先される場合がほとんどであろう．

参考文献

1) Fluorouracil Filtering Surgery Study Group：Five-year follow-up of the Fluorouracil Filtering Surgery Study. Am J Ophthalmol 121：349-366, 1996
2) Takihara Y, Inatani M, Seto T, at al：Trabeculectomy With Mitomycin for Open-Angle Glaucoma in Phakic vs Pseudophakic Eyes After Phacoemulsification. Arch Ophthalmol 129：152-157, 2011
3) Supawavej C, Nouri-Mahdavi K, Caprioli J, et al：Comparison of Results of Initial Trabeculectomy With Mitomycin C After Prior Clear-corneal Phacoemulsification to Outcomes in Phakic Eyes. J Glaucoma 22：52-59, 2013

〈栂野哲哉，福地健郎〉

B 血管新生緑内障

　血管新生緑内障に対するトラベクレクトミーは，マイトマイシンC，ベバシズマブ（アバスチン®）の臨床応用により，新たな展開を迎えた．また，小切開硝子体手術（MIVS）の登場により，硝子体手術による結膜瘢痕が軽減され，トラベクレクトミーの術者にとって，より好ましい環境となってきた．さらに，バルベルト緑内障インプラント（Baerveldt® Glaucoma Implant）の登場により，トラベクレクトミーを選択する症例はどのような症例なのかを考える必要が出てきた．本項では，これらをトラベクレクトミー施行前から，時系列で考えていきたい．

I. 患者のサポート体制の整備

　トラベクレクトミーを念頭においた術前診察の時に，血管新生緑内障の病期判定はもちろんであるが，今後，患者を長期にわたってサポートする環境が整っているかを確認することも重要である．環境が整っていない場合，整えることにかなり時間を要するため，この確認はできるだけ早期に行うことが望ましい．そしてキーパーソンを含めた家族に，血管新生緑内障との戦いという土俵に一緒に入ってきてもらう必要がある．これまでの経験上，血管新生緑内障でトラベクレクトミーを要するのは男性が多く，若年者であればトラベクレクトミーは苦戦しやすい．家族側から見ると，血管新生緑内障の治療に苦戦しやすい患者は，経済的に家族を支えるべき人である可能性がある．また，家族のサポートを得られなければ，患者の通院が困難となり，血糖コントロールも困難となる．しかし血管新生緑内障を発症している患者は，家族との関係が疎遠になっていることも多い．家族と全く連絡をとれない場合，速やかに公的なサポートの導入を検討すべきである．いずれにせよ，血管新生緑内障へのトラベクレクトミー施行とその後の経過観察という長い道のりを始めるにあたり，患者本人に対する普段の生活のサポーターは不可欠と考える．また，とくに糖尿病網膜症患者の場合，血糖コントロール，全身状態の把握，今後の内科的治療の予定など，各診療科との連携も重要であり，同時に進めなければならない．

II. 網膜虚血の改善

　血管新生緑内障の眼圧上昇機序は，網膜の虚血病変から産生されるvascular endothelial

growth factor(VEGF)が前眼部に拡散し，開放隅角緑内障期には線維柱帯に血管新生を引き起こすこと，閉塞隅角緑内障期には新生血管に富む組織が線維柱帯と虹彩の間で増殖し周辺虹彩前癒着を形成することと考えられているため，血管新生緑内障の治療は網膜虚血の改善が最優先される．眼底診察後，網膜虚血の程度を正確に把握するため，蛍光造影検査を施行する．蛍光造影検査は，肉眼的に発見が困難であった瞳孔縁や隅角の新生血管の評価にも有効な手段である．

1. 光凝固

蛍光造影検査で広範な網膜虚血を認めた場合，汎網膜光凝固術が必要である．不十分なレーザー照射回数では新生血管の退縮効果が弱いことが報告されているため，1凝固斑以内の密な間隔で，可及的に最周辺部まで，合計3,000発以上を目ざして汎網膜光凝固術を行う．パターンスキャンレーザーを用いて，従来のレーザーと同じ回数のレーザー照射を行っても新生血管の退縮，抑制効果が劣ることが報告されており，パターンスキャンレーザーでは増殖糖尿病網膜症に対して6,000発のレーザー照射回数が必要である．

糖尿病網膜症の場合，白内障，硝子体出血，散瞳不良などにより，蛍光眼底造影検査による評価が困難であることもある．冷凍凝固術は，術後の結膜瘢痕が強くなり，次のトラベクレクトミー施行が困難となるため，トラベクレクトミーや硝子体手術の施行が困難な症例に限定して選択すべきである．著しい高眼圧で角膜浮腫が強い場合には，心不全の既往がないことを確認後，高浸透圧薬の点滴により眼圧を一時的に下降させると，汎網膜光凝固術を行いやすい．

2. ベバシズマブ

一方，2006年，抗VEGF薬であるベバシズマブの硝子体内投与により，前眼部の新生血管が退縮することが報告された．ベバシズマブに引き続いて複数の抗VEGF薬が開発されたが，いずれも血管新生緑内障に対する適応とはされておらず，一般的に，最も安価なベバシズマブが各診療施設の倫理委員会で承認を受け使用されている．保険外適応であるため，効果，副作用，適応外使用であることを十分説明し文書にて同意を得た後，当科では結膜を温存する意味で下方からベバシズマブを硝子体内投与している．また，脳梗塞，心筋梗塞の既往がある場合，使用が困難である．ベバシズマブ硝子体内投与の大きな利点は，中間透光体の影響を受けずに汎網膜光凝固術より，早く確実に，前眼部新生血管を退縮させられる点である．汎網膜光凝固術では新生血管の退縮に数週間を要していたが，ベバシズマブ硝子体内投与では数日で退縮する．また，ベバシズマブはVEGFによる血管透過性亢進を抑制し，前眼部での蛍光の漏出を減少させることが報告されている．さらに開放隅角緑内障期では，ベバシズマブ硝子体内投与による眼圧下降効果を期待できる．ベバシズマブ硝子体内投与による血管新生緑内障の病態の鎮静化，閉塞隅角緑内障期への進行抑制効果は，汎網膜光凝固術を完成する時間的余裕を生んだ．加えて，ベバシズマブ硝子体内投与と汎網膜光凝固術を組み合わせることにより，汎網膜光凝固術単独に比べて，眼圧下降効果，新生血管の退縮効果を増強させることができる．また，早期の汎網膜光凝固術完成を目ざす必要がある症例において，ベバシズマブ硝子体内投与は網膜光凝

固術による黄斑浮腫合併の抑制を期待できる．

　ベバシズマブ硝子体内投与の注意点として，投与2か月後前後で新生血管の抑制効果がなくなるため，継続した新生血管の抑制には汎網膜光凝固術が必須である．また，硝子体手術既往眼ではベバシズマブの効果が減少しやすい．さらに，ベバシズマブ硝子体内投与後，肉眼的には前眼部新生血管は消失しているように見えるが，インドシアニングリーン造影では描出されることから，新生血管の構造自体は残存していることがわかる．

III. トラベクレクトミー前の硝子体手術

　筆者らの検討では，20ゲージ硝子体手術の既往はトラベクレクトミーの術後予後不良因子であったが，硝子体出血により汎網膜光凝固術を行えない場合，小切開硝子体手術を行い，術中に汎網膜光凝固術を完成させる．20ゲージ硝子体手術と比較した小切開硝子体手術による結膜瘢痕の軽減が，トラベクレクトミーの術後成績に有利に働く可能性がある．ただし，硝子体切除により虚血網膜からのVEGFが前眼部に到達しやすくなることで血管新生緑内障の発症，増悪を誘発する可能性には注意が必要である．筆者らの検討では，増殖糖尿病網膜症に対する硝子体術後の血管新生緑内障の発症予後因子は，男性，若年齢，術前のより高い眼圧値，術前の隅角の新生血管，僚眼の血管新生緑内障罹患であった．

IV. 血管新生緑内障に対するトラベクレクトミー

1. 抗凝固剤や抗血小板剤の内服中止について

　血管新生緑内障患者では，全身に虚血性疾患を合併しているため，抗凝固剤や抗血小板剤を内服していることが多い．筆者らの検討では，抗凝固剤や抗血小板剤の内服歴は，血管新生緑内障に対するトラベクレクトミー後の前房出血を生じる予後因子であった．そのため，当科では内科に相談し，可能な限り，トラベクレクトミー術前の抗凝固剤や抗血小板剤の内服を中止している．

2. 血管新生緑内障に対するトラベクレクトミー

1) 手術成績

　汎網膜光凝固術を完成させ，薬物治療による眼圧下降を行っても，高眼圧が継続する場合，急いで観血的治療を決断しなければならない．マイトマイシンCの臨床応用前，血管新生緑内障に対するトラベクレクトミーの手術予後は非常に不良であったが，マイトマイシンCの臨床応用により，トラベクレクトミーの手術成績は向上した．筆者らの，血管新生緑内障に対するマイトマイシンC併用トラベクレクトミー手術成績の検討では，主に眼圧値で手術不成功を定義すると，1年時生存確率62.6％，2年時生存確率58.2％，5年時生存確率51.7％であった（図1）．

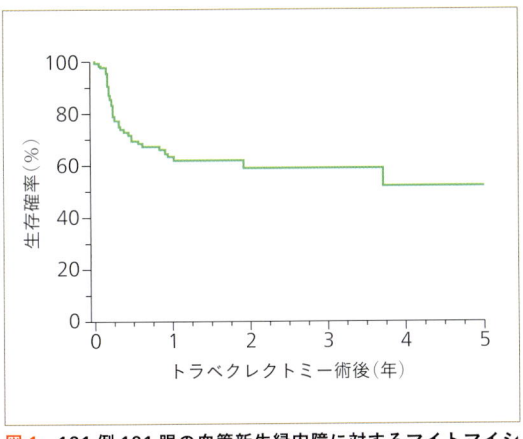

図1 101例101眼の血管新生緑内障に対するマイトマイシンC併用トラベクレクトミーの生存曲線（Kaplan-Meier法）

22 mmHg以上の眼圧値，光覚弁消失，再手術を不成功と定義した．(Takihara Y, Inatani M, Fukushima M, et al：Trabeculectomy with mitomycin C for neovascular glaucoma：prognostic factors for surgical failure. Am J Ophthalmol 147：912-918, 2009 より)

2）トラベクレクトミーの予後不良因子

　過去に5-フルオロウラシル併用トラベクレクトミーでは50歳以下の血管新生緑内障患者の手術成績は不良であると指摘されていたのと同様，マイトマイシンC併用トラベクレクトミーでも50歳以下の症例に対する手術成績は不良であった（図2）．若年齢がトラベクレクトミーの予後不良因子である理由として，若年者では創傷治癒が強いこと，また，若年齢での血管新生緑内障発症はより急速で重症な網膜虚血の発症を反映していることがあげられる．さらに，20ゲージ硝子体手術既往がある血管新生緑内障の症例に対するマイトマイシンC併用トラベクレクトミーの手術成績は，硝子体手術既往がない症例のそれと比べて，不良であった（図3）．硝子体手術後のトラベクレクトミーが予後不良である理由として，20ゲージ硝子体手術を施行した眼は結膜瘢痕を生じ，トラベクレクトミーによる濾過胞形成に不利であること，硝子体手術を要したということから網膜虚血がより重症であったことがあげられる．

3）ベバシズマブ硝子体内投与後のトラベクレクトミー

　血管新生緑内障に対するトラベクレクトミーの問題点として，虹彩や線維柱帯を切除する際に新生血管を切断するので，術中に多量の出血を生じ，術後に前房出血を合併することであった．ベバシズマブ硝子体内投与による，より早く確実な前眼部新生血管の退縮効果は，汎網膜光凝固術単独施行時より，早期のトラベクレクトミー施行を可能にした．また，ベバシズマブ硝子体内投与によるトラベクレクトミー術後の前房出血の抑制効果は，僚眼の視力が低下していることが多い血管新生緑内障患者の，前房出血による大幅なADLの低下を防ぐことにつながった．加えて，術前のベバシズマブ硝子体内投与による，

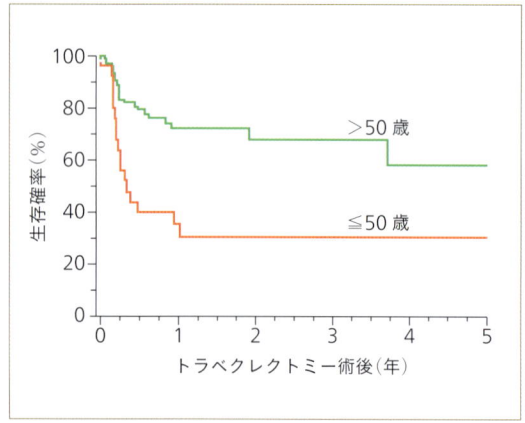

図2 血管新生緑内障に対するマイトマイシンC併用トラベクレクトミーの，年齢での生存曲線の比較

50歳以下の血管新生緑内障に対するトラベクレクトミーの手術予後は不良である．(Takihara Y, Inatani M, Fukushima M, et al：Trabeculectomy with mitomycin C for neovascular glaucoma：prognostic factors for surgical failure. Am J Ophthalmol 147：912-918, 2009 より)

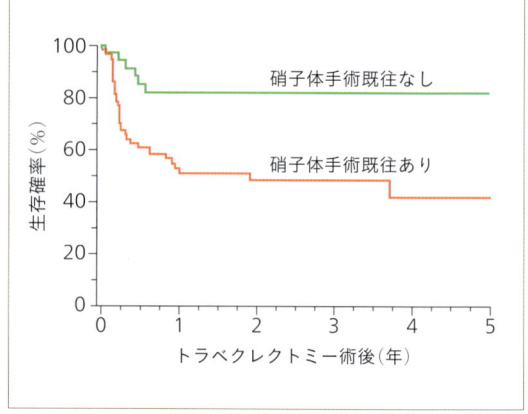

図3 血管新生緑内障に対するマイトマイシンC併用トラベクレクトミーの，20ゲージ硝子体手術既往の有無での比較

20ゲージ硝子体手術既往がある症例は，ない症例に比べて，トラベクレクトミーの手術予後が不良である．(Takihara Y, Inatani M, Fukushima M, et al：Trabeculectomy with mitomycin C for neovascular glaucoma：prognostic factors for surgical failure. Am J Ophthalmol 147：912-918, 2009 より)

トラベクレクトミーの術後成績の改善も報告されている．さらに，現在，硝子体手術として小切開硝子体手術，血管新生緑内障に対するトラベクレクトミーの術前処置としてベバシズマブ硝子体内投与が主流となったことで，血管新生緑内障に対するトラベクレクトミー施行にとって有利な環境が整いつつある．今後，どのような症例にトラベクレクトミーが適していて，どのような症例はバルベルト緑内障インプラントの適応となるのか，検討が必要である．

3. 血管新生緑内障に対するトラベクレクトミーの適応

2012年から，本邦でもバルベルト緑内障インプラントを保険診療で行うことが可能となった．米国緑内障学会に行った調査では，2008年の時点で，76％の血管新生緑内障症例に対して，チューブシャント手術が選択されたという結果が出ている．しかし，2006年に報告された，Moltenoインプラントを用いた145眼の血管新生緑内障に対する手術成績は，1年時生存確率72％，2年時生存確率60％，5年時生存確率40％であり，筆者らの報告したマイトマイシンC併用トラベクレクトミーの手術成績に比べて，チューブシャント手術の手術成績が劇的によいという印象はない．トラベクレクトミーのバルベルト緑内障インプラントに対する主な長所として，術後早期から眼圧コントロールを得やすいこと，長年の経験の蓄積があり術後管理に術者が慣れていることがあげられる．主な短所として，結膜瘢痕の影響を大きく受けること，濾過胞感染がバルベルト緑内障インプラントより高頻度と考えられていることがあげられる．角膜内皮細胞の減少については，トラベクレクトミーでも減少が報告されていること，血管新生緑内障の場合，より角膜内皮細胞への影響が少ないと思われる後房型を選択しえることから，現時点で優劣つけがたいが，前房型を挿入する場合はとくに注意が必要である．以上のことを考慮し，当科では，

血管新生緑内障に対するトラベクレクトミーの主な適応として，初回緑内障手術の症例，上方に結膜可動性があり濾過胞形成の余地がある症例，比較的高齢者で硝子体手術を要していない症例，バルベルト緑内障インプラント特有の術後早期の高眼圧期を避けたい末期の症例などを考えている．

4. 術後管理

当科では，術後，濾過胞の形成が少しでも悪くなってきたら，積極的にレーザー切糸を行っている．ベバシズマブを硝子体内投与すると，血管侵入の少ない濾過胞が形成されやすい印象を受けている．また，前述のようにベバシズマブ硝子体内投与の効果は一過性であり，術数か月後に新生血管が再発する症例を経験する．筆者らの検討では，ベバシズマブを投与した全例に新生血管の退縮を認めたが，マイトマイシンC併用トラベクレクトミー後1年間の経過観察中，35.3%の症例に虹彩新生血管の再発を認めた．再発の平均期間は102.2±60.5日（29～205日）であった．トラベクレクトミー後の経過観察中，術前と同様に，散瞳前に虹彩，隅角の新生血管の有無を確認する必要がある．日本人は虹彩が茶色であるため，新生血管を見つけることが白人に比べて困難であり，新生血管が再発しているのではないかと疑って，慎重に診察を行う．

5. 両眼血管新生緑内障の場合

とくに糖尿病網膜症により両眼に血管新生緑内障を発症している患者は，トラベクレクトミー施行の入院中，外来フォロー中，暴力的な発言などにより，トラブルが発生しやすい印象を受ける．いったん，患者と医療従事者との間の雰囲気が気まずくなると，外来を受診しにくくなる．血管新生緑内障へのトラベクレクトミー施行と術後管理には，患者と家族，医療従事者の忍耐がとくに必要であることを自覚，説明し，患者の暴力的な発言などは，両眼が見えなくなることへの不安に加えて，家族にお願いし日々，外来に連れてきてもらっている（血糖コントロール，透析などの他科受診を含め）患者の気苦労から生じていると考え，冷静に診察することが必要である．

参考文献

1) Wakabayashi T, Oshima Y, Sakaguchi H, et al：Intravitreal bevacizumab to treat iris neovascularization and neovascular glaucoma secondary to ischemic retinal diseases in 41 consecutive cases. Ophthalmology 115：1571-1580, 2008
2) Takihara Y, Inatani M, Fukushima M, et al：Trabeculectomy with mitomycin C for neovascular glaucoma：prognostic factors for surgical failure. Am J Ophthalmol 147：912-918, 2009
3) Takihara Y, Inatani M, Kawaji T, et al：Combined intravitreal bevacizumab and trabeculectomy with mitomycin C versus trabeculectomy with mitomycin C alone for neovascular glaucoma. J Glaucoma 20：196-201, 2011
4) Kojima S, Inatani M, Shobayashi K, et al：Risk factors for hyphema after trabeculectomy with mitomycin C. J Glaucoma 23：307-311, 2014
5) Inatani M, Takihara Y, Takamura Y：Management of neovascular glaucoma. Expert Rev 9：33-42, 2014

〈瀧原祐史〉

C ぶどう膜炎続発緑内障

　ぶどう膜炎に続発する緑内障は，以前からトラベクレクトミーをはじめとする緑内障治療に抵抗性があることが知られている．トラベクレクトミーにおいては，いかに濾過胞を良好に形成させ，瘢痕形成を抑えつつ維持していくかに，術後眼圧成績が左右される．しかしながら，ぶどう膜炎による眼内炎症がある場合，瘢痕形成が進行してしまい濾過効果が消失しやすく，不成功に終わる可能性が，原発開放隅角緑内障に比較して高い．トラベクレクトミー後に作成される濾過経路に対して，具体的にどういった因子が悪影響を与えているのか，不明な点も未だ多いが，多くの液性因子あるいは細胞性免疫が関与していることが推測される．実際に，ぶどう膜炎患者の濾過胞部では炎症細胞やマクロファージの浸潤が多く観察される．

　ぶどう膜炎では，① 正確な診断と適切な消炎治療を行い続発緑内障に至る症例を最小化する必要がある点，② 眼圧上昇を生じた場合は，眼圧上昇機転の把握・炎症との関連・ステロイド緑内障の可能性について判断し，状況に応じた保存的治療を図る必要がある点，③ 保存的治療が困難となった場合は，しばしば高度な眼圧上昇パターンを示して急激な視野障害の進行を呈することもあるため，時機を逸しないように手術導入を図る必要がある点，④ 術後炎症の遷延，繰り返す再燃は濾過機能の消失につながる点，に十分配慮し治療に望む必要がある．

I. 術前診断と管理

　ぶどう膜炎続発緑内障では，術前の評価が，他の病型の緑内障以上に非常に重要となる．術前眼圧レベルと緑内障視野病期判定はもちろんであるが，眼圧上昇機転の把握やアプローチする術野の評価が成功へのキーとなる．

1. ぶどう膜炎に伴う眼圧上昇機序の評価

　診断がつかない場合も多々存在するが，可能な限り，ぶどう膜炎の病型診断をしっかり確定させておくことが，まず重要となる．これは，術後の眼圧経過・予後の予測，術前の消炎治療の効果の予測（ひいては緑内障手術までに消炎に要する期間の推測），術後の炎症の程度予測と消炎計画立案につながるためである．中でもとくに，肉芽腫性ぶどう膜炎はトラベクレクトミーに抵抗性を示す．そのため，隅角結節や虹彩結節，豚脂様角膜後面沈着物

といった典型的な所見を見落とさないようにする必要がある．

　線維柱帯-Schlemm管組織障害による開放隅角での眼圧上昇のみでなく，閉塞隅角機序での眼圧上昇も忘れてはならない．隅角結節をはじめとする隅角部の炎症反応後では，周辺虹彩前癒着(PAS)が生じることがある．とくに，サルコイドーシスなどの肉芽腫性ぶどう膜炎では，経過中の炎症の程度のわりにPASが広範に生じていることがある．広範なPASの存在は，トラベクレクトミーの危険因子とされており，沖波らは，PASが半周以上にわたって形成されていた場合，術後成功率が低下すると報告している．

　また，その他の閉塞隅角機序では，虹彩後癒着による瞳孔ブロック(iris bombè)を生じている場合は周辺虹彩切除術を選択すべきであるし，Vogt-小柳-原田病で虹彩-水晶体隔膜の前方移動で浅前房化をきたしている際には，ステロイドの大量投与とアトロピンによる散瞳が必要である(第2章 VI ぶどう膜炎続発緑内障 参照⇒68頁)．急性原発閉塞隅角緑内障と見間違って，ピロカルピン点眼や安易なレーザー虹彩切開術を行うと，高度の前眼部炎症をきたし，難治緑内障に進展する場合がある．網膜周辺血管炎などで血管新生緑内障を呈しPASを生じている場合は，緑内障手術を行う前に，フルオレセイン蛍光眼底検査で無灌流領域を評価し，消炎とともに網膜光凝固術を行って，網膜虚血状態への対策を先行させる必要がある．病態に応じて，トラベクレクトミーの適応であるのか，しっかり判断する．

　ぶどう膜炎治療では，ステロイド使用が基本的に不可欠なため，眼圧上昇が認められる開放隅角眼の際には，常にステロイド緑内障を念頭におく必要がある(第2章 VI ぶどう膜炎続発緑内障⇒68頁，およびVII ステロイド緑内障 参照⇒77頁)．ステロイドの休薬・減量などで，眼圧の正常化あるいは下降が認められればほぼ確定できるが，ステロイドの調整ができない場合や，ステロイドの長期使用に伴い不可逆なステロイド誘発眼圧上昇を呈している場合は，診断が困難な場合もある．しかしながら，ステロイド緑内障が強く疑われる際は，下方からトラベクロトミーを行う選択肢もある．

2. 予定術野の評価

　ぶどう膜炎では，併発白内障やステロイド白内障を呈し視力低下をきたす場合も多く，若年者でも白内障手術が施行されている場合もある．結膜切開創の位置や範囲，強角膜切開創の部位，癒着の程度と範囲を確認しておく．たとえ，角膜切開でアプローチしてあったとしても，白内障手術既往自体がトラベクレクトミーのリスクファクターとなる．また，ぶどう膜炎併発白内障は，難症例であることもあるため毛様小帯の脆弱性や後嚢破損といった術中合併症がなかったどうか確認し，トラベクレクトミー術中の硝子体脱出などのリスクを事前に評価しておく必要がある．また，強膜炎などで結膜瘢痕や強膜の菲薄化がないかを確認を行う．

　筆者は，術前に結膜の癒着を確認するために，眼瞼縁を親指で押して結膜に押しつけるようにして，結膜の可動性を評価している(図1)．強膜の菲薄化がなく，なるべく癒着がなくて可動性がよい部位を術野として選択する．また，可能であれば，将来的にバルベルト(Baerveldt®)チューブシャント手術が必要になる可能性も考慮して耳側は避けて残しておき，上方から鼻側にかけての部位でアプローチするようにしている．

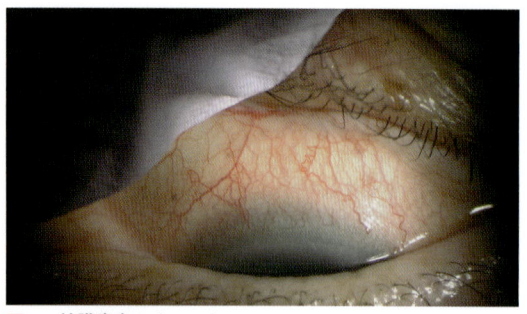

図1　結膜瘢痕のチェック
術前に眼瞼縁を指で押すことによって結膜を動かしてみて，結膜の可動性を予測する．

3. 術前炎症管理

　術前炎症はトラベクレクトミーのリスクファクターであるため，可能な限りの消炎を術前にはかっておくべきである．病型にもよるが，リン酸ベタメタゾン点眼（リンデロン®）を中心に抗炎症治療を行う．緑内障性視神経乳頭変化や視野障害がみられない場合は，多少の眼圧上昇であれば，前部ぶどう膜炎が落ち着くまで経過をみてもよい．しかしながら，眼圧下降治療を行っても十分な効果が得られず，視野変化がはじまっている場合には，ステロイド内服を行いながら濾過手術に臨む．病勢や体重にもよるが，プレドニン 30 mg を基準に増減している．視野進行が急速に進む場合もあるため，手術導入時期を逸しないようにする．

II. 手術方法

　局所麻酔下で，円蓋部基底結膜切開でのマイトマイシン C 術中塗布を併用したトラベクレクトミーを基本術式にしている．

1. 麻酔・術野の確保

　麻酔は基本的に Tenon 囊下麻酔で行う．経強膜網膜剝離手術後などであれば球後麻酔を行うなど，患者に応じて選択する．以前は，瞬目麻酔（顔面神経ブロック）も追加していたが，現在はほとんど用いていない．患者の緊張からの閉瞼が強いようであれば，Van Lint 法などで瞬目麻酔を行う．
　術野の確保は，患者の協力と有鉤鑷子による強膜の保持で行うが，難しいようであれば牽引糸を用いて十分な術野を得る．その際には，上直筋への牽引糸の設置は避け，角膜に牽引糸をかけるようにする．英国で行われた大規模な横断調査における多重ロジスティック回帰モデル解析の結果，牽引糸の上直筋への設置が角膜への設置に比較して，トラベクレクトミー後の眼圧コントロールに対する有意なリスク（成功率のオッズ比 0.580）になっていることが示されているからである．出血や通糸・牽引による組織障害が，線維芽細胞を刺激している可能性が推測され，眼炎症性疾患ではそれらがさらに強調される可能性もある．

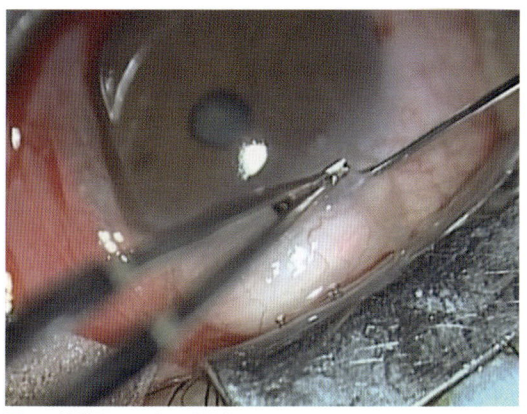

図2 結膜下への人工房水注入
円蓋部基底で結膜切開を行う場合には，輪部に小切開を加えたのち，人工房水を結膜下に注入する．結膜瘢痕の有無や，その広がりを確認する．

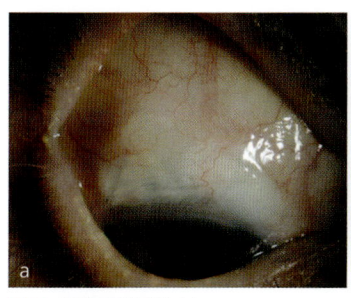

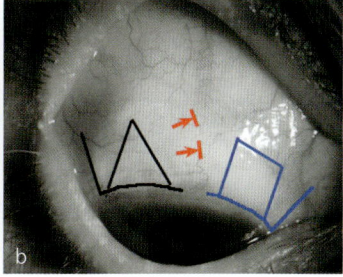

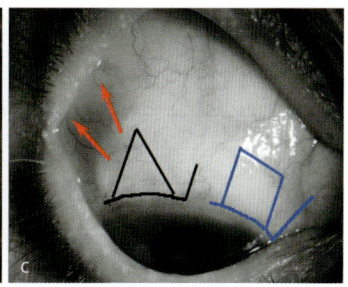

図3 結膜切開デザイン
円蓋部基底で手術を行う際の放射状角膜切開は，将来的な濾過胞の広がりを予測して切開デザインを決定する．(a)トラベクレクトミー再手術を行う際には，(b)右側の以前の創付近では瘢痕形成により濾過胞の広がりが期待できないため，(c)左側への濾過胞拡大を期待して，放射状切開を加える．(岩尾圭一郎：トラベクレクトミーが効きにくい病型と良くない手技．眼科手術 25：38-44, 2012 より一部改変)

2. 結膜切開

　予定している手術部位での結膜癒着の有無や濾過胞の広がりの予測のために，結膜下に人工房水を注入し確認を行う(図2)．この際にリドカインを結膜下に注入することも，前述の英国での大規模横断研究によると，術後眼圧コントロール成功に対する有意なリスクになっている(成功率のオッズ比 0.172)．麻酔薬剤自体が，結膜下の線維芽細胞を刺激している可能性が示唆される．とくに術後の眼内炎症で瘢痕化をきたしやすいぶどう膜炎眼では，手術操作における瘢痕形成を惹起する可能性がある要素は極力排除するべきである．
　次に，結膜切開のデザインを考える．円蓋部基底でトラベクレクトミーを行う場合，結膜放射状切開を行った方向へはその後の結膜瘢痕形成のため有意に濾過胞が広がりにくく，放射状切開側と逆の方向により広く形成される．そのため，ブレブの広がりを期待する方向に放射状結膜切開を行うことは避けるべきで，その反対側に結膜切開を設置したほうがよい．とくに以前の術創があり，濾過胞形成に制限が予測される場合は，切開のデザインをよく考慮する(図3)．筆者は，びまん性の濾過胞形成を期待して，放射状結膜切開は加えず，輪部切開のみで行っている(図4)．どうしても結膜癒着範囲が広く，癒着部位

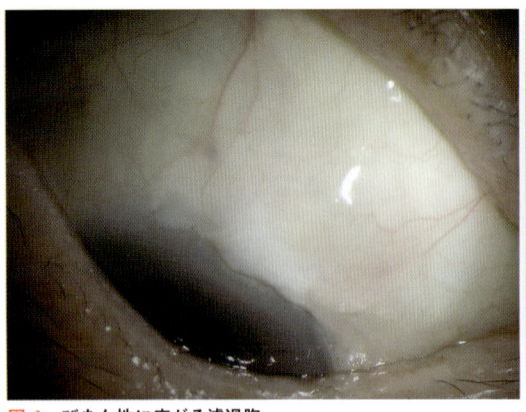

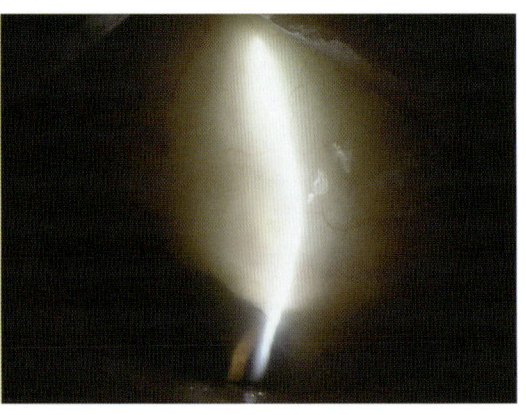

図4 びまん性に広がる濾過胞
ぶどう膜炎続発緑内障では，濾過胞の瘢痕化・限局化を生じやすいため，まずはびまん性に広がる濾過胞を目ざしたい．

での手術が避けられない場合，スプリングハンドル剪刃での鈍的剝離や切れ味を落とした再滅菌ゴルフ刀などを駆使して，不用意な結膜円孔形成などに気をつけつつ，丁寧に癒着を解離する．しかしながら，長期のステロイドの使用や原疾患のため，極端に結膜が薄くなっており，無鉤鑷子で把持したり，綿棒でこすっただけで結膜に裂け目ができる症例も存在する．術前に結膜の菲薄化が予想される場合は，自己結膜パッチや羊膜移植などの必要性も念頭に入れておく必要がある．

3. 強膜フラップ作成，強膜ブロック切除，周辺虹彩切除

十分な止血の後，強膜フラップを作成する．筆者は，三角形のシングルフラップで行っているが，四角形でももちろん構わない．マイトマイシンCは，マイクロスポンジ（MQA®）小片に浸した状態で，他の緑内障病型と同様に，0.04％で4分間作用させている．

洗浄の後，強膜ブロック切除，周辺虹彩切除を行う（図5, 6）．他の病型に対して行う場合と同様に行う．ぶどう膜炎に伴う硝子体混濁などで硝子体手術がなされている場合は，眼球虚脱を避けるために，事前に前房メンテナーを設置し，粘弾性物質で前房内置換を追加するなどして対応する．また，前房開放時間を短縮させる目的で，あらかじめ強膜フラップに縫合糸をかけておき，強膜ブロック・虹彩切除後に縛るだけですぐに縫合・閉鎖できる状態にしておくのも一法である．

強膜縫合は三角フラップでは3糸，四角フラップでは5糸を目安に縫合している（図7）．ぶどう膜炎続発緑内障の場合にはとくに，術直後の極端な低眼圧は炎症を惹起しフィブリンの析出などにもつながりやすいため，ややタイト気味になるように縫合している．術後にlaser suturelysisで対応することが多い．

4. 結膜縫合

とくにぶどう膜炎続発緑内障だからということで，結膜縫合のやり方を変えたりしてはいない．ウォータータイトに，術者のもっとも慣れた方法で10-0ナイロンで結膜閉鎖を行う．結膜の菲薄化が顕著な場合は，10-0ナイロン丸針を用いて，慎重に縫合する．

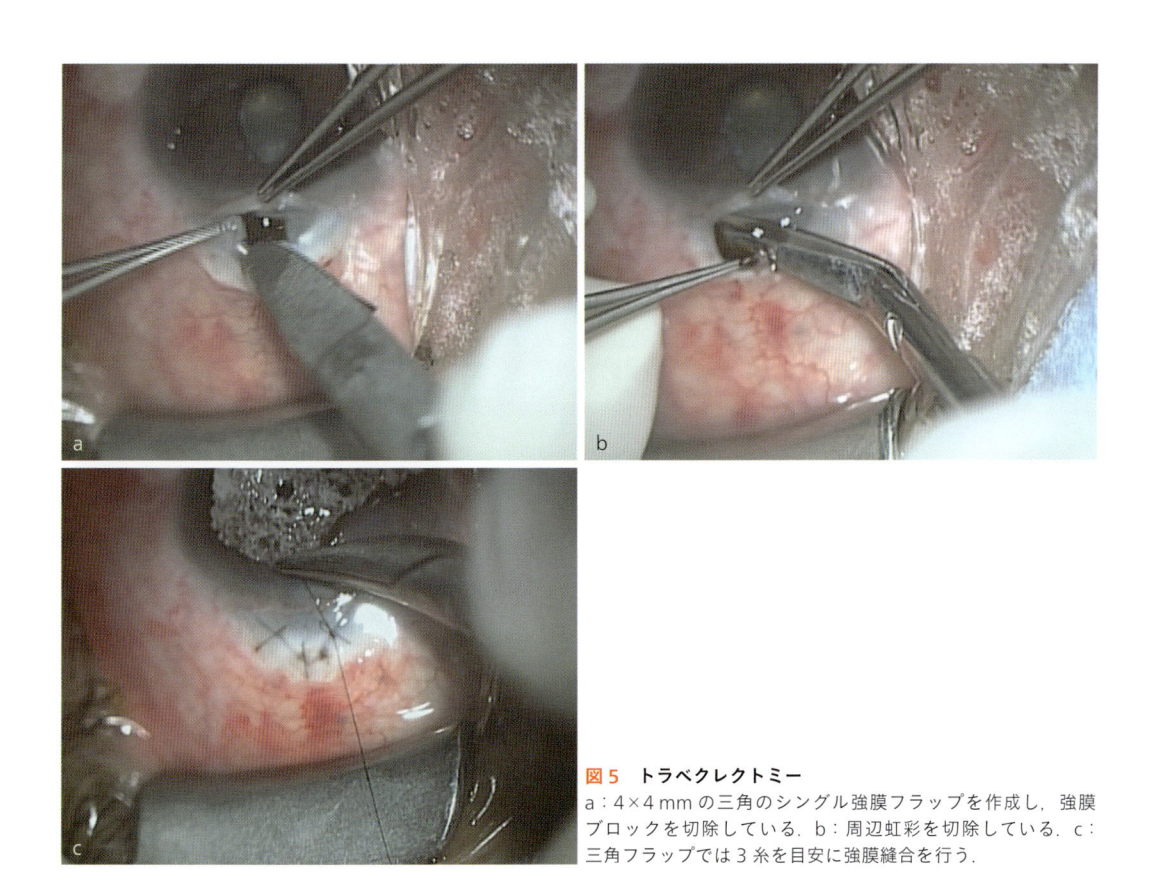

図5 トラベクレクトミー
a：4×4 mm の三角のシングル強膜フラップを作成し，強膜ブロックを切除している．b：周辺虹彩を切除している．c：三角フラップでは3糸を目安に強膜縫合を行う．

5. ステロイド結膜下注入

　リンデロン®あるいはデカドロン®を結膜下注入しておく．上方からアプローチした場合は，下方結膜に十分注入しておく．

III. 術後管理

　術後炎症は，ぶどう膜炎続発緑内障へのトラベクレクトミーのリスクファクターである．術直後はもちろんであるが，長期的にわたりステロイド点眼を中心に使用して炎症に対する適切な管理を行っていく必要がある．

　トラベクレクトミー直後にフィブリンを伴うような強い炎症を生じる場合は，リンデロン®の頻回点眼（1日6回～毎時）を行う．点眼のみでの管理が難しい場合は，リンデロン®あるいはデカドロン®の結膜下注入を再度行うか，プレドニン内服にて対応する．また，通常のアトロピン点眼に加え，ミドリンP®点眼を1日2～3回程度行い瞳孔管理をして，虹彩後癒着の発生を予防する．虹彩後癒着のリスクがあるようであれば，長期にわたり眠前1回のミドリンP®点眼を継続する．

　濾過胞の範囲や丈の高さ，結膜血管の侵入など，濾過胞形状を詳細に観察しながら経過観察する．最近では比較的簡単に前眼部イメージの取得が可能となり，過去の画像との比

較検討も容易である．また，利用可能であれば，前眼部OCTも強力な濾過胞形状評価のツールとなる．濾過胞の縮小傾向がある場合は，laser suturelysis，ニードリング，マッサージを有効な時期を逃さず行い，機能的濾過胞の形成・維持を図る．

ぶどう膜炎続発緑内障では，トラベクレクトミー後も長期にわたり，病型および病勢に応じたステロイド局所治療を継続していく場合が多い．そのため，はっきりしたエビデンスはないもの，濾過胞感染のリスクが通常より高い可能性がある．とくに，丈の高い無血管性の濾過胞となっている場合は要注意であると考えられる．術前および術後に患者に説明を行い，晩期濾過胞感染についてよく教育しておくことが大事である．

IV. 予後

ぶどう膜炎続発緑内障へのトラベクレクトミーは，マイトマイシンCなどの代謝拮抗薬を併用することにより術後眼圧予後が以前よりは改善された．しかしながら，目標眼圧を20〜21 mmHgと設定した場合，その成功確率は2年でおよそ60〜80％程度とする報告が多く，原発開放隅角緑内障と比較してかなり劣ってしまう．

日本国内2施設でのぶどう膜炎続発緑内障への術後成績を基に，ぶどう膜炎続発緑内障の101眼とPOAG103眼を対象に，マイトマイシンC併用トラベクレクトミーを施行した際の生存解析を行った報告では，術後追加点眼数を問わず21 mmHg未満を成功とした評価基準で，ぶどう膜炎続発緑内障では，術後1，2，3および5年後の累積生存確率は89.5％，82.6％，71.3％，61.7％であり，眼圧下降に有用である．しかしながら，POAG群での同生存確率の91.5％，89.7％，89.7％，82.5％に比較すると，およそ術後2年まではほぼ同等であるが，さらに長期の成功率となると有意にPOAGに劣ってしまう（図6）．POAGが術後数年経つと，比較的安定した成功率を保っているのに対して，ぶどう膜炎続発緑内障では，同じペースで脱落していく．このことは，トラベクレクトミー術後も長期に原疾患であるぶどう膜炎の影響に濾過胞がさらされ続けていることを推測させ，術後長期にわたる炎症管理・濾過胞管理の重要性を示すものと思われる．

不成功となる危険因子としては，術後炎症のほか，白内障手術既往（相対危険度2.957）と

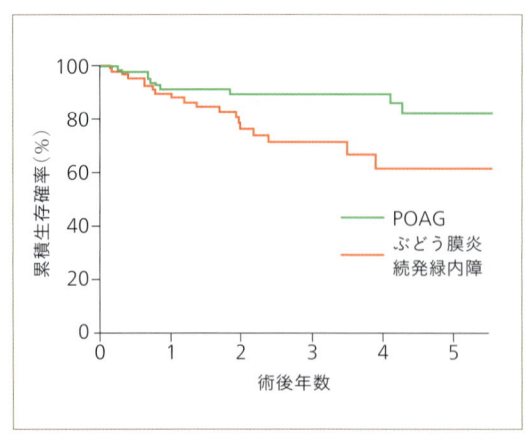

図6 手術成績
マイトマイシンCなどの代謝拮抗薬を併用することでぶどう膜炎続発緑内障の手術成績は改善したが，21 mmHg未満を成功とした評価基準とした生存曲線では，原発開放隅角緑内障の成績に劣る．（Iwao K, Inatani M, Seto T, et al：Long-term Outcomes and Prognostic Factors for Trabeculectomy With Mitomycin C in Eyes With Uveitic Glaucoma：A Retrospective Cohort Study. J Glaucoma 23：88-94, 2014 より一部改変）

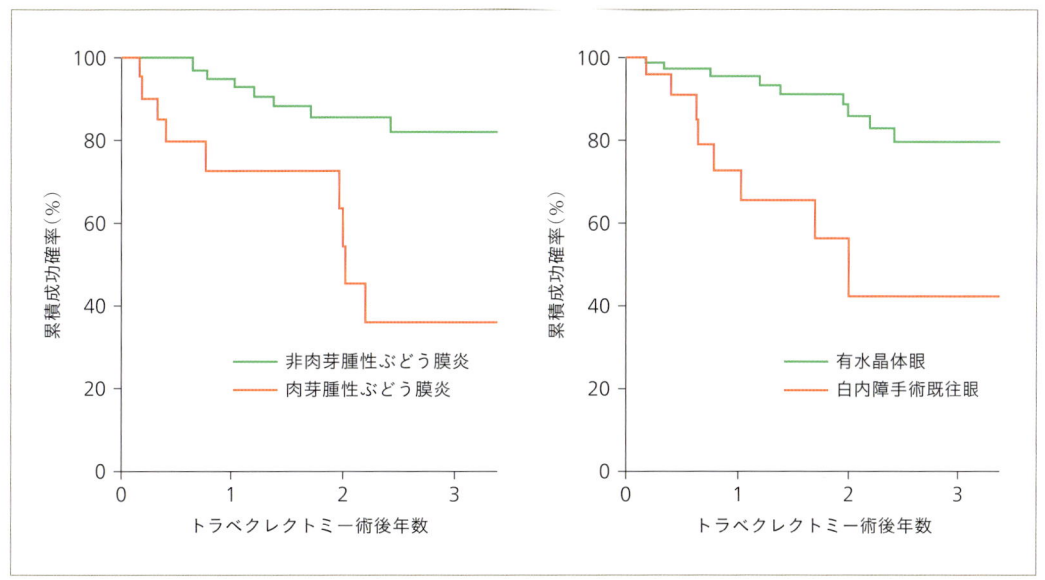

図7　リスクファクター
肉芽腫性ぶどう膜炎と白内障手術既往眼は，ぶどう膜炎続発緑内障を行う際のリスクファクターである．（Iwao K, Inatani M, Seto T, et al：Long-term Outcomes and Prognostic Factors for Trabeculectomy With Mitomycin C in Eyes With Uveitic Glaucoma：A Retrospective Cohort Study. J Glaucoma 23：88-94, 2014 より一部改変）

　肉芽腫性ぶどう膜炎（相対危険度3.805）がある（図7）．一方，非肉芽腫性ぶどう膜炎の代表であるBehçet病に伴う続発緑内障に対してトラベクレクトミーを行った場合は，術後眼圧予後がよいとする報告が多く，ぶどう膜炎の病型分類が大切である．

　また，ぶどう膜炎続発緑内障に対するトラベクレクトミー後には，高頻度に術後併発白内障が進行し，手術加療が必要になる．術前によく説明を行っておく必要がある．

参考文献

1) Edmunds B, Bunce CV, Thompson JR, et al：Factors associated with success in first-time trabeculectomy for patients at low risk of failure with chronic open-angle glaucoma. Ophthalmology 111：97-103, 2004
2) Iwao K, Inatani M, Ogata-Iwao M, et al：Restricted post-trabeculectomy bleb formation by conjunctival scarring. Graefes Arch Clin Exp Ophthalmol 247：1095-1101, 2009
3) Iwao K, Inatani M, Seto T, et al：Long-term outcomes and prognostic factors for trabeculectomy with mitomycin C in eyes with uveitic glaucoma：a retrospective cohort study. J Glaucoma 23：88-94, 2014
4) 沖波　聡：ぶどう膜炎の合併症に対する手術治療．眼紀 52：361-376, 2001
5) Kaburaki T, Koshino T, Kawashima H, et al：Initial trabeculectomy with mitomycin C in eyes with uveitic glaucoma with inactive uveitis. Eye 23：1509-1517, 2009

（岩尾圭一郎）

D アミロイド緑内障

I. 概念・病態

　続発緑内障の1型として分類されているアミロイド緑内障に日常の診療上で遭遇することは比較的まれと思われるが，細隙灯顕微鏡検査の所見として，水晶体面上や瞳孔縁に白色物質のアミロイド沈着物を認めるため，落屑症候群との鑑別が重要な疾患である．このような眼内へのアミロイド沈着を生じうる代表的疾患として，全身性アミロイドーシスの1つである家族性アミロイドポリニューロパチー（familial amyloidotic polyneuropathy：FAP）がある．従来は集積地のみに認められる疾患と考えられていたが，近年の検査医学の進歩と人の移動の活発化に伴い，集積地だけでなく，全国各地で遭遇するようになってきた．

1. FAPとトランスサイレチン

　アミロイドーシスとは，線維性の構造をもつアミロイドと呼ばれる特異な蛋白が，種々の臓器の主に細胞外に沈着し，それにより機能障害を引き起こす疾患群である．アミロイドはヘマトキシリン・エオジン染色では，淡いピンク色の無構造な物質として認められ，Congo red染色では赤紫色に染まり，偏光顕微鏡下ではアップルグリーンの複屈折を示す．

　FAPは，トランスサイレチン（TTR）遺伝子の点変異や欠失によって起こる常染色体優性の全身性アミロイドーシスと定義され，すでに現在までに100以上の遺伝子変異が報告されている．中でも最も多いタイプは，TTRの30番目のアミノ酸がバリンからメチオニンに変化しているFAP Val30Metである．TTRは生体内では四量体を形成し，サイロキシンおよびレチノール結合蛋白を介したビタミンAの輸送体として機能するとともに，反急性期反応蛋白質としても機能しており，炎症，腫瘍，低栄養などで血中レベルが低下するため，栄養状態の新たな有用な指標として注目されている．

　FAPは従来，さまざまな全身症状（末梢神経障害，自律神経障害，心疾患）をきたし，発症後約10年で死に至る予後不良の疾患であった．しかしながら，血中のTTRの90％以上は肝臓で産生されるため，1990年代より肝移植が積極的に施行され良好な結果を得ており，生命予後は飛躍的に延びてきている．また，FAP患者の肝臓は異型TTRを産生する以外，肝機能自体には問題ないことが多いので，ドミノ肝移植（正常肝臓をFAP患者へ，FAP患者の肝臓を重篤な肝疾患患者へ移植する）の適応疾患としても知られている．

2. FAPにおける緑内障発症のメカニズム

　TTRがアミロイドを形成するメカニズムに関しては，種々の要因によるTTRの四量体の不安定化から単量体，ミスフォールディングを経てアミロイドを形成するといわれているが，まだ未知の部分も多い．眼組織においては，網膜色素上皮がTTRの主な産生部位であるが，毛様体色素上皮からも一部産生されている．これらの異型TTRがアミロイドとなり，一番の好発部位である血管周囲に加え，硝子体，毛様体，虹彩，水晶体面上などに沈着する．そして房水の流れに乗って，房水流出路にも沈着するのであるが，とくに内皮網への沈着が著明である．電子顕微鏡で観察すると，アミロイド沈着部位に一致して微小構造の変性を認め，アミロイドそのものによる影響と思われる．したがって，アミロイド沈着により房水流出路の構造変化が生じ→房水流出抵抗が増加→眼圧上昇をきたすのが，アミロイド緑内障の主要なメカニズムと考えられる．また，もう1つの可能性として，血管周囲へのアミロイド沈着に伴う上強膜静脈圧の上昇が示唆されている．

II. 診断

1. FAPにおける代表的な眼症状

　FAPにおける代表的な眼症状は，結膜血管異常(毛細血管瘤様や蛇行を示す)，ドライアイ，瞳孔異常(瞳孔縁へのアミロイド沈着や，進行例で認められる不整な瞳孔縁)，硝子体混濁，緑内障，アミロイドアンギオパチーなどである．初期には結膜血管異常やドライアイを中心に認めるが，病期が長くなるにつれすべての症状の発症頻度が増え始め，10年すぎると約80％に硝子体混濁を，約50％に緑内障を認めるようになる．肝移植の導入以前においては，発症後の生命予後が短かったため，視機能に重篤な障害を与えうる眼症状の発症は少なかった．しかし近年の肝移植の導入により，生命予後が飛躍的に改善されるようになったことに加え，TTRは眼内において網膜色素上皮や毛様体色素上皮からも全身とは関係なく独自に産生されるため，肝移植により全身症状の進行は抑制されても，眼症状の進行は抑制できず，眼症状の発症頻度は増加の一途であり，FAP患者のQOLを脅かす大きな問題となっている．

2. アミロイド緑内障の診断

　FAP発症からアミロイド緑内障発症までの平均期間は約8年であり，多くの場合は先にFAPの診断がついており，定期的な眼科検診の中で緑内障が診断されることが多い．緑内障発症の危険因子として，①瞳孔縁や水晶体面上へのアミロイド沈着(図1a)，②不整な瞳孔縁(図1b)，③硝子体混濁(図1c)，が明らかにされており，これらの所見を認める時には，将来的な緑内障発症に注意した経過観察が必要となる．隅角所見は一般的に開放隅角で色素沈着も高度であることが多く，中にはアミロイドの白色物質塊を認めることもある．Tyr114Cys(眼症状および中枢神経症状が強いタイプで，眼髄膜型といわれている)においては，眼アミロイドアンギオパチーを高率に発症し虚血を生じるため，血管新生緑内障を

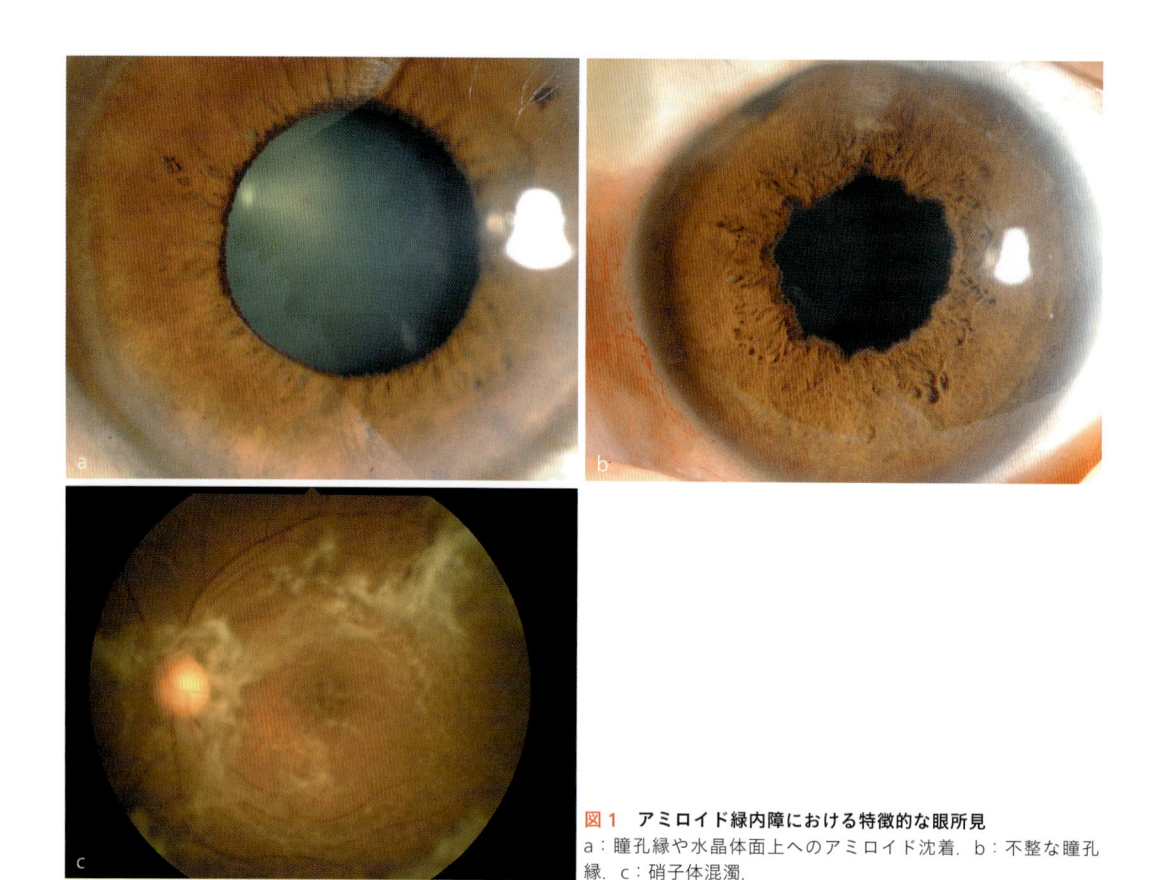

図1 アミロイド緑内障における特徴的な眼所見
a：瞳孔縁や水晶体面上へのアミロイド沈着．b：不整な瞳孔縁．c：硝子体混濁．

高率に認める．

III. 治療方針

アミロイド緑内障は基本的に開放隅角であるので，原発開放隅角緑内障(primary open angle glaucoma：POAG)の治療方針に準じて行う．一般的なPOAGと比較して治療前眼圧は高いことと，緑内障発症前に硝子体混濁を生じることが多いため，すでに硝子体手術(場合によっては白内障手術併用)が施行されていることが多い，といった特徴がある．

基本的には，最新のPOAGに対する緑内障診療ガイドラインに従って薬物治療を行うが，多くの症例において薬物治療には抵抗性であり，手術に至ることが多い．

IV. トラベクレクトミー

手術治療の第一選択はマイトマイシン併用トラベクレクトミーであり，数例にトラベクロトミーや非穿孔性トラベクレクトミーを施行したこともあるが，全例において術後早期に再手術となり現在は行っていない．トラベクレクトミー後に2年以上経過観察できた21眼にて手術成績の検討を行ったが，図2のように明らかに成績は不良であり，半数以上の症例でトラベクレクトミーや濾過胞再建術などの再手術を要した．初回手術から再手

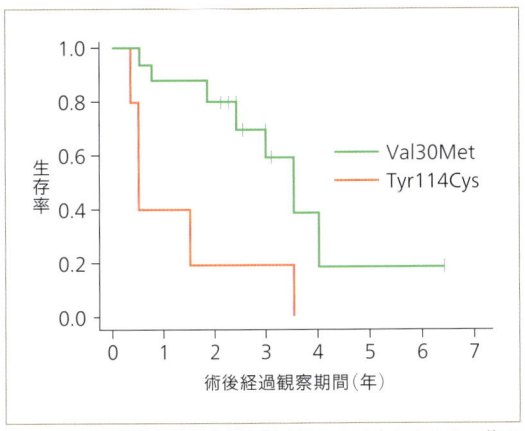

図2 FAPによる続発緑内障に対するトラベクレクトミー後の Kaplan-Meier 生存曲線
(Kawaji T, Inoue T, Hara R, et al : Long-term Outcomes and Complications of Trabeculectomy for Secondary Glaucoma in Patients with Familial Amyloidotic Polyneuropathy. PLoS One 6 ; 9 : e96324, 2014 より一部改変)

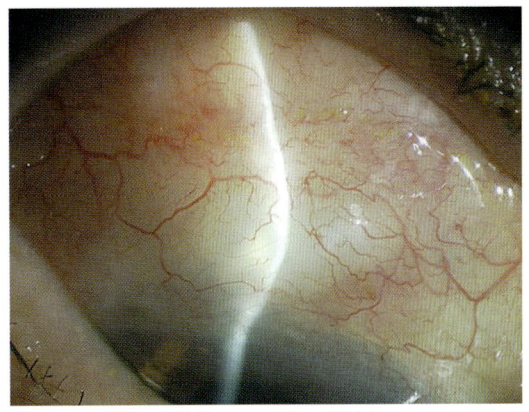

図3 FAP 患者における encapsulated bleb

術までの平均期間は1.9年であった．また，初回手術時の平均年齢は50歳前後と比較的若年であり，約60%は硝子体手術既往眼であった．FAPにおいては，常に将来的なトラベクレクトミー手術の可能性を考え，他の内眼手術の際には結膜温存に細心の注意を配る必要がある．

FAPにおけるトラベクレクトミーの術後合併症は特徴的であり，encapsulated bleb（図3）と ocular decompression retinopathy を高率に認めた．encapsulated bleb は，比較的おだやかな刺激による線維芽細胞の活性化が示唆されているが，我々の基礎実験の結果でも結膜下へのアミロイド沈着が軽度の炎症を惹起し，encapsulated bleb 形成に関与している可能性が示唆されている．ocular decompression retinopathy は，トラベクレクトミー直後に生じるびまん性の点状・斑状出血であり，比較的まれな合併症といわれており，急激な眼圧下降による網膜血管の自己調節能の破綻が原因といわれているが，FAPの場合全身症状として自律神経失調があるため，よりこの病態を生じやすいと考えられる．

一般的にPOAGでは不成功に終わったトラベクレクトミー既往例に対し，バルベルト（Baerveldt®）・チューブシャント手術が相対的に有効である可能性が期待されるが，まだFAPによる緑内障症例に対するバルベルト・チューブシャント手術の効果は明らかになっておらず，今後の検討課題である．

参考文献

1) Araki S : Type I familial amyloidotic polyneuropathy(Japanese type). Brain Dev 6 : 128-133, 1984
2) Hara R, Kawaji T, Ando E, et al : Impact of Liver Transplantation on Transthyretin-related Ocular Amyloidosis in Japanese Patients. Arch Ophthalmol 128 : 206-210, 2010
3) Kawaji T, Ando Y, Nakamura M, et al : Ocular amyloid angiopathy associated with familial amyloidotic polyneuropathy caused by amyloidogenic transthyretin Y114C. Ophthalmology 112 : 2212-2218, 2005
4) Kawaji T, Inoue T, Hara R, et al : Long-term Outcomes and Complications of Trabeculectomy for

Secondary Glaucoma in Patients with Familial Amyloidotic Polyneuropathy. PLoS One 6:9:e96324, 2014

5) Wakita M, Kawaji T, Ando E, et al:Ocular decompression retinopathy following trabeculectomy with mitomycin C associated with familial amyloidotic polyneuropathy. Br J Ophthalmol 90:515-516, 2006

〔川路隆博〕

E 小児緑内障

　小児緑内障に対する手術治療において第一選択とされるトラベクロトミーやゴニオトミーの手術成績は良好であるが，これらの流出路再建術を複数回行っても眼圧下降が維持できない難治例が存在する．そのような症例には，トラベクレクトミーやチューブシャント手術をもって対応せざるを得ない．小児緑内障のトラベクレクトミーは，低年齢の症例ではレーザー切糸が行えないなど術後管理が難しく，旺盛な創傷治癒反応から強い瘢痕化が生じるため濾過不全に陥りやすい．また長期に濾過胞感染のリスクを負わなくてはならず，多くの問題が残されているのが現状である．

I. 適応と禁忌

　流出路再建術を複数回行っても眼圧下降が得られない場合には，術者の裁量によりトラベクレクトミーあるいはチューブシャント手術を選択する．トラベクレクトミーを行っても再度眼圧上昇をきたした場合にはチューブシャント手術や毛様体破壊術を行う．
　術後管理に協力できる症例では，トラベクレクトミーを流出路再建術に次ぐ選択と考えてもよい．トラベクレクトミーを選択する利点としては，成人での経験症例数が多く手術手技や術後管理に慣れやすいこと，チューブシャント手術よりも小さな範囲の結膜切開で手術が可能であること，チューブに関連した合併症がないことがあげられる．ただし，成人に比べると術後管理が難しく，濾過胞感染の割合が高いことや強い創傷治癒による濾過不全が生じやすいことが難点である．禁忌としては，網膜芽細胞腫など腫瘍が原因の続発緑内障では腫瘍細胞の拡散につながるため濾過手術は行うべきではなく原因疾患の治療を最優先する．また，角膜径が増大し強膜の菲薄化が著しく強膜弁が作成できないような場合も適応外である．

II. 手術手技の実際と注意点

　術前処置は成人と同様にピロカルピン点眼により縮瞳する．小児緑内障手術は全身麻酔下で行われることが大半で，局所麻酔下に比べてベッドや挿管チューブの状況で頭位の自由度が制限される．固定枕やタオルなどを活用して，頭側を上げた姿勢にし，強膜弁を作成する場所が水平になるように工夫する．周辺部角膜に制御糸(6-0バイクリル®)を角膜厚

の 1/2〜3/4 層の深さで 3 mm の幅ですくい，対側へ牽引，下転させモスキート鉗子かクレンメで固定すると，結膜に損傷を与えず，眼球の可動域を保ちやすい．角膜が菲薄化している場合はすくう幅を長めにする．

1. 結膜切開

　小児緑内障では初回手術としてトラベクレクトミーを行うことはほとんどなく，通常結膜には過去の手術瘢痕がある．2％キシロカイン®を結膜下に注射し，綿棒で上方全体に押し広げて結膜の瘢痕癒着の範囲や伸展性，引きつれ具合を把握し，円蓋部基底，輪部基底のいずれにするか，強膜弁をどこに作成するかを決定する(図1)．

　手術既往が比較的少なく，耳上側，鼻上側の結膜が良好な状態で残されていると判断した場合は輪部の解剖学的位置を把握しやすい円蓋部基底で行う．輪部付近の結膜瘢痕の範囲が広く癒着の強い症例，とくに角膜径が拡大した早発型発達緑内障で過去の手術歴が多い場合は，角膜輪部付近の強膜が伸展，菲薄化しているうえに，強膜と Tenon 囊および結膜に強い線維性癒着が生じていて境界がわかりにくく，円蓋部基底切開で行うと線維性癒着を剥離する際に強膜の一部を削いで強膜弁作成が困難となるおそれがある．また，結膜を穿孔せず良好な状態で十分に後方まで展開することが困難な場合もあるため，まず後方の癒着の少ない場所を選んで輪部基底切開を行い強膜に確実に到達し，そこを手がかりに強膜面を露出させ，前方の外科的輪部付近まで結膜や Tenon 囊と強膜との瘢痕癒着を丁寧に剥離してすすめる．結膜の扱いは，穿孔しないよう細心の注意をはらう(図2)．

2. 強膜弁作成

　小児の強膜の特徴は柔らかさと粘性の高さで，とくに低年齢ほど顕著である．低年齢の緑内障眼は強膜が伸展され菲薄化しているので，切り込みすぎないようにゆっくり慎重にメスをすすめ，一片を切開した際に，深さや強膜の厚みをよく確認する．十分に厚みがあ

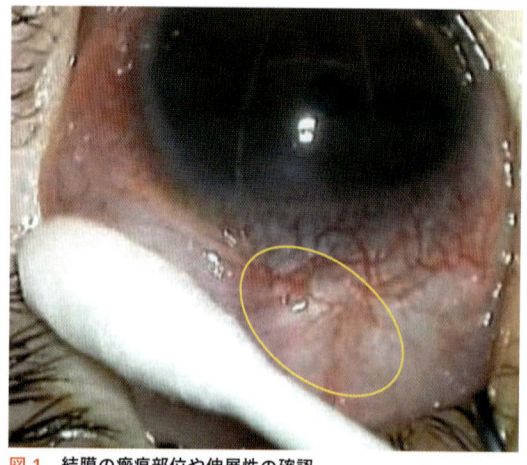

図1　結膜の瘢痕部位や伸展性の確認
結膜下に局所麻酔剤を注入し，綿棒で広げ，結膜の瘢痕や癒着，伸展性を確認する．12 時方向にトラベクロトミー時の結膜瘢痕がある．(黄○)

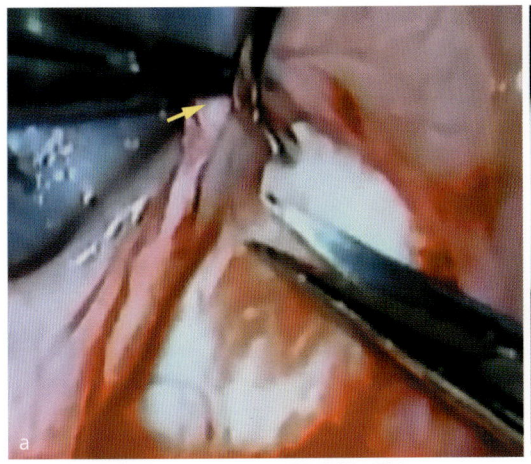

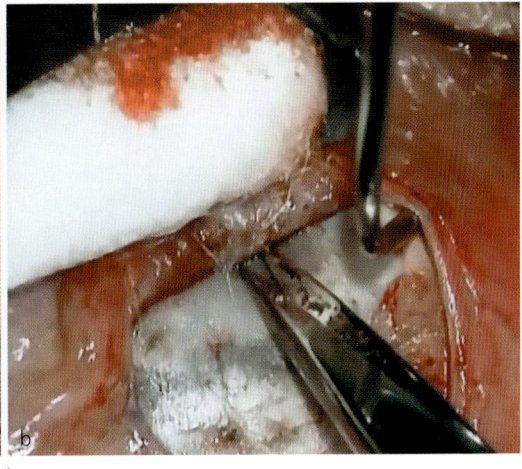

図2 結膜の瘢痕癒着の剥離と外科的輪部の露出
強膜面を確実に露出し、そこを手がかりにして前方へアプローチする。a：左手の鑷子で Tenon 嚢を前方やや上に引き上げ、張りをもたせる（黄矢印）。癒着を剥離し、瘢痕組織を強膜面から切り離す。b：外科的輪部まで到達する。

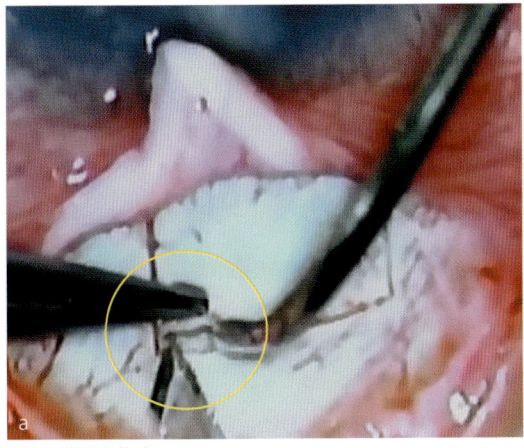

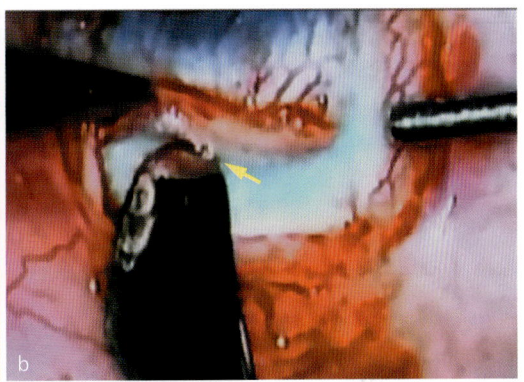

図3 強膜弁作成
a：垂直切開ののち水平切開を行い、強膜弁の角を把持して深さを確認しながらきっかけを作る（黄○）。b：強膜床に強膜刀の面をのせ、持ち上げた強膜弁との間の線維をゆっくりと払いながら（黄矢印）前方へ切開を拡張する。

れば成人同様にダブルフラップでアプローチし、強膜が薄い場合には、過剰濾過となりやすいため、無理をせずシングルフラップを作成する。一定した厚みの強膜弁を作るために、強膜刀の平らな面をよく強膜床に沿わせ、成人の場合よりもゆっくりと、強膜は切り進むのではなく、持ち上げている強膜弁と強膜床の間の線維を払いながら前方へ切開を拡張する（図3）。粘性が高い強膜は、べったりと貼りついたシールをはがすときに、角にきっかけをつくり、そっと少しずつ破らないように角膜側へ向かってめくりあげていくようなイメージで扱う。Sturge-Weber 症候群に続発する緑内障では、結膜の血管拡張や上強膜に血管腫を認める場合があり、強膜は色素沈着を伴い色調が他の緑内障と異なり出血しやすいのでよく止血する（図4）。

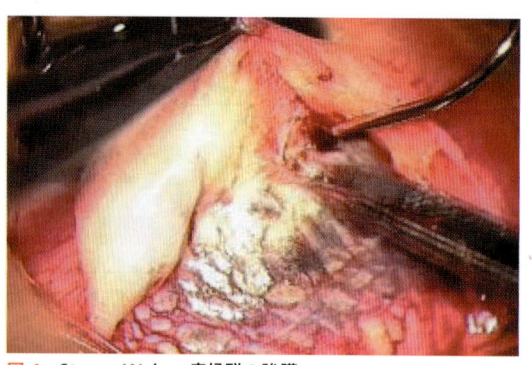

図4 Sturge-Weber 症候群の強膜
上強膜，強膜の血管が拡張し豊富である．

3. マイトマイシン塗布，洗浄

　MMCの塗布は成人同様に0.04% 3分を基本とする．マイクロスポンジ（MQA®）の代わりに脳外科手術で用いられる糸のついた滅菌シーツを使用してもよい．結膜瘢痕が強い症例で輪部基底結膜切開を行った際，たくさんのマイクロスポンジ片を一度に扱うと煩雑でとり忘れの危険があるため，まず後方にMMCの塗布，洗浄を行ってから，前方の結膜瘢痕癒着を剝離，外科的輪部まで結膜を展開し，前方にMMC処理を行う．マイクロスポンジ片は広げた状態で後方へ滑り込ませ，分厚いTenon嚢に絡まらないように強膜面に沿わせて奥まで挿入する．

4. 前房穿刺

　後で人工房水を注入して前房形成を行うためにV-lanceでサイドポートを作成しておく．

5. 内層強膜弁作成，Schlemm管露出

　ダブルフラップでアプローチする際には内層強膜弁の大きさは幅2.5 mm，縦3.5 mm程度となるように，コの字型の強膜切開を作成する．外層強膜弁の厚みや強度が弱い場合には過剰濾過になりやすいので小さめにする．内層強膜弁，あるいはシングルフラップで強膜弁を作成する際に十分に深くアプローチしていないと，Schlemm管の同定が困難になるので，ぶどう膜が強膜の線維を通してうっすらと灰黒色にすける程度になるぐらいを意識する．いきなり適切な深さに切り込もうとせず，手前の角を把持して同じ部位で徐々に切開の深さを増し，適度な厚みを見定める．深さが定まったあとは，面積のある強膜刀に換えて，角膜側へ向かって同じ深さと厚みを保ち，波立たないようにゆっくりと丁寧に層間剝離を進めて強膜弁を作成していく．強膜弁を前進していくと，強膜岬の輪部に平行な線維が出現し，さらに前進すると，Schlemm管外壁の網目様の組織に至り，それを通して，半透明で光沢のある褐色のSchlemm管が認められる．Schlemm管外壁の網目状の線維を横に払うようにして切開し，Schlemm管腔を露出，Descemet膜が露出するところまで前進する．角膜と強膜の曲率の違いや眼球の傾きに注意し，強膜刃全体が強膜床に沿うようにして進め，角膜側へ進む．隅角形成異常による虹彩前方付着やAxenfeld奇形な

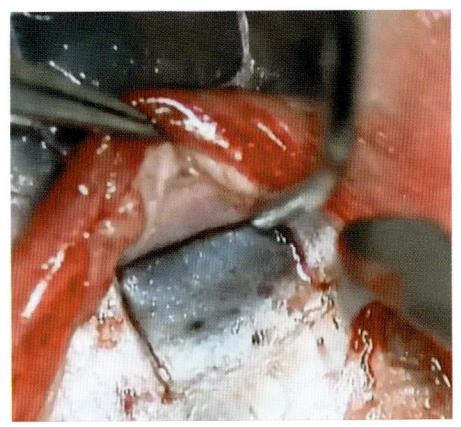

図5 早発型発達緑内障での強角膜輪部の伸展
ショートフラップになりやすい.

どで角膜よりに虹彩が付着している場合にはより角膜側へ進めておく．角膜径増大を伴う低年齢の緑内障眼は眼球が伸展しグレーゾーンの幅が広く，Schlemm 管が成人よりも後方に位置しているため，想定より早くに到達して短い強膜弁となってしまう場合があるので注意する（図5）．

6. トラベクレクトミー

ダブルフラップで行っている場合は外層強膜弁を助手に翻転，把持してもらい，V ランスないしはメスで強膜岬前端から内層弁前端まで弁の両サイドを突いて前房内へ穿孔し，内層弁を戻して永田剪刀あるいはバナス剪刀を用いて内層弁ごと切除する．シングルフラップの場合には外科的輪部にあたる部位の両サイドを穿孔し，強角膜片を切除する．この際にトラベクレクトミーパンチを用いてもよい．線維柱帯組織やSchlemm 管内壁が残っている場合は丁寧にピーリングする．周辺虹彩切除を行う際に，低年齢の症例で眼球拡大に応じて虹彩が引き伸ばされている場合やAxenfeld 奇形など先天的な異常を伴う場合には，成人例と比べると虹彩に厚みや緊張がないことが多い．

7. 強膜縫合

強膜弁を 10-0 角針ナイロン糸で縫合する．強膜弁をまず2〜3針縫合し，サイドポートから人工房水を注入して，前房の形成状態や房水の流出量，創の適合状態から適宜追加する．小児では，術後のレーザー切糸によって濾過量を調節することができないので，成人よりもやや過剰濾過の状態で終えることが多いが，強膜弁が薄い場合には過剰濾過から前房消失や脈絡膜剝離といった術後合併症に陥りやすいため，密に縫合するようにする．

8. 結膜縫合

トラベクレクトミー後の結膜縫合は術者により手技が分かれるが，術後管理を行う中で追加処置の難しい小児では，切開端のみの縫合とブロッキング縫合の組み合わせではなく，連続縫合を用いて，できるだけしっかりと創部を適合させた状態を作ることが肝要で

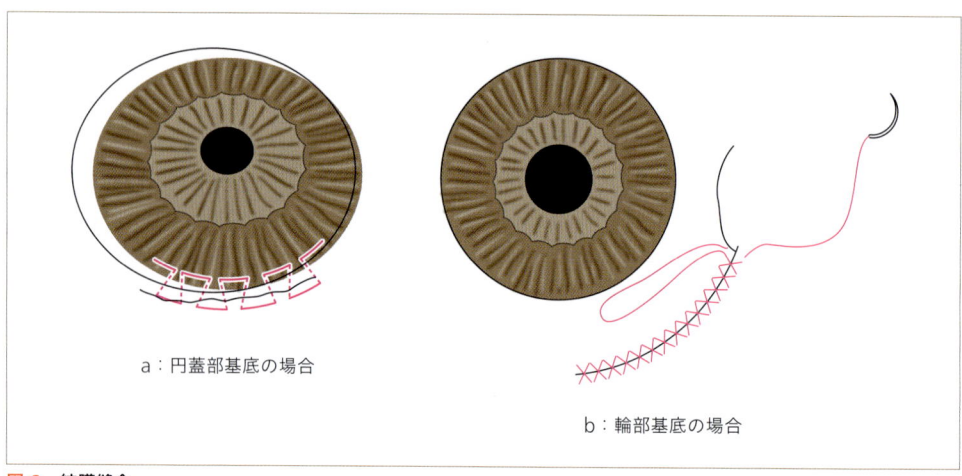

図6 結膜縫合
a：円蓋部基底の場合
b：輪部基底の場合

ある．各々の術者が習熟した確実な縫合方法を選択するのがよいが，筆者らの施設においては輪部基底の場合にはshoe lace縫合，円蓋部基底の場合にはwise縫合（連続垂直マットレス縫合）を10-0丸針ナイロン（マニー®）で行っている．wise縫合は，逆針で右端から結膜に刺入し，角膜へ通糸後に結紮し，順針で1 mm左の角膜から結膜へ，次に逆針で1 mm左の結膜から角膜へとコの字型の連続縫合で閉鎖する．漏出しないために結膜のたるみをよくのばし，糸を適時引っ張って接面がよく適合するようしっかりと閉鎖する．左端で結膜が余った場合は結膜同士縫合するか，マットレス縫合をおく．

前房に人工房水を注入し，濾過胞や前房が十分に形成され，結膜縫合部から漏出がないことを確認する（図6）．

III. 術後管理

術後点眼は，抗生物質，ステロイド点眼（0.1％リンデロン点眼），アトロピン点眼を用いる．複数回の手術後で結膜瘢痕が強い例では，リンデロン点眼の回数を増やし，期間も長く用い，短期的にステロイド内服を併用する場合もある．

前房深度が十分に保たれるようになり，術後1か月程度経過した後には家人による眼球マッサージを指導する．

弱視に配慮して，術翌日から眼帯は除去するか穴あき眼帯とするが，透明の保護カッペを装着し，必要に応じ腕，肘の部分に抑制帯を用い，家人やコメディカルの協力を得て創部や眼球の圧迫を極力避ける努力をする．乳幼児で覚醒した状態の診察が困難な場合は，昼寝など眠ったタイミングを生かしながら，術後数日は角膜浮腫が軽減しているか，前房が保たれているか，明らかな感染徴候がないかといった点をチェックするに留め，無理な開瞼は行わない．術後1週間〜10日ぐらいを目処に催眠下で眼圧測定や診察を行うが，通常この時期にはまだかなり低眼圧の状態で経過していることが多い．術後2か月ぐらいまでは，1〜2週間ごとに診察し，徐々に経過をみながら診察の間隔をあける．眼圧上昇傾向にある場合は眼圧下降点眼を補助的に用いる．

再手術の時期や適応，術式については，トラベクレクトミーを行った時点ですでに複数回手術既往のある難治例が多く，その判断に一定した基準はない．片眼性・両眼性のいずれであるか，眼圧や角膜浮腫や混濁の程度，視神経乳頭所見，できるかぎりの視機能評価を行ったうえで総合的に判断し，十分に家人と相談する．

　小児緑内障治療において眼圧下降を得ることが第一命題であるが，視覚発達のために屈折矯正や弱視治療を早期から積極的に導入する．トラベクレクトミーを必要とするような症例は，かねてからの眼圧上昇により眼軸が延長して近視化していることが多い．また，神経線維腫症など背景となる先天疾患の存在が経過中に明らかとなったり，他の眼合併症が生じてきたりすることもあるので，僚眼を含めた眼所見や全身的な変化にも留意する．

IV. 合併症と対策

　トラベクレクトミー後の合併症で小児に特有のものはなく成人と共通しているが，その頻度は高い．旺盛な創傷治癒反応が見込まれることとレーザー切糸による濾過量の調節が行いにくいことから，やや濾過量が多い状態で手術を終え，術後早期には脈絡膜剥離や浅前房が生じやすいが，多くは安静と経過観察により軽快する．濾過胞感染に関しては，6.7％と成人よりもその頻度が高く，術後経過が長期となるにつれ，そのリスクは上がる．とくに低年齢から緑内障を発症し本術式を施行せざるを得なかった場合は，術前から視機能不良で霧視など自覚症状を訴えにくく発見が遅れやすいため，濾過胞にまつわる合併症について家族や周囲の人によく説明し，配慮しておくことが重要である(図7)．

　濾過胞瘢痕による眼圧再上昇や漏出濾過胞が生じた際の対応として，羊膜のもつ結膜上皮の分化促進，線維組織増生の抑制，抗炎症作用や基底膜としての働きを生かした羊膜移植併用による濾過胞再建は選択肢の1つである．筆者らの施設では，結膜瘢痕の強い場合羊膜移植併用濾過胞再建術を行っており，Mahdyらの報告では，小児緑内障眼でのMMC併用トラベクレクトミーにおいて，羊膜移植併用の有無で前向き研究を行い，羊膜併用群で合併症が少なかったとしている．

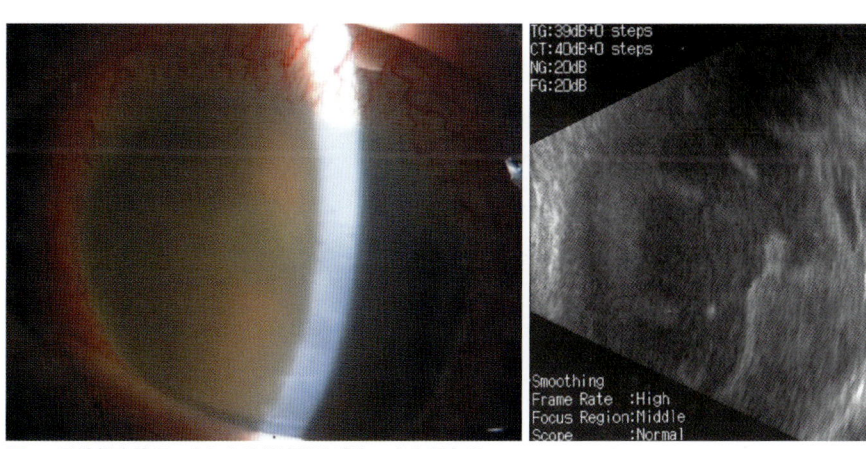

図7　発達緑内障眼に生じた晩期濾過胞感染による眼内炎

V. 術後成績

　小児緑内障では，強い創傷治癒反応，術後管理の難しさといった点でMMCを併用してもトラベクレクトミーの術後成績は成人に比べて劣る．その成功率は，これまでの報告から55.3～92.3％とされ，前眼部に異常を伴うものや続発性緑内障，なかでも無水晶体眼や低年齢，とくに1歳以下の症例は成功率が低い．Sidotiらは眼圧コントロールの成功率を1年で82％，2年，3年では，ともに59％とし，高い濾過胞感染の発生率を報告している．チューブシャント手術に関して，最初の2年ではMMC併用トラベクレクトミーよりも眼圧コントロールが良好であったとする肯定的なものから両者に差はなかったとするものまである．術後管理が行える学童後期以降ではトラベクレクトミーは比較的選択されやすく，一方で，予後不良とされる先天白内障術後緑内障眼ではチューブシャント手術を選択する場合が多いが，小児緑内障難治例そのものが希少であり，いずれの術式も，経験ある施設ならびに術者により行われることが望ましい．

　小児緑内障の手術治療で，流出路再建術が第一選択となることはコンセンサスが得られているが，無効例や複数回手術後の眼圧再上昇例での術式選択については未だ確立されておらず，本邦でチューブシャント手術が広く導入され，今後にさまざまな検討がなされるのを待ちながら，現時点では術者の裁量に委ねざるを得ない．

参考文献

1) World Glaucoma Association：Childhood Glaucoma（Weinreb RN, Grajewski A, Papadopoulos M, et al, eds）Kugler Publication, Amsterdam, Netherlands, 2013
2) Chen TC, Chen PP, Francis BA, et al：Pediatric glaucoma surgery：a report by the american academy of ophthalmology. Ophthalmology 121：2107-2115. 2014
3) 根木　昭：小児緑内障の診断と治療．あたらしい眼科27：1387-1401, 2010
4) 山田裕子：IV．線維柱帯切除術　C．濾過手術応用編　4. 小児の緑内障濾過手術．相原　一，根木　昭編：眼手術学　6. 緑内障，pp148-158，文光堂，2012
5) Mahdy RA, Nada WM, Almasalamy SM, et al：A freeze-dried（lyophilized）amniotic membrane transplantation with mitomycin C and trabeculectomy for pediatric glaucoma. Cutan Ocul Toxicol 29：164-170, 2010

（山田裕子）

第6章
チューブシャント手術

I インプラントの種類と特長

　緑内障に使われるインプラントにはいくつかの種類があり，濾過手術に使われるもの，Schlemm 管からの流出を促進するもの，毛様体上腔への流出を促進するもの，lake の形態保持を目的とするものなどがある（第 7 章-V 参照，⇒ 366 頁）．このうち管腔をもち，濾過手術に用いられるのがチューブシャントであり，これはさらにプレートをもつロングチューブとプレートをもたないミニチューブ（エクスプレス緑内障フィルトレーションデバイス EX-PRESS® Glaucoma Filtration Device）に分けられる．エクスプレスについては第 5 章 IV-C（⇒ 233 頁）で記載されているので本項ではロングチューブについて述べる．ロングチューブは眼内に挿入されるチューブ部分と眼外に設置されるプレート部分からなり，世界的にはバルベルト緑内障インプラント（Baerveldt® Glaucoma Implant：BGI），アーメド緑内障バルブ（Ahmed™ Glaucoma Valve：AGV），Molteno® implant，の 3 種類が大きな市場を占めており，それ以外に，Krupin-Denver eye valve to disc implant, Joseph valve などがある．本邦において医療材料として認可されているのは 2015 年 8 月現在 BGI と AGV である．

I. バルベルト緑内障インプラント（BGI）

　BGI には直線タイプ（BGI 101，103 の 2 種類）と毛様体扁平部挿入タイプ（BGI 102）の 2 種類があり，直線タイプにはプレートの面積が 250 mm² のもの（BGI 103）と 350 mm²（BGI 101）の 2 種類がある．チューブは透明なシリコンチューブ，プレートはバリウムを混ぜて白色に着色したシリコンからなる．バリウムを含むので X 線撮影すればどこにプレートがあるかを確認することができる．

　BGI 101（図 1）と 102（図 2）のプレートは幅 31.1 mm，長さ 14.7 mm であり，BGI 103 のプレートは幅 21.3 mm，長さ 15.0 mm である．厚さは 1 mm と薄く，容易に曲げることができる．チューブの長さは直線タイプが 29 mm であり，毛様体扁平部挿入タイプはチューブの長さが 4.8 mm である．毛様体扁平部挿入タイプには Hoffmann elbow（HE）（図 3）という屈曲用のデバイス（5×3 mm の楕円形）がついており，眼内挿入部のチューブは HE の前端のほうに位置している．プレートには幅 1.3 mm の盛り上がった部位があり，その端から眼内挿入部チューブまでの距離は約 7 mm になる．ちなみにプレートと HE には

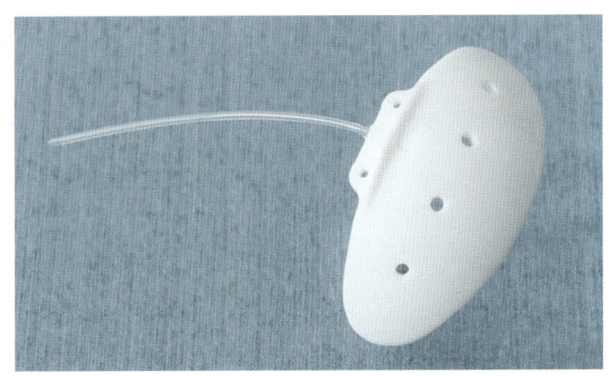

図1　BGI 101 の外観

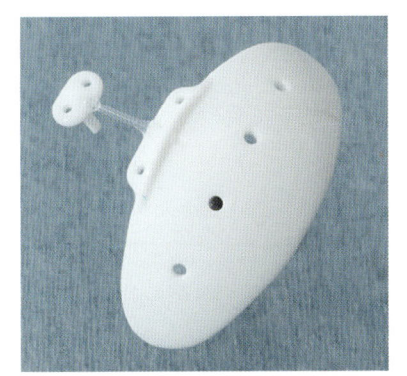

図2　BGI 102 の外観

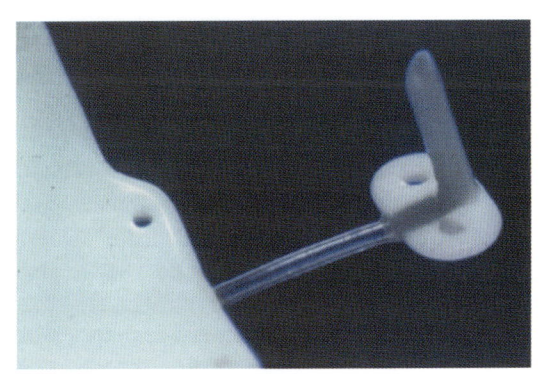

図3　Hoffmann elbow の外観

それぞれ2つのポジションニングホールがついており，プレートの2つのホール間の距離は7.5 mm である．HE につながる眼内挿入部はベベルが後ろを向いており，ベベルの先端は5 mm，後端は4 mm で，眼内挿入部チューブは外径が1 mm，内径が0.4 mm となっており，連結チューブにおける 0.6 mm と 0.3 mm より太く，また白く着色してある．
　BGI は市販のインプラントの中で最大のプレートをもつことと調圧弁をもたない簡単な構造であることがその特徴である．

I　インプラントの種類と特長

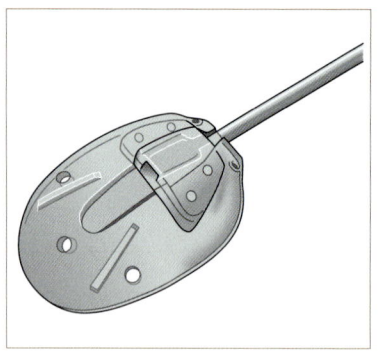

図4　AGV FP7 の外観

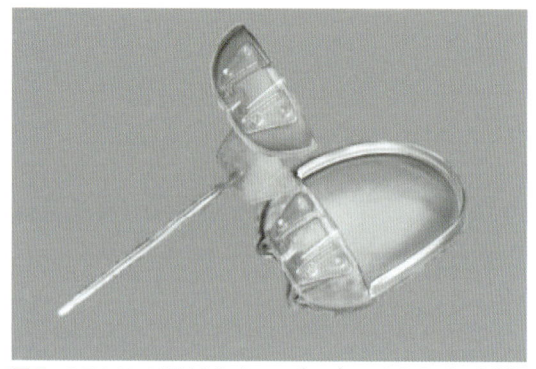

図5　AGV S2 の調圧弁とチューブ，プレートとカバーを分解した模式図

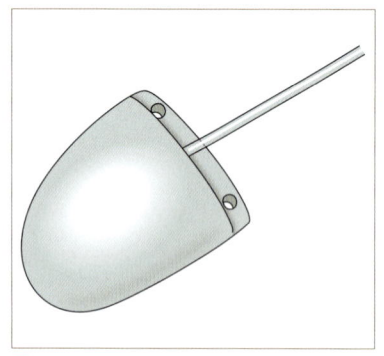

図6　AGV M4 の図
M4 は多孔性のポリエチレン膜でプレートが覆ってあり，ここに線維性血管の侵入がある．このタイプは術後の高眼圧期が起こりにくいといわれている．

II.　アーメド緑内障バルブ（AGV）

　　AGV もまたチューブと房水吸収部のプレートからなり本邦に導入された FP7（図4）（大人用：表面積 184 mm^2）と FP8（小児用：表面積 96 mm^2）ではプレートが半透明なシリコンで，チューブの長さは 25 mm（外径 0.635 mm，内径 0.305 mm），2 枚のシリコーンエラストマーといわれる柔らかいシリコン板からなる調圧弁をもち，この弁は眼圧 8 mmHg 付近で開く（図5 は旧タイプ S2 の分解図）．

　　経扁平部挿入用 PC7 には pars plana clip というデバイスがついており，これを使ってチューブをまげて硝子体腔に入れるようにする．最近のインプラントは材質改善のための努力がなされており，表面を多孔性の膜で覆ったもの（M4）も海外では発売されている（図6）．

（千原悦夫）

II 手術適応

ミニチューブとロングチューブの手術適応は大きく異なる．

I. ミニチューブの適応

ミニチューブ(エクスプレス緑内障フィルトレーションデバイス，EX-PRESS® Glaucoma Filtration Device)の適応はトラベクレクトミーのそれにほぼ近く，術後の浅前房が起こりにくく視力回復が早いという長所があるが，一方では浅前房または高い PAS がある症例には適応にならず，また鉄アレルギーのある患者は禁忌とされる．血管新生緑内障や結膜瘢痕の強い眼はトラベクレクトミーとエクスプレスのいずれにおいても成績がよくない．したがってミニチューブはトラベクレクトミーより適応範囲が狭い．

II. ロングチューブの適応

これらミニチューブで効果が期待しにくい眼に対してロングチューブは高いコントロール成功率が得られるのでいわゆる難治性緑内障はロングチューブのよい適応である．

ロングチューブにはチューブを前房に挿入するタイプと経扁平部で挿入するタイプがあり，その手術適応に違いがある(表1)．

前房挿入タイプの長所は経扁平部型と比べると手術操作がより簡単であり，取り組みやすい．しかしその反面狭い前房にチューブを挿入するので角膜内皮，虹彩などと接触しやすく，それによる合併症の頻度が高い．経扁平部型の長所は前眼部合併症が少ないことで，術前に内皮数が少ないことがわかっているもの(角膜移植眼を含む)や浅前房眼には好適である．しかしながら手術操作が複雑で，硝子体出血や脈絡膜剥離など後眼部合併症が多い．

手術適応について，日本におけるロングチューブ手術技術の歴史が短いことを鑑み2014 年現在では緑内障手術治療におけるロングチューブ手術の選択はあくまで難治緑内障の場合に限られている．しかし近い将来，ロングチューブの手術成績は今より改善されることが見込まれており，手術成績の向上が見られた暁にはトラベクレクトミーとロング

表1 チューブシャントのタイプと適応

	チューブシャントの型	好適群	要注意群
前房挿入タイプ	BGI 101, 103, AGV FP7, FP8	水晶体温存希望眼	浅前房，角膜内皮障害眼
経扁平部挿入タイプ	BGI 102, AGV PC7, PC8	網膜硝子体手術を合併する例 角膜内皮障害眼 虹彩前癒着眼・浅前房眼	脈絡膜剥離のリスクの高い眼

BGI：Baerveldt® glaucoma implant（バルベルト緑内障インプラント），AGV：Ahmed™ glaucoma implant（アーメド緑内障バルブ）

チューブのどちらを選ぶかの選択に迷う時代がくるかもしれない．

ただ，注意しなくてはならないことはロングチューブの手術創口が大きく，手術侵襲が大きいことと合併症は決して軽くないということである．

III. 治療成績

BartonはABC studyにおいて276人の治療成績を報告しており，眼圧はバルベルト緑内障プラント（Baerveldt® glaucoma implant：BGI）で 31.8 ± 12.5 mmHgから 13.1 ± 4.5 mmHg，アーメド緑内障バルブ（Ahamed™ glaucoma valve：AGV）で 31.2 ± 11.2 mmHgから 14.3 ± 4.7 mmHgとよく下がっているがSnellen視力表で2段階以上下がったものの割合がAGVでは22％であるのに対し，BGIで36％と高かった．視力低下の原因は緑内障，網膜疾患と白内障が多い．眼圧はAGVで下がりきらないものが多く，BGIでは下がりすぎることが問題である．3年間で緑内障の再手術になったものがAGVで 14.5 ± 3.0％，BGIで 7.6 ± 2.4％で眼圧下降不全はAGVに多いことがわかる．一方下がりすぎによる眼球癆はAGVで0％に対しBGIでは 4.6 ± 2.0％に達し，とくに血管新生緑内障の場合は 7.8 ± 3.8％と高い．アメリカではチューブを前房に入れるものが多く，角膜混濁がAGVで 12.4 ± 3.1％，BGIで 15.7 ± 3.7％出ていることも注目に値する．ABC studyでは血管新生緑内障が多く含まれるためにこれを排除したTVTと比べると成績が悪いが，それを差し引いてもチューブシャント手術は多くのリスクを伴う手術であることを理解しておかなくてはならない．

IV. プレートの大きさと眼圧調整力

プレートの大きさが眼圧の調圧力と関係があるかどうかは報告によって異なる結果が示されているが，最近の報告ではプレートが大型のBGIはAGVと比べると眼圧下降力が強いといわれている．眼圧下降力が強いことは毛様体機能が落ちていない患者にとっては良好な眼圧を保証するが，過去に毛様体破壊術を受けていたり血管新生緑内障で毛様体機能が落ちている場合は術後低眼圧につながりやすい．

参考文献

1) Barton K, Feuer WJ, Budenz DL, et al：Three-year treatment outcomes in the Ahmed Baerveldt comparison study. Ophthalmology 121：1547-1557, 2014

（千原悦夫）

III 周術期の標準的な管理

I. チューブシャント手術後の眼圧変動

　チューブシャント手術の前に注意すべきことは，トラベクレクトミーの場合にも当てはまることであるが，急激な眼圧下降に伴うトラブルである．急激な眼圧低下によって出血性脈絡膜剥離や視野の wipe out が起こりうる．術前の眼圧は可及的に下げておいたほうがよい．チューブ手術の後の眼圧経過はトラベクレクトミーとは異なり，バルベルト緑内障インプラント（Baerveldt® glaucoma implant：BGI）の場合，術直後に低眼圧，その後チューブの結紮効果による高眼圧，結紮の解除に伴う低眼圧，プレート周囲の被膜の炎症に伴う高眼圧を経て定常眼圧になる（図1）．この変動を少なくするためにリップコード，ステント，マッサージ，点眼・内服などを駆使して変動が少なくなるように工夫する．

　アーメド緑内障バルブ（Ahmed™ glaucoma valve：AGV）の場合は調圧弁があるのでチューブの結紮は必要がなく，理論的にはグラフで表示した術後低眼圧は起こらないはずである．しかし実際には調圧弁があっても低眼圧が起こることがあるので筆者はリップコードを置いておいたほうが安全だと思っている．Ahmed は BGI より encapsulation が強く術後の高眼圧期の眼圧が高くなる傾向がある．

　プレートの周囲の被膜の炎症による高眼圧は前房から移行するサイトカインが関与するといわれ，チューブを結紮する BGI と比べると AGV は術後すぐに房水がプレートに移行するので，このために被膜が強いのだという説（Molteno）があり，米国の学会では議論になっている．これに対してプレートの周囲を多孔性の物質で覆うと術後の高眼圧期を抑制できるということがいわれ，AGV の場合はプレートの周囲をポリエチレンの多孔性膜で覆った M4 というタイプが米国では上梓されているが，日本ではまだ申請されていない．M4 以外でも Ologen のような多孔性のコラーゲンシートで覆うことによって，よりよい効果が期待できるという報告がある．

II. 術直後の低眼圧に関連する合併症とその対策

　チューブシャント手術直後の低眼圧の原因はチューブ周囲からの房水漏出，チューブの

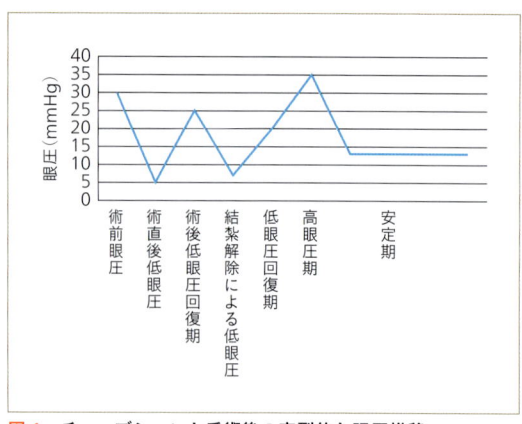

図1 チューブシャント手術後の定型的な眼圧推移

結紮不良，Sherwood slit からの過剰な漏出，毛様体の機能不全などが原因である．

低眼圧はさらに以下に述べるような合併症につながるので，避けるために術中に十分な対策を講じるべきである．低眼圧による合併症はチューブが前房にある場合と硝子体腔あるいは毛様体溝にある場合で異なる．

1. チューブが前房にある場合

チューブが前房内にあり，浅前房が起こった場合，チューブが角膜内皮，あるいは虹彩に接触する．チューブと角膜内皮の接触は内皮損傷を起こし，水疱性角膜症に進展するリスクがある．チューブが角膜内皮に当たることは内皮損傷の危険因子であるので，チューブの挿入方向には十分注意すべきである．

図2 に示した症例では浅前房のために前方に押しやられたチューブが角膜に接してしまい，接触部位の近くで角膜混濁を起こしている．

チューブが角膜に接触するのを恐れてチューブを後方に差し込むとチューブが虹彩に接触するリスクが上がる．チューブの虹彩接触は慢性の虹彩炎，虹彩後癒着，チューブの閉塞の原因となる．とくに血管新生緑内障やぶどう膜炎の既往のある眼ではその頻度が高い．チューブと虹彩が一部でも癒着するとそれを足がかりにジッパーが閉じるように癒着が進行してチューブの閉塞をきたしやすい．血管新生緑内障やぶどう膜炎の既往のある眼では前房内のチューブを長めにしておいたほうがよい．図3a, b で示す症例は慢性の虹彩炎をもつ続発緑内障患者で，チューブを虹彩が閉塞してしまった例である．

浅前房が起こった場合，危惧される合併症は角膜内皮障害と虹彩癒着や慢性の虹彩炎である．最も簡便な対応は前房内への粘弾性物質注入であるが，これは一時的な効果しかないので，恒久的にはもう一度チューブを縛り直す．手術時にチューブの挿入方向が悪く，角膜内皮に当たるような場合どのように修復するかに悩む場合もあるかもしれない．筆者は経験がないが，Bochmann は前房内で対面通糸してチューブを押し下げることを報告している（図4）．

このような前眼部トラブルはチューブを前房に設置することによって起こる．経扁平部挿入を好む術者はこれを避けたいということが1つの理由になっている．

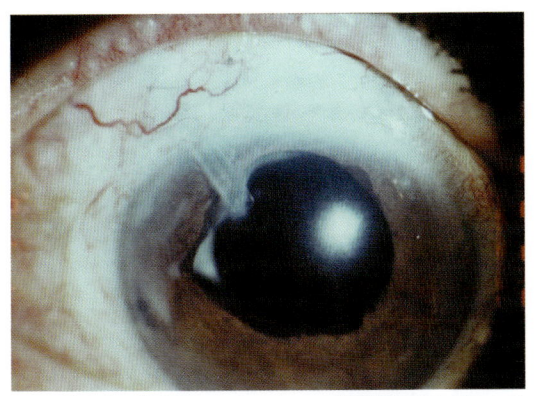

図 2 術直後の浅前房のためにチューブが角膜内皮に押しつけられて接触した例
チューブ周囲の角膜内皮障害が起こり周囲の混濁がある．

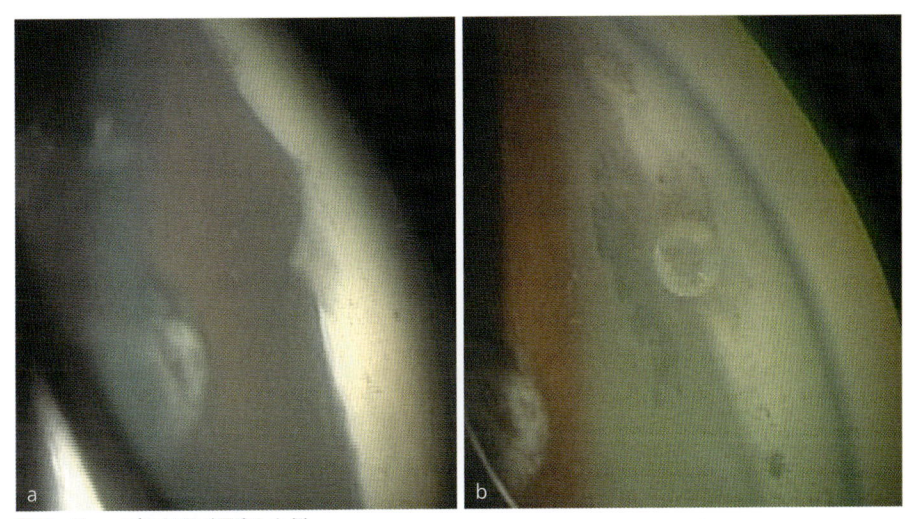

図 3 チューブを虹彩が閉塞した例
左(a)は虹彩のまとわりつきによりチューブが閉塞しているところ，右(b)は YAG レーザーによる開放術後．虹彩炎後の続発緑内障の場合，チューブと虹彩は一部でも癒着するとそれを足がかりにチューブを覆うようにまとわりついてくる．前房からのアプローチでも癒着を解除することはできるが，予防するためにチューブと虹彩の距離感は大切である．

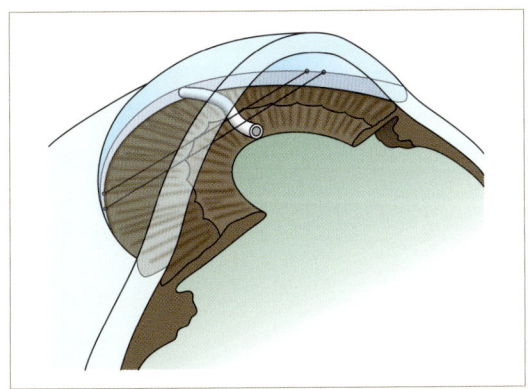

図 4 対面通糸によるチューブと角膜内皮接触防止法

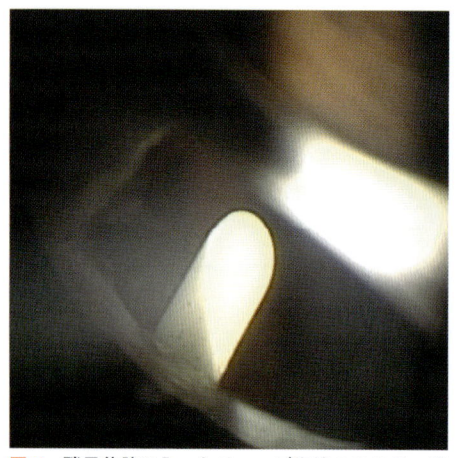

図5 硝子体腔に入ったチューブ先端の3ミラー像（BGI 102）
チューブは網膜と安全な距離を保っていることが望ましい。脈絡膜剝離は高度になるとチューブに接触する。

図6 低眼圧黄斑症のOCT像

2. チューブが硝子体腔にあり低眼圧が起こった場合

　チューブが硝子体腔にある場合，前眼部合併症の頻度は低い。しかし低眼圧による脈絡膜剝離が高度の場合，チューブに接触する場合がある。チューブの先端は3ミラーで確認できるので（図5），接触しそうな脈絡膜に対して光凝固して裂孔や網膜剝離の発生を防ぐべきであり，また高度の脈絡膜剝離は下液を排出して硝子体腔にガス，シリコーンオイルなどを注入する。低眼圧黄斑症や囊胞状黄斑浮腫を生じるケースもあるのでOCTで観察して必要な処置をとる（図6）。術後低眼圧から誘発される高度の出血性の脈絡膜剝離はまれに起こるが，これが起こった場合はチューブが網膜に接触して裂孔を作ったり，網膜同士のkissingを起こし網膜剝離を誘発する。出血性脈絡膜剝離の場合，は緊急に脈絡膜下腔の血液を除去しなければならない。この病態は発症すると難治であるので起こらないように予防が大切で，術後に極端な低眼圧にならないように術直後の眼圧コントロールに配慮すべきである。

　低眼圧黄斑症はトラベクレクトミーでも起こる合併症であるが，難治性緑内障で視野が狭い場合には視力低下が著しい。

　一過性の低眼圧ではない恒久的な低眼圧は毛様体における房水産生能が落ちている（毛様体破壊術後や血管新生緑内障における毛様体機能低下）場合や，線維柱帯からの房水排出能がかなり残っている眼に大きなプレートのチューブシャントを行った場合に起こり得る。このような場合はチューブを再結紮したり，プレートの切除縮小が必要な場合がある。

III. 術後高眼圧

　術後高眼圧はいくつかの原因で起こる。
　調圧弁のないチューブシャント手術では手術直後の低眼圧を避けるためにチューブを結

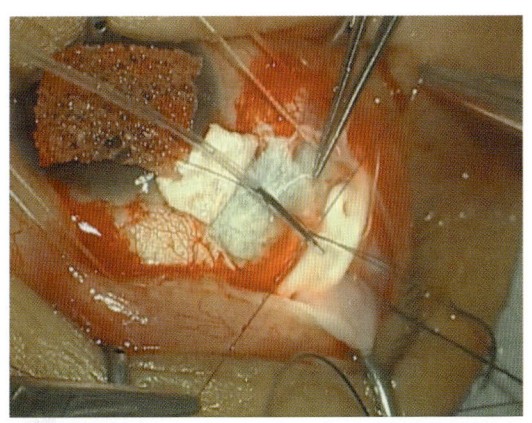

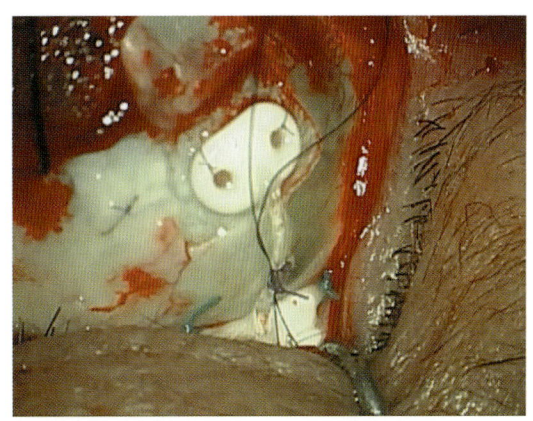

図7 前房挿入型：ステントとリップコードを両方設置したケース

図8 経扁平部型：リップコードのみを設置したケース

紮するが，チューブを結紮すれば当然のことながら眼圧が上がる．手術直後の高眼圧を防ぐ目的で Sherwood slit といわれるチューブのベント切開が行われるが，ここからの房水流出は少量であるのでしばしば高眼圧が残る．この高眼圧をコントロールするために使われるのがステント（図7）とリップコード（図8）である．ステントは3-0ナイロン，ズプラミドなどの糸をチューブに差し込み，その上から7-0ないし8-0の吸収糸で結紮する．この3-0の糸の端は結膜創から顔を出させておくと後で抜糸する時に便利である．

リップコード法はチューブの中に糸を入れるのではなくチューブの外に6-0～7-0ナイロン糸をおいてリップコードをチューブごと吸収糸で縛る方法である．術後高眼圧が起こった場合，このステントやリップコードを抜くことで眼圧を下げることができる．ただステントを抜いた時点で極端な低眼圧になることがあるので，筆者は最近ステントとリップコードを両方設置し，第1段階ではリップコードを抜いてわずかな隙間をつくり，その後の眼圧を見てステントを抜くという2段階法をとっている．リップコードを抜いただけでは高度の低眼圧になりにくいので，微妙な眼圧コントロールには適した方法である．ステントやリップコードを抜く時期は眼圧を見て考えることになるが，早い場合は1週間程度，遅い場合は4～6週後になる．

1. チューブの閉塞による高眼圧

チューブの閉塞はチューブの入り口で起こることが多い．前房挿入の場合は虹彩組織，フィブリン，血塊などが原因のことが多く，経扁平部の場合は硝子体，血塊，が多い．前房内のチューブ閉塞は YAG レーザー，鈍針によるフラッシングで解除，あるいは刺し直しになる．硝子体腔内のチューブ先端に閉塞がある場合は硝子体手術が必要になる（図9）．

2. チューブの kinking による高眼圧

チューブの先端が閉塞せずにチューブ機能不全が起こる場合の原因の1つとしてねじれがあげられる．これはチューブが柔らかい AGV で起こりやすくプレートの固定が悪かったためにプレートの後退が起こることが原因のことが多い．プレートが後退すると支点を

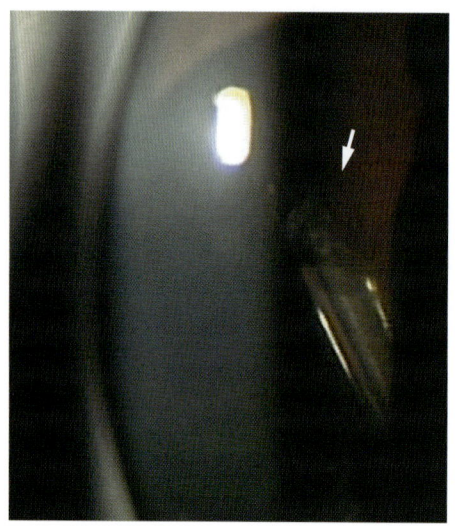

図9 硝子体腔内のチューブに手術後4年目で硝子体が陥頓した例

順調に経過していた例であるが4年目に突然眼圧が上がり、チューブの先端に硝子体(白矢印)の嵌入が発見された。不十分な硝子体手術は避けるべきである。

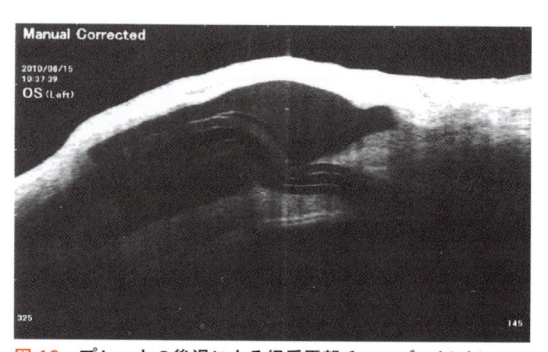

図10 プレートの後退による経扁平部チューブのkinkingの例

プレートは偏位しないようにしっかり固定することが望まれる。

基にテコの要領でチューブが折れ曲がり、内腔の閉塞が起こる(図10)。

3. チューブの抜去による高眼圧

kinkingはチューブを経扁平部で挿入した場合に起こる現象であるが、チューブを前房に挿入しているケースでプレートの後方偏位が起こるとチューブが前房から抜けてしまう。また、眼球がまだ小さい小児にチューブを挿入していて、眼球が成長による拡大を起こしたり、近視の進行に伴う拡大を起こした場合もチューブが眼内から抜けることがある。New world medical社はこのような場合の修復に備えてtube extender (Model TE®)を供給している。

4. encapsulationによる術後高眼圧

術後高眼圧のもう1つの原因はプレート周囲の過剰な被膜形成である。チューブシャント手術の後の高眼圧で、マッサージにある程度反応して眼圧の下降が確認できていたにもかかわらず短時間のうちに再び眼圧上昇が起こるようなケースではチューブの閉塞が起こっている場合とプレートの周囲の被膜が過剰に形成されて房水の吸収が悪くなっているケースが考えられる。チューブの閉塞があるかどうかはマッサージによって眼圧下降が得られるかどうかが1つの参考になる。過剰な被膜形成による眼圧上昇の場合はマッサージで5 mmHg以上の眼圧下降が得られることが多いが、チューブ閉塞の場合は圧迫によっても眼圧が全く下がらない。過剰な被膜形成による眼圧上昇に対してはまず点眼内服により治療を行うが、それでも下がりきらない場合は手術的に被膜切除を行う必要がある (図11)。

過剰な被膜形成を防ぐためにMMC、5-FUなどを塗布する、あるいはモルテノカクテ

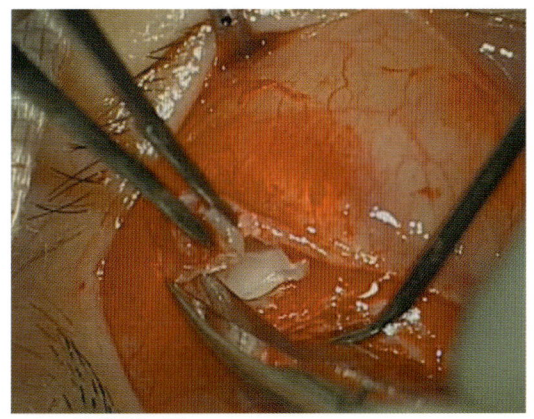

図 11 被膜切除の例
encapsulation が強いために眼圧が上がっているという場合は術創を開けて被膜を切除する．

ルを用いるという試みがなされたが，これまでの論文をみると有効性はないという報告が多い．

参考文献

1) Tsai JC, Johnson CC, Kammer JA, et al：The Ahmed vs. the Baerveldt shunt for refractory glaucoma II：longer-term outcomes from a single surgeon. Ophthalmology 113：913-917, 2006
2) Sarkisian SR Jr：Perspectives on the Ahmed Glaucoma Valve M4. Presented at Ahmed Glaucoma Valve breakfast meeting 2014 10 19 at AAO Chicago
3) Bochmann F, Azuara-Blanco A：Transcameral suture to prevent tube-corneal touch after glaucoma drainage device implantation：a new surgical technique. J Glaucoma 18：576-577, 2009
4) 千原悦夫，林田　中，山元章裕，他：Seton と 5FU による Neovascular Glaucoma の治療について．日眼会誌 91：1086-1093, 1987

〔千原悦夫〕

IV 手術テクニックのコツと落とし穴

A バルベルト緑内障インプラント

　バルベルト緑内障インプラント（Baerveldt® Glaucoma Implant：BGI）（AMOジャパン社）は，房水を眼球赤道部に誘導することで眼圧下降が得られるロングチューブ型の緑内障ドレナージデバイスである．本邦では，2011年8月31日にプレート面積，チューブ形状が異なる3つのモデルが医療材料として認可された．複数回の緑内障手術無効例や結膜瘢痕例など，従来の濾過手術（トラベクレクトミー）で効果が期待できない緑内障が適応となる．

I. バルベルト緑内障インプラントのモデルと構造

　BGIには，プレート面積（250 mm², 350 mm²）およびチューブ形状（前房挿入型，毛様体扁平部挿入型）が異なる3種類のモデルが用意されている（図1，表1）．いずれも，眼内に挿入したチューブから眼球赤道部の2直筋間に留置にした房水吸収部（プレート）に房水を誘導し，周囲組織に拡散・吸収させることで眼圧下降が図られる（図2）．プレートおよびチューブは柔軟なシリコン性で，チューブは外径0.63 mm，内径0.30 mmである．BGIは，調圧弁を有さないため，プレート周囲の被膜が形成されるまでの間，低眼圧を避けるための処置（チューブ結紮，チューブ内ステント留置など）が必要である．この処置による術後高眼圧に対してはチューブに意図的瘻孔（Sherwood slit）を作成することによる一時的な濾過効果で対処する．

II. バルベルト緑内障インプラントの成績と適応

1. 適応

　トラベクレクトミーが不成功に終わった症例，高度な結膜瘢痕のためトラベクレクト

BG 101-350　　　　　BG 103-250　　　　　BG 102-350

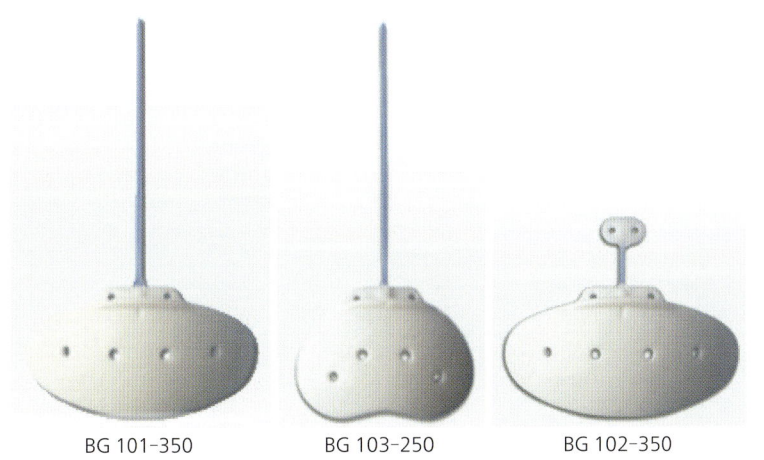

図1　バルベルト緑内障インプラント（BGI）の外観
AMOジャパン社より提供．

表1　バルベルト緑内障インプラント（BGI）のモデル

モデル	BG 101-350	BG 103-250	BG 102-350
プレートサイズ	32×22 mm	22×22 mm	32×22 mm
プレート面積	350 mm^2	250 mm^2	350 mm^2
チューブ長	32 mm（直線チューブ）	32 mm（直線チューブ）	7 mm（毛様体扁平部挿入用ホフマンエルボー付き）

前房留置　　　　　　　毛様体扁平部留置

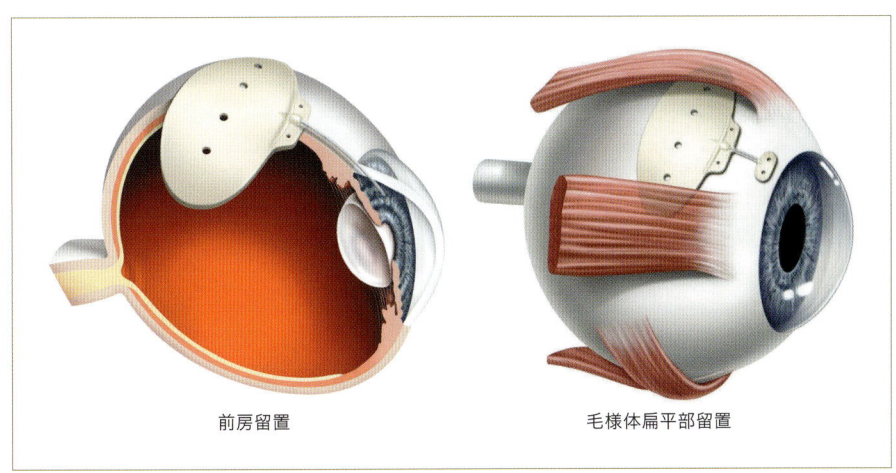

図2　BGIを用いた手術の模式図
AMOジャパン社より提供．

ミーの成功が望めない症例，血管新生緑内障や硝子体脱出を伴う緑内障など，いわゆる難治性緑内障全般が適応となる．

2. 手術成績

　米国で行われた無作為割付試験であるTube versus Trabeculectomy（TVT）Studyでは，212例のトラベクレクトミー不成功例あるいは白内障手術既往例を対象として，350 mm^2

IV　手術テクニックのコツと落とし穴　　303

表2 The Tube Versus Trabeculectomy(TVT)Study 術後5年間の眼圧と眼圧下降薬数

期間	バルベルト	レクトミー	P値
ベースライン	25.1±5.3 mmHg	25.6±5.3 mmHg	0.56
	3.2±1.1	3.0±1.2	0.17
	(n=107)	(n=105)	
術後1年	12.5±3.9	12.7±5.8	0.75
	1.3±1.3	0.5±0.9	<0.001
	(97)	(87)	
術後2年	13.4±4.8	12.1±5.0	0.097
	1.3±1.3	0.8±1.2	0.019
	(82)	(72)	
術後3年	13.0±4.9	13.3±6.8	0.83
	1.3±1.3	1.0±1.5	0.31
	(78)	(68)	
術後4年	13.5±5.4	12.9±6.1	0.58
	1.4±1.4	1.2±1.5	0.33
	(68)	(65)	
術後5年	14.4±6.9	12.6±5.9	0.12
	1.4±1.3	1.2±1.5	0.23
	(61)	(63)	

〔Gedde SJ, Schiffman JC, Feuer WJ, et al：Treatment outcomes in the Tube Versus Trabeculectomy(TVT)study after five years of follow-up. Am J Ophthalmol 153：789-803. e782, 2012 より〕

表3 The Tube Versus Trabeculectomy(TVT)Study 術後5年の眼圧死亡率

死亡の定義*	バルベルト	レクトミー	P値
眼圧 21 mmHg 以上	29.8%	46.9%	0.002
眼圧 17 mmHg 以上	31.8%	53.6%	0.002
眼圧 14 mmHg 以上	52.3%	71.5%	0.017

＊死亡の定義：3か月以降で，2回連続眼圧規定の眼圧以上または眼圧下降 20%未満，または，3か月以降で，2回連続眼圧 5 mmHg 以下，または，緑内障再手術，光覚消失

〔Gedde SJ, Schiffman JC, Feuer WJ, et al：Treatment outcomes in the Tube Versus Trabeculectomy(TVT)study after five years of follow-up. Am J Ophthalmol 153：789-803. e782, 2012 より〕

のプレート面積を有するBGIの前房挿入とマイトマイシンC併用トラベクレクトミーの比較を行っている．本報告では，眼圧は，術後5年まで両術式間に差がなく，薬物スコアは，術後1年と2年ではトラベクレクトミーで有意に少なかったが，その後に差はなかった(表2)．また，術後5年間の眼圧コントロールの不成功率は，眼圧21，17，14 mmHg いずれの基準でもトラベクレクトミーで高く，BGIの成績が良好であった(表3)．TVTスタディでは，眼圧が40 mmHgを超える緑内障，活動性のある血管新生緑内障，増殖性網膜疾患，再発性ぶどう膜炎，無水晶体眼，トラベクレクトミーが施行できないような結膜瘢痕のある症例は除外されている．本邦ではより重篤な症例が適応の中心であるためTVTスタディの結果の解釈には注意が必要である．

3. 手術部位

角膜内皮が減少している症例，角膜移植眼などの角膜内皮易障害性が予想される症例

表4 毛様体扁平部挿入を行う場合のチューブ形状による利点・欠点

	直線チューブ	Hoffmann elbow 付
利点	・被覆が容易 ・チューブ長調整可能	・チューブ角度一定 ・挿入長一定
欠点	・術後のチューブ角度変化（前方偏位）	・チューブ長調整不可 ・大きな（6×6 mm 以上）パッチ材料が必要 ・自己強膜弁では露出が多い可能性

表5 手術部位の選択順位

選択順位	部位	理由・特徴
1位	耳上側	・操作が容易 ・整容的問題が少ない ・過去の手術による結膜瘢痕のため不可な場合がある
2位	耳下側	・操作が容易 ・術後目立つ場合がある（整容的問題）
3位	鼻下側	・Tenon 嚢下ポケットは十分広い ・2個目のチューブシャント手術時に利用しやすい
4位	鼻上側	・Tenon 嚢下ポケットが狭く，眼球運動障害のリスクがある ・可能な限り避ける

や，無硝子体眼，網膜硝子体疾患のために硝子体手術が必要とされる症例では，毛様体扁平部挿入を検討する．一方で，硝子体手術そのものにリスクが高い小児例などでは，前房挿入を行うほうがよい．

毛様体扁平部挿入を行う場合は，直線チューブタイプ，Hoffmann elbow 付のタイプどちらも使用することができる．それぞれに利点・欠点があるが（表4），筆者はチューブ長が調整できることと自己強膜弁によるチューブ被覆が容易であることから，毛様体扁平部挿入でも，主として直線チューブタイプを使用している．また，手術を行う部位については，結膜瘢痕や強膜瘢痕・菲薄化の状況により，表5 の順番に従って決定するとよい．

III. バルベルト緑内障インプラント挿入術の手順（⇒動画-10）

症例：69歳・男性・左ぶどう膜炎続発緑内障（眼内レンズ挿入眼，トラベクロトミー後）
術式：硝子体手術併用 BGI（BG101-350）毛様体扁平部挿入（耳下側）

（1）麻酔

2％キシロカインによる Tenon 嚢麻酔あるいは球後麻酔により手術を行う．

（2）結膜切開

手術部位に結膜瘢痕がある場合は，2％キシロカインを結膜下注射し，結膜浮腫を作ることで瘢痕の範囲を確認する．結膜に子午線方向への切開を加えた後，輪部結膜切開を行う．結膜切開の範囲は，移植する2直筋を超える範囲（1/3以上）とする．広範囲の結膜瘢

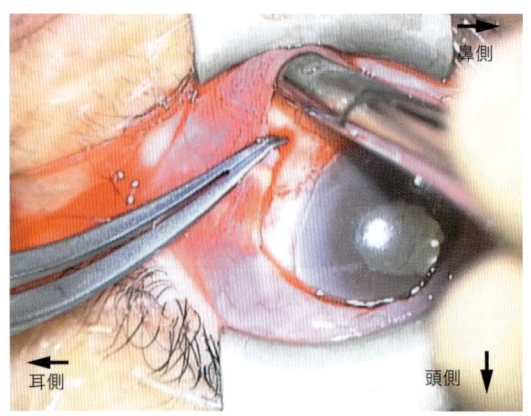

図3　Tenon嚢剝離

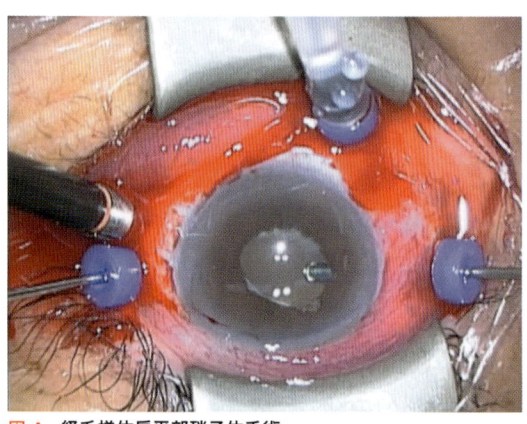

図4　経毛様体扁平部硝子体手術

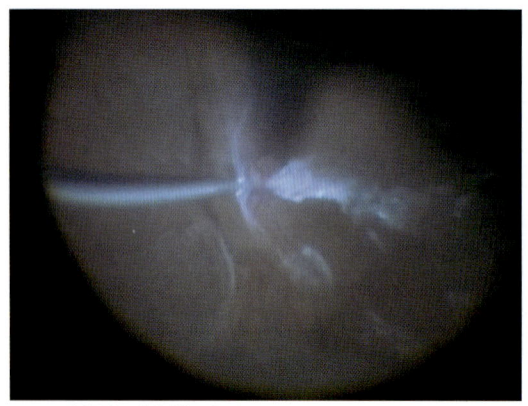

図5　後部硝子体剝離の作成

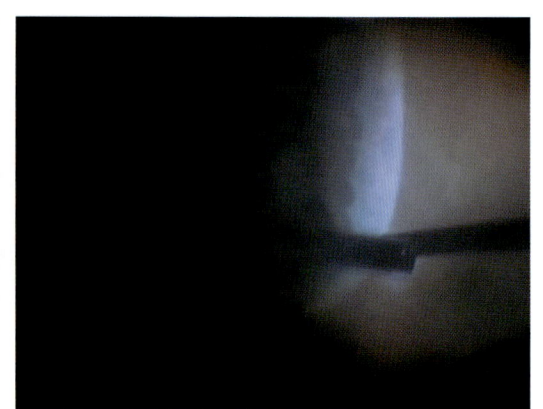

図6　周辺硝子体郭清

痕を伴っているような症例では，より広い範囲で結膜切開を行わないと，結膜縫合時に結膜が寄らない可能性がある．

(3) Tenon嚢剝離

プレート留置のための空間(Tenon嚢下ポケット)を十分に確保するために，結膜切開を行った後は，赤道部を超えてTenon嚢の鈍的剝離を行う(図4)．その後，斜視鉤を用いて，2直筋の付着部を露出，確認しておく．

(4) 経毛様体扁平部硝子体手術

インフュージョンポートおよび上方2ポート，必要に応じてシャンデリア照明を設置する(図4)．硝子体手術用のポートは，チューブシャント手術と異なる象限に設置するよう気をつける(本症例では，下耳側にチューブシャント手術を予定しているため，同部位を避けてポートを設置している)．既に，周辺までの硝子体切除が行われている症例では，眼圧維持のためインフュージョンポートのみを設置する．前部硝子体膜の切除，コアビトレクトミーを行った後，硝子体可視化剤(マキュエイド®)により，硝子体を可視化し，後部硝子体剝離の有無を確認する．手術後の残存硝子体によるチューブ閉塞を避けるために，人工的

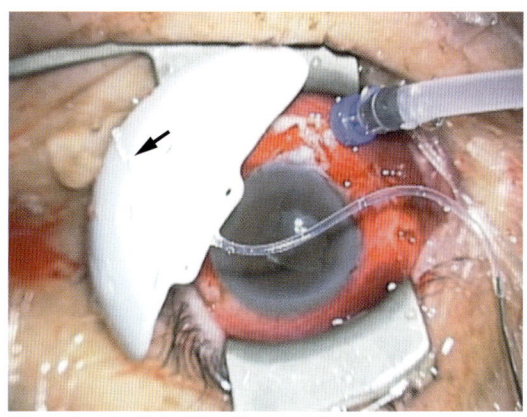

図7 バルブの通水確認（プライミング）
通水された水流が確認される（矢印）．

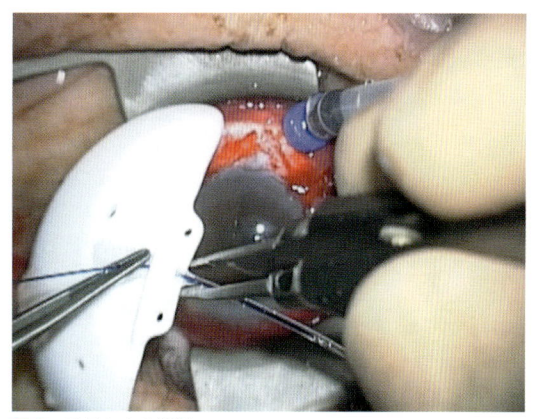

図8 ステントの留置
3-0ナイロンをステントとしてチューブ内に挿入している．

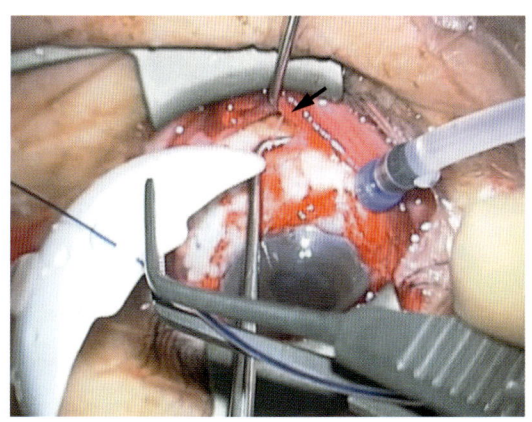

図9 下直筋下へのプレート挿入
2本の斜視鈎を用いて下直筋下の空間（矢印）を確保している．

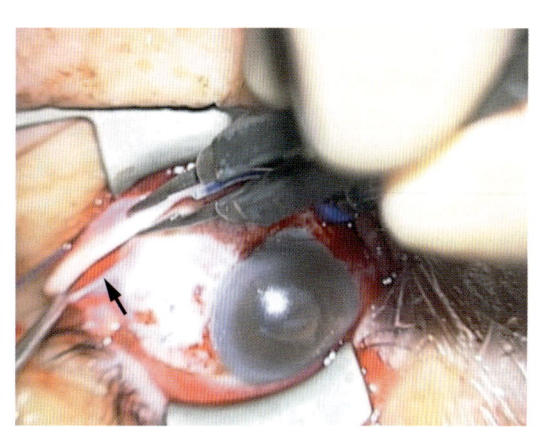

図10 外直筋下へのプレート挿入
1本の斜視鈎を用いて外直筋下の空間（矢印）を確保している．

後部硝子体剝離作成（図5）とチューブ挿入予定部位の周辺硝子体郭清（図6）を確実に行う．その後，インフュージョンポートのみを残して他のポートを抜去し，強膜創を閉鎖する．

(5) プライミング

シリンジにつなげたヒーロン針をチューブ先端に挿入し，Balanced Salt Solution（BSS）などを通すことで，バルベルト緑内障インプラントの通水を確認する（プライミング）（図7）．

(6) ステント留置

3-0ナイロン糸をチューブ内に挿入し，術後の過剰濾過を予防するためのステントとする（図8）．

(7) プレートの挿入

斜視鈎により，直筋下の空間を確保したうえで，プレートを挿入する．斜視鈎を2本用いる方法（図9），1本用いる方法（図10）があるが，いずれにしても，術後の眼球運動障害を避けるために，Tenon囊を巻き込まず確実に直筋下にプレートを挿入することが肝要

図11　プレート固定系の強膜通糸　　　　　図12　プレートの固定

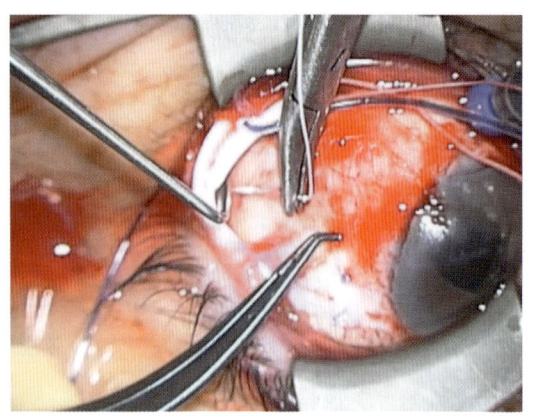

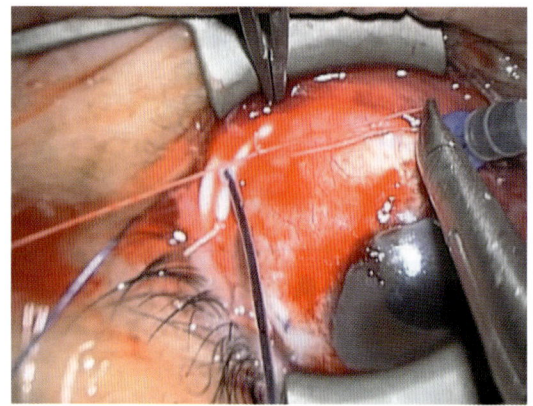

である．プレート面積が小さいタイプでも，同様の手順でプレート挿入を行うことで，直筋上にプレートが挿入されることを避けるようにする．筆者は，操作性がよいとの理由で，必ず下方の筋肉から先にプレート挿入することにしている（下耳側に移植する場合は下直筋から，上耳側に移植する場合は外直筋から）．

(8) プレートの固定

　角膜輪部からの距離をカリパーで測定し，プレート固定用の 5-0 ポリエステル糸を強膜半層をすくうように通糸する（図11）．通糸部位は，輪部から 9〜10 mm とする．筆者は，なるべく輪部から遠い位置に通糸するほうが，術後のプレート露出や瘢痕による濾過不良の予防に有利であると考えている．強膜通糸した後，プレート固定用の孔に糸を通す．プレート固定用の孔は 2 つあるため，同様の操作を，最初の強膜通糸から 5〜6 mm の距離で，角膜輪部に平行にもう 1 か所行う．その後，糸を結紮（2-1-1）する（図12）．プレートの強膜固定が確実でないと，術後のプレート位置のゆるみにより，眼内へ挿入されたチューブの位置・長さが変化する可能性がある．プレート固定はナイロン糸（8-0 程度）で行う場合は 3-2-1 または 3-1-1 の結紮がよい．

(9) 強膜弁作成

　自己強膜弁によるチューブ被覆を行う場合は，2 直筋の間に位置する象限で，幅 3〜4 mm×長さ 6 mm の四角い強膜弁を作成する（図13）．Hoffmann elbow 付のタイプを用いる場合は，6×6 mm の強膜弁を作成する．強膜弁は薄くならないよう，角の部分で深さを調節し，1/2〜2/3 の深さで作成する．毛様体扁平部にチューブを挿入する場合は，フラップの作成は透明角膜まで進める必要はなく，強膜角膜移行部までの作成でよい．自己強膜弁の代わりに，保存強膜あるいは保存角膜をパッチ材料とすることもできる．

(10) チューブ挿入部位の作成

　強膜弁をめくって，角膜輪部から 3.5〜4 mm の位置で，23 G 針を強膜フラップ床に垂直に刺入することで，チューブ挿入部位を作成する．刺入部位が大きすぎると，術後に

図13　強膜弁の作成

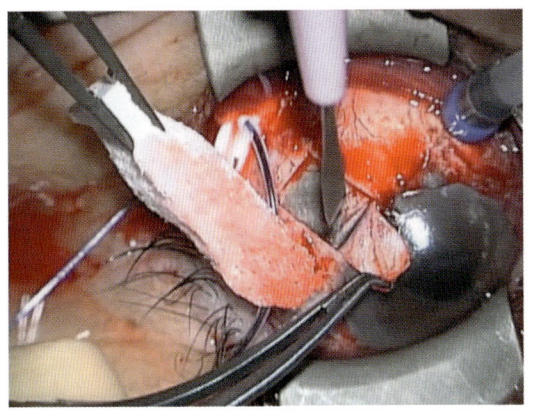

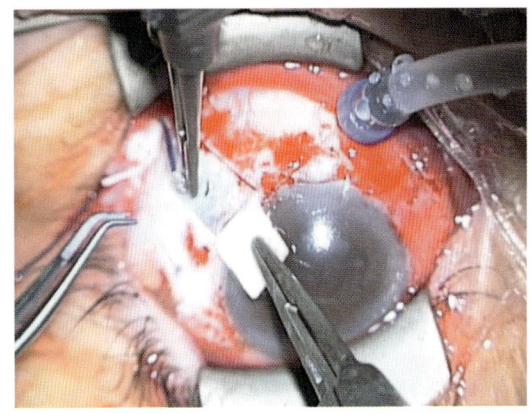

図14　チューブ挿入

チューブ脇からの漏出による低眼圧が発生するため注意する．

(11) チューブの切断

　眼内に挿入されるチューブの長さが4 mm程度となるように，ベベル前方でチューブを切断する．慣れないうちは，後で修正が利くように，少し長めにチューブを切断したほうがよい．

(12) チューブの挿入

　チューブを鑷子で把持し，眼内に挿入する(図14)．その後，挿入部位を綿棒などで圧迫して，瞳孔領にみえるチューブ先端に毛様体組織や硝子体が嵌頓していないことを確認する．必要に応じて，チューブ長の調節を行う．

(13) チューブの結紮

　術後の過剰濾過を避けるために，チューブを意図的に閉塞する(図15)．8-0バイクリルで結紮した場合3〜4週間，7-0バイクリルで結紮した場合5〜6週間後に自然開放することが多い．確実なチューブ閉塞のために筆者は結紮部位を2か所としている．

(14) Sherwood slit 作成

　チューブの結紮により持続する術後高眼圧を抑制するために，意図的にチューブ瘻孔(Sherwood slit)を作成する(図16)．5-0ポリエステルのヘラ針であれば針の幅のスリットを，8-0ナイロンの角針であれば針の幅の1.5倍程度のスリットがよい．スリットの個数は2〜3個とする．筆者は，インフュージョンの灌流圧を15 mmHg程度にしてから，スリットからの漏出を確認することにしている．

(15) 強膜弁縫合，ステントの固定，結膜縫合

　強膜弁を10-0ナイロンで2〜4糸程度縫合し，結紮部を回転埋没する(図17)．プレートの固定が十分である場合，通常，糸によるチューブの固定は必要ない．ステント糸の片

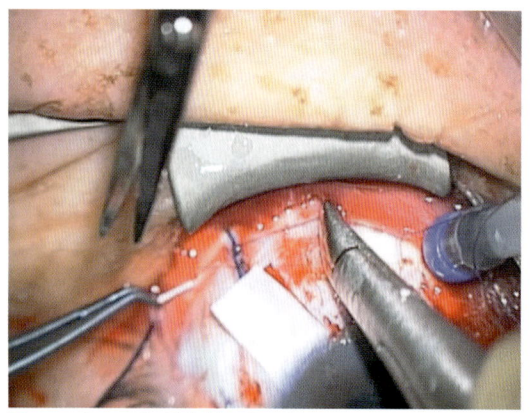

図15 チューブの結紮（意図的閉塞）

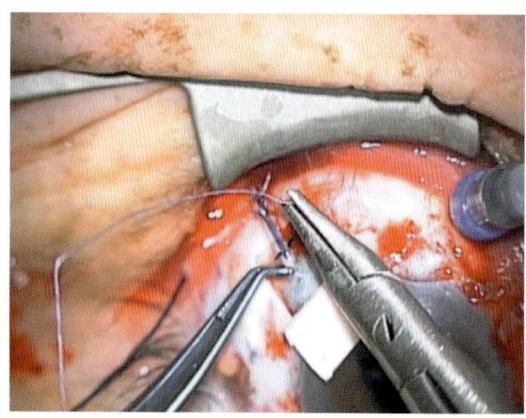

図16 Sherwood slit（意図的瘻孔）作成

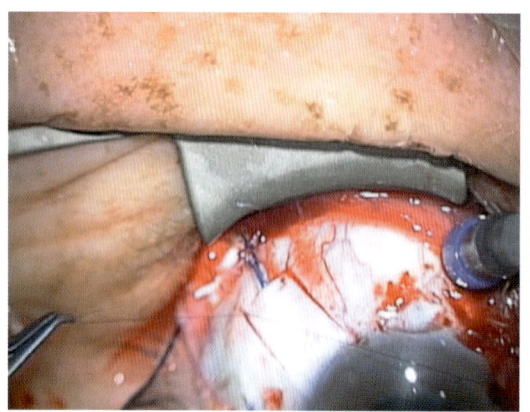

図17 強膜弁縫合

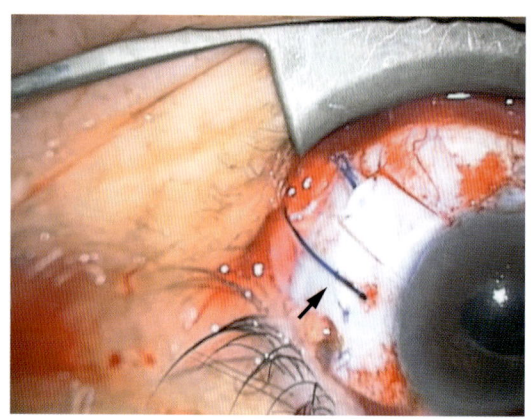

図18 ステントの強膜固定

端を耳側強膜に 10-0 ナイロンで固定したのち，長さを調整して切断する（図18矢印）．インフュージョンポートを抜去し，強膜創を閉鎖した後，10-0 バイクリル，9-0 シルクなどで結膜を縫合する．開瞼器をゆるめても結膜が寄らない場合は，結膜剥離の範囲を拡大することで対応する．消炎のためのステロイド（リンデロン®，ケナコルト®など）を結膜下に投与し，抗菌薬軟膏を点入して手術を終了する．

(16) 前房に挿入する場合

前房挿入においても，結膜切開，Tenon 囊下ポケット作成，プライミング，プレート固定の手技は，毛様体扁平部挿入の場合と同様である．強膜フラップ，チューブ挿入部位の作成，チューブ挿入については，「第6章 IV-B」を参照頂きたい（⇒302頁）．

(17) 術後管理

術後は，抗菌薬点眼，ステロイド点眼1日4回を1か月程度行う．眼圧下降薬はいったん中止とし，術後の経過を見ながら調節する．術後は，チューブ・プレートの露出やチューブ先端への組織嵌頓（硝子体，虹彩など）がないかどうかといった点を観察する．典型例では，Sherwood slit による眼圧下降期（術直後から2週間程度），チューブ結紮糸開放によ

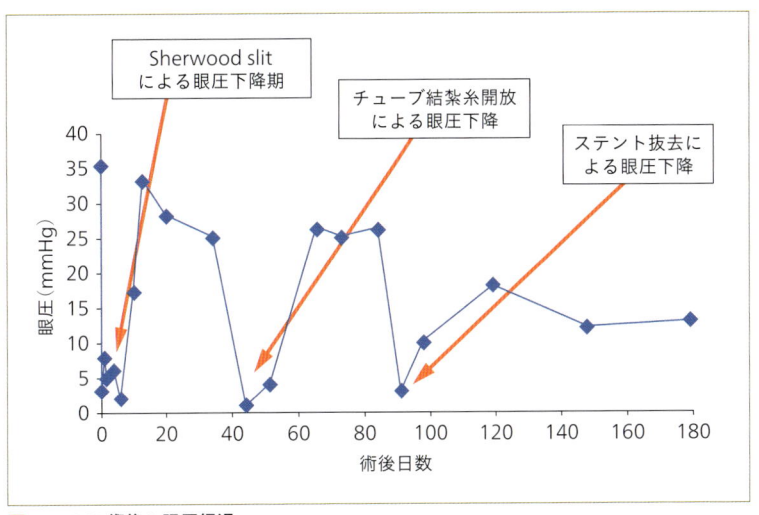

図 19　BGI 術後の眼圧経過

る眼圧下降期(使用した糸により3〜6週間後)，ステント抜去による眼圧下降期が見られる(図19)．筆者は，過剰濾過を避けるため，状況(眼圧・緑内障進行度)が許すかぎり，ステント抜去は先延ばしにすることにしている．

参考文献

1) Gedde SJ, Schiffman JC, Feuer WJ, et al：Treatment outcomes in the Tube Versus Trabeculectomy(TVT) study after five years of follow-up. Am J Ophthalmol 153：789-803. e782, 2012

B アーメド緑内障バルブ

　アーメド緑内障バルブ(Ahmed™ Glaucoma Valve：AGV)(JFCセールスプラン社)は，房水を眼球赤道部に誘導することで眼圧下降が得られるロングチューブ型の緑内障ドレナージデバイスである．本邦では，2014年3月28日にストレートチューブを有する2つのモデルが医療材料として認可された．バルベルト緑内障インプラントと同様，従来の濾過手術(トラベクレクトミー)で効果が期待できない緑内障が適応となる．

I. アーメド緑内障バルブのモデルと構造

　New World Medical Inc. 社が製造・販売するAGVには，プレートが硬いポリプロピレン製のモデル，柔らかいシリコン製のモデル，多孔性ポリエチレン製のモデル，プレートが1つのモデルと2つのモデルがあるが，本邦で認可されているのは，シリコン性でプレートが1つ，チューブがストレートのFP-7(プレート面積184 mm^2)とFP-8(96 mm^2：小児用)である．本邦では未認可(2015年7月23日現在)であるが，チューブを屈曲させるための器具(パルスプラーナクリップ)を有した毛様体扁平部挿入用モデルもある(表1，図1)．アーメド緑内障バルブは，プレートボディ，チューブ，バルブ，バルブケースの4つのパーツから構成されており，バルブケースはポリプロピレン製，その他はシリコン製である．チューブは長さ25 mm，外径0.635 mm，内径0.305 mmのサイズである．バルブは，一方向性で，2枚のシリコンエラストマー膜が合わさってチューブに接続された構造となっている(図2)．理論上，約8 mmHgの圧が加わると，バルブが開放し通水される．

II. アーメド緑内障バルブの成績と適応

　AGVの最大の特徴は，バルブ機能を有することであり，そのため，バルベルト緑内障インプラントで必要となるような，術後早期の低眼圧を避けるためのチューブ結紮やチューブ内ステント留置などの処置が必要なく，術後低眼圧の遷延に関連した合併症が少ない．米国で行われた2つの無作為割付試験〔Ahmed Versus Baerverdt(AVB)Study，Ahmed Baerverdt Comparison(ABC)Study〕の術後3年の経過観察で，バルベルト緑内障インプラントと比較してAGVは，眼圧を維持するためにより多くの眼圧下降薬を必要とし，眼圧下降不成功率あるいは緑内障再手術が必要となる率が高い一方で，視力にかかわる重篤な合

表1 主なアーメド緑内障バルブのモデル

モデル	FP-7	FP-8	PC-7 *	PC-8 *
プレートサイズ(mm)	13×16	9.6×10	13×16	9.6×10
プレート面積(mm²)	184	96	184	96
	大人，前房用	小児，前房用	大人，毛様体扁平部用	小児，毛様体扁平部用

* 2015年7月23日現在，本邦では未認可．

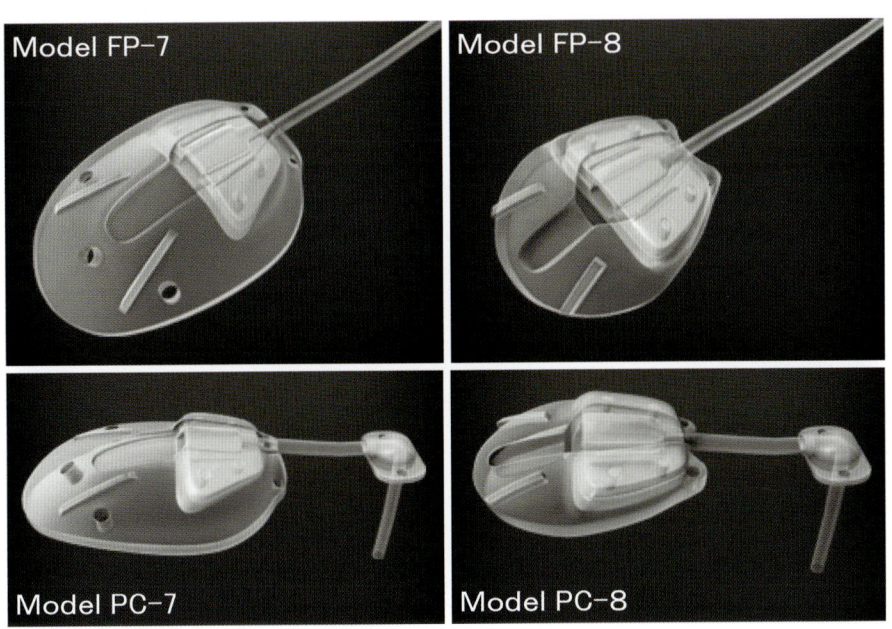

図1 アーメド緑内障バルブ(AGV)の外観
〔New World Medical Inc. 社ホームページ(http://www.ahmedvalve.com/)より転載〕

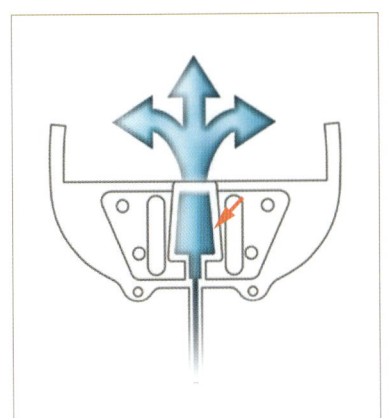

図2 バルブの構造
チューブに接続された2枚のシリコーン膜(矢印部分)が眼圧により開放する．（JFCセールスプラン社より提供）

併症が少ないことが報告されている(**表2, 3**)．必要な術後処置が少ないことと，小児用のプレート面積の小さいモデルがあることから，小児や精神発達遅滞・認知症など，とくに術後合併症への対応が容易ではない症例で，チューブシャント手術のなかでの第一選択となる．また，房水産生の低下が疑われる症例(高齢者，広範な網膜光凝固を行った血管新生緑内障など)も，術後の遷延性低眼圧を予防するうえでは，バルベルトよりも有利な可能性が

表2 Ahmed Versus Baerveldt (AVB) Study 3年の成績

	アーメド (n=124)	バルベルト (n=114)	P値
年齢(歳)	65±17	67±15	0.29
性(男性)	65(52%)	41(36%)	0.011
人種(白人)	91(73%)	79(64%)	0.9
病型(POAG/NVG/ぶどう膜炎/その他)	52%/23%/8%/18%	48%/19%/11%/21%	0.81
眼科手術歴(回)	1.8±1.3	1.6±1.1	0.35
術前視力(中間値)	20/100	20/100	0.67
ベースライン眼圧	31.1±10.5	31.7±11.1	0.71
ベースライン薬物スコア	3.1±1.0	3.1±1.1	0.6
術後3年眼圧	15.7±4.8	14.4±5.1	0.09
術後3年薬物スコア	1.8±1.4	1.1±1.3	0.002
3年死亡率(＜5,＞18 mmHg,＜20%下降)	63(51%)	39(34%)	0.013
視力にかかわる低眼圧	0(0%)	7(6%)	0.005

(Christakis PG, Tsai JC, Kalenak JW, et al：The Ahmed versus Baerveldt study：three-year treatment outcomes. Ophthalmology 120：2232-2240, 2013 より)

表3 Ahmed Baerveldt Comparison (ABC) Study 3年の成績

ABC 3年	アーメド (n=143)	バルベルト (n=133)	P値
年齢(歳)	65.4±12.8	62.2±14.2	0.053
性(男性)	73(51%)	70(52%)	0.91
人種(白人)	66(46%)	68(51%)	0.12
病型(POAG/NVG/ぶどう膜炎/その他)	41%/29%/8%/23%	53%/29%/5%/26%	0.88
初回手術	70(49%)	71(53%)	0.35
術前視力(中間値)	20/80	20/70	0.78
ベースライン眼圧	31.2±11.2	31.8±12.5	0.71
ベースライン薬物スコア	3.4±1.1	3.5±1.1	0.34
術後3年眼圧	14.3±4.7	13.1±4.5	0.086
術後3年薬物スコア	2.0±1.4	1.5±1.4	0.020
3年死亡率(≤5,＞21 mmHg,＜20%下降)	43(31%)	40(32%)	0.99
要手術の合併症/視力低下	24(22%)	38(36%)	0.035
緑内障再手術	16(15%)	7(8%)	0.053

(Barton K, Feuer WJ, Budenz DL, et al：Three-year treatment outcomes in the Ahmed Baerveldt comparison study. Ophthalmology 121：1547-1557. e1541, 2014 より)

ある．また，角膜内皮が減少している症例，角膜移植眼などの角膜内皮易障害性が予想される症例や，無硝子体眼，網膜硝子体疾患のために硝子体手術が必要とされる症例では，毛様体扁平部挿入を検討する．一方で，硝子体手術そのものにリスクが高い小児例などでは，前房挿入を行うほうがよい．

III. アーメド緑内障バルブ挿入術の手順 (⇒動画-11)

症例：2歳・男児・左発達緑内障(2回のトラベクロトミー後)
術式：AGV(Model FP-8)前房挿入(耳上側)

図3　直筋の同定

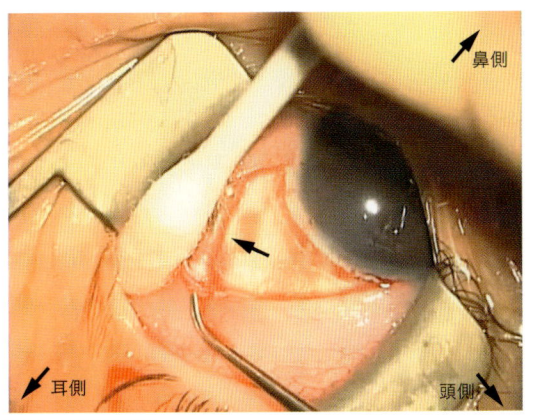

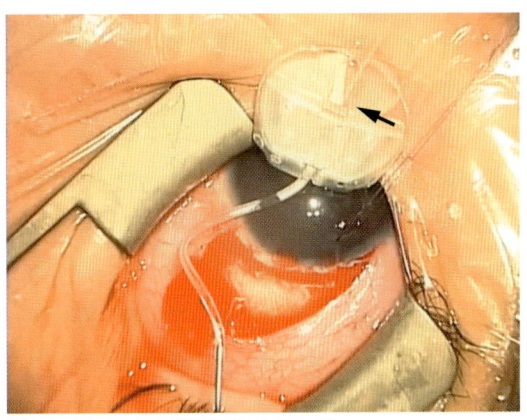

図4　バルブの通水確認（プライミング）
通水された水流が確認される（矢印）．

（1）麻酔

　通常は，2％キシロカインによる Tenon 囊麻酔あるいは球後麻酔により手術を行う．本症例は小児例であるため全身麻酔下に手術を行った．

（2）結膜切開

　結膜に子午線方向への切開を加えた後，輪部結膜切開を行う．手術部位に結膜瘢痕がある場合は，2％キシロカインを結膜下注射し，結膜浮腫を作ることで瘢痕の範囲を確認する．結膜切開の範囲は，通常，1/4 象限をやや超える程度で十分であるが，広範囲の結膜瘢痕を伴っているような症例では，より広い範囲で結膜切開を行わないと，結膜縫合時に結膜が寄らない可能性がある．

（3）Tenon 囊剝離

　プレート留置のための Tenon 空間（Tenon 囊下ポケット）を十分に確保するために，結膜切開を行った後は，Tenon 囊を把持し，鈍的な Tenon 囊剝離を赤道部を超えて進める．その後，斜視鉤を用いて，2 直筋の付着部を露出，確認しておく（図3 中央矢印，外直筋）．術野が十分でない場合は，2 直筋への眼球制御糸設置，あるいは，角膜通糸による制御糸を設置して手術を行う．代謝拮抗剤の術中塗布の可否については，意見の分かれるところであるが，少なくとも初回手術において，筆者は代謝拮抗剤を使用した経験はない．

（4）プライミング

　シリンジにつなげたヒーロン針をチューブ先端に挿入し，Balanced Salt Solution（BSS）などを通すことで，AGV の通水を確認する（プライミング）（図4）．このとき，あまり強く水圧をかけるとバルブを破損する（との噂がある）ので，緩やかに水圧をかけるように心がける．プライミングの操作で通水が確認できない場合に備えて，必ずバックアップのバルブを用意しておく．

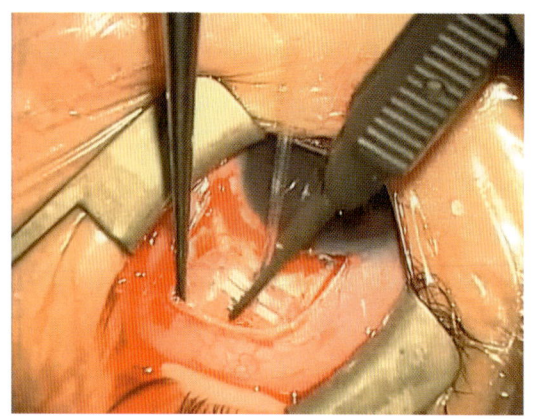

図5　プレートの仮留置

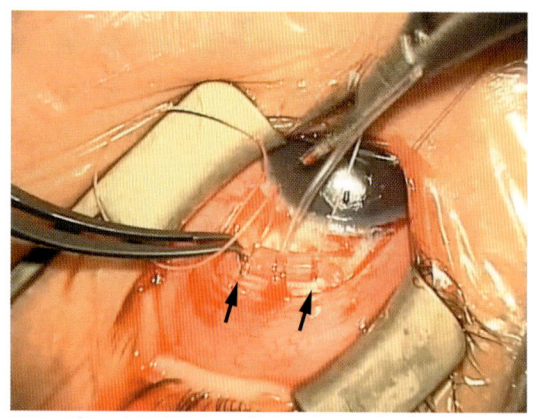

図6　プレート固定用穴への通糸
プレート前端にプレート固定用の穴が2つある（矢印）.

(5) プレートの仮留置

　プレートがTenon組織を巻き込まないように，斜視鉤などでTenon囊をよけるかあるいはTenon囊を把持しながら，プレートをTenon囊下ポケットに仮留置し，プレートが十分に収まることを確認する（図5）．プレートを鑷子で把持するときは，バルブケースやバルブを破損しないように注意する．

(6) プレートの固定

　角膜輪部からの距離をカリパーで測定し，プレート固定用の5-0ポリエステル糸を強膜半層をすくうように通糸する．通糸部位は，眼球・眼窩の大きさと使用するモデルにより，8〜10 mmとする．筆者は，なるべく輪部から遠い位置に通糸するほうが，術後のプレート露出や瘢痕による濾過不良の予防に有利であると考えている．最初の通糸から5〜6 mmの距離で，角膜輪部に平行にもう1か所通糸する．仮留置したプレート本体を引き出し，プレート固定用の孔（図6矢印）に糸を通す．プレートを再度Tenon囊下ポケットに挿入し，糸を結紮（2-1-1）する．プレートの強膜固定が確実でないと，術後のプレート位置のゆるみにより，眼内へ挿入されたチューブの位置・長さが変化する可能性がある．プレート固定はナイロン糸（8-0程度）で行う場合は3-2-1または3-1-1の結紮がよい．術後の眼球運動障害を避けるため，プレートの挿入位置が，直筋上になっていないかどうか，Tenon組織を巻き込んでいないかどうかを必ず確認する．

(7) 強膜弁作成

　自己強膜弁によるチューブ被覆を行う場合は，2直筋の間に位置する象限で，幅3〜4 mm×長さ6 mmの四角い強膜弁を作成する．強膜弁は薄くならないよう，角の部分で深さを調節し，1/2程度の深さでの作成を目安とする．強膜弁は，前房刺入部位の決定を容易にするため，透明角膜に入るまで層間剝離を進める．Schlemm管近傍ではフラップが厚く（フラップ床が薄く）なりやすいので注意する．保存強膜あるいは保存角膜をパッチ材料とすることもできる．

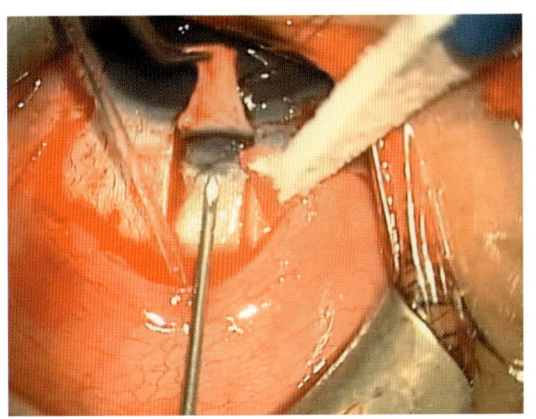

図7 チューブ挿入部位の作成

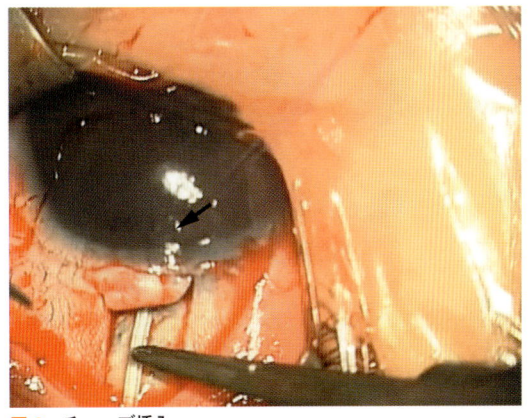

図8 チューブ挿入
前房に挿入されたチューブが確認される(矢印)．チューブ長が長すぎる場合，再度調整する．

(8) チューブ挿入部位の作成

　強膜と角膜移行部(外科的輪部)のやや強膜側で，ビスコート®を接続した23 G針を前房内刺入することで，チューブ挿入部位を作成する(図7)．続いて，チューブ挿入時の空間保持のために，チューブ挿入部位に近い前房内にビスコート®を少量注入する．注入したビスコート®はそのまま前房内に残しても問題はない．刺入部位は，術後の角膜内皮障害を避けるためにも角膜から遠く，虹彩に近い側に刺入するほうがよい．ただし，外科的輪部の後端よりも強膜側から刺入する場合は，毛様溝側に刺入する可能性があるため，前房への正しい刺入を確認しながらゆっくりと操作を行う．

(9) チューブの切断

　眼内に挿入されるチューブの長さが2～3 mm程度となるように，ベベル前方になるようにチューブを切断する．慣れないうちは，後で修正できるように，少し長めにチューブを切断したほうがよい．

(10) チューブの挿入

　チューブを鑷子で把持し，前房内に挿入する(図8)．挿入したチューブの長さ(水晶体への接触の有無)，深さ(角膜に接していないかどうか，虹彩に極端にめり込んでいないかどうか)を確認し，必要に応じて，チューブ長の調節，刺入部位の再作成を行う．

(11) 強膜弁・結膜縫合

　強膜弁を10-0ナイロンで4糸程度縫合し，結紮部を回転埋没する(図9)．5-0ポリエステルによるプレートの固定が十分である場合，チューブの糸による固定は必要ない．その後，結膜が強膜弁，チューブを完全に覆うように寄るのを確認した後，10-0バイクリル，9-0シルクなどで縫合する(図10)．後に結膜抜糸が困難な症例(小児など)では，吸収糸による縫合が望ましい．開瞼器をゆるめても結膜が寄らない場合は，結膜剥離の範囲を

図9　強膜弁縫合

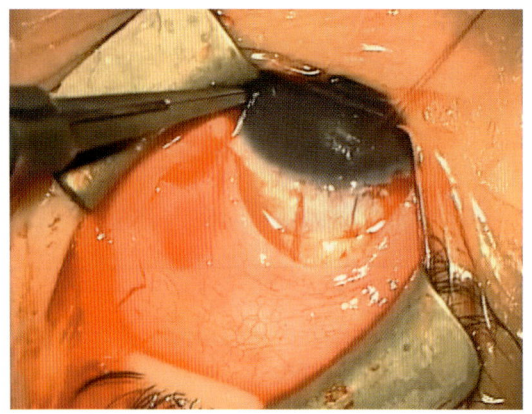

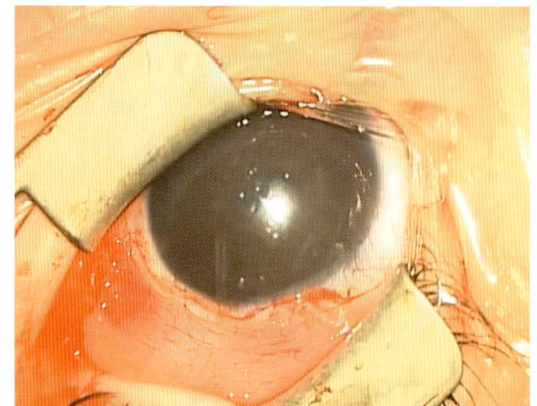

図10　結膜縫合

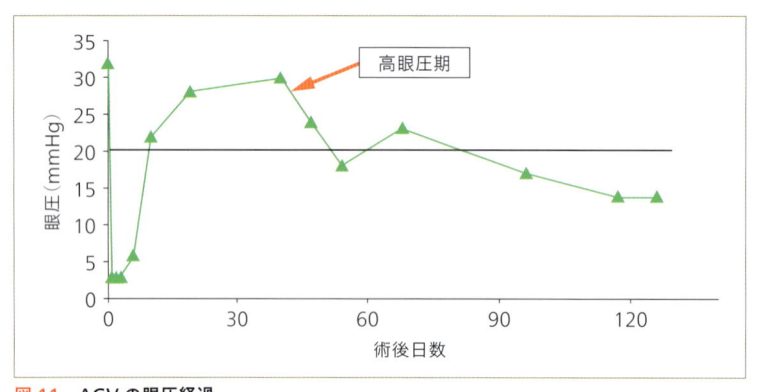

図11　AGVの眼圧経過
典型例では，術後数週から3か月の間にやや眼圧が高い時期（高眼圧期）が見られる．

拡大することで対応する．消炎のためのステロイド（リンデロン®，ケナコルト®など）を結膜下に投与し，抗菌薬軟膏を点入して手術を終了する．小児の場合は，ステロイドの量が過剰とならないように注意する．

（12）毛様体扁平部挿入

　毛様体扁平部挿入では，チューブシャント移植に先立って，硝子体切除術を行う．対象となる症例は，広範な結膜瘢痕例が多く結膜剥離（とくに上方で）が容易でないことが多いため，結膜上からアプローチできる25Gあるいは23Gの小切開硝子体手術システムを用いることが望ましい（第6章 IV-A 参照⇒302頁）．白内障手術を併用する場合は，硝子体手術に先立って，眼内レンズ挿入まで行っておく．硝子体手術を併用する場合，網膜裂孔を形成しないよう，とくに注意を払う．

（13）術後管理

　術後は，抗菌薬点眼，ステロイド点眼1日4回を1か月程度行う．眼圧下降薬はいったん中止とし，術後の経過を見ながら調節する．術後は，チューブ・プレートの露出がないかどうか，前房挿入の場合，チューブが角膜や水晶体に接していないか，虹彩炎を惹起

していないかといった点を観察する．典型例では，術後数週間から3か月までのプレート周囲の被膜形成過程において高眼圧期と呼ばれる眼圧上昇する期間が見られる（図11）．この間は，眼圧下降薬の調整や患者への眼球マッサージの指導で対処する．

参考文献

1) Christakis PG, Tsai JC, Kalenak JW, et al：The Ahmed versus Baerveldt study：three-year treatment outcomes. Ophthalmology 120：2232-2240, 2013
2) Barton K, Feuer WJ, Budenz DL, et al：Three-year treatment outcomes in the Ahmed Baerveldt comparison study. Ophthalmology 121：1547-1557. e1541, 2014

（谷戸正樹）

V 術中・術後の トラブルシューティング

　本項では調圧弁のないタイプ（バルベルト緑内障インプラント Baerveldt® glaucoma implant：BGI）について述べるが，調圧弁のあるタイプ（アーメド緑内障バルブ Ahmed® glaucoma valve：AGV）もほぼ同様の対処でよい．しかしチューブが開放されるまでの術後約 5 週間は調圧弁のないタイプに特有なトラブルとなるので注意が必要である．

I. 術中のトラブルシューティング

1. 結膜切開

1）切開しようとする部位の結膜瘢痕が強い

　円蓋部切開は輪部切開に比べプレート露出のリスクが高いためなるべく輪部切開で行う．局所麻酔薬を結膜下注射するなどして Tenon 囊を含むようにして丁寧かつ慎重に剝離する．

2）輪部近くの結膜に裂孔が生じた

　高齢女性や結膜瘢痕がある症例は細心の注意をしても結膜に裂孔が生じることがある．この裂孔が輪部から 10 mm 以内の範囲にあればそれほど気にしなくてもよいが，裂孔部位がチューブと直接接するような状態で手術を終わらせてはいけない．裂孔部がチューブ上に位置してしまうようなら，その部位は保存強膜で必ず被覆する．保存強膜上に結膜裂孔がある場合のほとんどはいずれ結膜上皮が覆う．

3）プレート近くの結膜に裂孔が生じた

　プレート設置部位に結膜裂孔が生じてしまうことは最も避けるべきで，必ず修復が必要である．プレートがくるあたりの結膜は Tenon 組織が豊富であることが多く，この Tenon 組織を結膜の裂孔にあてがい，なおかつその下にあたる部位を半層に薄くした保存強膜でパッチする．修復の見込みがない場合は潔くプレート挿入部を変更する．またこの

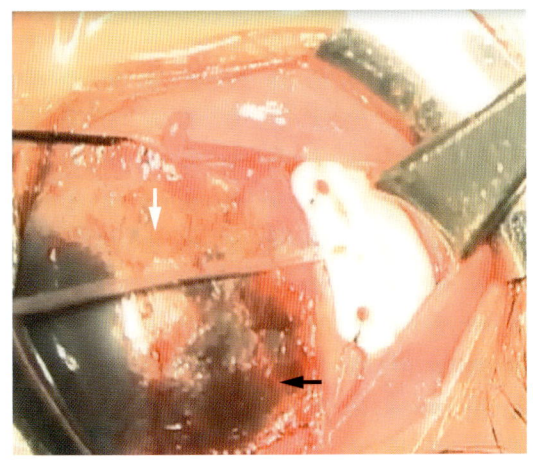

図1 青色強膜の症例
強膜が菲薄化（黒矢印）しており，比較的厚みのある部位（白矢印）からチューブを挿入した．

ような症例では吸収糸でチューブを結紮すると約5週間で開放してしまい，この時期にまだ結膜裂孔部が上皮化していないとプレート上からの房水漏れが起こり得るので，チューブ結紮は非吸収糸を用い，結膜の上皮化が十分なされたのを確認してからチューブを開放する．

2. プレート挿入と固定

1）バックリングが巻かれていた

バックリングが巻かれていてもその上はバックリングに対する異物反応のための増殖膜ができているので，その増殖膜の上にプレートを装着することができる．しかしこのような症例や結膜瘢痕の強い症例では眼窩スペースが少なくなっており，最後の結膜縫合被覆が非常に困難なことがある．このようなことを避けるために保存強膜を半層にするなどの対処をする．

2）強膜固定の際に針が眼球穿孔してしまった

保存強膜の固定は輪部から8〜10 mm程度で行うのでこの部位を穿孔すると脈絡膜・硝子体出血，網膜剥離などのリスクがある．穿孔のおそれがある時は眼底検査を行い，必要に応じて網膜冷凍凝固の処置を行う．強膜穿孔を避けるのにヘラ針の使用もよいが丸針の7-0ナイロン糸（ベアー社）もコントロールしやすい．

▪注意点　青色強膜になっているような部位は強膜が薄くなっているので，手術プランを立てるときにあらかじめ避ける（図1）．

3）強膜固定が緩んでプレートが動いてしまった

プレートが動くとプレートの翼が直筋の上に迷走して，その上にブレブ組織ができるために術後の複視が起こりやすくなる．これを避けるためにプレートを動かないように助手に把持させながらしっかりと固定した後，プレートが動かないのを確かめる必要がある．

V　術中・術後のトラブルシューティング

3. チューブのトリミングと前房内挿入

　チューブの前房内挿入は本手術の最も重要な部分であり，トラブルに遭遇する前にビデオなどを見てシミュレーションしてから手術に臨むべきである．

1）チューブのトリミングが短すぎないようにする

　チューブがプレートを出てから強膜上を走行させるときには直線的に輪部に向かって最短距離を走行させないようにする．理由は2つあり，1つは2）にあるようにチューブの位置を変えなければいけない場合に直線的に走行させるとチューブの長さに余裕がないため位置変更が不可能になる．もう1つは整容的な理由であり，保存強膜でパッチを行うと白さが目立つため，眼瞼に隠れる位置が望ましい．以上の理由からチューブのトリミングは少し長めで行うのがよく，長すぎる場合でもチューブの強膜上の走行をカーブさせることによって調整ができる．

2）チューブを挿入したらかなり角膜側に近くなってしまった

　これは角膜内皮障害を引き起こすリスクが高いので，チューブ挿入部位を変更すべきである．しかしチューブの位置を変更すると刺入孔から房水の漏れが生じるので必ずこの部位は10-0ナイロンで縫合する．このように角膜近くにチューブが走行してしまうのは23G針の強膜内刺入が角膜寄りなためである．

　また，チューブを保存強膜でパッチをすると前房内でのチューブ走行角度が変わり角膜にかなり近くなってしまうことがある．

　これはパッチを強膜にきつく縫合すると起こりやすい．この場合の解決法は3つある．最初は保存強膜の強膜への縫合を緩める．それでもだめなら保存強膜を半層に薄くする．それでもだめならチューブ挿入部に枕を入れる（**図2a, b**）．

3）チューブを挿入したらかなり虹彩側に近くなってしまった

　チューブが虹彩に突き刺さるように走行するのは好ましくないが，虹彩を軽く押し下げているような程度は大きな問題にはならない．理由は強膜パッチをするとチューブの挿入部が押し下げられてチューブの先端が虹彩から離れるように上を向くためである．

4）チューブがなかなか強膜内を通過しない

　このトラブルはチューブの結紮を前房内で行う方法の時に遭遇する．一般にチューブ挿入孔の作成は23G針で行い，これがチューブの太さに合致して術後の房水漏出も防げる．しかし前房内結紮法では非吸収糸の7-0ナイロンを使用し，結紮部がチューブ径より太くなるために挿入がかなり難しくなる．またチューブの結紮は3-1-1 throughではなく3-1 throughで十分である．この場合はチューブの周りにヒーロンを塗布すると潤滑剤の役割をして挿入がしやすくなる．しかしこれでも不可なら22G針に変更して挿入孔を作成する．この場合，以前の挿入孔は10-0ナイロンで閉塞させて新たな位置に挿入孔を作成したほうがよい．22G針を用いた場合チューブと挿入孔のあいだにスペースができる

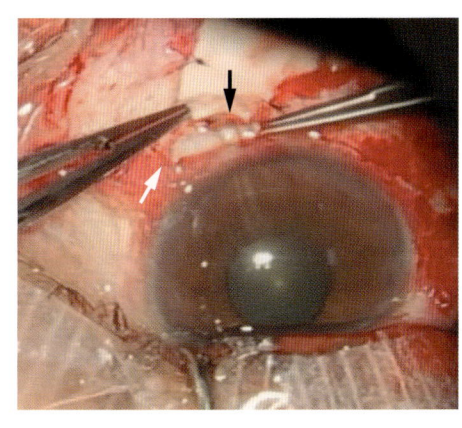

図2a　チューブ下に枕を設置した症例
保存強膜でチューブをパッチしたところチューブが角膜寄りになってしまったため，チューブ（黒矢印）と強膜の間に保存強膜の小片（白矢印）を枕として設置．その上を保存強膜で被覆した．

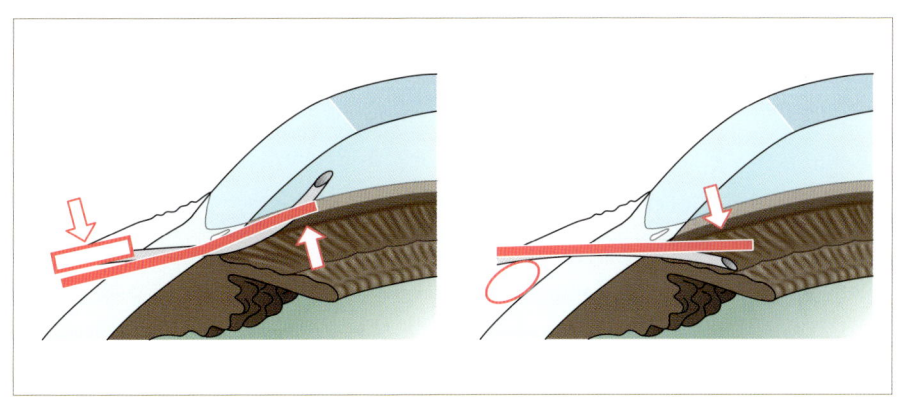

図2b　強膜パッチ（赤四角）でチューブが押さえられ角膜寄りになってしまう．保存強膜の小片（赤楕円）を枕とし，チューブの向きを調節する．

ため perituberal leak が起こるので周囲の強膜を 10-0 ナイロンで tightening しておいたほうがよい．多少の漏れは保存強膜でパッチをするので術後数日で改善する．

5）毛様溝挿入予定のチューブがうまく入らない

　IOL眼で血管新生緑内障などの広範な虹彩根部癒着を有する症例では後房体積が広いので虹彩とIOLの間にチューブの挿入をするのもよい．この場合虹彩下にチューブが挿入されるのでチューブが時に硝子体腔に入ったりしてIOLの前にチューブがうまく入りにくいことがある．この場合は粘弾性物質とシンスキーフックなどでIOLを下方に押し，なおかつチューブの刺入部にまでフックを挿入してチューブを誘導する．

6）浅前房でチューブの挿入が困難

　プレートの挿入後チューブを前房内に挿入せず強膜上に固定し，その後前房が形成されてから二期的にチューブを前房内へ挿入する．このような症例で有水晶体眼であるなら，チューブ挿入前あるいはチューブ挿入と同時にIOL眼にする．

V　術中・術後のトラブルシューティング　323

4. チューブの被覆（パッチ）

　チューブの固定糸のところが露出しやすい．瞼縁の摩擦を避けるため6時，12時からのチューブ挿入が好ましい．強膜上のチューブ固定も瞼縁に隠れるように位置させるとよい．また開閉瞼によるチューブの動きも露出の原因となるのでしっかりと強膜に固定する．パッチ材料としては自己強膜，保存強膜，保存角膜，心外膜，大腿筋膜などがある．どの材料が被覆に適しているかは差がないとされているが，心外膜は抗原性が高いという報告がある．日本では保存強膜が一般的である．

II. 術後早期合併症（1か月以内）

1. 低眼圧

　術翌日から数日間は低眼圧が生じることがある．多くはチューブ刺入部からのperituberal leakまたはSherwood slitからの漏出（図3a〜c）である．とくに22G針で刺入孔を作成した場合には強膜とチューブの間に隙間ができることがあるのでこのようなことが起こりやすい．またSherwood slitが大きい場合も漏出が起こり同様のことが起こる．

　低眼圧とともに，時に前房も浅くなることがあるが，上記が理由の場合は浅前房や低眼圧は1週間以内に解決する．しかしチューブ結紮が完全でない場合は前房が消失し，結膜からも強い房水漏出が起こる．こうなるとチューブは角膜内皮と接触して重大な内皮障害が生じる．perituberal leakやSherwood slitからの房水漏出（図3a〜c）との見極めは，前者では前房消失はまず起こらないこと，後者では結膜からの漏出が強く認められ，粘弾性物質の前房内注入を行ってもすぐに前房消失が再発することである．このような場合は角膜内皮障害が強く起こるので（図4），躊躇せずチューブの再結紮を行う．いたずらに何回もの粘弾性物質注入などで伸ばすべきではない．

2. 脈絡膜剝離

　緑内障手術で眼圧が生理的範囲を下回ると脈絡膜剝離（choroidal detachment：CD）が生ずる．軽度のCDは毛様体〜最周辺部にとどまり，眼底検査では検出不可能である．CDが後極にまで達して視力障害を起こすようになると前房も浅くなり，視力障害も生じる．まず低眼圧の原因を明らかにして対処する必要がある（上述のII-1. 低眼圧参照）．

3. 高眼圧

　術翌日からの高い眼圧はSherwood slitがされていても生じることがある．この原因の多くは強膜パッチがきつく縫合されていてslitの効果がない場合である．slit作成に関しては一般に8-0バイクリル®を使用するが1針分貫通させるのではなくて1.5〜2針分広げるとより効果的である．もう1つの原因は前房出血による高眼圧である．チューブ周囲にまとわりつくような出血は数日で消失するが，前房を半分ぐらい埋め尽くすような出血で高眼圧がある場合は，前房洗浄が必要となる．高眼圧そのものはSherwood slitが適

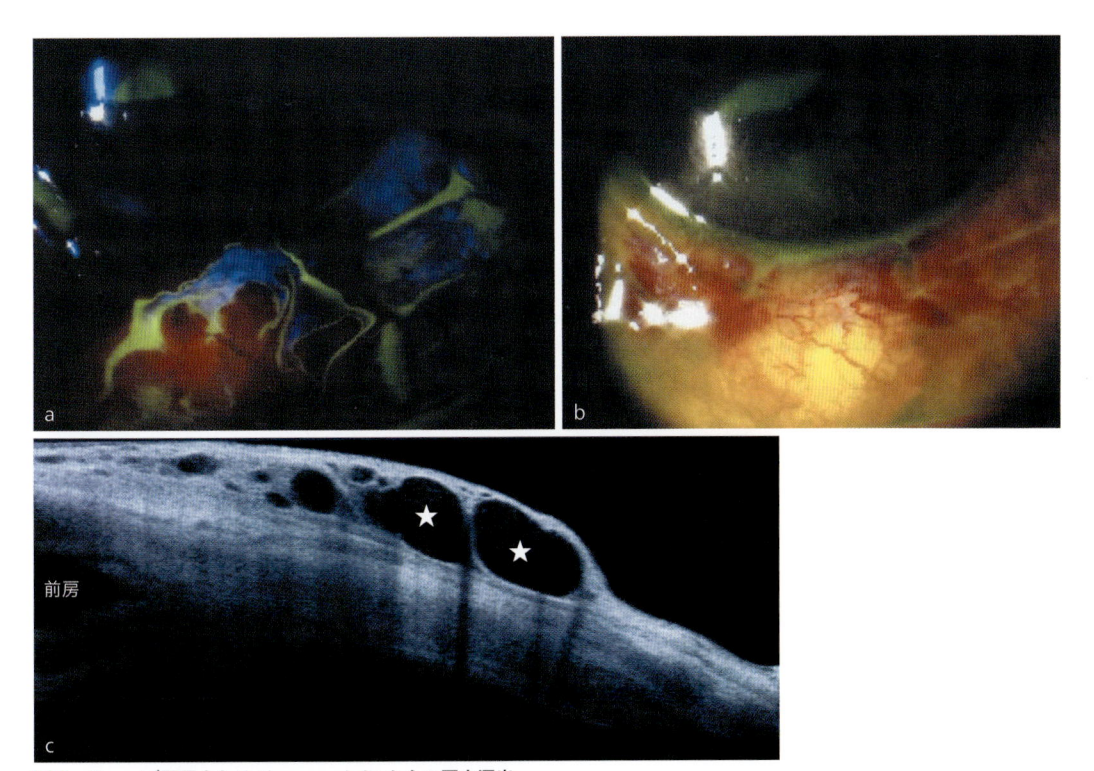

図 3　チューブ周囲または Sherwood slit からの房水漏出
房水漏出の特徴は後期のプレート露出と異なり(図参照)輪部結膜のチューブ刺入部近くから生じている．フルオレセイン染色(a)，細隙灯所見(b)，前眼部 OCT 所見(c)．星印：結膜下ブレブ所見．

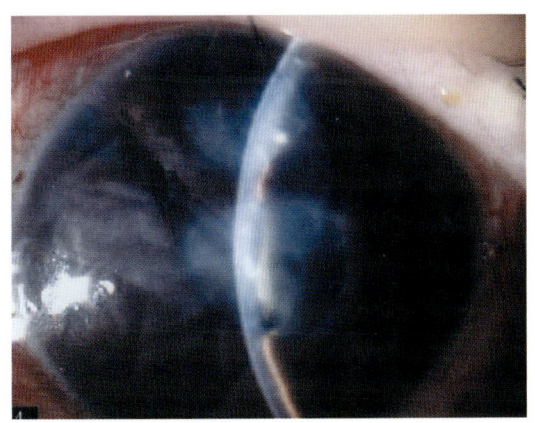

図 4　前房消失の細隙灯所見
前房消失が起こると角膜内皮が障害される．

正にあればマッサージで対処可能なことが多い．

　視神経障害が強くどうしても早くチューブを開放したい時は，術前に非吸収糸を用いて意図的に開放する．この場合筆者らの経験した最も早い症例では術後 2 週間で開放したが，開放後低眼圧や脈絡膜剥離などの合併症は生じなかった．

4. 脈絡膜下出血

　駆逐性出血は術中最も怖い合併症である．硝子体手術などで硝子体がない場合に術後低

眼圧があるとより起こりやすくなる．脈絡膜剝離とは違い強い疼痛を訴え，UBMで充実性の網膜下浸出液が観察される．後極にまで脈絡膜下出血が存在し高眼圧があれば強膜切開して，排液の必要がある．

III. 術後後期合併症（1か月以上）

1. チューブ開放の判断とチューブ閉塞

　チューブが開放されたのに眼圧が下がらないという経験はよくある．しかしその前にチューブ結紮が開放されているのか否かの判断が重要である．8-0バイクリル®を用いて結紮した場合5週間前後で開放される．チューブが開放されるとプレート上に盛り上がったブレブが認められるのでこの前後の経過でプレート上のブレブの有無を注意深く観察しておく．

　チューブ閉塞で眼圧が上昇するようなことはほとんどまれである．しかし後房チューブでは硝子体がチューブに嵌頓して閉塞することがある（図5）．また虹彩にチューブがのめりこんでいるとチューブ開放時に虹彩が嵌頓してチューブを閉塞することがある．また炎症性のフィブリン膜や増殖組織がチューブを閉塞することがある．前者はチューブを虹彩から持ち上げて嵌頓を解除すればよく，後者はYAGレーザーで解除可能である．

2. プレート，チューブ露出

　TVT studyでは5％でプレート，チューブ露出が生じると報告されている．チューブシャント手術を選択する症例は多重手術の既往眼であることや，緑内障点眼の長期使用が結膜を脆弱にし，プレート，チューブ露出のリスクが高まる．また高齢者や糖尿病，眼をこする習慣もリスクとなる．

　プレート部は被膜が形成され，また摩擦も少なくプレート露出の頻度は少ないが，生じたときは房水漏出，低眼圧，ひいては眼内炎を引き起こすリスクがあるため数日以内にプレート被覆手術が必要となる．以前の手術がなくとも高齢者とくに女性では結膜脆弱であることが多いが，これは手術前に予想が困難であり，手術中に気がつくことが多い．このような症例で，プレート近くの結膜に裂孔が生じたり，結膜切開部位がプレート上にきたりすると後にプレート露出の原因になる（図6a, b）．結膜脆弱症例でのプレートやチューブの露出は難治の合併症であることを肝に銘ずるべきである．

　保存強膜が溶けて結膜下にチューブが透けて見えるような症例は時に経験するがこれは放置可能である（図7）．しかしチューブの露出は被覆手術が必要になる．筆者らの経験ではプレートが耳下側に挿入され，チューブが斜めに走行して眼瞼の瞬目によりこすられることにより露出してしまうと考えている．したがって耳下側挿入の場合はチューブを輪部に向けて直線的に走行させず（I-3. チューブのトリミングと前房内挿入の項⇒332頁参照），チューブをプレート近くからカーブさせて6時方向から前房内に挿入するのがよいと考えている．チューブ露出（図8）は房水漏出がなければ抗菌薬点眼を使用し，1～2週間以内に再パッチを行う．再パッチの材料としては初回手術の時と同様に自己強膜，保存強膜，

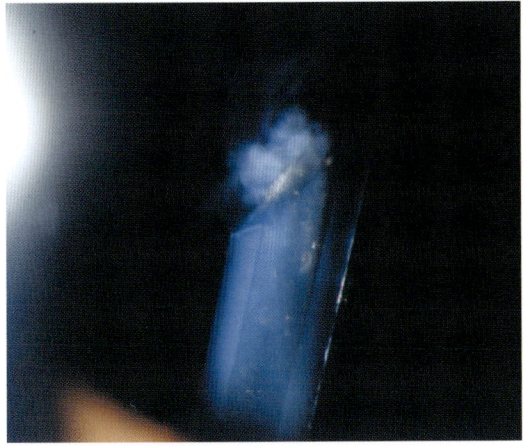

図5 チューブの閉塞
IOL後面にチューブを挿入．硝子体術後であったが周辺の処理が不足していたためチューブに硝子体が嵌頓した．

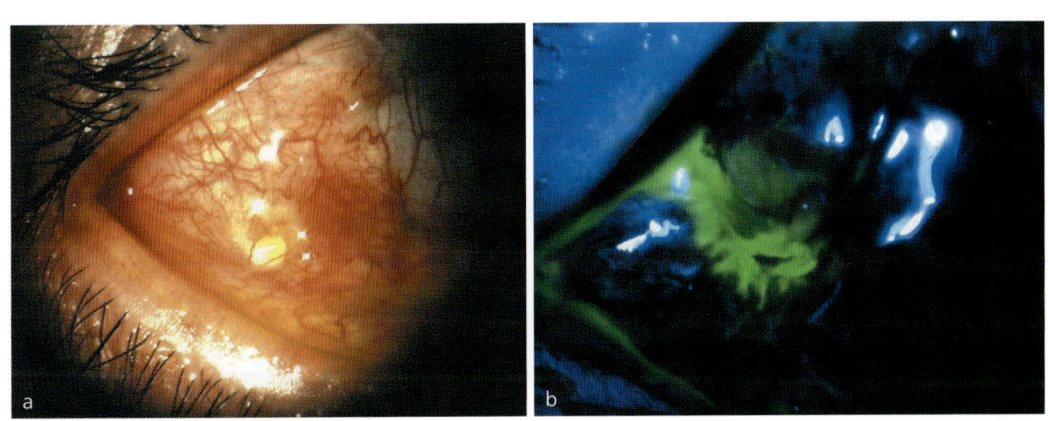

図6 プレート露出を起こした症例のスリット写真
結膜切開線がプレート上にあったため術後約6か月してプレート露出(a)と低眼圧が生じた．プレート露出部位から房水の強い漏出が認められる(b)．

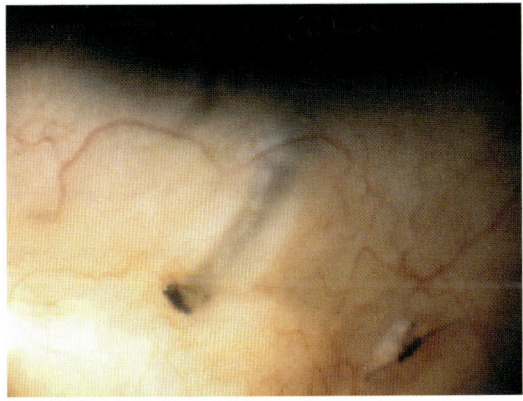

図7 保存強膜の融解のスリット写真
保存強膜が融けてチューブが結膜下に透見できる．

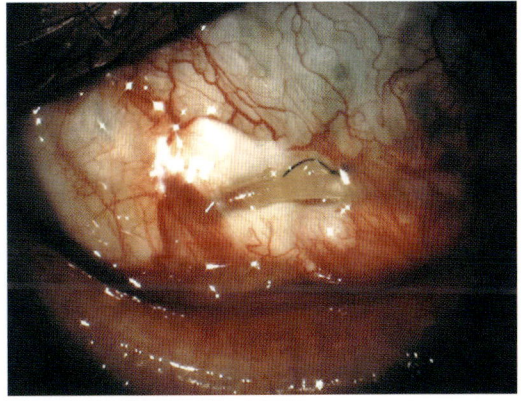

図8 チューブ露出のスリット写真
保存強膜が融解し，さらに結膜も裂けてチューブが露出している．

Ⅴ 術中・術後のトラブルシューティング

保存角膜，心外膜の使用か，プレート周囲に形成された encapsulation 組織を使用することも可能である．しかしこの場合は低眼圧予防のためにチューブの結紮が必要である．

3. 眼圧再上昇

チューブ手術は濾過手術であり，結膜下のプレート上に厚い被膜が形成される．これはプレートに対する異物反応に加えて房水に対する異物反応が被膜形成を促す．チューブ開放後約1か月すると一過性の眼圧上昇が起こるのはこの被膜形成のためである．この眼圧上昇時にマッサージをするとプレート上のブレブ容量を大きくし，眼圧下降が期待できる．しかし被膜が厚く形成されると眼圧が上昇しチューブ開放後の一過性眼圧上昇時期を過ぎ，マッサージ，緑内障点眼を追加しても眼圧がコントロールできないような状況になることもある．この場合被膜の切除かもう1つチューブを入れるかは意見が分かれるが，被膜切除をしてもまた被膜ができる可能性が高いので筆者らはもう1つ別のチューブを入れることにしている．

4. 斜視，複視

斜視・複視の原因として手術による直筋の外傷が原因という考えもあるが，網膜剥離バックリング手術ではほとんど経験しないことから，ほとんどはプレートそのものあるいはプレート周囲にできる被膜が眼筋の運動制限を起こしていると考えている．バルベルト250 でより斜視，複視が多い印象がある．これはプレート周囲の被膜がちょうど直筋下に存在するためと考えられ，両眼の視力がよい症例にバルベルト250 挿入は注意を要する．また鼻上側への挿入では上斜筋運動制限による斜視・複視に注意が必要である．対策としては3か月の経過観察後も持続するようならプリズム眼鏡の処方や斜視手術を行う．

5. 角膜内皮障害

角膜内皮障害は最も重大な合併症であり，終生の角膜内皮の観察が重要である．とくに注意すべき症例は角膜内皮障害を有する症例（Posner-Schlossman 症候群，閉塞隅角緑内障症例，多重手術症例など），内皮細胞数が 1,000 個/mm^2 未満の症例などには十分な注意が必要で，手術説明も術前に十分にしておく必要がある．しかしこのような内皮障害に対して注意すべき症例も，チューブ挿入時の部位と角度が適正にできれば禁忌ではないと考えている．チューブの前房内刺入部位は Schwalbe 線より後極寄りでかつ虹彩に対して平行に挿入するのが理想である（図 9a）．しかし挿入部が Schwalbe 線より前方でチューブと角膜の角度も狭いと（図 9b）内皮障害を起こして角膜障害が起こる．内皮障害はチューブ周囲の角膜内皮から中央の内皮減少までに数年を要するので，中央の内皮障害が出る前にチューブの角度と挿入部の前眼部 OCT による評価を行うことはきわめて重要である．

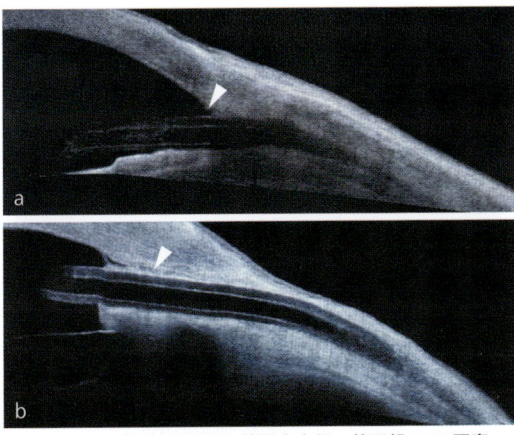

図9 チューブの刺入部位と前房内走行の前眼部 OCT 写真
a：チューブの理想的な刺入部は Schwalbe 線（白矢頭）より後方で虹彩に平行に走行するのが理想的である．b：しかし刺入部が Schwalbe 線より前方でかつ角膜との角度も狭いと内皮障害さらには角膜浮腫を起こす．

参考文献

1) Hamanaka T, Otora K, Ono K, et al：Long-term results of non-valved Glaucoma drainage implant surgery and glaucoma drainage implant combined with trabeculectomy. Indian J Ophthalmol 62：911-916, 2014
2) Heuer DK, Budenz D, Coleman A：Aqueous shunt tube erosion. J Glaucoma 10：493-496, 2011
3) Valimaki J, Tuulonen A, Airaksinen PJ, et al：Capsule excision after failed Molteno surgery. Ophthalmic Surg Lasers 28：382-386, 1997
4) Shah AA, WuDunn D, Cantor LB：Shunt revision versus additional tube shunt implantation after failed tube shunt surgery in refractory glaucoma. Am J Ophthalmol 129：455-460, 2000
5) Ball SF, Ellis Jr GS, Herrington G, et al：Brown's superior oblique tendon syndrome after Baerveldt glaucoma implant. Arch Ophthalmol 110：1368, 1992

〔高桑加苗，濱中輝彦〕

第7章

トラベクロトミーと流出路再建術

I トラベクロトミーの奏功機序

　現在行われている緑内障手術は，トラベクロトミー（線維柱帯切開術）に代表される房水流出路再建術とトラベクレクトミー（線維柱帯切除術）に代表される濾過手術の2つに大きく分けることができる．いずれも房水流出促進を目的とする術式だが，トラベクロトミーは生理的な房水流出障害を改善することで眼圧下降を得るものであり，安全性は高いが眼圧下降効果には限界がある．一方のトラベクレクトミーは非生理的な新しい房水流出路を濾過胞に導く術式であることから，強い眼圧下降効果が期待できるが，結膜・強膜の創傷治癒機転に逆らった形での濾過胞維持が必須で，その優れた眼圧下降効果と表裏一体となった合併症が生じる可能性があり，術直後から術後長期にわたって適切に管理していかなければならない．

　近年になり強力な眼圧下降効果を有する緑内障点眼治療薬が次々と臨床応用され，必ずしも緑内障手術のみで大幅な眼圧下降を必要としない症例においては，手術療法にはサポーティブな役割を期待し，薬物療法併用で目標眼圧を達成することも選択肢の1つとなった．結果，安全性の面からも流出路再建手術が見直されてきている．本項ではトラベクロトミーの奏功機序について，歴史的背景およびターゲットとしている房水流出路の病態を含めて解説したい．

1. トラベクロトミーの変遷

　トラベクロトミーは，Schlemm管内壁から線維柱帯を前房に向けて切開し，Schlemm管と前房を直接交通させる術式である．近年さまざまな術式の工夫がなされているが，基本的な術式として，線維柱帯全体を通りSchlemm管に至るまでの切開を加えることで流出抵抗の低下を狙う点で大きな差違はない．

　1960年にSmithとBurianによりトラベクロトミーの原型がそれぞれ報告された．Smithは6-0ナイロン糸を用い，Burianは金属プローブをSchlemm管に挿入・回転してSchlemm管内壁を裂開しているが，いずれも角膜を放射状に切開し，Schlemm管を露出するというSchlemm管の同定自体が困難な手技であり，またナイロン糸の線維柱帯の切開が安定せず，毛様体解離やDescemet膜剝離などの合併症が多いことが問題であった（図1）．

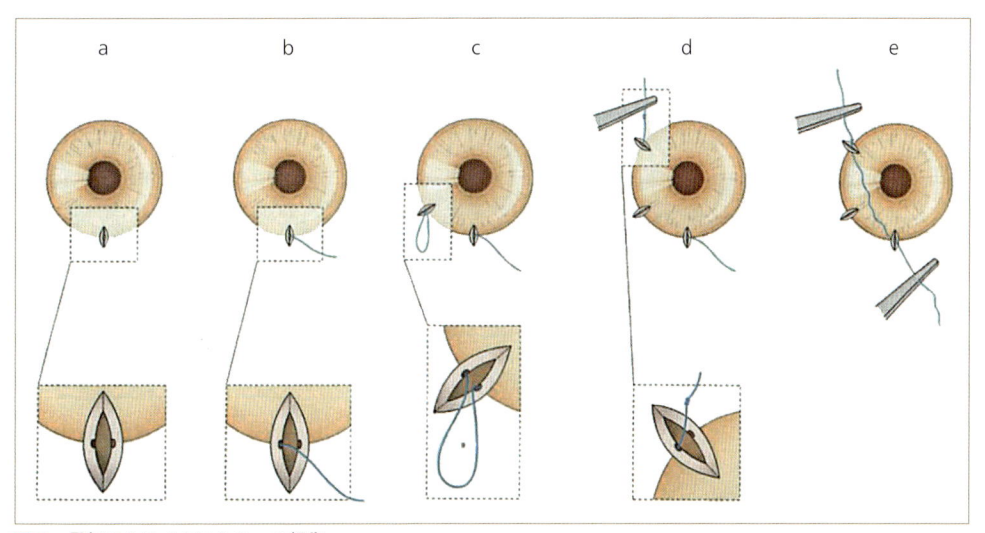

図1 最初のトラベクロトミーの報告
a：角膜輪部で放射状切開を行う．b：ナイロン糸をSchlemm管内に挿入する．c：2本目の放射状切開を行い，ナイロン糸を引き出して，さらに続けて挿入する．d：3本目の放射状切開を行い，ナイロン糸を引き出して結ぶ．e：ナイロン糸の両端を引っ張り，前房内へ穿通させる．（Smith R：A new technique for opening the canal of Schlemm. Preliminary report. Br J Ophthalmol 44：370-373, 1960 より一部改変）

　その後，HarmsやDannheimらが1969年に術式を改良し，1973年にMcPhersonが現在行われているような手技の原型，すなわち強膜弁を用いてSchlemm管を同定し，トラベクロトームを回転させてSchlemm管を切開する術式を確立させた．1970年代以降，欧米では解剖学的に線維柱帯の異常が認められる早発型発達緑内障に対して有効な術式として広く行われるようになったが，成人での開放隅角緑内障に対する有効性がトラベクレクトミーより劣るため，成人への適応には否定的な報告が多かった．

　これに対し，わが国では永田らにより1970年代より導入され，海外で普及した柄付きのHarms氏型トラベクロトームに対して，柄のないU字型の永田氏トラベクロトームを開発，挿入時の早期穿孔や回転時のトラブルを軽減するなど独自の術式の改良と検証が重ねられ，広く普及した．谷原らが成人での良好な眼圧下降効果を報告し，適応症例によっては良好な眼圧下降効果が得られる安全な術式として一定の評価を得ている．

II. 房水流出抵抗と眼圧上昇

1. 房水流出路と流出抵抗

　眼圧は房水の産生と流出抵抗のバランスによってコントロールされている．房水流出路としては2つの経路が存在すると考えられている．ヒトでは房水流出全体の80～90％を占めるとされる主経路である経線維柱帯流出路（conventional outflow）と，残りの10～20％を占める副経路として知られるぶどう膜強膜流出路（uveoscleral outflow）がある（図2）．

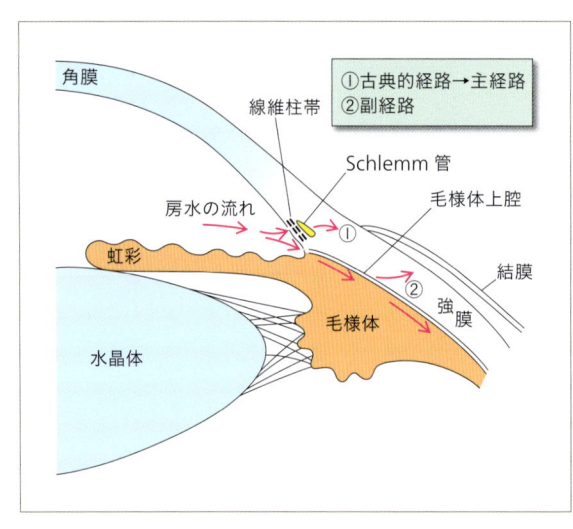

図2 房水流出路の模式図
房水流出路には主経路と副経路の2つの経路がある．緑内障における眼圧上昇は主経路の流出抵抗増加によると考えられている．（井上俊洋：房水流出の解剖と生体．山本哲也，谷原秀信編集：All about 開放隅角緑内障．p145，図1より．医学書院，2013）

1）経線維柱帯流出路（主流出路）

主経路では房水は線維柱帯からSchlemm管を経て，約30本の集合管に集まり，房水静脈を通過して上強膜静脈へと流れる．線維柱帯経由の房水流量はある程度の眼圧依存性があることが知られており，眼圧が高くなると流出量も増加する．通常，正常な眼圧はこの主経路を通過する房水の流出抵抗に，さらに上強膜静脈圧（約10 mmHg）が加わって保たれていると考えられており，したがって主経路の流出抵抗をすべて除去しても眼圧が10 mmHg以下に下がることはないと考えられている．

2）ぶどう膜強膜流出路（副流出路）

副経路のぶどう膜強膜流出路では，房水は隅角底から毛様体実質に入り，毛様体筋とその隙間を房水が通過し眼外へ流出するが，この流量は眼圧に依存せず，常に一定の流出量を保っている．緑内障における眼圧上昇の多くは，主経路の流出抵抗増加によるものと考えられており，副経路は緑内障の病態に直接の関連は少ないとされているが，薬剤の作用ターゲットとしては非常に重要である．

2. 房水流出抵抗の増加と眼圧上昇

隅角線維柱帯は前房側から房水が通過する順にぶどう膜網（uveal meshwork），角強膜網（corneoscleral meshwork）と傍Schlemm管結合組織（juxtacanalicular connective tissue）と呼ばれる3つの部分により構成されている．線維柱帯を形成するぶどう膜網と角強膜網は間隙が30 μm前後あるため流出抵抗はわずかであり，間隙はSchlemm管に近づくほどに狭くなることから，正常眼での房水の流出抵抗は傍Schlemm管結合組織とSchlemm管内皮細胞に存在していると考えられている（図3）．傍Schlemm管結合組織はSchlemm管内壁と角強膜網で囲まれた部位で，さまざまな細胞外マトリックスと線維芽細胞様の線維柱帯細胞から形成されている．Schlemm管内皮細胞は1層で，巨大空胞が関与するtrans-cellular

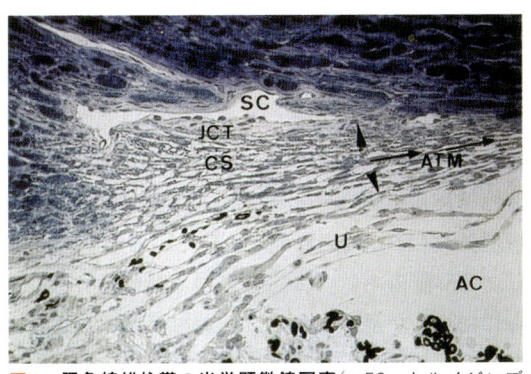

図3 隅角線維柱帯の光学顕微鏡写真（×50，トルイジンブルー染色）

隅角線維柱帯は前房側からぶどう膜網（U），角強膜網（CS），傍Schlemm管結合組織（JCT），Schlemm管内皮細胞（SC）がそれぞれ観察される．（澤口昭一：線維柱帯の構造と機能．北澤克明監修：緑内障．p8，図1-4より．医学書院，2004）

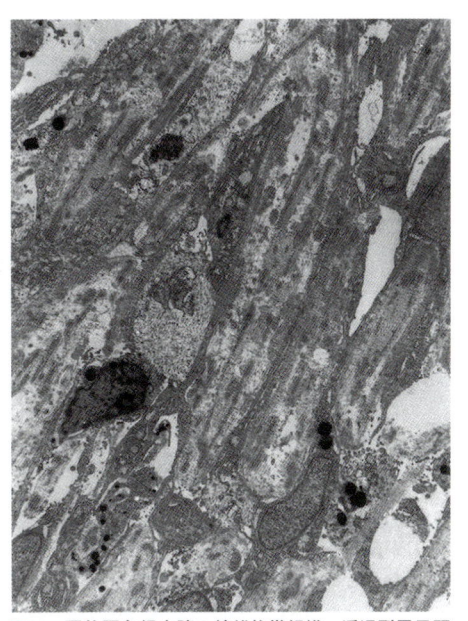

図4 開放隅角緑内障の線維柱帯組織，透過型電子顕微鏡写真

線維柱帯細胞の編成，線維柱帯ビーム同士の癒合と線維柱帯間隙の減少が観察される．（澤口昭一：線維柱帯の構造と機能．北澤克明監修：緑内障．p11，図1-11より．医学書院，2004）

のルートと細胞間隙を介したpara-cellularのルートで，房水を傍Schlemm管結合組織からSchlemm管に流出させていると考えられている．

　正常眼ではぶどう膜網や角強膜網の線維柱帯ビームの間には十分な間隙があり，ビームは単層の線維柱帯細胞に取り囲まれ，房水はスムーズにSchlemm管に流出している．一方で，原発開放隅角緑内障（primary open angle glaucoma：POAG）眼では，隅角線維柱帯の組織変化により，房水流出抵抗が増加していると考えられている．開放隅角緑内障眼で認められる異常所見として①線維柱帯網にはコラーゲン，エラスチンなどが沈着し，線維柱帯内の間隙は狭小化，消失，②線維柱帯細胞は減少，貪食能は低下，線維柱帯細胞に覆われないビームが露出し癒合，異常な細胞外マトリックスが産生，沈着，③Schlemm管内壁の巨大空胞の減少，④Schlemm管内壁内皮細胞のporeの大きさ，密度の減少，⑤集合管の狭小化，⑥線維柱帯細胞のアクチンフィラメントの減少（機能異常）などがある．これらの変化は通常の加齢変化でも同様の所見がみられるが，緑内障眼ではとくに変化が強く出現することが知られている（図4）．原発開放隅角緑内障での眼圧上昇機序について詳細な病態はまだ不明だが，これら線維柱帯の細胞外マトリックスの異常，線維柱帯細胞の異常，傍Schlemm管結合組織の肥厚や各強膜網の線維柱層板の肥厚などの線維柱帯の構造異常などにより眼圧上昇をきたしていると考えられている．

　また，ステロイド緑内障では，基底膜様の異常な細胞外マトリックスが傍Schlemm管結合組織を中心に分布・沈着していることが報告されている（図5）．落屑緑内障では線維柱帯ビーム，傍Schlemm管結合組織に水晶体落屑物質が沈着しており（図6），どちらの病型でも，とくに傍Schlemm管結合組織の房水流出抵抗が高まってと考えられている．

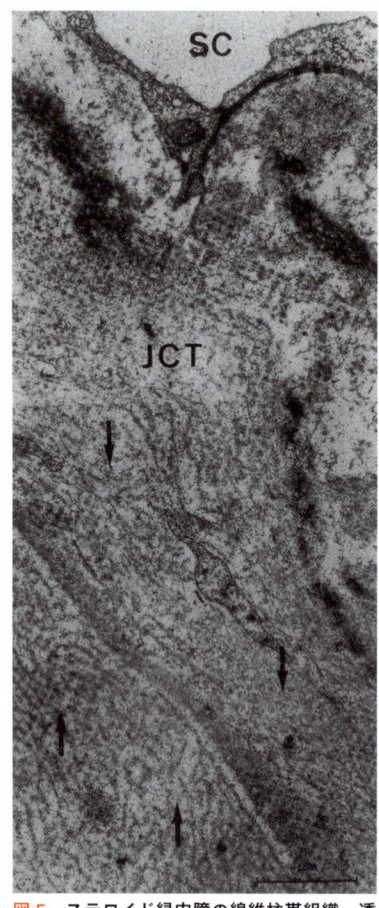

図5 ステロイド緑内障の線維柱帯組織，透過型電子顕微鏡写真

傍 Schlemm 管結合組織にとくに基底膜構成蛋白と考えられる異常な細胞外マトリックスが沈着している（矢印）．JCT：傍 Schlemm 管結合組織，SC：Schlemm 管．（澤口昭一：線維柱帯の構造と機能．北澤克明監修：緑内障．p12，図1-13 より．医学書院，2004）

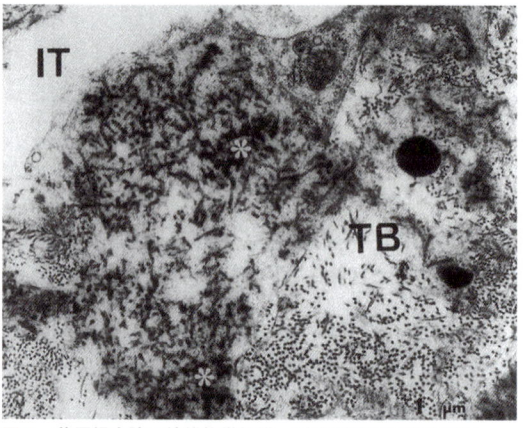

図6 落屑緑内障の線維柱帯組織，透過型電子顕微鏡写真

線維柱帯ビームに偽落屑物質が沈着している．IT：線維柱帯間隙，TB：線維柱帯ビーム．（澤口昭一：線維柱帯の構造と機能．北澤克明監修：緑内障．p12，図1-14 より．医学書院，2004）

III. トラベクロトミーの手術手技

トラベクロトミーの手術手技を**図7**に示す．単独手術の場合は術前にピロカルピン点眼液で縮瞳しておく．水晶体再建術との同時手術の際は，散瞳薬を用いる．円蓋部基底結膜切開で強角膜を露出させた後，ジアテルミーで強膜表面の止血を行う．ゴルフ刀を用いて 4×4 mm の 1/3～1/2 層の厚さの外層強膜弁を作成する．外層強膜弁の内側に，脈絡膜が透けるくらいの厚みで内層強膜弁を作成する．ぶどう膜の透け具合を確認しながら層間を剝離しつつ強膜弁を角膜輪部方向へ進めていくと，輪部に平行に Schlemm 管が同定される．水晶体再建術との同時手術の場合は別創の角膜創もしくは外層強膜弁下から前房内へ穿孔し，PEA＋IOL を施行する．オビソート®で縮瞳させ，Schlemm 管外壁を永田剪刀で切開し，Schlemm 管内壁を露出させ，トラベクロトームを Schlemm 管に平行に挿入，

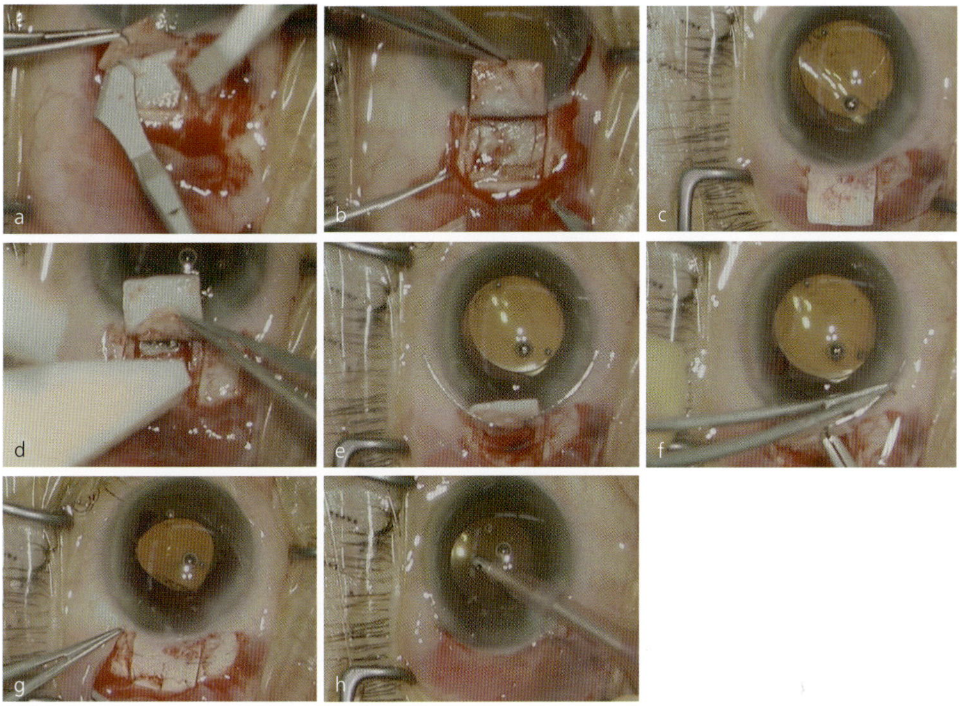

図7 トラベクロトミー・白内障同時手術の手術手技
円蓋部基底結膜切開で強角膜を露出させた後，ゴルフ刀を用いて 4×4 mm の 1/3～1/2 層の厚さの外層強膜弁を作成する(a)．外層強膜弁の内側に，脈絡膜が透けるくらいの厚みで内層強膜弁を作成し，Schlemm 管を同定する(b)．水晶体再建術との同時手術の場合は別創の角膜創もしくは外層強膜弁下から前房内へ穿孔し，PEA + IOL を施行する(c)．Schlemm 管外壁を永田剪刀で切開し，Schlemm 管内壁を露出させ，トラベクロトームを Schlemm 管に平行に挿入，固定を確認(d, e)．1/4～1/5 程度引き出して回転し，線維柱帯を切開すると，Schlemm 管開放後，逆流性の前房出血が確認される(f)．強膜フラップを 10-0 ナイロンで縫合する(g)．結膜を縫合，水晶体再建術と同時手術の場合は前房出血と前房内の粘弾性物質を I/A で吸引する(h)．単独手術，同時手術いずれの場合も眼圧はやや高めに調節して手術を終了する．(山本哲也，谷原秀信編集：All about 開放隅角緑内障．p206，図 2 より．医学書院，2013)

　固定を確認したら 1/4～1/5 程度引き出して回転し，線維柱帯を切開する．ロトームの先端は角膜中心方向に向かうように前房側へ回転させる．正しくトラベクロトームの挿入・回転が行われると，Schlemm 管開放後，数秒～数十秒程度で blood reflux と呼ばれる逆流性の前房出血が隅角部に観察されることが多い．強膜フラップを 10-0 ナイロンで縫合し，結膜を縫合，水晶体再建術と同時手術の場合は前房出血と前房内の粘弾性物質を I/A で吸引する．単独手術，同時手術いずれの場合も眼圧はやや高めに調節して手術を終了する．

　前房出血は数日遷延することがあり，状況をみて術後は起座位安静をとってもらう．術後眼圧は，術後 24 時間以内に多いとされる術後の一過性眼圧上昇を含めて，術後数週間は変動しやすい．基本的には抗菌薬，消炎剤(ステロイド)を点眼し，高眼圧に対しては眼圧下降薬の点眼，点滴，内服などで対処する．

IV. トラベクロトミーの奏功機序

　流出路再建手術は生理的房水流出路の再建を目的とした手術であり，古くからさまざまな術式が報告されてきた．現在でも広く世界で行われており，ある程度長期成績が報告されている術式としては，隅角切開術(goniotomy)，隅角癒着解離術(gonio synechiolysis)，トラベクロトミー(線維柱帯切開術，trabeculotomy)，深層強膜弁切除術(deep sclerectomy)，ビスコカナルストミー(viscocanalostomy)などがある．近年登場した術式としては眼内から線維柱帯にアプローチするトラベクトーム(Trabecutome®)やiStent®，糸を用いて全周の線維柱帯切開を行う360°スーチャートラベクロトミー変法，非穿孔性の経線維柱帯流出路再建手術であるカナロプラスティ(canaloplasty)，経ぶどう膜強膜流出路再建手術とされるgold micro shuntなどがある．これらのなかでも結膜侵襲を避け，小切開創からアプローチする術式はmicroinvasive glaucoma surgery(MIGS)として注目されている．

　トラベクロトミーに代表される主経路である線維柱帯流出経路の流出路再建手術は，上記で述べた経線維柱帯流出路の，なかでも房水流出抵抗が大きいとされている傍Schlemm管内皮網組織やSchlemm管内壁をターゲットとした術式である．

　現在，国内で一般的に行われているトラベクロトミーは代表的流出路再建手術で，金属プローブを用いて120° Schlemm管内壁を切開する手術である．線維柱帯からSchlemm管に至る深い切開を加えることで，切開部を前房と直接交通させることが眼圧下降の主な作用機序だと考えられている．しかし，サル眼での報告では，術直後には前房との直接交通がみられるものの術後3か月で消失しており，長期にわたる眼圧下降のメカニズムについての詳細はわかっていない．術後に組織修復によって術中加えられた裂隙が不明瞭になっているものや，周辺虹彩前癒着を生じていると手術成績が低下することが報告されている一方で，そのような所見があっても眼圧がコントロールされている場合もある．トラベクロトミーの奏功機序は前房とSchlemm管の直接交通だけでは説明しきれないことを示唆しており，線維柱帯そのものの機能変化，もしくは切開部瘢痕組織の抵抗低下などの関与も考えられている．

　また，主経路の中のSchlemm管内皮細胞前房側での房水流出抵抗を減少させて，眼圧下降をはかる術式であるため，Schlemm管外壁以降の流出抵抗には効果がない．線維柱帯およびSchlemm管は360°にわたって存在するが，房水流出は均一に流れるわけではなく，集合管付近の線維柱帯，Schlemm管で房水流出量が多いことが報告されている．Schlemm管とつながる集合管は約30本存在し，放射状に奏功して房水静脈・上強膜静脈へと至るが，その分布には偏りがあると考えられている．線維柱帯経路の流出路再建手術の術後眼圧は，理論的には上強膜静脈圧である10 mmHg程度までの下降が期待されるが，実際には15 mmHg程度であることが多い．これは，手術施行部位と集合管との位置関係の問題，Schlemm管内腔以降の集合管などに流出障害があるなどの問題が関与している可能性が高い．

　今後トラベクロトミーを含む，線維柱帯経路の流出路再建手術の発展に伴い，こういった病態の解明が進むことが期待される．

参考文献

1) Tanihara H, Negi A, Akimoto M, et al：Surgical effects of trabeculotomy ab externo on adult eyes with primary open angle glaucoma and pseudoexfoliation syndrome. Arch Ophthalmol 111：1653-1661, 1993
2) 伊東滋雄，西川睦彦，戸倉敬雄，他：トラベクロトミーの奏功機序の実験的解明—サル眼を用いた組織学的研究．日眼会誌 98：811-819, 1994
3) 谷原秀信，永田　誠：トラベクロトミー術後の隅角所見と手術効果．臨眼 42：1147-1149, 1988

(本庄　恵)

II トラベクロトミーの手術適応・手術成績

　従来，進行性の緑内障に対して，目標眼圧まで到達させるためには手術が第一選択であった．近年，新規の薬物開発が進み，配合剤を含め種々の眼圧下降薬の選択肢が広がり，薬物療法による眼圧下降効果が飛躍的に進歩した．以前は薬物療法のみでは目標眼圧を達成できない症例が多く存在し，強力な眼圧下降効果が手術治療に求められたが，薬物療法の進歩と人口の高齢化に伴う長期的緑内障管理の必要性の増加から，緑内障手術の適応と選択には変化がみられる．昨今では手術治療は必ずしも第一選択とはならず，薬物治療やレーザー治療など他の治療法によっても進行を抑制するに足る十分な眼圧下降が得られない症例，副作用やコンプライアンス不良などによって薬物治療が適切に行えない症例が手術適応となるようになった．手術治療そのものについても，ただ眼圧が下がればよいのではなく，可能な限り安全に術後管理が行える方法を模索し，場合によっては薬物療法の補助として行うという方向性にも目が向けられるようになっている．

　現在行われている緑内障手術は，トラベクロトミーに代表される房水流出路再建術とトラベクレクトミーやチューブシャント手術に代表される濾過手術の2つに大きく分けることができる．トラベクロトミーは生理的な房水流出障害を改善することで眼圧下降を得るもので，安全性は高いが眼圧下降効果では濾過手術に及ばない．

　広く行われている濾過手術は非生理的房水流出を新たにもうけることで低い眼圧維持が可能であるが，低い眼圧をねらうがゆえの重篤な術後併発症の問題がある．

　近年では術式や術後管理方法について，安定した眼圧下降を追求したうえで，できるだけ重篤な術後併発症を回避しようとする努力と反省がある．結果，眼圧下降効果は劣るものの，安全性に優る房水流出路再建手術にも再度目が向けられるようになってきており，本項ではトラベクロトミーの適応と手術成績についてまとめる．

I. トラベクロトミーの適応

　流出路再建手術は生理的房水流出路の再建を目的とした手術であり，主経路である経線維柱帯流出路の，なかでも房水流出抵抗が大きいとされている傍Schlemm管内皮網組織やSchlemm管内壁をターゲットとした術式である．

表1 トラベクロトミーの手術適応

適応	初期の原発開放隅角緑内障，ステロイド緑内障，発達緑内障，落屑緑内障
比較適応	原発閉塞隅角緑内障（PAS が広範でないもの，白内障術後，白内障と同時手術），高齢者の緑内障（余命，ADL，術後フォローの観点から）
適応外	炎症眼，血管新生緑内障，無水晶体眼，残存視野不良例（術後一過性高眼圧上昇がリスクとなるような症例），進行緑内障

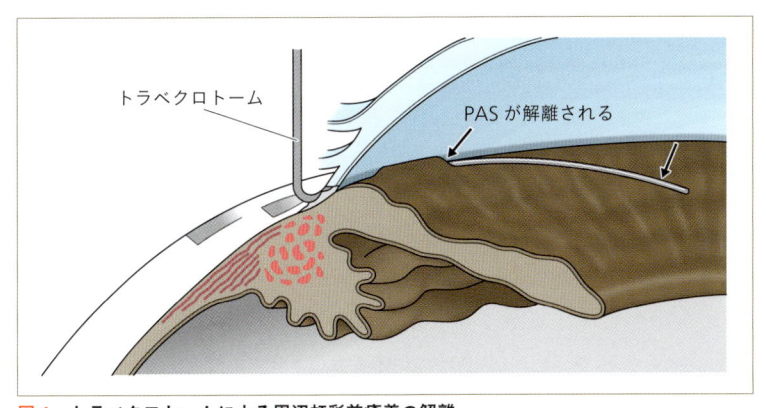

図1 トラベクロトームによる周辺虹彩前癒着の解離
トラベクロトームの回転により周辺虹彩前癒着（PAS）が解離されるため，広範ではないPAS はトラベクロトミーの適応となる．（山本哲也，谷原秀信編集：All about 開放隅角緑内障．p205，図1より．医学書院，2013）

　表1に示すように，基本的には開放隅角緑内障，落屑緑内障，ステロイド緑内障など，隅角検査では開放隅角であるが，隅角線維柱帯の機能不全や構造変化により房水流出抵抗が増加し，眼圧上昇をきたしているような症例がトラベクロトミーのよい適応とされる．眼圧下降効果に限界があることから，開放隅角緑内障，落屑緑内障で進行期の緑内障への適応は症例によって異なる．また，ステロイド緑内障は主経路への細胞外マトリックスの異常沈着が眼圧上昇の主たる病態になっており，安全で病態にかなった治療であることからよい適応である．乳幼児の発達緑内障では濾過胞管理が非常に困難であるので，初回手術としてはトラベクロトミーを選択するのが一般的である．

　本来，開放隅角緑内障に対してよい適応であるトラベクロトミーであるが，原発閉塞隅角緑内障（primary angle closure glaucoma：PACG）でもよい適応となる症例はある．PACG でレーザー虹彩切開術（laser iridotomy：LI）施行，もしくは白内障手術によって瞳孔ブロックが解除されたあとも高眼圧が遷延するような症例では，隅角はある程度開放しているものの，隅角線維柱帯の機能的異常が合併していると考えられ，トラベクロトミーが奏功する可能性は高い．また，周辺虹彩前癒着（peripheral anterior synechia：PAS）が残存し房水流出が障害されているような症例でも，トラベクロトミーのロトームを回転させる手技により，PAS を線維柱帯とともに落とし，Schlemm 管を開放させて房水の流れを再建して眼圧を下降させることは可能である（図1）．どの程度の PAS の範囲までトラベクロトミーが適応となりうるかについては明確な報告はないが，少なくとも隅角の1/3を超えるような PAS が広範に見られる症例でなければ，ロトミーを施行する部位を検討し，適応となりうる．

　主な併発症として，術中併発症は早期穿孔，Descemet 膜剝離，虹彩離断，毛様体解離

など，術後併発症は術後しばらくの間は前房出血，30 mmHg を超えるような一過性眼圧上昇などがあるが，術中・術後の管理により問題なくコントロールできる場合がほとんどであり，長期的にみれば術後はメンテナンス・フリーの術式である．

II. トラベクロトミーの手術成績

1. 原発開放隅角緑内障（POAG）

開放隅角緑内障の術後成績は 15～18 mmHg とトラベクレクトミーより劣り，Tanihara らが 1993 年に報告した後ろ向き研究では，術後点眼治療を含めて 20 mmHg 未満にコントロールできたのは術後 1 年で 76.4％，3 年で 62.7％，5 年で 58.0％であった．2011 年に Iwao らが報告した多施設後ろ向き研究では，術後点眼治療を含めて 21 mmHg 未満に眼圧コントロールできたのは術後 1 年で 73.2％，3 年で 55.8％，5 年で 52.2％であり，18 mmHg 未満は術後 1 年で 44.7％，3 年で 30.6％，5 年で 27.5％とトラベクロトミーの眼圧下降効果には限界があることが報告されている（図2）．

2. 落屑緑内障

1993 年の Tanihara らの報告では落屑緑内障についても報告しており，20 mmHg 未満にコントロールできたのは，術後 1 年で 83.6％，3 年で 77.4％，5 年で 73.5％であった．開放隅角緑内障よりも有意に成績がよく，落屑緑内障でのトラベクロトミーはよい適応といえる．

3. ステロイド緑内障

線維柱帯組織への細胞外マトリックスの沈着増加が房水流出抵抗増大の主因であるステロイド緑内障では，トラベクロトミーは奏功しやすいため，海外ではステロイド緑内障にはトラベクレクトミーが主に行われているが，わが国では従来からトラベクロトミーが有効だとされている．本邦で近年行われたステロイド緑内障に対するトラベクロトミーの多施設調査では，対照とした原発開放隅角緑内障（primary open angle glaucoma：POAG）での成功率が眼圧 21 mmHg 未満維持を成功とした場合に 3 年間で 55.8％，5 年間で 51.9％だったのに対し，ステロイド緑内障での成功率はそれぞれ 78.1％と 76.3％であり，トラベクロトミーがステロイド緑内障に有効であることが報告された（図2）．しかし，術後眼圧が常に 18 mmHg 未満に維持できるかどうかで評価すると，POAG での成功率が年間で 27.5％に対し，ステロイド緑内障は 51.7％で POAG よりは好成績であるが，ステロイド緑内障に対してのマイトマイシン C 併用トラベクレクトミーの手術成績と比較すると有意にトラベクレクトミーのほうが好成績であり（図3），より低い眼圧コントロールが必要な患者ではトラベクロトミーでは十分な眼圧下降は得られないことが示されている．

4. 原発閉塞隅角緑内障（PACG）

Tanihara らは，LI もしくは周辺虹彩切除術（peripheral iridectomy：PI）で瞳孔ブロック解除

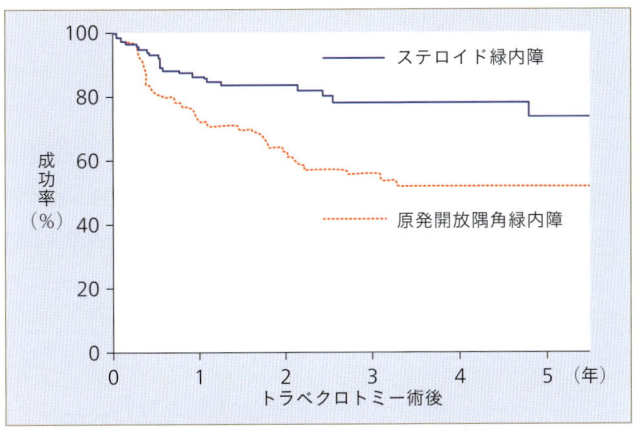

図2 眼圧 21 mmHg 未満を成功としたステロイド緑内障と POAG のトラベクロトミー手術成績

ステロイド緑内障は開放隅角緑内障に比べ有意に成功率が高い($p=0.0008$)．(Iwao K, Inatani M, Tanihara H：Success rates of trabeculotomy for steroid-induced glaucoma：a comparative, multicenter, retrospective cohort study. Am J Ophthalmol 151：1047-1056, 2011. Fig. 1 より一部改変)

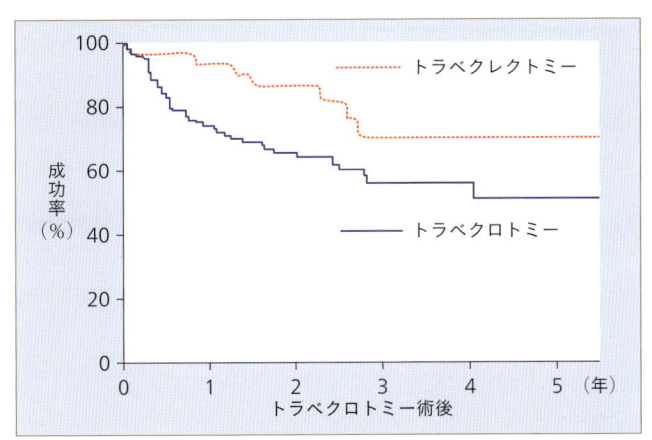

図3 眼圧 18 mmHg 未満を成功としたステロイド緑内障でのトラベクレクトミーとトラベクロトミーの手術成績

トラベクレクトミー群の成功率はトラベクロトミー群の成功率に比べて有意に高い($p=0.0352$)．(Iwao K, Inatani M, Tanihara H：Success rates of trabeculotomy for steroid-induced glaucoma：a comparative, multicenter, retrospective cohort study. Am J Ophthalmol 151：1047-1056, 2011. Fig. 4 より一部改変)

後の症例で，緑内障薬物治療でも眼圧下降が得られない症例でトラベクロトミーもしくは隅角癒着解離術(goniosynechiolysis：GSL)を行った報告をしている．通常，瞳孔ブロック解除後の PACG で高眼圧が遷延する場合，濾過手術が第一適応となるが，この報告では GSL(＋PEA＋IOL)もしくはトラベクロトミーを施行，ロトミー後の 95％，GSL 後の 92％ で 21 mmHg に眼圧コントロール可能であった．トラベクロトミー施行群では術前眼圧 30 mmHg，GSL 施行群では 34 mmHg，最終受診時眼圧はそれぞれ 16.4 mmHg と 15.2 mmHg であった．この報告では PAS(周辺虹彩前癒着)が 3/4 以上の症例では GSL を施行しているが，狭隅角であっても PAS が 4/3 以下の症例でロトミーを施行しており，

隅角癒着解離の効果を有するとしている．

5. 発達緑内障

　発達緑内障では新生児，乳児に対して手術施行することが多いため，濾過胞管理が難しく，流出路再建術が基本的には第一選択となる．トラベクロトミーは角膜浮腫や角膜混濁を併発している症例でも，手術を行える利点がある．Akimoto らは 116 眼の発達緑内障について，21 mmHg 未満にコントロールできた場合を成功として初回トラベクロトミーでは 5 年で 62.9％，複数回繰り返して 5 年で 76.5％のコントロール率だったと 1994 年に報告している．Ikeda らは 149 眼の発達緑内障で，複数回トラベクロトミーを施行して 5 年後 21 mmHg 未満にコントロールできたのが，他の眼奇形を伴わない場合 94.3％であったが，Sturge-Weber 症候群，Axenfeld-Rieger 症候群，無虹彩症，先天白内障などの眼奇形を伴う場合は 82.2％と成績が悪いことを 2004 年に報告している．

6. 白内障同時手術

　人口の高齢化に伴い，白内障・緑内障同時手術を検討せざるを得ない症例は今後も増加すると考えられる．緑内障単独手術と白内障同時手術を比較すると，トラベクロトミーとトラベクレクトミーでは術後成績に差がある．

　トラベクロトミーと白内障の同時手術では POAG の約 2 年の経過観察で，無治療では 33％，術後点眼治療を含めて 96％で 21 mmHg 以下の眼圧コントロールが得られている．落屑緑内障でも術後点眼治療を含めて全例で 21 mmHg 以下と同時手術は良好な手術成績が報告されている．その他の報告でもトラベクロトミー白内障同時手術は単独手術より眼圧下降・合併症の点で良好な手術成績を示しており，術後の前房出血の減弱，結膜・強膜の創傷治癒機転が関係ないこと，前房深度の変化・隅角の開大などが関与していると考えられているが，18 mmHg 未満の低めの眼圧の達成率は 50～70％程度と低く，単独手術同様，手術加療のみでの眼圧コントロールには限界がある．ただし，トラベクロトミー白内障同時手術は術直後の炎症・眼圧コントロールがつけば，術後は濾過胞管理などが不要で，通常の白内障手術と同程度のリスクで管理可能なので，高齢者・超高齢者緑内障，認知の低下した高齢者，とくに白内障を併発している症例ではよい適応となる．しかし，目標とする眼圧下降が達成できない場合にはトラベクレクトミーなどの濾過手術を選択する可能性もあるので，将来の再手術が可能なように，上方結膜を温存しておくことも大切である．

III. 緑内障手術術式の選択と適応

　緑内障病態や術前眼圧，薬物療法への反応性，年齢や病期などにより必要な眼圧下降幅は症例によって異なるため，ある程度のリスクを冒してもクリティカルな眼圧下降を目ざすべき症例もあれば，薬物療法の補助程度の眼圧下降を安全に行うべき症例もあり，手術適応や選ぶべき術式も症例によって異なるようになっている．

　また，人口の高齢化に伴い，生涯にわたる quality of life, quality of vision の維持，平均

余命を考えた術式選択が必要となってきている．手術治療を選択する場合，それにより何年安全に眼圧下降を維持できるのか，再手術は可能なのか，QOLに支障をきたさないかということを慎重に考えるべきで，そのなかでトラベクロトミーをはじめとする流出路再建術がよい適応である症例は確かに存在する．

　乳幼児の発達緑内障，ステロイド緑内障のように，トラベクロトミーを第一選択とすべき病型のほか，中・高齢者の早期のPOAGでは，近年は点眼である程度の眼圧下降が得られることが多いため手術自体が不要である場合も多いが，点眼やレーザー治療で十分な眼圧下降が得られない場合や副作用やコンプライアンスの問題がある場合など，安全で併発症が少なく，薬物療法を併用しやすい流出路再建術は選択肢の1つとなりうる．とくに下方から行う白内障同時手術の場合，視機能改善と同時に点眼数を軽減することができ，術後管理も容易，将来の再手術も容易なため，白内障手術が必要な高齢者では薬物治療の補助としてもよい適応である．しかし，進行例や平均余命が長く目標眼圧を低く設定すべき症例では，ある程度のリスクを冒してもクリティカルな眼圧下降を目ざしてトラベクレクトミーなどの濾過手術を選択すべきであり，トラベクロトミーはどの症例にも適応すべき術式とはいえない．

　緑内障治療では生涯にわたっての視機能維持が目標となる．薬物・レーザー治療と組み合わせて必要に応じて手術治療を検討していくことになる．そのためには効果的な薬物治療の理解と同時に，手術成績の十分な検証・手技の習熟が非常に重要である．

参考文献

1) Tanihara H, Negi A, Akimoto M, et al：Surgical effects of trabeculotomy ab externo on adult eyes with primary open angle glaucoma and pseudoexfoliation syndrome. Arch Ophthalmol 111：1653-1661, 1993
2) Honjo M, Tanihara H, Inatani M, et al：External trabeculotomy for the treatment of steroid-induced glaucoma. J Glaucoma 9：483-485, 2000
3) Tanihara H, Negi A, Akimoto M, et al：Long-term results of non-filtering surgery for the treatment of primary angle-closure glaucoma. Graefes Arch Clin Exp Ophthalmol 233：563-567, 1995
4) Tanihara H, Honjo M, Inatani M, et al：Trabeculotomy combined with phacoemulsification and implantation of an intraocular lens for the treatment of primary open-angle glaucoma and coexisting cataract. Ophthalmic Surg Lasers 28：810-817, 1997
5) Honjo M, Tanihara H, Inatani M, et al：Phacoemulsification, intraocular lens implantation, and trabeculotomy to treat pseudoexfoliation syndrome. J Cataract Refract Surg 24：781-786, 1998

〔本庄　恵〕

III トラベクロトミーの コツと落とし穴

　トラベクロトミー(trabeculotomy，線維柱帯切開術)は，前項までに詳しく述べられているように代表的な生理的流出路再建術である．Schlemm管を強膜側から同定し，プローブを挿入・回転することで線維柱帯を切開・開放する(*ab externo* アプローチ)．角膜混濁の有無を問わずに施行でき，特殊な器械もトラベクレクトミー(線維柱帯切除術)のようなきめ細かな術後管理も不要である．眼圧下降効果はトラベクレクトミーに劣るものの，発達緑内障，ステロイド緑内障，落屑緑内障など，房水流出抵抗の首座が明らかに線維柱帯にあるような症例においては，その存在意義は廃れることはない．しかしながら，本術式を完遂するにはいくつかの超えるべきハードルがあるため，習熟するには一定の経験が必要である．本項では，筆者が行っている方法のコツと落とし穴について手順ごとに述べていくこととする．

I.　手術部位と術者の位置

　緑内障眼では複数回の手術を必要とすることは少なくない．その場合は，トラベクレクトミーを選択するケースが多いが，術後濾過胞感染の頻度は濾過胞が下方に位置するもののほうが上方に位置するものより高い．したがって，その眼の将来を考えれば，最初のトラベクロトミーは下方に行うのが望ましい．その場合，真下の6時の位置に行うことは難しいので，耳下側か鼻下側からアプローチすることになる．ただ，Schlemm管は12時や6時では角膜輪部から離れ，3時や9時では角膜輪部に最も近い楕円軌道を通るので，Schlemm管の同定に注意が必要である．筆者は小児の発達緑内障では初回手術は12時から行い，それ以外のケースでは耳下側から行うこととしている．

　耳下側手術の場合，慣れた術者であれば，12時の位置に座ってアプローチすることに支障はないが，強膜弁を術者側に折り返して行わなければならず，肝腎のSchlemm管近傍が死角になりやすいため，操作がやや難しい．初心者には，耳下側方向に座って，通常の強膜弁作成(向こう側へ折り返す)が行えるようにセットアップすることを勧める．

　では複数回手術既往眼で鼻下側からアプローチせざるを得ないケースはどうするか．
　筆者は反対眼の耳下側方向に座り，自らの腕を非術眼の上を通過させて操作するよう

セットアップしている．こうすれば，術眼の鼻下側においても，通常通り，向こう側へ強膜弁を折り返すように操作できる．術野から遠くなり，腕をかなり伸ばさなければならないと思うかもしれないが，実際はせいぜい 10 数 cm 程度しか変わらず，何の問題も感じない．お勧めのポジショニングである．

II. 制御糸設置

6-0 か 7-0 のより糸（バイクリル）を術野前方の角膜実質に通糸し，制御糸とする．いくぶん輪部から離れた位置に置くことがコツである．あまり輪部に接近していると，強膜弁を折り返しにくくなるからである．

III. 結膜切開・Tenon 囊剝離

局所麻酔を結膜下に注射後，円蓋部基底で結膜切開を行う．切開幅は強膜弁作成可能な最少範囲（4 mm 強）に留める．輪部では Tenon 囊の付着が強固なので，輪部ぎりぎりで結膜を切開しようとすると誤って強膜を傷つける．まず，輪部切開予定部位の一方の端から，円蓋部へ向けて 3 mm 程度放射状に切開した後，剪刀を輪部から少し離れた Tenon 囊下へ入れて，Tenon 囊を結膜から切離する．その後，自由になった結膜を輪部で切開する．次に，もう一方の切開端にも 2 mm 程度の放射状切開をおく．これは，脆弱な結膜の場合，以後の操作中に輪部切開端が裂けて切開創が輪部に沿って拡大することを防ぐための措置である．

次いで後方に向けて Tenon 囊はしっかりと剝離し，強膜を露出させる．線維性組織が強膜上を覆った状態にしていると，出血しやすく，後の操作の視認性が悪くなる．強膜を露出させたら，強膜弁作成予定ライン（4×4 mm）を凝固止血しておく．

IV. 第一（外層）強膜弁作成

強膜弁は一枚弁か二重弁，また三角形，台形，四角形といった形状の中から選択されることが多い．いずれの組み合わせを選ぶかは術者の好みによる．筆者は四角形の二重強膜弁を作成している．理由は，①トラベクレクトミーでも二重弁を作成し，第二（内層）強膜弁を切除しているので，毎回同じ操作を行うことで手技を安定化できるため，② 1 枚の強膜弁の厚みが薄いので折り返しやすく，トラベクロトーム挿入時に邪魔になりにくい，③内層弁を切除することで，深層強膜切除（deep sclerectomy）の機序が働き，若干でも術後眼圧下降効果が強まることが期待できる，④上方からのアプローチの時に限るが，将来トラベクレクトミーを行う際，二重弁であれば同じ創を再利用できる，などである．

第一弁を作成する前に，まずグレーゾーンをよく観察する．いかなる状況下であっても Schlemm 管はグレーゾーンの後端に位置する．これは早発型発達緑内障で眼球構造が伸展しているようなケースでも変わらない原則である．最初に Schlemm 管の位置を推定しておくことは，以後の過程で Schlemm 管の同定に難渋する際に有益な情報となる．

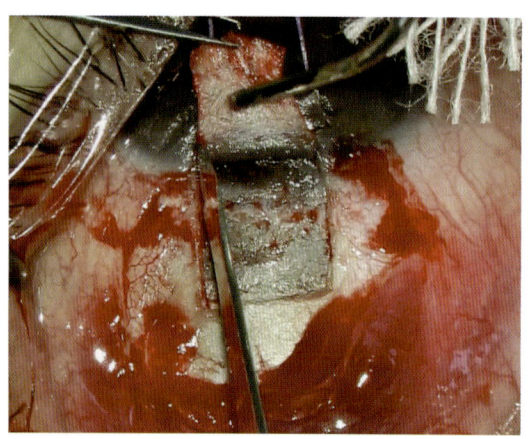

図1 第一強膜弁の完成
グレーゾーンを越えて角膜内まで進む.

　第一弁はまず替刃メスを用いて縦切開を行い，その頂点を結ぶように底辺の切開を行う．第一弁そのものの深さは強膜のほぼ1/2厚を目標とする．とはいえ，強膜の厚さは個人差が大きいので，最初から1/2厚までの深さを狙うことは難しい．筆者は，辺の切開時にできるだけ深く，意図的に毛様体が透けて見える程度まで切り込むことにしている．その底をメルクマールにして1/2厚を目ざして弁を作成するとよい．これは，ちょうど超音波乳化吸引術の際に，水晶体の底が見えるように核を分割するのと同じ理屈である．
　四角弁の底辺の位置で1/2厚を確定できれば，ここでゴルフ刀（グリスハーバー社製を愛用）に変えて，厚さを変えないように強膜弁を前方へ広げていく．弁を持ち上げるのではなく折り返し，折り返したところに縦に走る強膜線維を払うように進めていく．グレーゾーンを越えるあたりから，色調の変化に惑わされ，薄くなりがちになるので注意する．グレーゾーンを越えて，少し角膜内まで剝離を進めていく（図1）．そのほうが第二弁の作成が容易になるからである．
　第一弁を作成した段階で，V-lanceでサイドポートを作成する．後にトラベクロトームを回転させたとき前房深度が浅くなった際に，ここからBSSないし空気を注入して前房を形成するためである．

V. 第二（内層）強膜弁作成（⇒動画-12）

　続いて第二弁の作成に移る．第一弁と同様，辺の切開は替刃メスで，弁の翻転操作時はゴルフ刀を用いる．
　第二弁の大きさは，第一弁よりほんのわずか小さ目，深さは強膜の4/5層程度にするのが一般的である（図2）．わずかに残した強膜床の下に毛様体が透けて見えるくらいの深さが目安とされる．先に述べたように，筆者は第一弁の辺を切開する段階で毛様体がほぼ露出する程度まで切り込んでいるので，その深さをおおよその手がかりとしている．実際，最初の段階で少々毛様体が露出しても差し支えない．逆に，最初をためらって浅くし，途中で深さを変えようとすると弁がガタガタになり，かえって深さがわからなくなる．超音

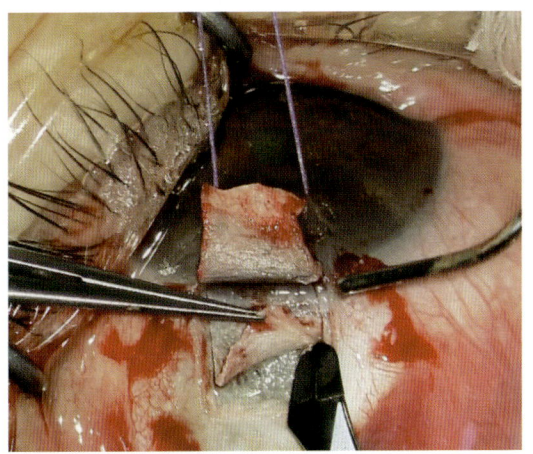

図2　第二強膜弁作成開始

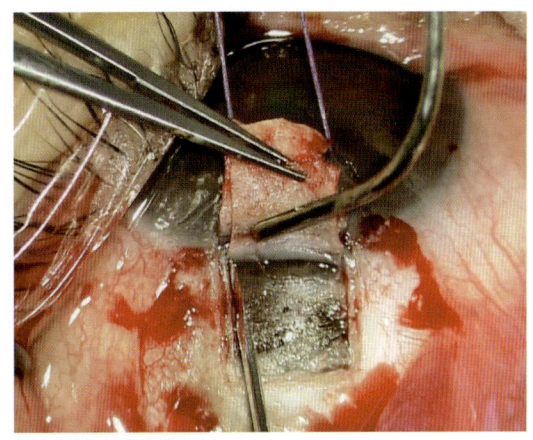

図3　第二強膜弁完成
Schlemm管が露出している．

波乳化吸引のとき最初の核掘りが浅いと皿になりがちなのと似ている．

　いずれにせよ深さの調整は，弁のとっかかりで決定し，以後は浅いと思っても同じ深さで前に進める．浅いためにSchlemm管上を行きすぎてしまった場合は新たに3枚目の弁を作るほうがよい．

　適切な深さで進めれば，強膜岬の白い光沢をすぎると，急に色調が灰色を帯びた褐色になり，潤いをもったSchlemm管が露出され始める．そこまでくれば，弁の底辺を切開するというより，両サイドを切り上げていくと，Schlemm管の外壁ごと勝手に弁がめくれていく（図3）．縦走する線維成分をはらっていくとSchlemm管は丸々露出される．そこでやめずに，もう少し弁の両サイドの切り上げを進めると，Schlemm管のさらに前方は透明なDescemet膜となる．Descemet膜が現れるまで弁の翻転を行うほうがトラベクロトームの挿入が容易となる．

　Schlemm管が露出する前後の操作は慎重に行う必要がある．なぜなら，そこに残っているのはSchlemm管内壁と線維柱帯だけで非常に脆弱なため，乱暴に扱うと裂隙が形成されたり，ひどい場合は完全に破れて虹彩が嵌頓する可能性があるからである．この段階は助手にも注意深い操作が要求される．出血の吸引もそっと触れる感じで行わなければならない．通常の止血操作のように強膜を圧迫するとすぐにSchlemm管内壁組織は破れてしまう．

VI. トラベクロトーム挿入

　Schlemm管の同定と露出が最初の関門とすると，トラベクロトームの挿入が第2の関門である．

　トラベクロトームには曲率が13，15，17 mmの3種類がある．通常は15 mmを用いる．小角膜や新生児の場合は13 mm，早発型発達緑内障で角膜径が極端に増大していれば17 mmを用いる．

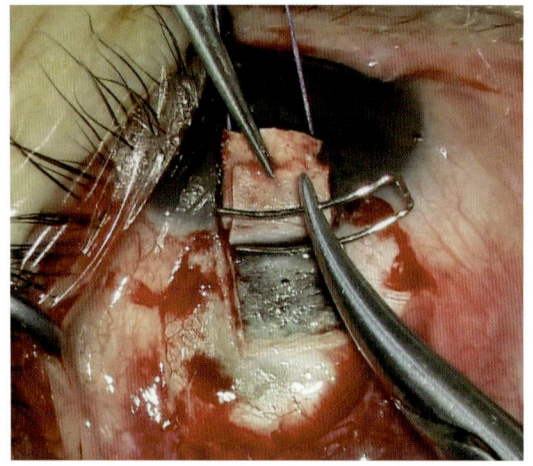

図4　トラベクロトームの把持

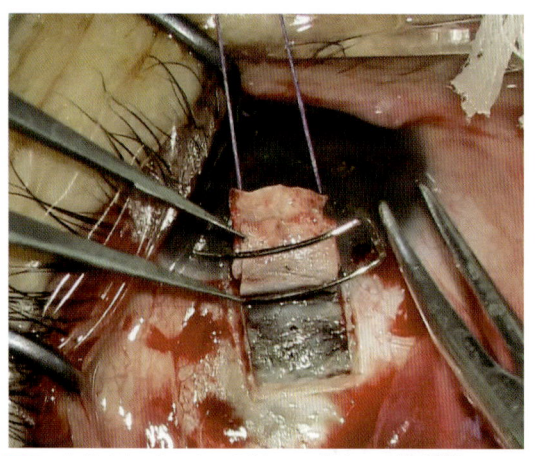

図5　トラベクロトームのSchlemm管内への挿入開始

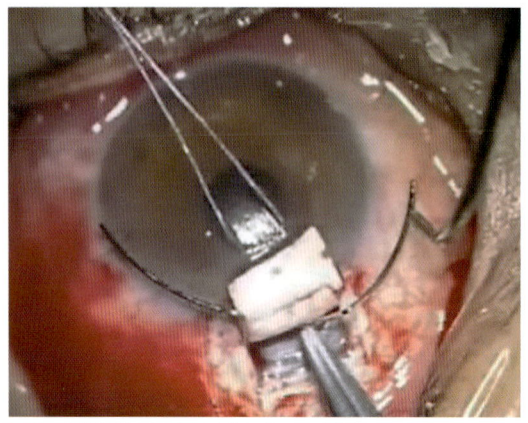

図6　早期穿孔時のトラベクロトームの傾き
左側は正しく挿入されている．右側は手前に傾いているのがわかる．

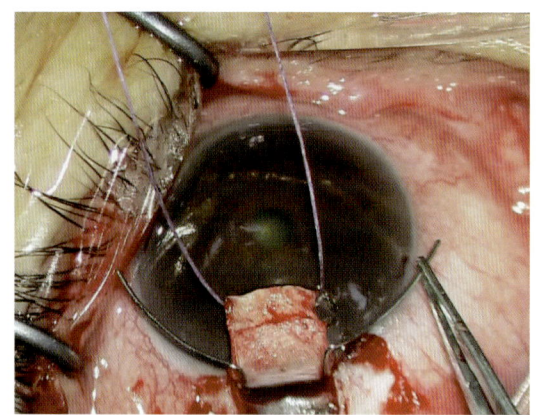

図7　対側のトラベクロトームの挿入

　どちら側から挿入してもいいが，右利きの術者の場合は，左手側のほうから挿入するほうが，もう一方を挿入する際に，挿入後のトラベクロトームが邪魔にならなくて操作しやすい．

　トラベクロトームはロックのついていない持針器で上脚の先端から2/3のところを持ち，シュレム管の走行に沿うよう，その入り口に先端だけをそっと挿入する（図4）．この時，強膜面に対してトラベクロトームが角度をもっていたり，無理にSchlemm管の中までトラベクロトームを挿入したりすると，Schlemm管内壁を突き破り，早期穿孔を引き起こす．先端部が正しくSchlemm管に入っていれば，トラベクロトームは自立している（図5）．あとは，その付け根部分を持針器の腹でトントンとタップしていくと，自然にSchlemm管内に入っていく．トラベクロトームは根元までしっかりと押し込む．最後まで挿入できたら，トラベクロトームの非挿入アーム（上脚）を鑷子でそっと持って強膜側に軽く押しつける．適切にSchlemm管内に挿入されていれば強膜は動くが虹彩は動かない．早期穿孔していれば強膜は動かず虹彩が動く．また，トラベクロトームの非挿入アームが

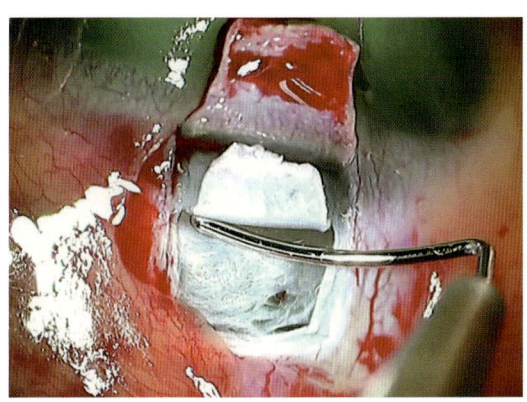

図8　Mackensen トラベクロトームの挿入 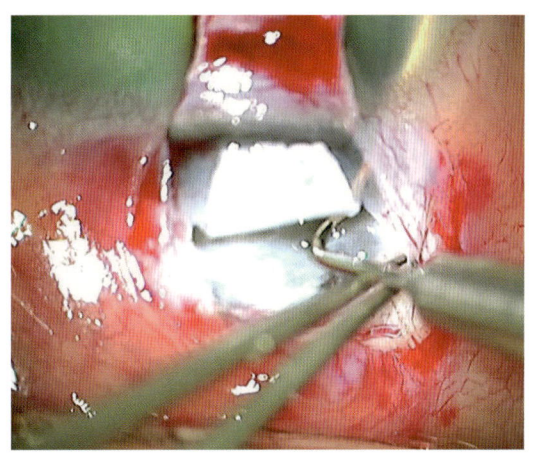　　　図9　Mackensen トラベクロトームの回転

強膜面に垂直に立たずに傾いていたり（図6），グラグラするような場合は，Schlemm管の手前の毛様体に迷入している可能性が高い．そのようなおそれがある場合は，隅角プリズムを用いて隅角を観察し，トラベクロトームの位置を確認することが推奨される．

次いで反対側のSchlemm管へもう1本トラベクロトームを同様に挿入する（図7）．

VII.　Schlemm管が狭いとき

早発型発達緑内障のときに遭遇しやすいが，Schlemm管の発達異常があると通常のトラベクロトームを挿入しにくい．そのような場合は，柄付きのトラベクロトーム（Mackensen）を用いると挿入しやすい（図8, 9）．ただし，通常のトラベクロトームでSchlemm管の入り口への挿入をまず試みることが望ましい．Mackensenのトラベクロトームは半ば強制的にプローブを挿入するので，誤った個所に挿入してもあまり抵抗を受けないため，迷入しても気づきにくい．このため，入り口には正しく挿入されていることを確認する意味で，通常のトラベクロトームの挿入は試みるほうがよい．

VIII.　トラベクロトームの回転

最後の山場がトラベクロトームの回転である．トラベクロトミーは合併症の少ない術式であるが，このトラベクロトームの回転がもっとも合併症を起こしやすいプロセスとなる．というのも，他の過程はすべて直視下操作であるのに対して，この操作に限ってはどうしても盲目的にならざるを得ないからである．隅角プリズムを用いて事前にトラベクロトームの挿入位置の適切さを確認したとしても，回転操作の最中は確認することができない．

もっとも注意すべきはトラベクロトームの回転方向である．線維柱帯に対して垂直に回転することが理想であるが，トラベクロトームを平行移動するわけではないので，意外に難しい．トラベクロトームの上下脚連結部をロックなし持針器で持ち，非挿入側のアーム

を無鉤鑷子で把持して回すが，完全長を挿入したままだと回転させにくい．約1/4～1/5ほど引き出してから回転を開始する．虹彩面に対して平行に回転を始め，抵抗を感じたらむしろそこから突き刺すといった感覚で穿破するとよい(図10)．この際，回転に気をとられすぎると，連結部分を持ち上げてしまったり，あるいは押しつけすぎてしまったりして，トラベクロトームの方向がSchlemm管の走行と平行でなくなってしまう．その結果，トラベクロトームの先が下を向きすぎると虹彩を引っかけて離断する可能性がある．逆に先を上向きにしすぎると角膜内を剥離してしまう．また，鑷子を回すことばかり見ていると，トラベクロトームを回転させずに平行移動させてしまい，線維柱帯を穿破してしまう．こうしたことを防ぐためには鑷子と持針器の両方に視線を交互に送りながら，左右の手を交差させるように(鑷子は前方へ，持針器は手前側へ)回転させるように意識するとよい．

　どちら側のトラベクロトームから回してもよいが，穿破したら引き抜かずにもう一度根元まで差し込んでおく．こうすることで房水が濾過されて前房が消失する可能性が軽減する．それでも前房が極端に浅くなってしまった場合は，サイドポートから空気を少量注入するとよい．人工房水を注入してもすぐに濾過されてまた浅前房になってしまうからである．

　両方のトラベクロトームを回転したらトラベクロトームを引き抜く．このとき，トラベクロトームを把持してしまうと，回転して取り出せず平行移動させてしまい(図11)，結果として強膜弁付け根の線維柱帯を破ってしまうことがあるので注意を要する．連結部を鑷子ないし持針器で引っかけて，Schlemm管の走行に沿うように逆方向に回転させて引き抜く要領がよい(図12)．

　たいていはこの段階で前房に逆血反応(blood reflux)がみられる．

IX. 第二(内層)強膜弁切除

　バナス剪刀を用いて第二弁を切除する．剪刀は強膜面に平行に動かす．角度がつくとSchlemm管を傷つけるおそれがある．

X. 強膜弁と結膜縫合

　強膜弁の縫合には10-0ナイロン糸を5糸おく(図13)．埋没するためにいくぶんバイトを長くとる．トラベクロトミーに限らないが，弁側から強膜壁側に通糸する．結紮は3-1-1とする．最初の結紮後に持ち上げると緩みやすいので，できる限り強膜面に近い位置で次の結紮を行うことがコツである．また埋没時には糸に対して鑷子のエッジが平行になるように把持する．エッジに対して垂直に近い角度で把持すると糸を切るおそれがある．基本的には弁側ではなく壁側で埋没するよう心がけるが，トラベクレクトミーほど気を使う必要はなく，どうしても埋没できないときは弁側から埋没してもよい．

　結膜縫合は9-0ないし8-0バイクリルで端端縫合する．まず放射状切開起始部を輪部強角膜に対し縫合するが，この場合も，可動性のある結膜側から輪部強角膜に向けて通糸する．また輪部側は結膜ではなくしっかりと強角膜に通糸することが重要である．次いで放射状切開部を適宜縫合結紮して，手術を終了する．

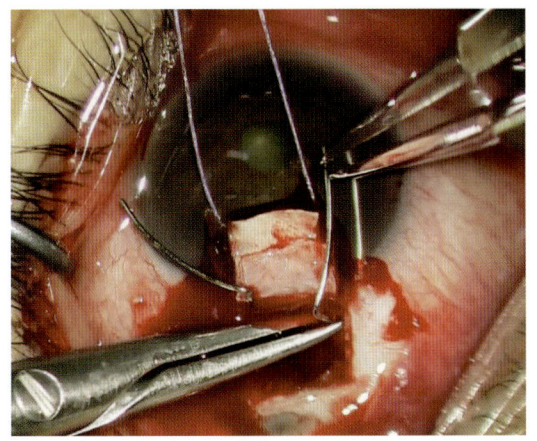

図10　トラベクロトームの回転

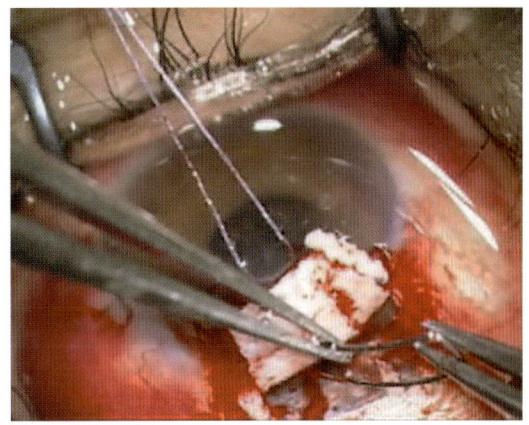

図11　トラベクロトーム抜去時のSchlemm管損傷
トラベクロトームを把持して引き抜いているので，平行移動し，Schlemm管に裂隙を形成している．

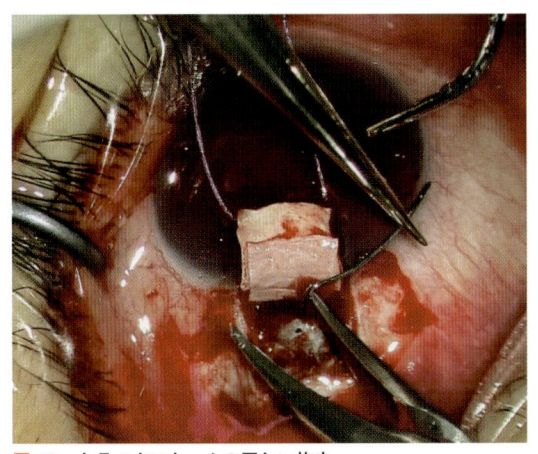

図12　トラベクロトームの正しい抜去
連結部を引っ掛けるようにして，Schlemm管に負荷をかけずに抜き取る．

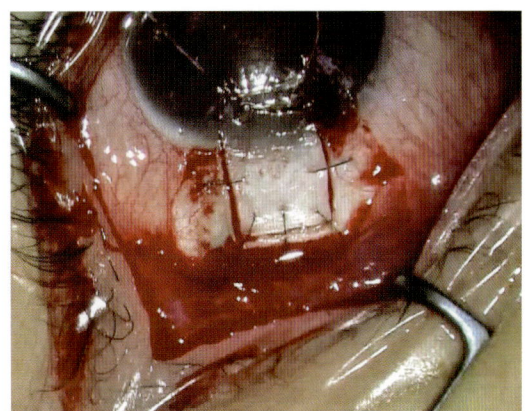

図13　強膜弁縫合

参考文献

1) 中村　誠：トラベクロトミー．樋田哲夫編，眼科診療プラクティス96．スタンダード眼科顕微鏡手術．文光堂，pp152-158, 2003
2) 金森章泰，根木　昭：流出路再建術の原理と適応．相原　一，根木　昭編，眼科手術6．緑内障．文光堂，pp236-243, 2012
3) 山田裕子：小児の流出路再建術．相原　一，根木　昭編，眼科手術6．緑内障．文光堂，pp263-274, 2012

（中村　誠）

IV 術中・術後のトラブルシューティングと術後管理

　トラベクロトミーはトラベクレクトミーに比べ，合併症が少なく，術後管理も容易で，経過も予想しやすい手術である．完成度の高い手術であるが，1つひとつのステップを確実に行う必要がある．前房出血が不可避な術式ではあるが，シンプルなトラベクロトミーに加え，術中にシヌソトミーや傍Schlemm管組織（内皮網）を除去することで，合併症を減らす努力も行われている．本項では術中・術後に起きやすい合併症とそれに対するリカバリー方法，ならびに一般的な術後管理について述べる．

I.　術中合併症（表1）

1. Schlemm管同定不可能

　一層強膜弁でも同様であるが，二層強膜弁の場合，深層強膜弁の深さがSchlemm管同定のために最も大切である．強膜弁の角を切開する時点で深さを決定する．切開一角をつかみあげ，顕微鏡の倍率を十分に拡大してよく観察し，強膜弁の深さを確認する．ぶどう膜が透けてみえるくらい，ちょうど"金つば色"になる深さが目安である．強膜弁作成の初期に，多少深くてぶどう膜が見えることは問題にならないが，強膜弁切開を進めていくうちに強膜弁が深くなってしまい，Schlemm管手前で深く切開するとぶどう膜がさもSchlemm管のように現れることがある（図1）．色は似ているがSchlemm管は独特の光沢があり，毛様体なら血管がみえることもあり，よく倍率を拡大して確認する．さらに切開を浅めにすすめて強膜岬を確認するとよい（このとき逆に浅く切開しすぎると強膜岬すら発見できなくなり，非常に困難になる）．Schlemm管の予定位置を想像しておくことも大切である．Schlemm管は角膜輪部にほぼ平行した形で存在しているが，部位により多少の違いがある．上下方では水平方向に比べてやや角膜輪部から離れた位置にあることに留意する．Schlemm管予定位置の手前になると，輪部に平行な白さの際立つ線維組織がある．これが強膜岬であり，この先には必ずSchlemm管が存在する．それでもSchlemm管の同定が不可能な場合は，二重強膜弁の場合は，深層強膜弁横の切開していない強膜をリカバリーフラップとして作成する（図2, 3）．とくに初心者による深層強膜弁作成が失敗した場合，

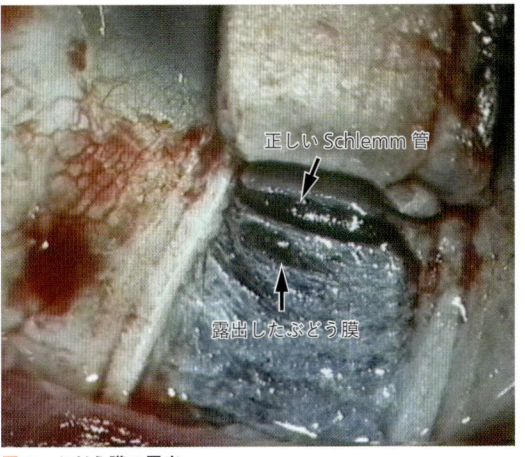

図1 ぶどう膜の露出
Schlemm管手前で深めに切開するとぶどう膜があたかもSchlemm管のように出現する.

表1 トラベクロトミーの合併症

術中合併症	術後合併症
Schlemm管同定不可能	前房出血
Schlemm管プローブ挿入不可能	一過性高眼圧
プローブ回旋時角膜損傷・虹彩損傷	
虹彩脱出	
前房出血	

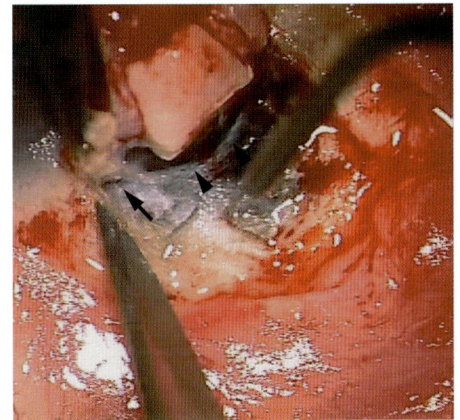

図2 深層強膜弁の左横にリカバリーフラップを作ったところ
Schlemm管が見えてきている（矢印）．元々の深層強膜弁下はぶどう膜が早く露出してしまい，本来のSchlemm管の位置がわからなくなっている（矢頭）．

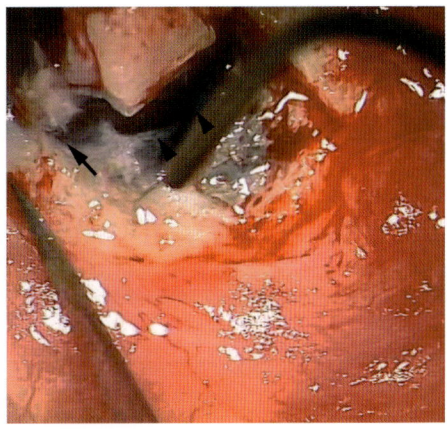

図3 図2からさらに角膜よりに切り上げてSchlemm管内壁を露出させたところ
元々の深層強膜弁下では，ぶどう膜が約0.5 mmほど，早く露出したのがわかる（矢頭）．正しいSchlemm管内壁がみえる（矢印）．

指導医がリカバリーする方法として有効である.

　逆に強膜弁が浅すぎるとSchlemm管が見つからないまま角膜実質内まで切開することがある．事前にどのあたりにSchlemm管が同定できそうか，予測しておく必要がある．この場合はもう1枚内層強膜弁を作成する．しかし，もう1枚の強膜弁を作成するには残った強膜組織が薄すぎて保持できない場合が難しい．このときは薄い残存強膜からSchlemm管が透けて黒っぽくみえるので，この部位にSchlemm管に平行にバナス剪刀の片方の先を挿入し，Schlemm管の外壁のみを切開する方法もある．ただし，内壁は穿孔しないよう，細心の注意を払う必要がある．

　上記を試してもSchlemm管が同定できない場合は元の強膜弁は型どおり作成しておき，その横に1～2 mmほどの強膜弁にてリカバリーフラップを作成し，もう一度Schlemm管を探す方法もある（図4）．

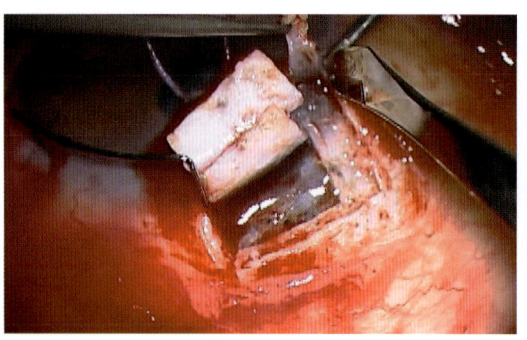

図4 リカバリーフラップ
プローブ右側が早期穿孔したため，強膜弁右横にやや広めのリカバリーフラップを作成している．二層強膜弁を作成したが，一層強膜弁でもよい．

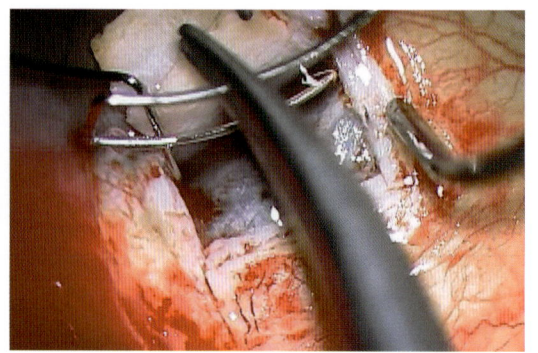

図5 プローブ挿入
プローブの先が Schlemm 管に少し入れば，あとは持針器ははずしてプローブの支持部を軽くたたいて入れれば自然に挿入できる．この写真では持針器でプローブを把持したまま挿入しているため，正しい方向で挿入されていない．また，プローブの先が Schlemm 管に少し入ったあとはこのような高倍率の視野ではなく，プローブの先がどの位置にあるかを確認するため，図4のような低倍率に変える．

2. プローブの Schlemm 管内挿入不可能

　牽引糸を弱め，眼球の向きをある程度正位に戻したほうが挿入しやすい．適切に Schlemm 管が同定できていれば，プローブの正しい挿入は難しくはない．挿入部が見えにくい場合は強膜弁を切り上げ，スペースを確保する必要がある．ロトームの先の 2 mm 程度をそっと Schlemm 管内に挿入する（図5）．持針器を離すとロトームが回転したり抜けたりする場合は，やり直してもう少し先まで挿入，固定されるようにする．その後，ロトームの支持部を持針器で軽くたたきながら，片方の手でロトームの傾きを制御しながら挿入していく．うまく挿入できるとわずかな，独特の抵抗がある．抵抗が強い場合は強膜内への貫通，また，抵抗が消失した場合は前房へ早期穿孔を起こした可能性が高いので，再度挿入を試みる．ロトームの角度や方向を見るために，挿入時は顕微鏡の倍率を低くし，眼球全体が観察できるようにする．正しく挿入されると上方アームが角膜輪部に沿った形で，やや角膜寄りに倒れた位置になる．上方アームの先が角膜に近い場合は早期穿孔を（図6），また，先が角膜より離れて進んだり，沈み込む場合は毛様体に穿孔しているので，いったん抜去する．

　2本目のプローブ挿入時は1本目のプローブが邪魔をして，プローブの先が角膜側に向きやすく，早期穿孔を起こすことがあるので注意する．そのためにも強膜弁は横 4 mm 程度が必要である．

　一番多いトラブルは前房内へのプローブの早期穿孔である．再挿入を試みるが，同様に挿入すると容易に同じところから穿孔してしまう．この場合は，左手でトラベクトームの支持部を持ち，右手で把持したプローブを Schlemm 管の外壁に押しつけるようにし，両手を使って挿入する方法がある（図7）．なかなか難しいが，穿孔部位を越えて挿入できればそれ以降の操作は同様に行えるが，毛様体側へ挿入されてしまうことがあるので注意を要する．前述のようなリカバリーフラップを作って再度 Schlemm 管を同定しプローブを

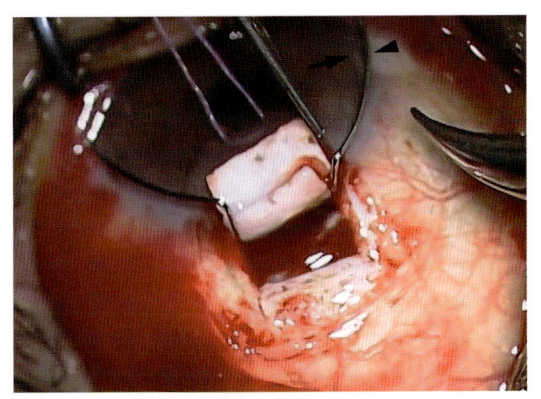

図6 プローブの早期前房内穿孔
下方プローブの先が前房内に既に穿破している（矢印）．上方プローブもやや角膜よりに倒れている（矢頭）．

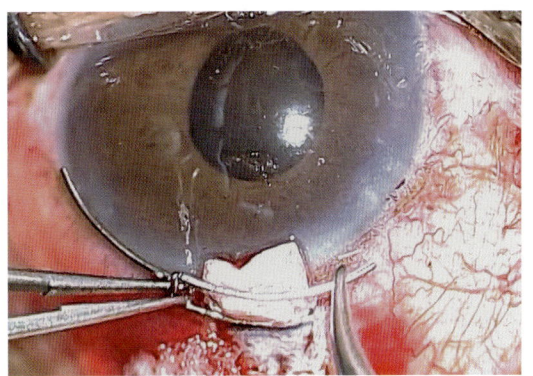

図7 プローブの早期穿孔例での双手法によるプローブ挿入
早期穿孔した場合は，片手でトラベクトームの支持部を持ち，反対の手で把持したプローブをSchlemm管の外壁に押しつけるようにし，両手を使って挿入する方法がある．

挿入しても，挿入箇所から近くで早期穿孔した場合はなかなかうまくいかない．両側で早期穿孔し，リカバリーフラップを作ってもだめな場合は，残念ながら別の象限で強膜弁を作り替えたほうがよい．

3. プローブ回旋時角膜損傷・虹彩損傷

　プローブを回旋するとき，角膜方向に向かうとDescemet膜剥離が起きる．軽度のものは放置してよく，回旋時にDescemet膜剥離が起きつつあれば一度戻し，それよりも深めに回旋すればよい．眼圧を保った状態で回旋することが合併症予防となる．最も重篤な合併症はDescemet膜下血腫である．軽度のものは放置してもよいが，瞳孔領にかかるような重度のものは血腫を除去する．対側のサイドポートから，角膜内皮を穿刺し，血腫を除去した後，前房内に空気またはSF6ガスを注入し，Descemet膜を圧着させる．

　開放隅角症例で，プローブ回旋時に軽い虹彩が動くようであれば，プローブが毛様体側に入ってしまっていることになる．その場合はプローブを抜去し，挿入し直す必要がある．無理に回そうとせず，まずはプローブの先だけ前房内に穿破するように心がけておく．

　片方のプローブ回旋後，前房水が抜けることがある．前房が消失したまま，反対側のプローブを回旋させると虹彩損傷が起きやすい．前房水を注入しても前房深度が保てないようであれば，粘弾性物質を前房内に注入し，深度を確保してから反対側のプローブを回旋させる．

4. 虹彩脱出

　プローブ挿入時や回旋時，強膜弁下のSchlemm管内壁を損傷し，虹彩が嵌頓することがある．また，プローブ回旋時に力を入れすぎて前房内に穿破すると，その瞬間に一気に強膜弁下のSchlemm管内壁まで損傷してしまうことがある．プローブ抜去時に一気に引き抜くと，Schlemm管内壁が裂けることもある（図8）．Schlemm管の走行に沿うように引き出す必要がある．

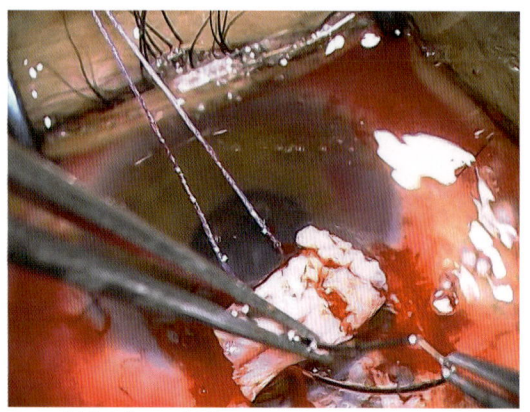

図8 左側のプローブを抜いたところ
プローブの先でSchlemm管内壁を穿破してしまっている.

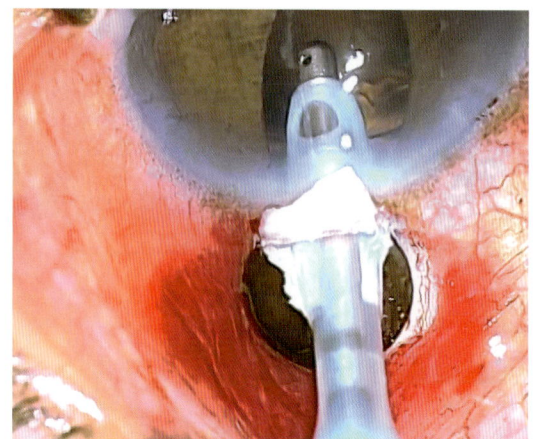

図9 Schlemm管内壁損傷による虹彩脱出
白内障同時手術を強膜弁創で行った. I/Aにて前房内の粘弾性物質を除去したところ, 患者が力んでしまい, Schlemm管内壁が破れ, 虹彩脱出した. その後, 周辺虹彩切除により整復した.

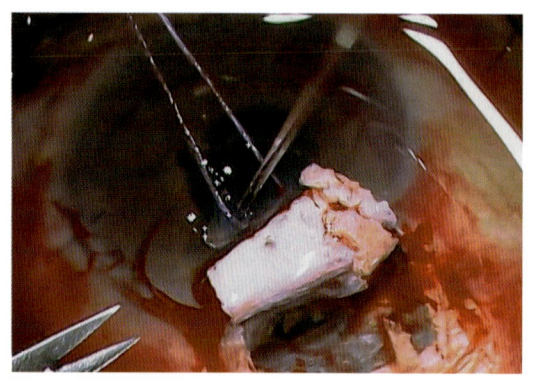

図10 周辺虹彩切除
図8のその後, 虹彩脱出をしたため, 周辺虹彩切除を行った.

　また, 白内障同時手術症例で前房内に注入した粘弾性物質を吸引するときに患者に力を入れられるとSchlemm管内壁が裂け, 虹彩が脱出することもある(図9).
　スリット状にSchlemm管内壁が裂けた程度(0.5 mm程度)で, 微妙に虹彩が嵌頓する程度であればそのままでよい. 損傷部位から虹彩が脱出するようであれば, 虹彩切除を行う(図10).

II. 術後合併症 (表1)

1. 前房出血

　前房出血は必発であるが, ほとんどの症例では術後1週間以内に前房出血は消失する. 前房出血が高度であると, 60 mmHg以上の高眼圧を起こすこともある(図11). 前房出血が高度のため眼圧上昇の原因と考えられる症例や, 前房の3/4以上が出血で埋まるような

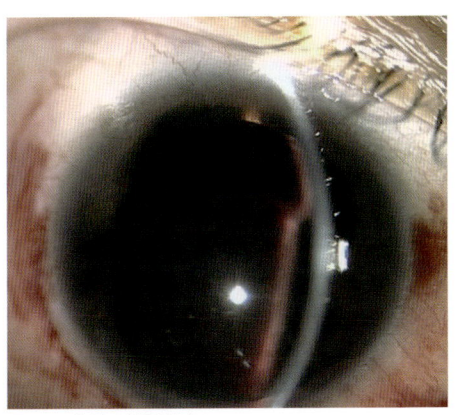

図11 大量の前房出血
術翌日，大量の前房出血がみられる．眼圧は60 mmHgを超え，嘔吐もある．散瞳薬投与し，翌日には眼圧は下降，3日後には前房出血はほぼ消失した．

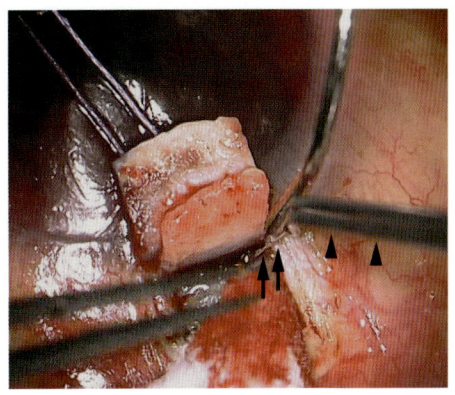

図12 Schlemm管内皮網除去
永田氏NPT鑷子（矢頭）でSchlemm管内皮網（矢印）をつかんで除去している．

症例では前房洗浄を行う．単なる出血であればバイマニュアルI/Aでよいが，凝血していたり，フィブリン塊の状態であれば硝子体カッターで除去したほうが早い．

2. 一過性高眼圧

一過性高眼圧は通常のトラベクロトミーでは多くの症例（15〜40％）に起こるとされている．そのため視野狭窄が末期の症例ではトラベクロトミーは適応となりにくいが，シヌソトミーや，深層強膜弁切除，Schlemm管内皮網除去により一過性高眼圧の頻度を数％にまで低下させることができる．あえて術後早期は濾過させることで一過性高眼圧を予防し，前房出血の早期消退をねらう．

シヌソトミーは浅層強膜弁をケリーパンチなどで一部打ち抜く方法である．また，Schlemm管内皮網除去を行うには永田氏NPT鑷子が便利であり，直接内皮網をつかみ除去することができる（図12）．NPT鑷子がない場合は26G針などを曲げた針の横でこすってめくりとる．deep sclerectomyとして，深層強膜弁をさらに角膜寄りで切除したい場合は，前房穿刺により十分に低眼圧にしたのち，強膜弁を角膜側に切り上げていく．この際，内層強膜弁の中央部をメスの背中で角膜方向に押し上げ，また，深層強膜弁の両側を上方に向けたメスの刃先で切り上げる．ただし，無理な操作は穿孔につながる．できるだけ角膜寄りで，よく切れるメスを用いて深層強膜弁を切除する．なかなか切除するラインがわかりにくいが，強膜弁をよく折り曲げて直線にしっかりと切り込む（図13）．強膜弁は角の2か所で縫合し，あえて密に縫合する必要はない．このような方法を併施すると，術後1週間程度は眼圧が10 mmHg以下となり，一過性低眼圧となる症例もあるが，経過観察のみで改善する．また，結膜が薄い症例の場合は術後数日は房水漏出が見られることがあるが，自然に消失する．

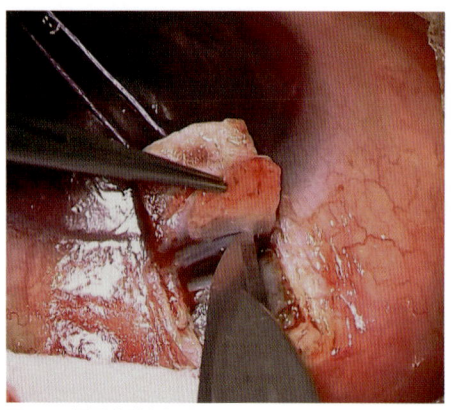

図 13 深層強膜弁切除
深層強膜弁を角膜側へ切り上げた後，深い位置で切除する．深層強膜弁の真ん中にメスの先端を刺入し，左右に向かってそれぞれ外側に向かって切り裂く．

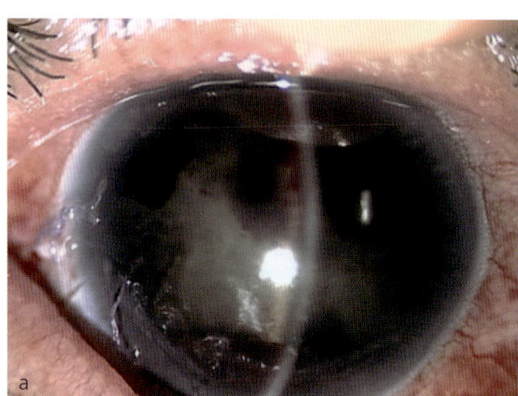

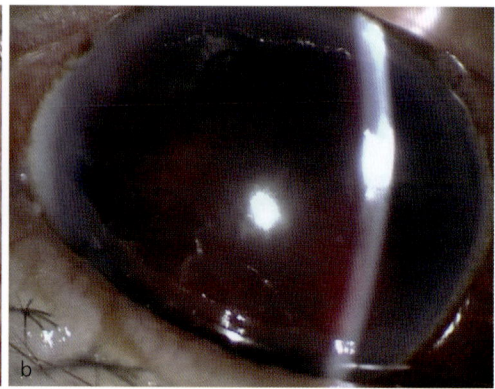

図 14 前房出血およびフィブリン塊
術翌日，大量の前房出血に加え，凝血塊ならびにフィブリン塊も生じている(a)．炎症反応が強く，前房洗浄もためらわれたため，組織プラスミノーゲン活性化因子(t-PA)を前房内注射を施行し(b)，1 週後には前房出血はほぼ消失した．

III. 術後管理

　　トラベクロトミーはトラベクレクトミーよりも術後管理ははるかに容易である．前房出血が必発であり線維柱帯切開部への出血貯留を防ぐため，術直後から，上方からアプローチした症例ではヘッドアップし，耳下側からアプローチした症例ではその方向への側臥位を禁止するが，一般的には数日でよいと思われる．

　　術翌日から抗生物質点眼・ステロイド点眼を 1 日 4 回開始する．白内障同時手術を行った症例では非ステロイド性抗炎症点眼も使用する．

　　術後炎症が強い場合，前房出血と相まって強いフィブリン反応を起こすことがある(**図 14**)．虹彩後癒着や白内障の進行も考えられ，ステロイド点眼の増加，ケナコルト Tenon 囊下注射などを考慮する．また，適宜散瞳薬を使用し，瞳孔癒着を予防する必要がある．線維柱帯切開部への再閉塞を予防する目的で縮瞳薬を用いる施設もあるが，必ずしも必要ではない．外科的処置を必要としない一過性高眼圧には緑内障点眼を再開，炭酸脱水酵素

阻害薬の内服も適宜行う．その他，前述したような重篤な術後合併症に対しては適切に対処する．

　白内障手術を併施した場合，まれに眼内レンズと後囊の間に出血が入り込むことがある．自然に軽快するが，残存物質が残ることがあり，早期にYAG後囊切開術を行うこともある．

　トラベクロトミーの術後一過性高眼圧は数日見られることが多いが，1週間以内には落ち着き，一般的に眼圧は変動しながら，1〜3か月程度で安定する傾向にある．この期間においても残存視野が危険であると判断した場合は，トラベクレクトミーを考慮する．

　十分な眼圧下降が得られていないと判断した場合は，まずは緑内障点眼を再開する．初回のトラベクロトミーで効果があった場合は，2回目のトラベクロトミーを別創で施行してもよい．最終的にはトラベクレクトミーを施行しうることを考えると，初回は耳下側，2回目は鼻下側でトラベクロトミーを施行したほうがよい．

（金森章泰）

Topics

全周 suture トラベクロトミー

❶トラベクロトミーと全周切開

　トラベクロトミー(trabeculotomy，線維柱帯切開術)は，線維柱帯流出路の流出抵抗が存在する傍 Schlemm 管結合組織を含む Schlemm 管内壁および線維柱帯を切開することで前房から Schlemm 管への房水の流入を促進させ，眼圧下降を図る房水流出路再建術である．金属ロトームを用いた 120°切開に比較して糸を用いた 360°切開はより眼圧が低くなり，たとえ白内障手術や深層強膜弁切除術を併用しても有意に成功率が高くなることが知られている．

❷全周切開を行うための手技（原法）

　全周の線維柱帯を切開するためには，基本的に Schlemm 管全周に糸を通さなければならない．通糸するにはある程度の習熟が必要で，ラーニングカーブが存在する．無理矢理通すと糸が脈絡膜外腔へ迷入したり，強い前房出血の原因となってしまう．原法にあたる Beck や Lynch らの方法は，小さな縦の強膜切開創を作って Schlemm 管を同定し，そこから 6-0 プロリン®糸を挿入して全周通糸して交叉して全周の線維柱帯を切開するという術式であった（図 1a, c）．しかしながら，この術式にはいくつかの問題点があった．虹彩陥頓を防ぐための小さな縦の強膜切開創で Schlemm 管を同定するのは難しく，現在の 4×4 mm の強膜切開創でそのまま原法を行うと，window（露出した Schlemm 管内壁部）からの虹彩脱出に加え，鈍的な力で一気に破るために広範な Descemet 膜剝離が起こることがある（図 2）．

❸全周切開を行うための手技（〜変法〜）

　これら問題点に対応できるよう改良したのが変法である．基本手技は以下のように行う（⇒動画-13，図 1b, d）．

①通常の強膜弁を作成後，30 G の鈍針を用いて粘弾性物質で Schlemm 管入口を拡張し，先端を熱で鈍に加工した 5-0 ナイロン糸を通糸する（⇒動画-14）．

■注意点　5-0 ナイロン糸は 6-0 プロリン®糸より太くてコシがあるため，Schlemm 管を通糸するのに適している．最後の 1/4 周が最も通糸時の抵抗があるので，抵抗があるときは無理せずまずは制御糸を緩め，少し引いては押すことを繰り返して糸を進める．それでも通糸できないときはゆっくりと引き抜き，別方向から試みる．

②全周に糸を通後，ウィンドウを大きく破らないようウィンドウの両端をあらかじめ 30 G の鋭針で破り，そこから粘弾性物質で満たした前房中に糸を挿入する．

■注意点　30 G の鋭針で破らずに糸でそのまま穿孔すると，Descemet 膜剝離が起こることがある．また，糸を挿入する前に太い鈍の糸の先端は切っておく．

③挿入した糸は対側の角膜サイドポートからカプセル鑷子で引き出し，引いて線維柱帯を半周ずつ切開する．

■注意点　ウィンドウを通過するときの糸のループが，ウィンドウを大きく破らないよう強膜弁で壁を作りながら引いていく．

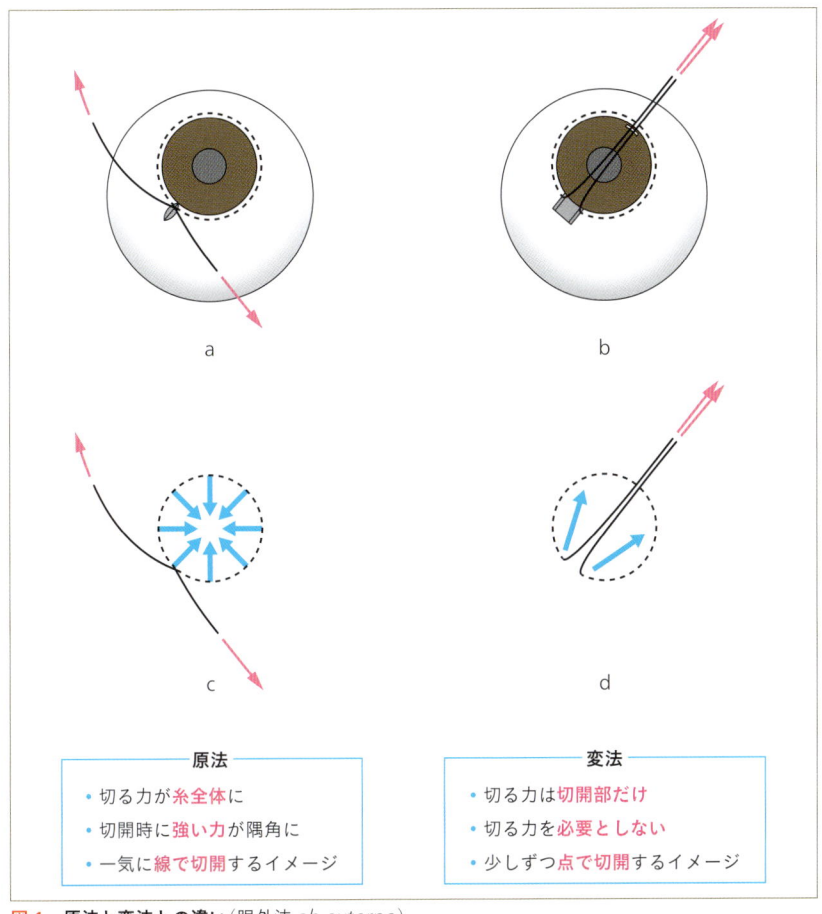

図1 原法と変法との違い（眼外法 *ab externo*）

原法
- 切る力が **糸全体** に
- 切開時に **強い力** が隅角に
- 一気に **線で切開** するイメージ

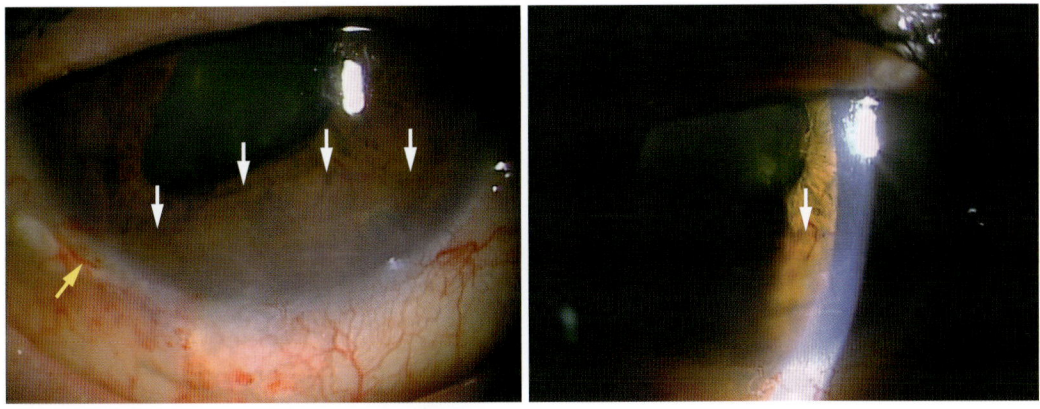

変法
- 切る力は **切開部だけ**
- 切る力を **必要としない**
- 少しずつ **点で切開** するイメージ

図2 原法施行時に生じた虹彩陥頓と Descemet 膜剥離
黄色の矢印が切開時の虹彩陥頓，白色の矢印が広範な Descemet 膜剥離．

❹原法と変法の違い

　原法と変法の決定的な違いは隅角に及ぼす切開時のストレスである．原法は通糸した糸をそのまま交叉して切開するのに対し，変法は一度針で線維柱帯を穿孔させ，そこを起点に線維柱帯を切開していく．原法はどこかが破れるまで切開する力が糸全体に及び，破れるときは一気に破れるのに対し，一度破ってそこを起点に切開する変法は，かかる力はあくまでも破れている部分であり，隅角全体にストレスを与えることなく，少し

Topics　全周 suture トラベクロトミー　363

ずつ連続的に切開できる(図1)．そのため，原法と異なり，たとえ周辺虹彩前癒着(PAS)がある症例でも安全に切開することが可能である(図3)．

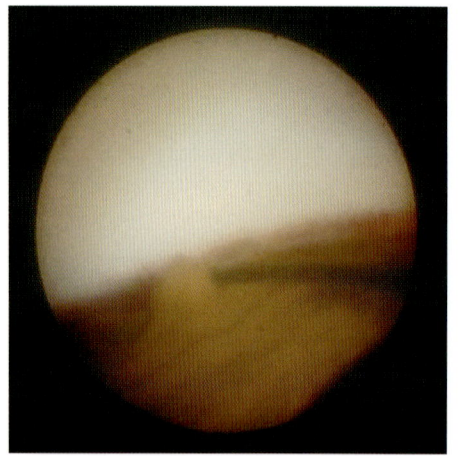

図3 周辺虹彩前癒着 PAS を伴うぶどう膜炎緑内障における切開時の内視鏡映像
切開部を起点に少しずつ切開していく変法は，たとえ PAS があっても安全に切開できる．

❺変法のバリエーション

切開した部分を起点に線維柱帯を切開する変法は，前述の針で破る眼外法 *ab externo* 以外にもいろいろなバリエーションがある．代表的なバリエーションを紹介する．

1) 金属ロトームで破る(眼外法 *ab externo*)(図4)

慶應義塾大学の芝が考案したこの手技は，糸を受け渡す前房操作が必要ないため，粘弾性物質を前房に入れる必要がないのがメリット．また，糸を交叉して破るという手技は原法に近いが，金属ロトームで破った部分を起点にして切開する変法なので，容易に切開することが可能．前房に粘弾性物質が入っていないため，前房が浅くならないよう切開前に強膜弁を縫合しておく必要がある．

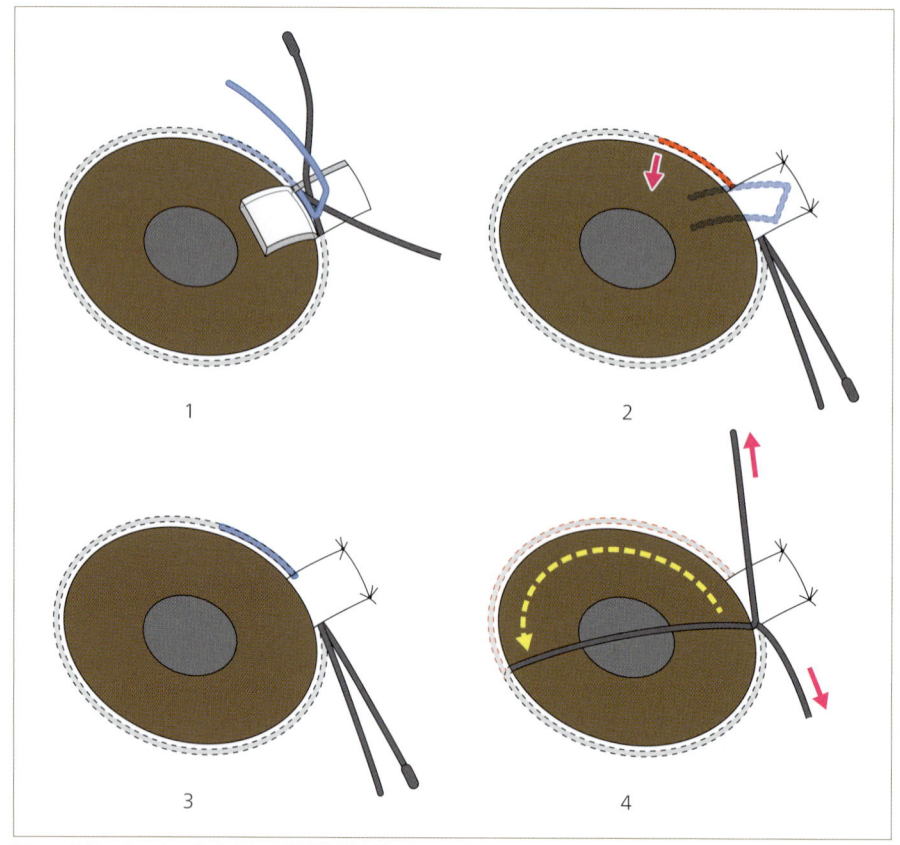

図4 金属ロトームであらかじめ線維柱帯を破ってから切開する眼外法

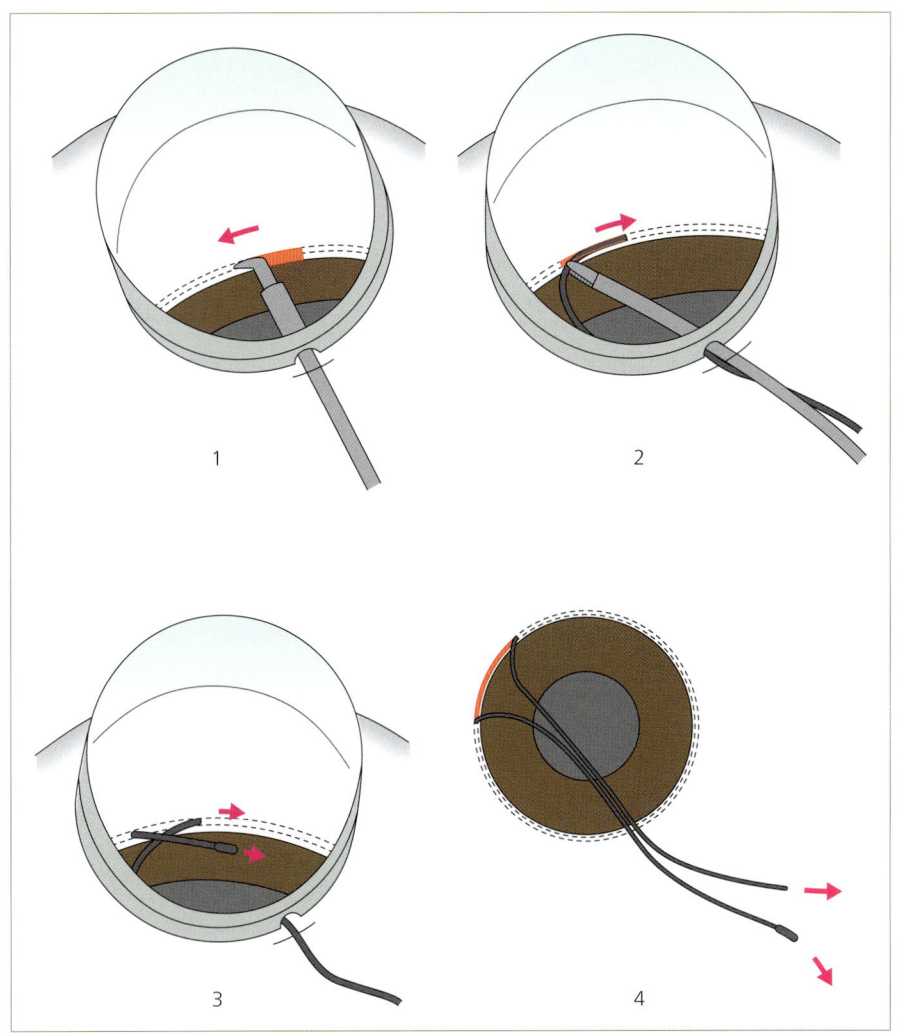

図5 トラベクトーム®や針を用いて線維柱帯を破ってから切開する眼内法

2) トラベクトーム®で破る（眼内法 *ab interno*）
（図5）

　熊本・佐藤眼科の佐藤が考案した手技．興和株式会社が日本で販売するトラベクトーム®を使用して線維柱帯の一部を切開し，そこからSchlemm管に糸を挿入して切開するという方法．角膜切開なので結膜を温存できること，さらに，緑内障手術の熟練者でなくても行えるのがメリット．

参考文献

1) Chin S, Nitta T, Shinmei Y, et al：Reduction of intraocular pressure using a modified 360-degree suture trabeculotomy technique in primary and secondary open-angle glaucoma：A pilot study. J Glaucoma 21：401-407, 2012
2) Sato T, Hirata A, Mizoguchi T：Outcomes of 360° suture trabeculotomy with deep sclerectomy combined with cataract surgery for primary open angle glaucoma and coexisting cataract. Clinical Ophthalmology 8：1301-1310, 2014
3) 佐藤智樹，平田　憲：原発開放隅角緑内障に対する強膜深層弁切除併用360°スーチャートラベクロトミー変法の治療成績．あたらしい眼科31：271-276, 2014

（陳　進輝）

V トラベクロトミーの類縁手術

　最近，MIGS という呼称をよく耳にする．これは，microinvasive glaucoma surgery の略だったり，minimally invasive だとする論文，あるいは microincisional のほうが望ましいという意見もある．ハッキリした定義はないようだが，侵襲が少ない手術，つまり，術中の侵襲だけでなく，術後の管理や合併症の少なさも含めての概念であり，濾過胞になるべく依存しない手術を想定しているのだと考えられる．本項では従来のトラベクロトミー(trabeculotomy：LOT, 線維柱帯切開術)，つまり trabeculotomy *ab externo* の類縁手術を取り上げる．その中にはこうした MIGS と呼ばれる新しい手術も多く含まれるが，2014 年 9 月の時点で日本では使用できないものも多い．米国の Food and Drug Administration(FDA)で認可を受けていないものもあるが，最近の海外の学会で話題となり，近い将来，日本でも使えるようになる可能性が高いものを取り上げることとした．

　なお，技術の進歩は早く，デザインの変更も行われる．パイロットスタディの結果によって術式の変更もあるし，細かいバリエーションが多いこともあらかじめお断りしておく．

I. 眼外から行うトラベクロトミー以外の流出路再建術

1. ビスコカナロストミー(viscocanalostomy)

1) 術式の概要

　1995 年に Stegmann によって報告された手技である．線維柱帯や Descemet 膜を通って強膜内の lake にしみ出た房水が，Schlemm 管の断端から入り集合管に流れ出る経路(流出路再建)と，脈絡膜下腔に流れ出ていく経路(強膜内濾過)の 2 つの経路で眼圧が下がるといわれている．

2) 適応と禁忌

　10 台半ばの眼圧値が目標となる原発開放隅角緑内障がよい適応である．白内障との同時手術でより低い眼圧が得られる．ぶどう膜炎による続発開放隅角緑内障や若年者の緑内

障・発達緑内障にも効果がある．隅角が閉塞している場合や血管新生緑内障，上強膜静脈圧上昇を伴う緑内障，悪性緑内障は適応外である．

3）術前処置

　単独手術時は縮瞳を，白内障同時手術時には散瞳させる．緑内障点眼はすべて中止する．抗凝固薬を使用している場合は，全身的に可能であれば，術前の適切な時期から中止する．術中の出血を減らすだけでなく，出血に対する過度の電気焼灼による Schlemm 管〜集合管，房水静脈，上強膜静脈などの房水流出経路の損傷を防ぐという意味もある．

4）手術手技

① 本術式はどの象限でも行えるが，上方または上耳側が選択されることが多い．
② 円蓋部基底の結膜切開を行う．止血のための凝固は最小限とする．一辺 4〜5 mm の方形または U 字型の表層強膜弁を全層の 1/3〜1/2 の深さで作成し，角膜輪部を 0.5 mm 程度越えて透明角膜まで切り込むようにする（図 1a）．
③ さらに一回り（0.5〜1 mm）小さく，脈絡膜が透見できる深さで深層強膜弁を作成する（図 1b）．
④ Schlemm 管を開放した後，強膜弁の両サイドをさらに角膜側に切り進め，深層強膜弁を引き上げながらマイクロスポンジ（MQA®）またはスパーテルで線維柱帯を押し，Descemet 膜を剝離していく（眼圧を下げておいたほうが安全）．
⑤ 角膜実質と Descemet 膜をある程度剝離すると，Descemet 膜を通して前房から房水がしみ出てくるのを確認することができる〔この部分を window と呼ぶ（図 1c）〕．その後，深層強膜弁を，Descemet 膜を傷つけないように根部から切除する．深層強膜弁切除を下記の操作⑥のあとに行うこともある．
⑥ 34 G 針を用いて粘弾性物質（ヒーロン V®）を Schlemm 管内に注入する（図 1d）．少量注入しては針をゆっくり抜去する操作を 6〜7 回繰り返し，Schlemm 管が十分拡張するようにする．管内を傷つけないように断端から 1〜1.5 mm くらいまで針先を進める．
⑦ 傍 Schlemm 管結合組織（線維柱帯内皮網）を 27 G 鋭針の先端で剝離し，鑷子などで穿孔しないように注意しながら除去すると眼圧下降効果はより高くなる．
⑧ 表層強膜弁を 5 針程度で watertight に縫合し，lake（深層強膜弁除去によって生じた表層強膜弁と強膜床とのあいだの間隙）（図 1e）に粘弾性物質を注入する．この lake にコラーゲンやヒアルロン酸のプレートを留置する方法もある．
⑨ 最後に結膜を縫合して終了する．ステロイドの結膜下注射を行う．マイトマイシン C は併用しない．
⑩ 白内障手術を同時に行う場合は，表層強膜弁を作成したあと，その直下から白内障手術を行う．

5）術後管理

　通常の白内障手術に準じた点眼を行う．房水濾過量が多い場合や window 部が穿孔してしまった場合は，虹彩前癒着（PAS）の形成や嵌頓を防止するために 2% ピロカルピン塩酸

a：浅層強膜弁の作成
ナイフの刃を上に向けると根元がしっかり切れてあとの操作がやりやすくなる．

b：深層弁の作成

c：window 作成

d：Schlemm 管内への粘弾性物質注入

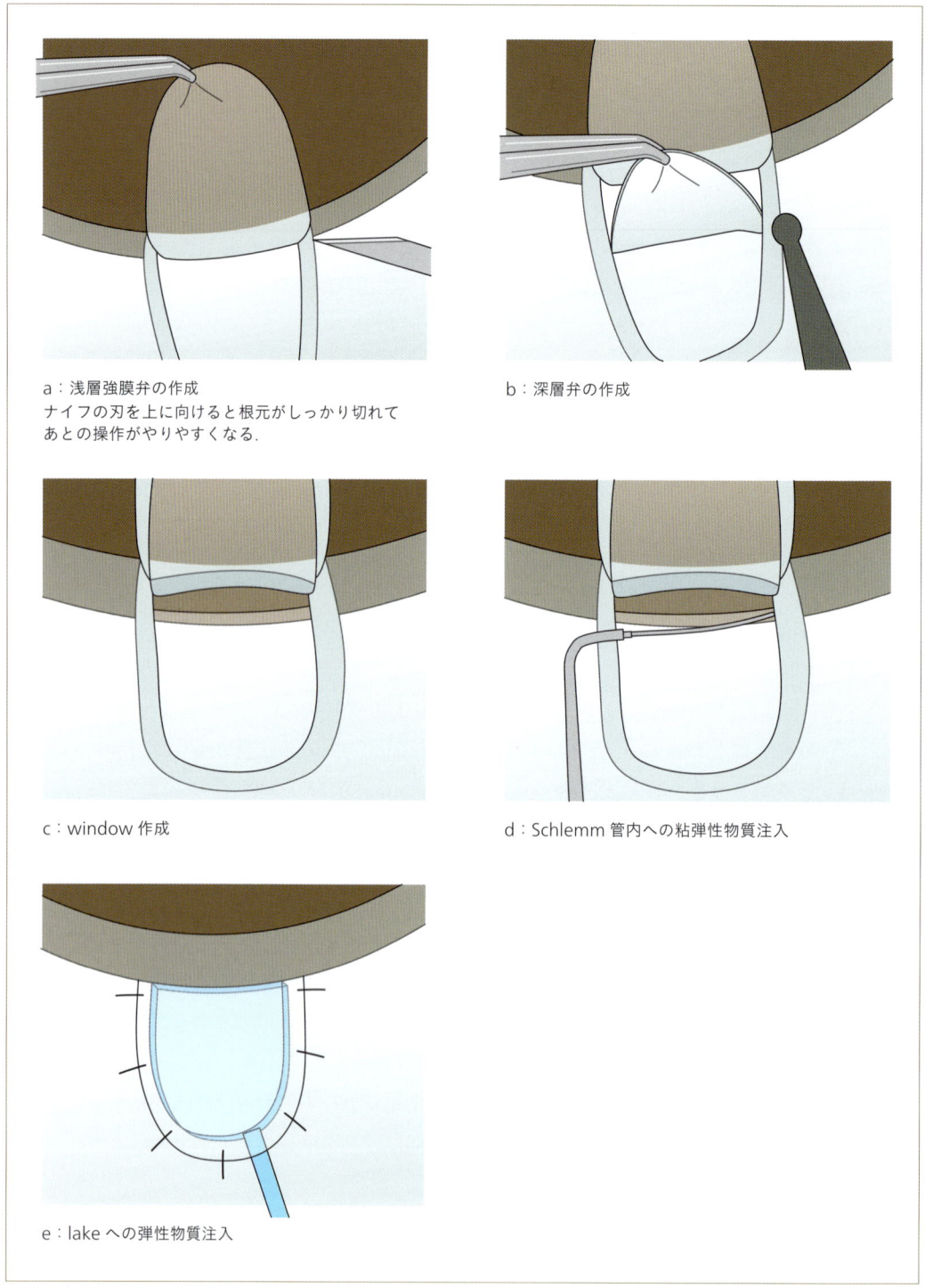

e：lake への弾性物質注入

図 1 ビスコカナロストミー

　塩を 1 日 2, 3 回，3〜4 週間程度点眼する．しばらくの間，散瞳は避ける．
　術後早期の眼圧上昇は，ステロイドによるもの，虹彩の嵌頓によるもの，そして，window 部の透過性が不十分だった場合を考える．隅角が開放していればまずステロイド

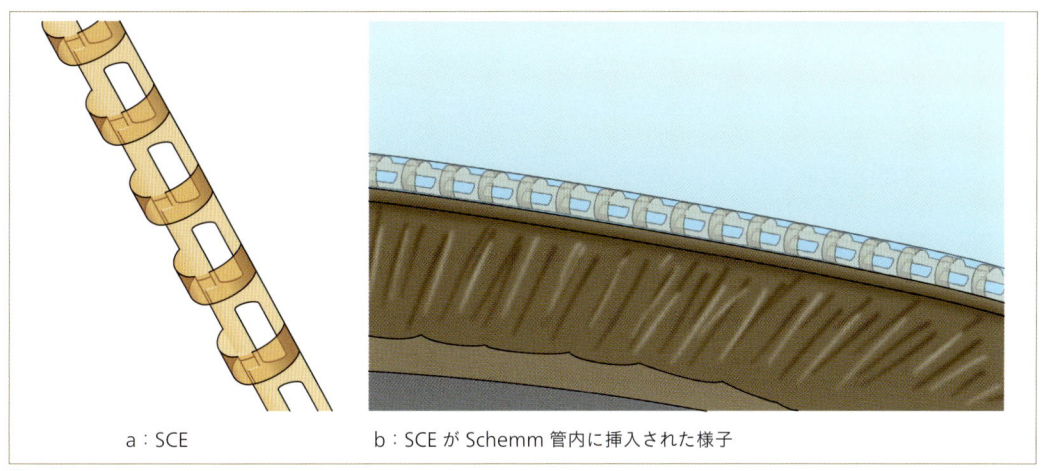

a：SCE　　　b：SCEがSchemm管内に挿入された様子

図2　Stegmann canal express

点眼を中止する．windowへの虹彩の癒着・嵌頓が見られたら，縮瞳剤を点眼後，隅角形成術により嵌頓の解除を試みる．これらの操作でも眼圧が下がらない場合は，window部の透過不十分を疑い，YAGレーザーによるgoniopunctureを試みる．むやみに眼球マッサージを行うと虹彩の嵌頓が生じる危険性が高い．

6）主な成績と合併症

2014年に報告された10年を超える海外の長期成績では，40 mmHgを超えていた術前眼圧が，術後5年で平均15.4 mmHg，10年で15.5 mmHg，15年で16.8 mmHgまで下がっている．21 mmHgを基準とした生命表解析では，90％程度の成功率であり，約18％の症例でレーザー隅角切開術が施行されている．

術中合併症としてはwindow部の穿孔やDescemet膜の剥離，前房出血などで，ときに濾過胞が残存して眼圧が下がる症例もある．

7）問題点・その他

眼内炎などの報告もなく，安全性の高い術式である．しかし，手技が細かく，習熟に時間がかかるため，術者の技量によって手術成績が異なる．最近，Schlemm管の拡張効果を高めるためにポリイミド性のStegmann canal expander（SCE）が考案され，臨床研究が始まっている．このSCEは，図2aのように，穴の開いた筒状のもので，リングの多いバインダー金具のような形状をしている．外径は240 μmである．先に述べたような方法でSchlemm管を粘弾性物質で拡張した後，SCEをSchlemm管の断端から両側へ挿入する（図2b）．

2. カナロプラスティ（canaloplasty）

1）術式の概要

ビスコカナロストミーがSchlemm管約4時間分の拡張であるのに対して，このカナロ

プラスティは，さまざまなバリエーションはあるが，柔らかいマイクロカテーテルを用いることで全周のSchlemm管を拡張し，より長期に，より低い眼圧を得ることを目的としている．

2）適応と禁忌

落屑緑内障，ステロイド緑内障などを含めた開放隅角緑内障が対象．本術式の成功不成功は，隅角の機能に依存しているので，過去に隅角手術やトラベクレクトミー，argon laser trabeculoplasty（ALT）を受けた患者はあまりよい適応とはいえない．発達緑内障や狭隅角眼，隅角閉塞例も避ける．隅角解離を伴う鈍的外傷後はカテーテルがSchlemm管内を通らないことが多く，適応外としたほうがよい．血管新生緑内障も禁忌．

3）術前処置

結膜の炎症や血管拡張を生じている患者の場合は，術前にステロイド点眼を行うとよい．

4）手術手技

windowを作成するまでは，ビスコカナロストミーにほぼ準ずる．強膜弁は一辺3～4 mmの三角形が多い．

Schlemm管に粘弾性物質を入れて拡張し，先端にライトガイドがついたカテーテル（図3a）をゆっくりとSchlemm管内に入れて進める（図3b）．赤いライトが強膜から透見できるので，位置を確認しながら進め（図3c），Schlemm管の反対の断端から出てきたら慎重に引き出す．次に，先端に9-0または10-0プロリン糸を結びつけ，粘弾性物質をSchlemm管の両端に入れて拡張し，糸を結びつけたカテーテルを慎重に引き戻して，糸をSchlemm管に通す．深層強膜弁は，windowをなるべく大きく作るように切除する．Schlemm管の両端から出ているプロリン糸を管内で縫合し（図3d），表層強膜弁をタイトに縫合し，結膜を被覆・縫合して終了する．

5）術後管理

術後4～8週間，抗菌薬とステロイドの点眼を行う．術直後の前房出血はあっても少量で，数日で吸収する．濾過胞が形成されることもあるが，丈は低くびまん性である．マッサージは意味がない．術後の眼圧下降が不十分であれば，Schlemm管内の糸の縫合部が透見されるwindowの前方にYAGレーザーによるgoniopunctureを行うと眼圧下降が得られることがある．

6）主な成績と合併症

術後は13～16 mmHg付近で落ち着くといわれているが，トラベクレクトミーとの前向き，ランダム化比較試験によれば，やはりトラベクレクトミーよりは再手術になる確率が高いといわれている．しかし，重篤な合併症が少ないことは大きな魅力である．

a：iScience 社のカテーテル

b：ライトガイド付きカテーテルを挿入するところ

c：カテーテルが Schlemm 管内を進んでいる様子

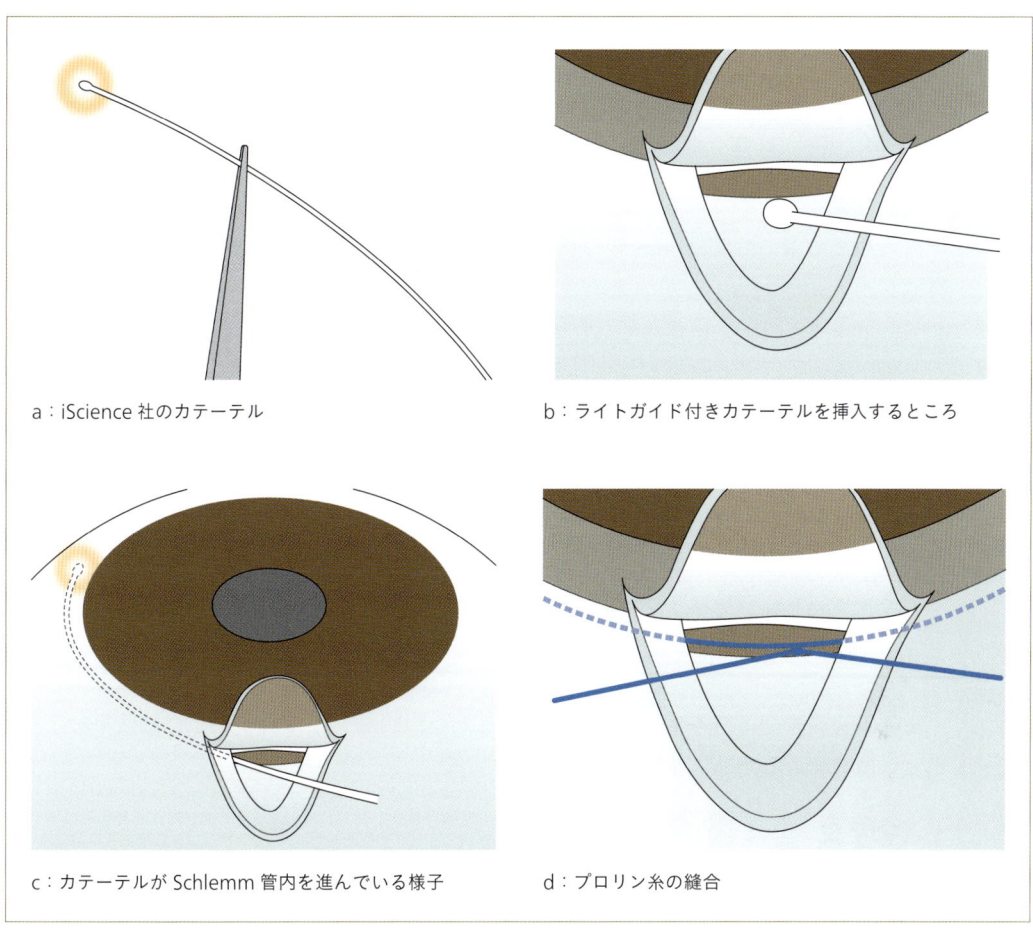

d：プロリン糸の縫合

図3　カナロプラスティ

7）問題点・その他

　手術や外傷後に Schlemm 管内に狭窄部位ができている場合があり，あまり強引にカテーテルを進めると脈絡膜腔や前房内に穿孔する．また，Schlemm 管内に留置するプロリン糸も適度な張力を保って縫合する必要がある．Descemet 膜剝離が生じることがあるが，出血がなければそのまま放置すると 6〜8 週間で軽快する．出血があった場合は，数日おいて剝離内の凝固塊をニードリングすることで消失が早まる．

　術後しばらく経ってから，虹彩が window 部に癒着することがある．レーザーで隅角形成を行い，虹彩の癒着を外すようにする．レーザーで効果がない場合は観血的に粘弾性物質を入れて癒着を外すか，虹彩を鑷子でつかんで，癒着部位から慎重にはがす．

　2014 年になってから，このカナロプラスティをいわゆる *ab interno* で行う方法が紹介された．眼内から Schlemm 管内にカテーテルを挿入し 360°切開する．結膜温存を目ざした手術である．

3. Suture canalization（suture canalotomy）

1）術式の概要

　風間によって考案された方法で風間法とも呼ばれている．6-0ナイロンをSchlemm管に挿入して留置し，Schlemm管の拡張によって房水流出抵抗を減らすことで眼圧下降を目ざした術式である．前記のカナロプラスティとの違いは，Schlemm管内を通した糸を結紮してフラップ下に留置するのに対し，本術式ではより太い糸を使い，フラップの外に糸を出して房水を導く役目をもたせていることである．

2）適応と禁忌

　他のトラベクロトミー類縁手術と同様に原発・続発開放隅角緑内障が適応となる．ただし，ナイロン糸を留置するため，ぶどう膜炎による続発緑内障は避けたほうがよい．白内障手術との同時手術は有効である．

3）術前処置

　単独手術の場合は2%サンピロを点眼するが，白内障との同時手術は白内障単独手術に準じて散瞳する．

4）手術手技

　ビスコカナロストミーなどと同様に2枚の強膜弁を作成する．Schlemm管外壁を露出し深層強膜弁を切除後，Schlemm管から少し離れた位置の深層強膜弁の底から，6-0ナイロン糸を輪部に平行に強膜に通糸し，表層強膜弁の縁から1 mmくらい離れた部位から針を出す．糸の断端はあらかじめ熱凝固して丸めておき，対側のSchlemm管内に5 mm程度挿入する．もう1辺にも同様に通糸し，凝固して丸めた断端を反対のSchlemm管に入れる．その後，Schlemm管のすぐ角膜側に，トラベクレクトミーと同様に強膜窓を作成し，周辺虹彩切除する（図4）．ナイロン糸は適当な長さで切断し，Tenon囊下に埋没させ，強膜弁は4糸程度で縫合する．マイトマイシンCは使用しない．術後早期は濾過がみられるので，結膜は漏出のないようにしっかりと縫合する．白内障同時手術の場合は，2枚目の強膜弁を作成後，ナイロン糸を刺入する前に2枚の強膜弁の間から行う．

5）術後管理

　一過性の濾過胞が生じることがあるが，術後点眼は通常のトラベクロトミーに準ずる．緑内障点眼薬は中止する．マッサージは行わず，眼圧が上昇してきたら，ナイロン糸の挿入されている部位にYAGレーザーによる線維柱帯切開を行う．

6）主な成績と合併症

　風間によれば，6か月以上経過観察できた60例81眼の成績は，平均眼圧が術前21.0，術後1〜5年まで14.4〜15.4 mmHgを保っていたとのことである．点眼スコアは術前3.6

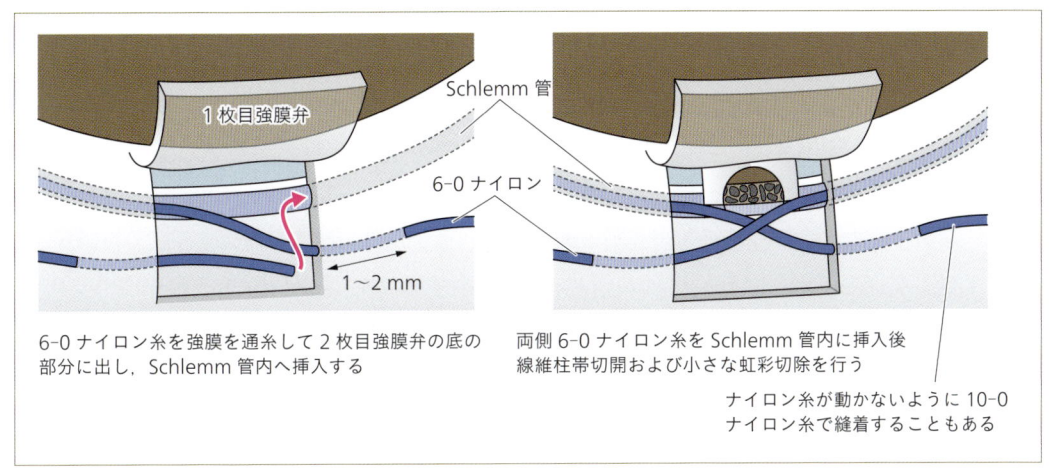

図4 風間法のシェーマ

6-0 ナイロン糸を強膜を通糸して2枚目強膜弁の底の部分に出し，Schlemm 管内へ挿入する

両側6-0 ナイロン糸を Schlemm 管内に挿入後線維柱帯切開および小さな虹彩切除を行う

ナイロン糸が動かないように10-0 ナイロン糸で縫着することもある

から術後1.5に減少した．また，濾過胞が22.2％にみられ，緑内障の追加手術は3眼であったとのことである．

7）問題点・その他

トラベクロトミーと同様に前房出血がみられることがあるほか，濾過もあるので低眼圧や脈絡膜剝離，フィブリン析出がみられるものの一過性といわれている．

II. 眼内から行う流出路再建術（Schlemm 管への流出）

1. 隅角切開術（goniotomy）

1）術式の概要

1938年に Barkan によって始められた方法で，隅角の形成異常が原因と考えられている早発型発達緑内障に対して行われる．房水流出障害のある線維柱帯を，隅角鏡下で直接的に切開する方法である．

2）適応と禁忌

角膜がある程度透明で隅角が透見できる早発型発達緑内障が適応．

3）術前処置

乳幼児なので全身麻酔下で行う．覚醒時には行えない検査もできるだけ行う．散瞳剤の点眼は避け，すべての検査が終わった後，必要に応じて縮瞳させてから本術式を開始する．

4）手術手技

直接型の隅角鏡（Swan-Jacob 隅角鏡，Barkan 隅角鏡など）と隅角切開刀（杉田氏刀や上野氏隅角切開刀など）が必要．

他の隅角手術と同様に術者は耳側に座り，顕微鏡をあおり，患児の顔を傾けて行う．全身麻酔下なので，頸椎に無理な力がかかったり挿管が外れたりしないように，麻酔医と相談しながら慎重に行う．

耳側角膜切開後，前房内に粘弾性物質を注入する．隅角切開刀を刺入し，対側の線維柱帯を切開する．隅角切開は，深くしすぎると強膜損傷を生じ，かえって房水流出障害の原因になるので注意する．隅角を搔き落とす感覚で行うのがよい．最後に粘弾性物質が残らないように十分洗浄し，角膜切開創を閉鎖して終了する．

5）術後管理

内眼手術後の管理と同様．患児が目を触らないように注意する．眼帯は遮閉弱視の原因となりうるのでなるべく早くはずし，透明眼帯を使う．術後の眼圧測定は，指診で高すぎないことを確認する程度とし，術後1～2週間後くらいに，トリクロリールや抱水クロラールなどで眠らせて行う．

6）主な成績と合併症

20 mmHg 以下のコントロールは術後5年で約78％程度といわれている．ただし，その約8割は点眼の併用が必要である．術後合併症としては，角膜からの房水漏出や前房出血の遷延化，感染などがあげられる．早期に発見して対応する．

2. トラベクトーム®（Trabectome®）

1）術式の概要

Baerveldt らによって開発された装置（図 5a）で，米国では 2004 年に FDA の認可を得ている（米国の NeoMedix 社，Tustin，CA）．隅角鏡を用いて直視下で隅角を切開する．ハンドピースの先端部はフットプレートになっていて，Schlemm 管内壁を傷つけたり強膜まで切開が及ばないように設計されている．また，先端部分は多層ポリマー加工によって絶縁されており，Schlemm 管内壁やそこに開口している集合管を損傷しないように工夫されている．フットプレートの先端で電気焼灼が可能であり，隅角切開術と違って線維柱帯を幅広く切除することが可能である（図 5b, c）．

2）適応と禁忌

隅角鏡による隅角の観察が可能な開放隅角緑内障が適応．

3）術前処置

水晶体を温存する場合は術前に縮瞳剤を点眼する．

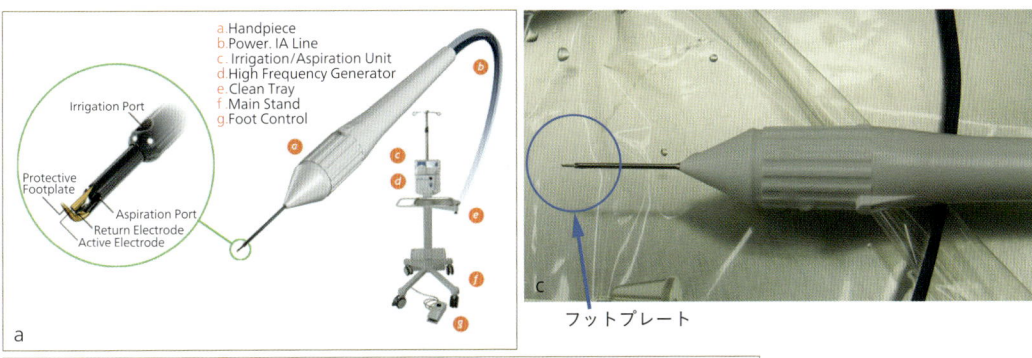

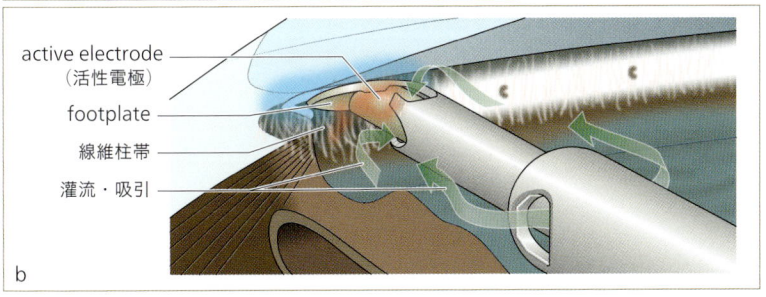

図5　トラベクトーム
a：本体とハンドピースの先（フットプレート）のシェーマ．b：フットプレートが Schlemm 管内に入り，線維柱帯を切開している様子．c：ハンドピース．このフットプレートは変形しやすいので，カバーやその他の器具に当てないように十分注意する．
（a，b は http://www.neomedix.net/Learning/Library/Images より一部改変）

4）手術手技（⇒動画-15）

① 点眼麻酔後，1.7 mm の耳側角膜切開を作成（図 6a）．

② 他の隅角手術と同様，前房内に粘弾性物質を注入した後，患者の顔を術者の反対側に傾け（右眼の手術の場合は左側に），さらに軽く左方視をさせ，顕微鏡を手前にあおる（図 6b）．隅角鏡をのせたときに無理のない手の角度と姿勢で隅角の操作ができるように顔の傾きと目の位置，顕微鏡の角度を調整し，隅角を確認する（図 6c）．切開予定の線維柱帯が確認できたら，ハンドピースを角膜切開創から前房内に挿入する（図 6d）．

③ ハンドピースの先端を隅角鏡で確認しながら線維柱帯に触れる位置まで先に進め（図 6e），プレートを線維柱帯に押しつけながら先端方向（左向きなら左）に進め，Schlemm 管内に挿入する（図 6f）．灌流・吸引とともにジアテルミーをかけながら，反時計回りの方向に約 2 時間分（60°）ゆっくりと切開する（図 6g）．次に，プレートを元の位置に戻し，慎重に眼内でハンドピースを反転させ，反対方向（時計回り）を切開していく（図 6h）．

④ 出血と粘弾性物質をシムコ針で十分除去する（図 6i）．創口は自己閉鎖でもよい．終了時は 20 mmHg 前後の高めの眼圧のほうが出血は止まりやすい．

⑤ 白内障手術と同時に行う場合は，前房の維持を優先してトラベクトームを先に行うほうが操作しやすい．その後，粘弾性物質で出血を周辺によけて前房を深くし，創口を拡大して白内障手術を行う．同時手術の場合は，最後に角膜を 10-0 または 11-0 ナイロン糸で 1 針縫合する．

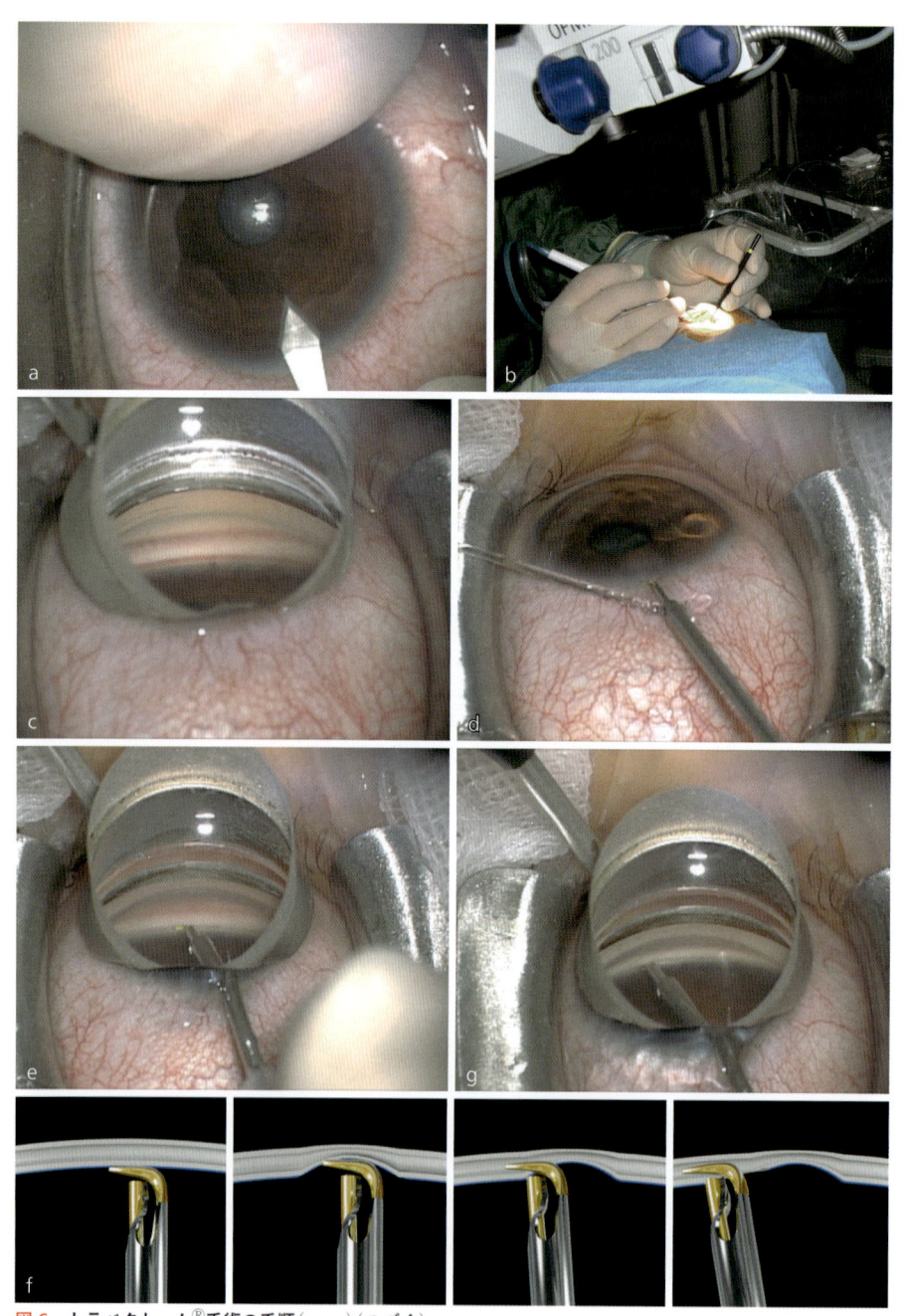

図6 トラベクトーム®手術の手順（a〜g）（つづく）

a：1.7 mm の耳側角膜切開をおく．挿入したプローブが動かしやすいように，内方はやや拡げておく．b：顕微鏡をあおり，患者の顔を反対側に向けて隅角の操作がやりやすい角度にする．c：トラベクトーム®を挿入する前に，Schlemm 管の位置の確認と，操作がしやすい角度を設定する．色素沈着が少ないときは，隅角鏡（ヒルのゴニオプリズム）で輪部を押すようにすると，Schlemm 管内に血液の逆流が見られ，位置が確認できる．d：灌流しながら，ハンドピースの先端を角膜切開創から前房内に入れる．e：フットプレートを切開しようとする線維柱帯に押し当てる．f：フットプレートを押し当てて先端の方向に動かすと，フットプレートは比較的容易に Schlemm 管内に入る．g：まず，左の方向に 60°（約 2 時間分）切開する．

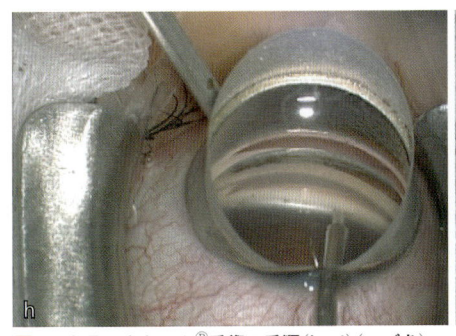

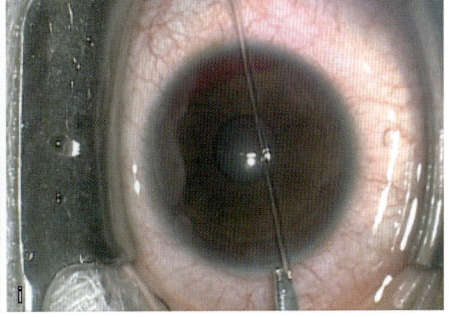

図6　トラベクトーム®手術の手順（h，i）（つづき）
h：角膜内皮や虹彩に触れないように慎重に眼内で反転させ，今度は右の方向に60°切開する．切れて開放されたSchlemm管の内面が白く見えている．i：ハンドピースを抜去し，顕微鏡のあおりや顔の傾きを戻している間に，切開部から逆流性出血が見られる．シムコ氏針で洗浄し，その後角膜の創口を閉鎖する

5）術後管理

　従来のトラベクロトミーに準ずる．術者の判断で，術後のPAS予防のためにピロカルピンを使用する．原則として緑内障点眼は継続し，眼圧に応じて調整する．術中の前房出血は軽度で，数日で吸収されることが多いが，吸収が遅く眼圧が上昇してきた症例では前房洗浄を試みる．

6）主な成績と合併症

　2013年末までに当院で施行した101例117眼の成績では，平均15.2か月の観察で，術前の平均眼圧32 mmHgが術後15～16 mmHgで経過し，追加手術や眼圧21 mmHgをカットオフとする生命表解析では，2年間で73%の生存率であった．点眼スコアは術前5.0（内服も1錠を1点として）から3.0前後に減少した．術中合併症として，前房出血は全例にみられたが，1週間以内にほぼ消失した．術前眼圧値より5 mmHg以上の眼圧上昇を認めたものは約9%であった．術後の低眼圧や感染症はみられなかった．術後の眼圧コントロール不良によりトラベクレクトミーを行った症例は約15%であった．

7）問題点・その他

　切開範囲を120°以上に広げることでさらに眼圧は下がるかどうかは不明である．ハンドピースが大きいため，他の部位を切開することは困難である．

3. iStent® Trabecular Micro-Bypass

1）術式の概要

　米国Glaukos社（Laguna Hills, CA）によるiStent® Trabecular Micro-Bypass（以下，iStent）は，眼内からSchlemm管内に挿入して房水流出を促す器具として2012年にFDAに認可され，米国で初めて市販されたMIGSである．iStentは，ヘパリンでコーティングされたチタン製の器具で，長さ1.00 mm，高さ0.33 mm，重さは60 µgである（図7a）．外径180 µm

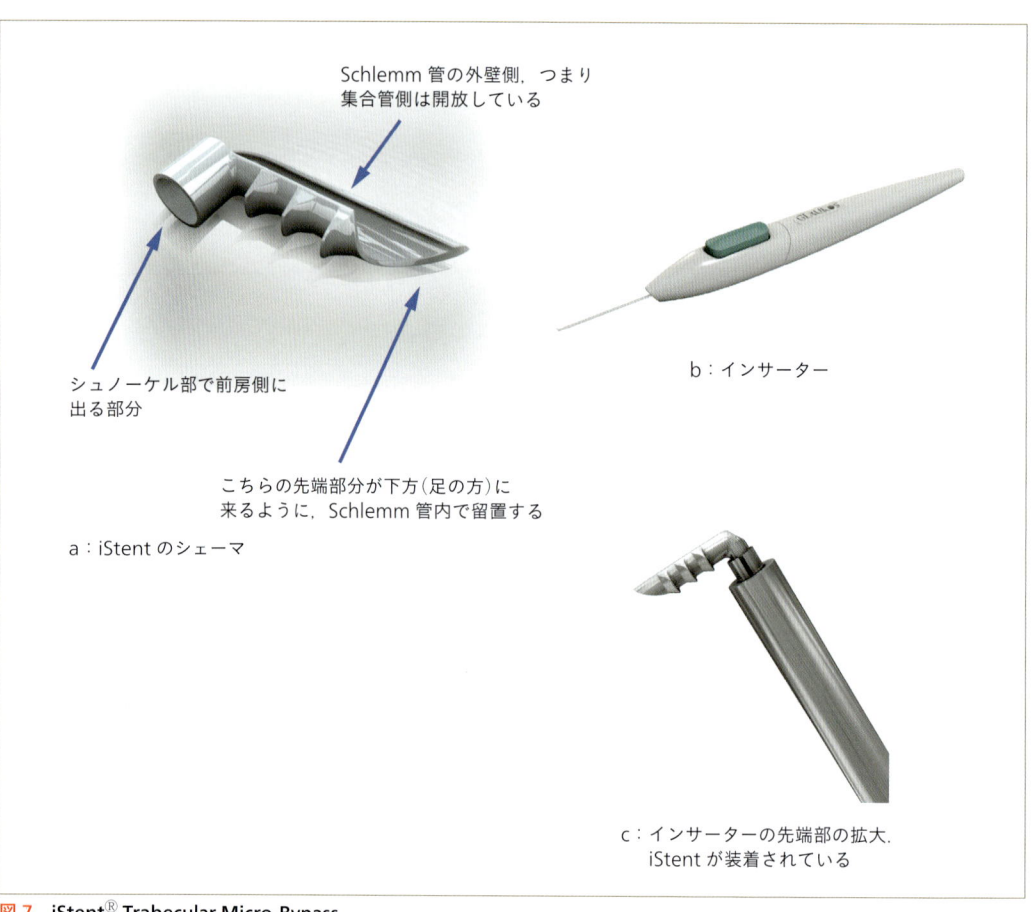

図7 iStent® Trabecular Micro-Bypass

図中注釈:
- Schlemm 管の外壁側，つまり集合管側は開放している
- シュノーケル部で前房側に出る部分
- こちらの先端部分が下方（足の方）に来るように，Schlemm 管内で留置する
- a：iStent のシェーマ
- b：インサーター
- c：インサーターの先端部の拡大．iStent が装着されている

の L 字型で，前房側に突き出てくる部分（シュノーケル部）が 0.25 mm で開口部の直径が 120 μm となっている．Schlemm 管内に入る部分は，底面が開放したかまぼこ状（ハーフパイプ状）となっていて，Schlemm 管内から抜けないように，3 つの返しがついている．

iStent は専用のインサーター（図 7b, c）を用いて挿入される（1.5 mm の角膜切開創から挿入可能）．現行の iStent は右向きと左向きの 2 つのバージョンがある．iStent を留置する場所は，集合管が多い鼻下側が望ましいといわれており，術眼や部位に応じて Schlemm 管内の iStent の先端部が下方，すなわち患者の足側を向くものを選択する．

2）手術手技

iStent の挿入に際しては，他の隅角手術と同様に患者の顔の位置や顕微鏡の角度に注意する．角膜切開後，粘弾性物質で前房を満たし，インサーターを進め，本体（L 字の長い部分）と虹彩面が平行になるように位置を調整し，挿入する．そのときの iStent と Schlemm 管の角度は 15°くらいが適切である．Schlemm 管内に挿入したら，インサーターのボタン（図 7b）を押すとリリースされる．正しく挿入された場合は逆流性の出血がみられる．粘弾性物質や出血などの洗浄を行い終了する．

3）術後管理

通常の白内障後の点眼に準ずる．

4）適応について

FDAでは，白内障を有する早期から中期の開放隅角緑内障が本術式の対象として認められている．閉塞隅角緑内障やSturge-Weber症候群，上強膜静脈圧の亢進が疑われる患者は適応外である．炎症による続発緑内障は，フィブリンや炎症細胞などがiStentの閉塞をもたらす可能性がある．ICE症候群や角膜内皮の異常などが見られる場合の安全性は確立されていない．

5）主な成績と合併症

術前の眼圧22～36 mmHgの症例が，術後2年間，17 mmHg付近で維持されたと報告されている．眼圧21 mmHg未満にコントロールできた割合は，術後1年目では眼圧下降薬なしで同時手術群が72％，2年目でも61％であった．より低い眼圧下降を目ざして複数個の挿入を行ったデータも報告されている．白内障手術と同時にiStentを2個挿入した場合と3個挿入した場合，前者は17.3から13.8 mmHgに，後者は18.6から14.8 mmHgに下がった．眼圧の下降量はほぼ同等であったが，点眼スコアは前者が1.0であったのに対し，後者は0.4と明らかに少なかった．

さらに，複数個の挿入を前提として第2世代のiStent（iStent® Inject）が開発された（図8）．頭部に当たる円錐台の部分をSchlemm管に挿入し，フリンジの部分が前房に顔を出すように留置される．ヨーロッパで行われた臨床データでは，2個の挿入によって，術前25.2 mmHgが術後6か月で12.7，1年で13.0 mmHgに下がったと報告されている．

6）問題点・その他

第1世代のiStentはFDAの認可が下りた最初のデバイスである．多数例での検討も行われていて実績のあるデバイスであるが，複数個の挿入が必要な場合もあり，そのぶんコストがかかることも考えなければならない．適切な個数の検討も含めたうえで，その適応を誤らないようにしなければならないだろう．

4. Hydrus™ Microstent

1）術式の概要

Scaffold-like（足場のような）implantと呼ばれ，後面は集合管をふさがないように開放してあり，彎曲の内側，つまり線維柱帯側には大きな3つの開口部がある（図9a）．片端はSchlemm管内には入らず，前房に軽度突出していて，房水が流入しやすいように設計されている（図9a, b）．したがって，Schlemm管の拡張だけでなく，直接前房との交通を作ることによって房水が流出しやすいように作られたデバイスということになる．心血管のインプラントとして用いられている弾性の高い，生体適合性の高いニッケルとチタンの合

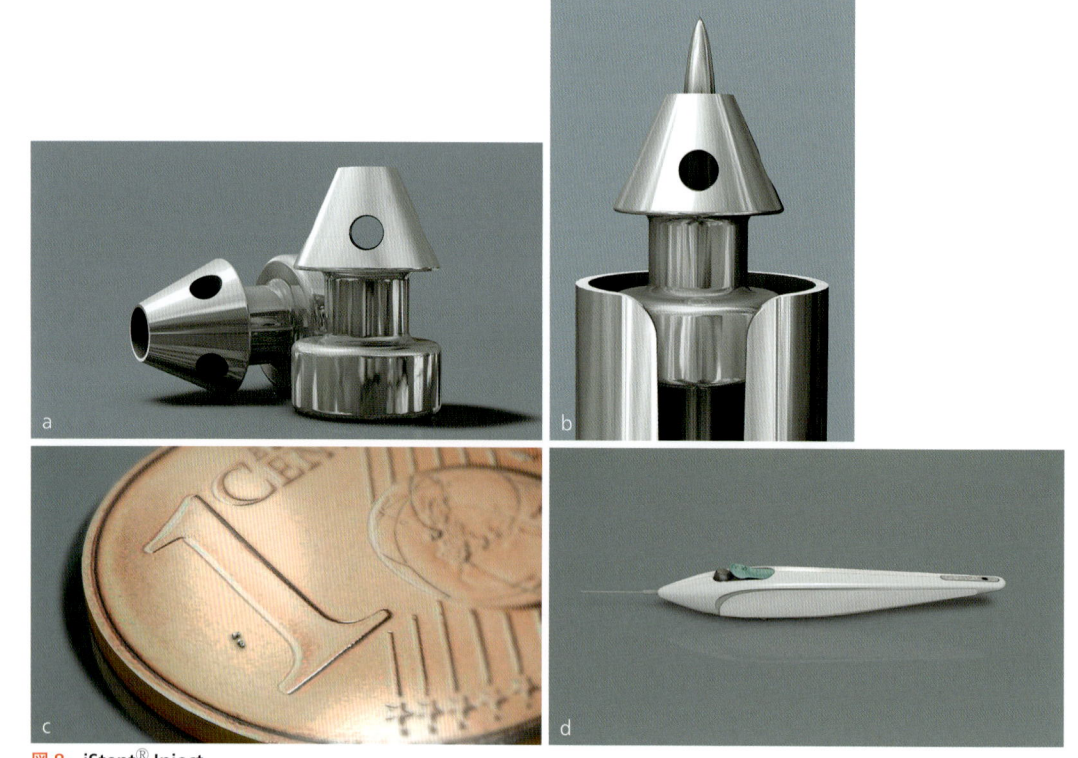

図8　iStent® Inject
a：先端の頭部（円錐台の部分）の側面には4つの穴が開いている．b：インサーターに装着されている状態．c：サイズは公表されていないが，第1世代の iStent よりも小さく，1セント硬貨に乗せるとその小ささが際立つ．d：iStent Inject のインジェクター．

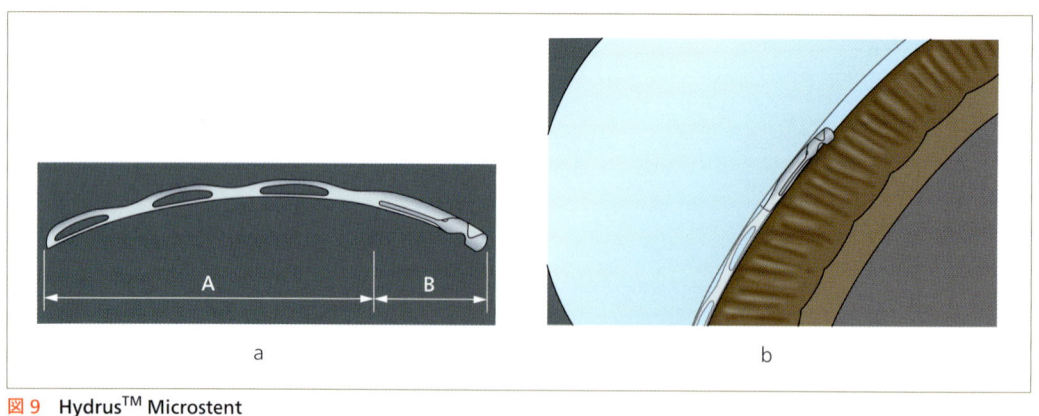

図9　Hydrus™ Microstent
a：後面の彎曲の大きいほうは開放していて，前面の線維柱帯に接する部分には3つの楕円形様の穴が開いている．Aの部分は Schlemm 管内に留置され，Schlemm 管を拡張させる．Bの部分は，先端が前房に出ており，房水が前房から Schlemm 管内に流出しやすいように設計されている．b：Schlemm 管に挿入されたところ．Bの部分は前房に出ている．

金で作られている（米国，Ivantis 社，Irvine，CA）．さまざまなサイズが試みられたが，最終的に全長8 mm，器具の入り口付近（つまり前房に出ている部分）では241 μm の，器具の本体部分では平均して166 μm の拡張が得られるものに落ち着いている．手持ちのインサーターを利用して眼内から Schlemm 管内に挿入・留置する．現在，FDA の認可に向けて臨床試験中である．

2）手術手技

これまでいくつかの報告があるが，術式についてあまり詳しい記載はない．Ivantis 社のホームページではアニメーションによる紹介がされている．専用のインサーターは 1.5 mm の角膜切開から挿入可能のようである．他の隅角手術と同様に白内障手術との同時施行が効果的である．

3）術後管理

他のインプラント，例えば iStent などと同様の管理でよいと思われる．

4）適応について

他の隅角手術と同様に開放隅角緑内障が適応である．

5）主な成績と合併症

術前の眼圧が 21.6 mmHg（点眼スコア 1.7）だったのが，1 年で 17.9 mmHg（同 0.2）に下降したと報告されている．一時的な前房出血がみられるが，重篤な合併症は報告されていない．

6）問題点・その他

はたして，8 mm の長さの金属が角膜のサイズの個人差にかかわらず Schlemm 管内できちんと固定されるのか，眼球のゆがみや長年の圧迫で Schlemm 管から突き出たり抜けたり，あるいは強膜を損傷しないのかなど，長期的な観察が待たれるところである．なお，現行の MRI では影響がないことが示されている．

5. Eyepass

1）術式の概要

Schelmm 管内に房水を導こうという術式の 1 つが Eyepass glaucoma implant（以下，Eyepass）（GMP Vision Solution, Inc. 米国）と呼ばれる器具で，米国では 2000 年に初めてインプラントが行われた．外径 250 μm，内径 150 μm のシリコンチューブを 2 本，根元の 1.0 mm のところで接着したもので，長さ 6.0 mm のチューブである（図 10）．ちょうど Y の字に見える根元の部分を前房内に入れ，先の 2 本を Schlemm 管の断端にそれぞれ挿入する．

2）手術手技の概略

ビスコカナロストミーなどと同様に 2 重強膜弁を作成し，開放した Schlemm 管内に Eyepass の足の部分を挿入し，線維柱帯より約 1 mm 離れたところ（表層強膜弁下）に作成した小さな切開から，接着された根元の部分を前房内に挿入する．Eyepass 自体は縫合しない．表層強膜弁を 2～3 針で房水漏出のないように縫合し，結膜を縫合して終了する．

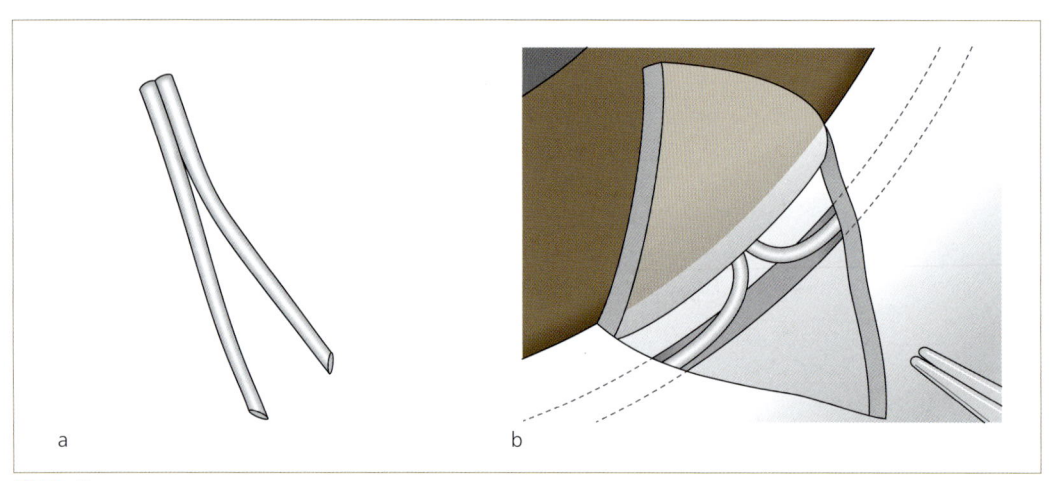

図10 Eyepass
a：2本の長さ6mmのシリコンチューブが1mmだけ接着している．b：接着部が前房内に入っており，それぞれのシリコンチューブはSchlemm管内に挿入されている．

3）術後管理

術後は約1か月間，抗菌薬とステロイドの点眼を行う．

4）適応について

他の隅角手術と同様に開放隅角緑内障が適応であり，隅角が閉塞している場合や，炎症，出血などで前房への挿入部が閉塞する可能性がある場合は適応外と考えられる．

5）主な成績と合併症

白内障手術と同時に行ったパイロットスタディの結果では，術前平均30.4 mmHgから約半年後に18.3 mmHg程度まで下降し，点眼スコアも3.2から0.9に減ったことが示されている．主な合併症としては，術中にSchlemm管に挿入しようとした際に穿孔し，トラベクロトミーに移行した症例と，術後に片方の足が前房内に入ってしまった症例が報告されている．また，術翌日にもインプラントからの微量な逆流性出血が観察されている．

6）問題点

FDAの臨床試験において，phase 1と2では安全性と効果が示されたが，メーカー側の事情で，2006年に研究がphase 3で止まってしまっているとのこと．実際に開発元のGMP Vision Solutionで調べても，特許取得の情報ばかりで，臨床使用に向けての新たな情報は現在のところ得られない．

III. 上脈絡膜腔への房水流出を意図したもの

毛様体解離が生じると眼圧が下がることはよく知られており，この現象を応用して持続的な眼圧下降を得ようという試みがなされてきた．最近になって，Gold Micro-Shunt（SOLX 社，Waltham, MA, USA），CyPass Micro-Stent（Transcend Medical, Menlo Park, CA, USA），STARflo™ Glaucoma Drainage Implant（Device Technologies, Belrose, New South Wales, Australia），Aquashunt™（Opko Health, Inc, Miami, FL, USA），iStent® Supra（Glaukos Corporation, Laguna Hills, CA, USA）など相次いで開発された．このうち，Gold Micro-Shunt と STARflo™，Aquashunt™ は眼外から挿入するもので，CyPass Micro-Stent と iStent® Supra は眼内から挿入するものである．前者のうち STARflo™ と Aquashunt™ についてはまだ臨床データが乏しいため，本項では割愛する．

1. Gold Micro-Shunt（GMS）

1）術式の概念

GMS はバルブをもたず，2 枚の純金の板を貼り合わせた形をしている．生体適合性のよい金を用いることで，房水流出を妨げる原因となる組織の迷入や蛋白の付着などを最小限にしている．内面は（図 11a）の通りである．経強膜的にアプローチして，前房と上脈絡膜腔をつなげるものである（図 11b）．デバイス本体の全長は 5.2 mm，幅 3.2 mm，厚さ 44 μm で，長方形に近い形だが，強膜側に差し込むほうは丸みを帯びた形を，前房内に入れる方は両脇にひれのような出っ張りがある．また，貼り合わせた内面やそれぞれの面には穴が開いており，さまざまな方向に房水が流れるようになっている．なお，2007 年

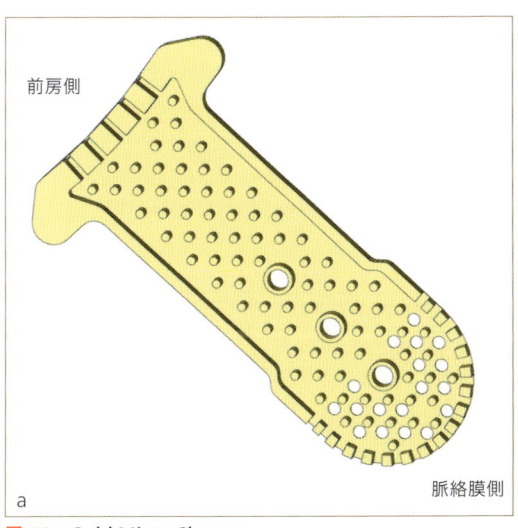

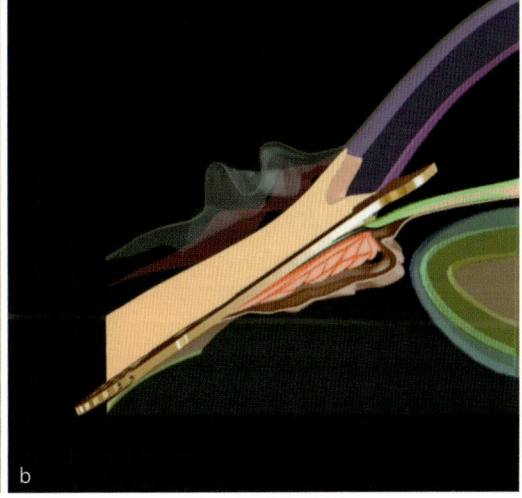

図 11 Gold Micro-Shunt
a：Gold Micro-Shunt は 2 枚の純金の板を貼り合わせて作られており，その 2 枚をはがして，内面からみたところ．前房側に開口しているチャンネルからデバイス内に房水が入り，小さな突起の合間を流れ，脈絡膜側の側面に開いたチャンネルや上下に開口している穴から房水が上脈絡膜腔へ流れていく．b：GMS が挿入される隅角のシェーマ．GMS は，一部は前房側に顔を出しているが，本体の大部分は強膜と毛様体・脈絡膜の間に留置される．

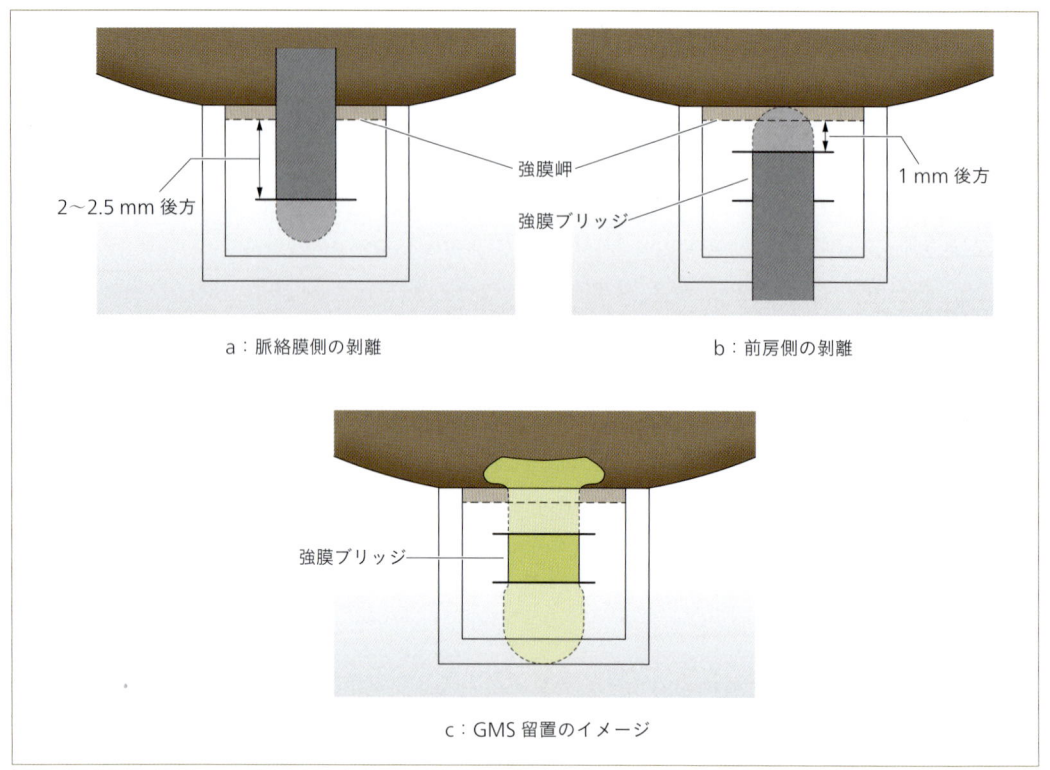

a：脈絡膜側の剝離　　2〜2.5 mm 後方　　強膜岬

b：前房側の剝離　　1 mm 後方　　強膜ブリッジ

c：GMS 留置のイメージ　　強膜ブリッジ

図12 Gold Micro-Shunt の術式

頃のモデルと 2011 年以降のモデルは，形状は似ているが前房内に挿入する向きが反対になっているので注意が必要である．

2）手術手技の概略

　以前は強膜弁を作らない方法が紹介されていたが，現在は，偏位を防ぐために強膜ブリッジを作成する方法が紹介されている．細かい手技は省略するが，丸みを帯びた形状の部分を脈絡膜下腔に挿入するために，強膜と脈絡膜を丁寧に剝離し（図 12a），また，反対側のひれのような出っ張りのある部分を前房内に挿入するために，強膜トンネルを作成する（図 12b）．GMS 挿入後のイメージは（図 12c）の通りである．前房および隅角からは図 13a，b のように見える．

3）術後管理

　あまり詳しく書かれたものはないが，通常の内眼手術の術後と同様と思われる．なお，GMS の前房側には 20 個ほどのチャンネルが設けてあるが，開放しているのは 10 個である．眼圧コントロールが不良と思われる場合には，チタン・サファイア・レーザーで開放することが可能である．

4）適応について

　原発および続発開放隅角緑内障．

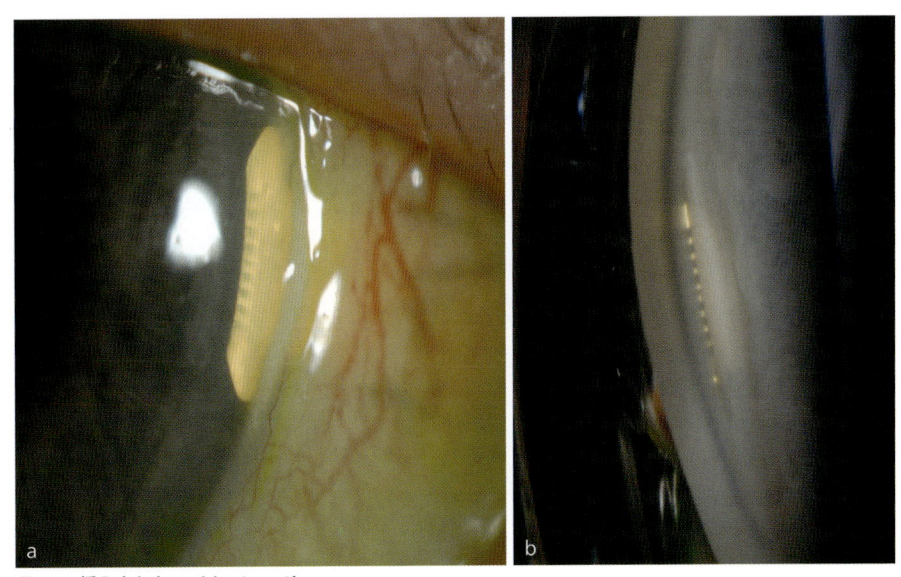

図 13　挿入された Gold Micro-Shunt
a：GMS の術後．輪部には GMS の先端が透見される．b：隅角鏡でみると，側面にいくつものチャンネルが開口しているのが観察される．

5）主な成績と合併症

　約1年間の経過を追った前向き試験では，5～22 mmHg までの眼圧に収まった場合を成功と定義した場合，緑内障点眼の有無を問わなければ79％であったと報告されている．最も多かった合併症は前房出血（38眼中8眼）で，一過性であった．また，過去に平均して2回程度の緑内障手術を受けた難治症例55眼の2年間の成績は，点眼を併用したときの成功率が67％と報告されている．難治緑内障に対する Ahmed glaucoma valve との比較試験でも，5年間でほぼ同等の成績が得られたと報告されている．

6）問題点

　手術が不成功に終わった症例から摘出した GMS を調べたところ，前房側にも上脈絡膜腔側にも線維性被膜が厚く覆っていたとのことである．今後，こうした結合組織の増殖に対する対策が必要であろう．

2. CyPass Micro-Stent

1）概要

　長さ 6.35 mm，外径は約 500 μm，内腔が 300 μm の筒状の構造で，根元の部分には襟のようなストッパーがついている．生体適合性の高いポリイミドで作られている．上脈絡膜腔に差し込むことによって，房水が前房から上脈絡膜腔に流れるように設計されている（図14）．

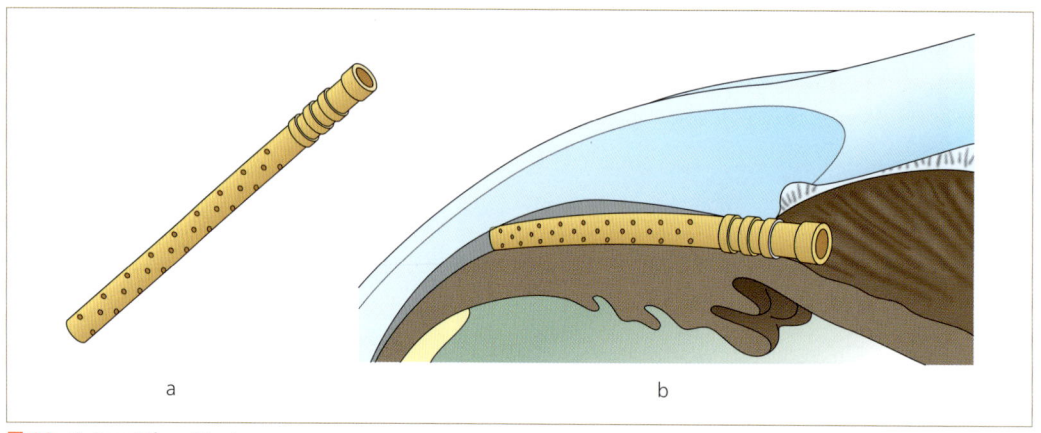

図 14 CyPass Micro-Stent
a：CyPass のシェーマ．長さは 6.35 mm で，内腔は 300 μm で，生体適合性のよいポリイミドで作られている．b：CyPass が上脈絡膜腔に挿入されている様子．

2）術式

他の隅角手術と同様に，患者の顔や顕微鏡の角度を調節して，隅角鏡で観察しながら手術を行う．粘弾性物質を前房内に注入して前房を深くしたのち，CyPass を貫いているガイドワイヤの先端を強膜岬と虹彩根部に刺入し，いわば小さな毛様体解離を起こしながら先端を進めていく．根元の襟にあたるような太い部分を隅角に残した状態で，ガイドワイヤを引き抜いて CyPass を留置する．

3）主な成績

2010 年頃のヨーロッパの報告では，白内障との同時手術で眼圧は約 23 mmHg から 16 mmHg に下降し，点眼スコアは 1.9 から 1.3 に減ったとのことである．合併症としては，軽度の前房出血と，浅前房がみられたものの，脈絡膜剥離，脈絡膜下出血，網膜剥離などの重篤なものは報告されていない．

4）問題点・その他

現在，米国で FDA の大規模な研究（COMPASS trial）が行われている最中である．また，GMS と同様に encapsulation に関する検討が必要であろう．

3. iStent® Supra Implant

iStent の第 3 世代にあたるもので，ヘパリン・コートされたポリエーテルスルフォンの本体とチタン製のスリーブからなる．このデバイスは眼内から上脈絡膜腔に挿入する目的で用いられる．先述した CyPass の形状と似た筒状で，胴体部分には抜けないように返しがついている．術式はおそらく CyPass と似たようなものだろうが，これまでのところ，臨床データは報告されていない．（図 15）

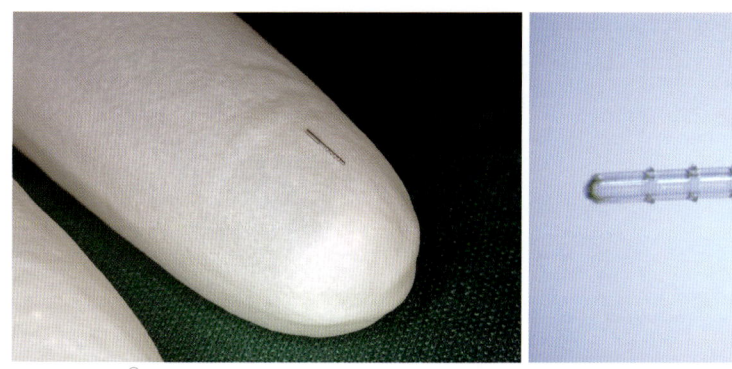

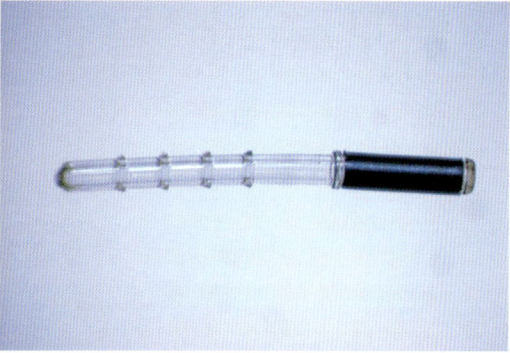

図 15 iStent® Supra
全長は 4 mm，内腔は 0.165 mm で，チタン製のスリーブをもったポリエーテルスルフォンで作られている．

参考文献

1) Minckler DS, Hill RA：Use of novel devices for control of intraocular pressure. Exp Eye Res 88：792-798, 2009
2) Shaarawy TM, Sherwood MB, Hitchings RA, et al(eds)：Glaucoma second edition. Chapter 98. pp960-965, Chapter 127. pp1183-1187, Chapter 128. pp1188-1201, Elsevier, 2015
3) Radcliffe NM, Lynch MG, Brown RH：Ab interno stenting procedures. J Cataract Refract Surg 40：1273-1280, 2014
4) Kahook MY(ed)：MIGS Advanced in glaucoma surgery. pp27-55, SLACK Incoporated. NJ, 2014
5) 大鹿哲郎監修：眼手術学．6. 緑内障（根木　昭，相原　一編集），文光堂，2012

（庄司信行）

VI 隅角癒着解離術

　隅角癒着解離術(goniosynechialysis：GSL)は生理的流出路再建術の1つであり，周辺虹彩前癒着(peripheral anterior synechia：PAS)の解除により線維柱帯前に存在する房水流出抵抗を減弱させることを目的とする．線維柱帯切開術も代表的な生理的流出路再建術であるが，線維柱帯自体に房水流出抵抗が存在する病態を治療対象とする点で，両術式の適応は異なる．すなわち線維柱帯切開術が開放隅角緑内障に対する流出路再建術であるのに対して，GSLは閉塞隅角緑内障に対する流出路再建術である．トラベクロトミー(線維柱帯切開術)の手術適応については前項を参照されたい．

I. 適応

　GSLの適応はPASを180°以上の範囲で形成し，眼圧コントロールが不良となった，慢性期の原発閉塞隅角症(primary angle closure：PAC)，ないし原発閉塞隅角緑内障(primary angle closure glaucoma：PACG)である．GSLは流出路再建術であり，治療後に到達する眼圧は15 mmHg前後に留まるので，緑内障性視神経症の病期が進行し，目標眼圧が10 mmHg前後であるような症例に対しては，最初から，あるいはGSL施行後にトラベクレクトミー(線維柱帯切除術)などの新規の流出路作成術を行う必要がある．

　急性期のPAC(acute PAC：APAC)は炎症反応が強く，癒着解離を行っても再癒着する可能性が高いため適応外である．APACの原因は瞳孔ブロックか水晶体位置異常のことが多いので，レーザー虹彩切開術，周辺虹彩切除術，もしくは水晶体再建術で対処する．

　内眼炎に続発する閉塞隅角は，内眼炎の活動性が高い場合には，APACと同様にGSLを行っても炎症による再癒着が生じる可能性が高いので適応外となる．内眼炎が鎮静化していた場合も，PASが強固なことが多く，無理に癒着を剥離しようとすると角膜内皮への障害が強いうえ，線維柱帯以降の房水流出路の機能も低下していることが多いため，適応は慎重に考慮すべきである．

II. 水晶体再建術の併用

　PACは瞳孔ブロック，プラトー虹彩，水晶体因子が複合的に関与している．最終的な流出抵抗の場であるPASをGSLにより解除しても，その背景因子も取り除かなければPASの再形成が生じる可能性が高い．そのため，有水晶体眼ではGSL単独よりも水晶体再建術を同時に行うほうが治療効果は高い．また，プラトー虹彩の場合は，術後にレーザー隅角形成術(laser gonioplasty：LGP)を行い，周辺虹彩と隅角の距離を広げ，再癒着の確率を下げておくことが推奨される．

III. 術前に行っておくべき検査

1. ルーチン検査

　細隙灯顕微鏡検査，視野検査，眼底検査といったルーチンの緑内障検査は当然行っておかなければいけない．細隙灯顕微鏡検査では前房深度の把握，水晶体振盪や落屑物質の存在に力点を置いて観察する．

　落屑症候群は続発開放隅角緑内障の原因となるが，閉塞隅角も生じ，水晶体再建術を行う際にはZinn小帯が脆弱であるので術前の正確な診断が欠かせない．

　また，PACGは高眼圧期が長く続いていることがあり，視野の進行が著しいことも少なくない．最悪の場合は，すでに手術時期を逸していることもあるので，視神経乳頭や視野変化をしっかりと評価して緑内障性視神経症の病期を見極めておく．

2. 隅角検査

　PACないしPACGであることを確認するために圧迫隅角鏡検査が必須である．通常の4面鏡や2面鏡では圧迫を起こしにくい．Susman隅角鏡などを用いて，真にPAS形成があるのか，虹彩の前方への膨隆のみであるのかを見極めると同時にPASの範囲も把握する．APACの既往があり，レーザー虹彩切開術や水晶体再建術を行っていると，しばしば角膜内皮にダメージがある．GSLは合併症の少ない手術術式であるが，水晶体再建術の同時手術やLGPを行うこともあり，さらなる角膜内皮減少のリスクがある．したがって，術前には必ず角膜内皮の測定を行い，高リスク眼であれば，術中の（とりわけ同時手術の場合）内皮保護に特段の配慮を行う．

3. 前眼部OCT

　PASの客観的評価には前眼部光干渉断層計(anterior-segment optical coherence tomography：AS-OCT)，とりわけswept-source OCTが有用である．虹彩の極端な前方膨隆がある場合，隅角鏡検査は正確な隅角閉塞の評価が難しいことがあり，その際，AS-OCTが威力を発揮する（図1）．

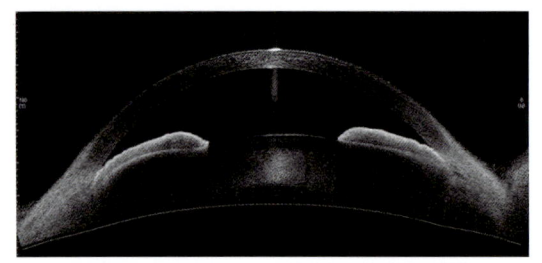

図1 前眼部光干渉断層計による周辺虹彩前癒着の確認

4. UBM

　浅前房の原因に房水動態異常(aqueous misdirection)による緑内障ないし悪性緑内障が潜んでいる可能性があることにはいつも留意しておかなければならない．この場合は毛様体の前方回旋の存在が診断の決め手になる．毛様体の評価はAS-OCTではできないため，超音波生体顕微鏡(ultrasound biomicroscopy：UBM)を用いなければならない．水晶体や眼内レンズの偏位，Sommering's ringによる虹彩圧迫，虹彩シストの存在の検出にもUBMはきわめて有益である．

IV. GSLに必要な備品と術前指示

1. 備品

　GSLに欠かせない備品には術中に使用する隅角プリズムと癒着解離針がある．

1)隅角プリズム

　プリズムには直像型とダブルミラー型があり，前者にはSwan-Jacob隅角鏡やThorpe手術用ゴニオプリズム(図2)，後者には森ゴニオレンズ(図3)やダブルミラー・サージカル・ゴニオレンズ(図4)がある．直像型は隅角からの像の導出方向が視軸に対して45～60°傾くため，患者の頭位・眼位を術者の対側へ振る必要がある．そのため，術者は患者の耳側ないし鼻側からアプローチするのが原則となる．極端な頭位を維持しなければいけない制約上，上下の隅角への操作が難しい．一方で拡大率は1.0倍で視野も広く，透見範囲の観察は容易である．また滅菌はSwan-Jacob隅角鏡は通常のオートクレーブが可能である．Thorpe手術用ゴニオプリズムはEOGガス滅菌ないしグルタルアルデヒドによる滅菌が必要である．

　ダブルミラー型は像の導出方向と視軸方向が平行であるため，特殊な頭位設定は不要である．そのため360°の隅角観察と操作が可能であるという長所がある．一方で，拡大率は0.8倍であり，観察エリアもやや狭い．森ゴニオレンズはEOGガス滅菌ないしグルタルアルデヒドによる滅菌，ダブルミラー・サージカル・ゴニオレンズはオートクレーブ可能である．

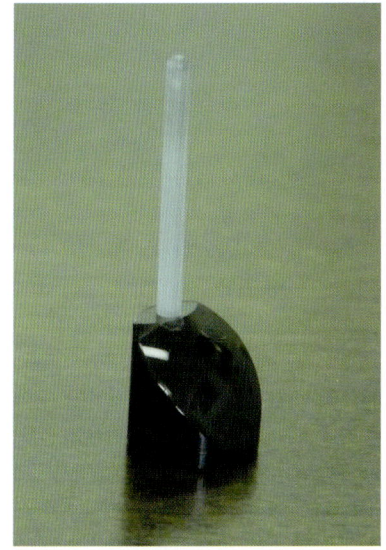

図2 Thorpe 手術用ゴニオプリズム　　図3 森ゴニオレンズ

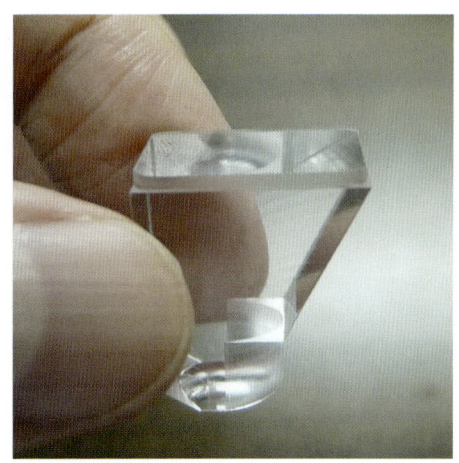

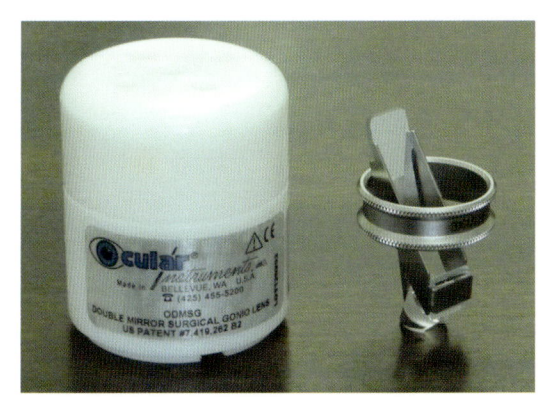

図4 ダブルミラー・サージカル・ゴニオレンズ

2）隅角癒着解離針

　永田氏隅角癒着解離針（22 G と 25 G），上野式極細隅角癒着解離針，新家氏隅角癒着解離用スパーテル，森氏ゴニオスパーテルなどがある．森氏ゴニオスパーテルを除き，針先の形状に方向性があり，時計回りに癒着を剥離していく針と反時計回りに進める針の2本でセットになっている．森氏ゴニオスパーテルは両方向への操作が可能である．永田式は先端に針穴が開いており，また注射シリンジと接続できるので，操作中に追加で水や粘弾性物質を前房に注入することができる．

　どの隅角プリズムと解離針を用いるかは術者の好みによるところが大きい．筆者は，Swan-Jacob 隅角鏡と永田氏隅角癒着解離針を用いて行っているので，以下その手順について述べる．

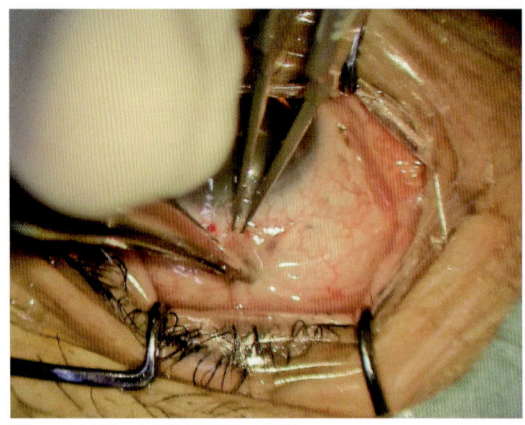

図5 上直筋への制御糸通糸の準備

2. 術前指示

GSL 単独の場合は縮瞳，水晶体再建術との同時手術の場合は散瞳の指示を出す．

V. 手術手順（⇒ 動画-16）

上述したように，GSL は水晶体再建術との同時手術を行うことが多いので，その手順を述べることとする．水晶体再建術と GSL のどちらを先に行ってもよいが，眼内レンズ眼になると，水晶体の支えがなく，癒着解離が行いにくいことが多く，筆者は先に GSL を行う．先に GSL を行う場合，操作中の前房深度を保ちにくいという向きもあるが，ヒーロン V®を用いれば十分に深度を維持できる．

1. 制御糸の設置

局所麻酔の後，上下直筋に 4-0 絹糸などで制御糸をおく．直筋を有鉤鑷子で把持する．その際，角膜輪部結膜を M5-R などで軽くつまんで反対方向に回転させ，直筋を垂直に把持するようにするのがコツである（図5）．有鉤鑷子を斜めにあてがうと結膜上を滑って直近をうまくつかむことができない．

2. 頭位・眼位の固定

制御糸をおくと，まず眼球を耳側へ牽引し固定する．その後，頭位も耳側に大きく振る．術者は患者の鼻側に移動し，顕微鏡のフットペダルもそれに合わせ，耳側の隅角操作のできる体勢をとる．顕微鏡も術者側へ倒すように角度をつける．

3. サイドポート作成と粘弾性物質の注入

上下側の隅角癒着解離ができるように，真鼻側の位置に 20 G V-lance でサイドポートを作成する．筆者は 22 G の永田氏式隅角癒着解離針を用いているが，ぎりぎりの大きさの穴だと操作中に角膜が歪み視認性が落ちるので，広めのサイドポートとしている．注入

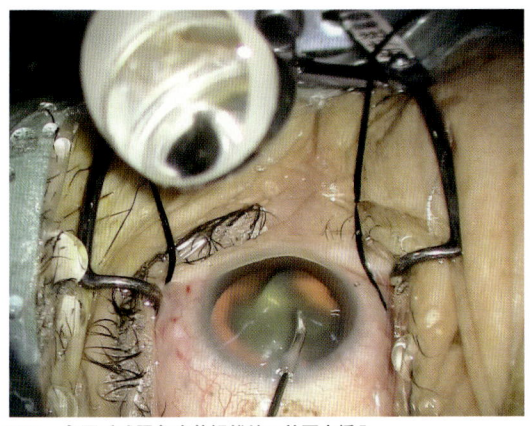

図6　永田氏式隅角癒着解離針の前房内挿入

する粘弾性物質が低分子製剤だけだと操作中に漏れるので，ヒーロンV®を混入させるとよい．

4. 隅角プリズムによる隅角閉塞の確認

　この段階で頭位と眼位のポジショニングが正しいか，隅角プリズムでの観察を行う．隅角鏡に粘弾性物質を少しつけて隅角に接触させる．角膜がひずまないように押しつけすぎず，また気泡が入らないように隙間が開かないように留意する．PASの上端が見えないことがあるが，これは頭位傾斜が不十分なためであることが多い．その場合は再調整する．

5. 隅角癒着解離針のセッテイング

　ツベルクリンシリンジにBSSを1.0 mL程度吸引し，隅角癒着解離針を取りつけ，少量のBSSを排出して針の内部の空気を抜いておく．針の向きはどちらからでもよい．

6. 隅角癒着解離針の挿入

　まず隅角プリズムを載せない状態で隅角癒着解離針を前房に挿入する．対側の隅角の近くまで刺入を進めた段階で，隅角プリズムを載せる（図6）．プリズムを載せたままで解離針を挿入すると，最初の段階で解離針の視認ができないため，角膜に接触する危険性がある．ここまでの操作は低倍率で行う．

7. 癒着解離

　この段階で倍率を上げ，まず真耳側から癒着解離を始める．PASの上端部に針を当て，角膜の曲率をイメージしながら，向こう側へ虹彩をこそぎ落とすように癒着を剝離する（図7）．この際，サイドポートの解離針刺入部をテコの支点にして解離針を動かす．直下に押しつけると角膜がひずみ視認性が悪くなるうえに，虹彩を手前に引き寄せることになり，うまく剝離できない．また，深く刺しすぎると隅角離断を生じ，出血の原因となる．テコの動きで解離を行うと出血することはほとんどない．最初の部位での解離ができれ

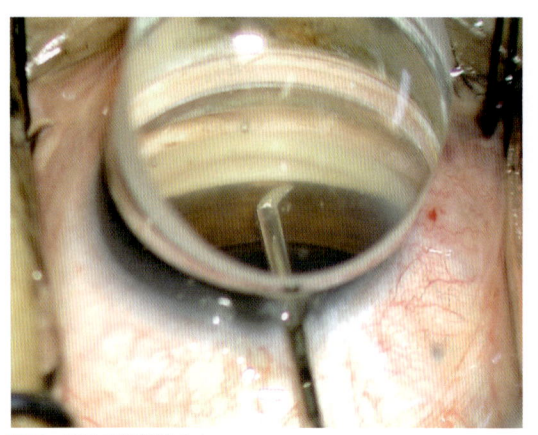

図7 隅角癒着解離1

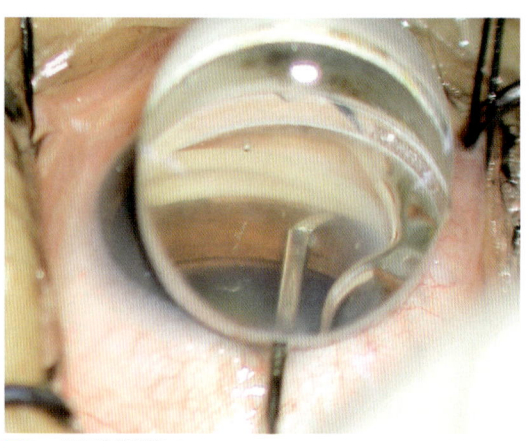

図8 隅角癒着解離2

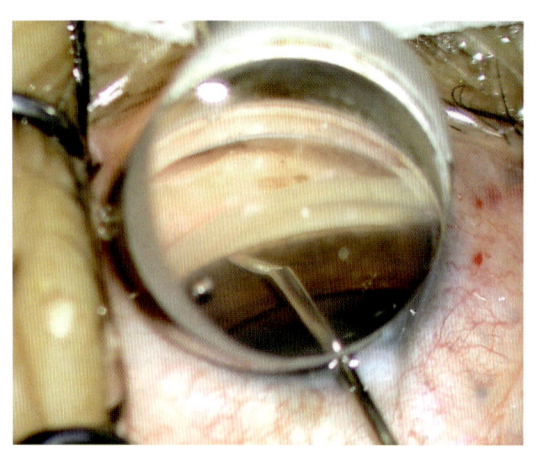

図9 隅角癒着解離3

ば，連続するように隣接の癒着部分の解離を行っていく（図8）．こうしてまず60°の範囲の癒着解離を行う．

8. 反対方向の癒着解離

いったん針を抜き，反対向きの解離針に取り換え，同様の操作を反対の象限に行う（図9）．

9. 鼻側象限の癒着解離

次に鼻側の隅角癒着を解離するため，眼位を鼻側へ牽引・固定し，これに合わせて頭位も振って固定する．術者は患者の耳側に移動し，顕微鏡のフットペダルと助手の側視鏡の位置を180°移動させる．以後の操作は上記3～7と同じである．途中隅角癒着解離針を挿入する前に粘弾性物質をある程度追加注入しておく．

10. 耳側角膜切開水晶体再建術

 制御糸を解除し，頭位も自然頭位に戻し，白内障手術に移る．右眼の場合は12時に，左眼の場合は6時の位置に，分割フック用のサイドポートを作成する．GSLを行った耳側のサイドポートからCCCを行った後，同部をスリットナイフで拡大し，ハイドロダイセクション以後の白内障手術操作を行う．

11. サイドポートと白内障術創部の角膜のハイドレーション

 漏れのないことを確認し，手術を終了する．

VI. 術後管理

 消炎目的に，ステロイド(0.1%リンデロン)と抗菌薬1日4回，2%ピロカルピン1日3回点眼を1週間行う．プラトー虹彩形状の場合は，手術後数日して，LGPを行う．LGPは三面鏡や隅角鏡を用いて，緑色，200 μm，200 mW，200 msec程度の出力で，隅角の端から1スポット程度瞳孔よりにレーザーを照射する．レーザースポットの中心に向けて虹彩が収縮することを確認する．あまり隅角に近いところを照射すると医原性のPAS形成を生じるので注意する．

参考文献

1) Campbell DG, Vela A：Modern goniosynecialysis for treatment of synechial angle-closure glaucoma. Ophthalmology 91：1052-1060, 1984
2) 永田 誠，禰津直久：隅角癒着解離術．第一報．臨眼 39：707-710, 1985
3) Tanihara H, Nishiguchi K, Nagata M：Surgical results and complications of goniosynecialysis. Graefes Arch Clin Exp Ophthalmol 230：309-313, 1992
4) Kameda T, Inoue T, Inatani M, et al：Long-term efficacy of goniosynecialysis combined with phacoemulsification for primary angle closure. Graefes Acrh Clin Exp Ophthalmol 251：825-830, 2013

(中村 誠)

和文索引

あ

アーメド緑内障バルブ 18, 290, **292, 312**
　――, 挿入術の手順 314
　―― の成績と適応 312
　―― のモデルと構造 312
アーメド緑内障バルブ手術後, ぶどう膜炎続発緑内障の予後 75
アセタゾラミド 109, 136
アトロピン点眼, トラベクレクトミー 214
アドヒアランス 8, 28, 111, **151**
　―― 多剤併用時の 148
　――, プロスタグランジン関連薬への追加投与の 148
　―― が原因による手術治療へのシフト 154
　―― の重要性 151
　―― の把握 152
　―― を最大化する治療 153
アドヒアランス不良の危険因子 152
アフリベルセプト, 血管新生緑内障 64
アプラクロニジン塩酸塩 109
アプラクロニジン点眼, レーザー線維柱帯形成術 160, 162
アプロクロニジン 135
アミロイド緑内障 276
　―― の概念・病態 276
　―― の診断 277
　―― の治療方針 278
　―― へのトラベクレクトミー 278
アルゴンレーザー虹彩切開術 183
アルゴンレーザー虹彩切開術後水疱性角膜症 183
　―― の疫学 183
　―― の外科的治療法 184
　―― の発症機序 184
アルゴンレーザー線維柱帯形成術 12, **158**
悪性緑内障 **85**, 217

　――, エクスプレス術後の 86
　―― の概念・病態 85
　―― の危険因子 86
　―― の手術 90
　―― の診断 85
　―― の治療方針 87
　―― の薬物治療 87
　―― の予後 90
圧迫眼帯, トラベクレクトミー 214
新家氏隅角癒着解離用スパーテル 391

い

イソプロピルウノプロストン 108, **128**
インプラントの種類と特長 290
一過性高眼圧, トラベクロトミーの術中合併症 359, 361

う

ウイングスーチャー 222
上野式極細隅角癒着解離針 391
薄い結膜の対処, トラベクレクトミー 242

え

エクスプレス（エクスプレス緑内障フィルトレーションデバイス） 18, **233**
　――, ステロイド緑内障 81
　――, ぶどう膜炎続発緑内障 74
　――, 落屑緑内障 51
　―― が虹彩に接触 240
　―― から房水が流出しない 239
　―― の位置異常 239
　―― の原理と特徴 233
　―― の鍔が強膜弁から露出 240
　―― の適応 **235**, 293
　―― の利点と成績 233
エクスプレス術後の悪性緑内障 86

エクスプレス術中合併症とその対策 239
エクスプレス併用濾過手術 233
　―― の手順と注意 236
エピネフリン 137
エピネフリン黄斑症 137
円蓋部基底結膜弁作成 218
円蓋部の縫合, 輪部基底 230
塩酸カルテオロール 108, 134
塩酸ドルゾラミド 109, 136
塩酸ベタキソロール 108, 134
塩酸レボブノロール 108, 134

お

大きな強角膜切開による白内障手術創 258

か

カナロプラスティ 369
カルテオロール 108, 134
家族性アミロイドポリニューロパチー 276
過剰濾過の対処, トラベクレクトミー 214, 244
開放隅角緑内障 24
　――, トラベクロトミーの適応 341
　―― における危険因子 3
　―― の手術成績, トラベクロトミー 342
外傷性緑内障
　―― の診断 94
　―― の治療 95
　―― の予後 97
角強膜網 334
角膜, トラベクレクトミー術後診察 210
角膜上皮障害, β遮断薬の副作用 135
角膜上皮障害, 緑内障治療薬の副作用 11

角膜内皮移植，アルゴンレーザー虹彩切開術後水疱性角膜症　186
角膜内皮移植の合併症　189
角膜内皮障害，チューブシャント術後合併症　328
角膜内皮障害，トラベクレクトミーの合併症　207
風間法　372
患者説明，多剤併用　148
眼圧
　——，原発開放隅角緑内障　26
　——，小児緑内障　59
　——，正常眼圧緑内障　26
　——のベースラインデータ　3
眼圧下降作用（効果）
　——，β遮断薬　135
　——，プロスタグランジン関連薬　129
　——，点眼薬　203
　——，トラベクレクトミー　205
眼圧下降の目標　202
眼圧下降薬の効果判定　113
　——に及ぼす影響，眼圧変動　114
　——の難しさ　119
眼圧再上昇，チューブシャント術後合併症　328
眼圧上昇のメカニズム
　——，血管新生緑内障　63，262
　——，ステロイド緑内障　77
　——，ぶどう膜炎続発緑内障　68
眼圧測定，ベースラインデータの収集　4
眼圧測定，無治療時　103
眼圧変動　5，114，119
　——が眼圧下降薬の効果判定に及ぼす影響　114
　——への影響，選択的レーザー線維柱帯形成術　173
眼外法 ab externo　364
眼球虚脱に対する対策，硝子体手術既往眼へのトラベクレクトミー　259
眼球穿孔，チューブシャント手術中のトラブル　321
眼球マッサージ，トラベクレクトミー　211
眼瞼色素沈着，プロスタグランジン関連薬の副作用　134
眼底，トラベクレクトミー術後診察　211
眼底所見，小児緑内障　57

眼内内視鏡毛様体光凝固術　13
眼内法 ab interno　365

き

器質的隅角閉塞　37
機能的隅角閉塞　37
　——の機序　37
偽眼類天疱瘡，緑内障治療薬の副作用　205
偽隅角，血管新生緑内障　63
偽落屑緑内障　48
急性原発閉塞隅角症　37
　——，レーザー虹彩切開術の成績　180
　——の発症予防，レーザー虹彩切開術　176
急性原発閉塞隅角緑内障　37
　——の手術治療　45
牛眼　55
狭角膜弁の作成，硝子体手術既往眼へのトラベクレクトミー　258
狭隅角のスクリーニング　39
強角膜三面切開による白内障手術創　255
強角膜ブロック切除および虹彩切除後の硝子体脱出での対処法　243
強度近視眼へのトラベクレクトミー　15
強膜開窓術　244
強膜切開位置のデザイン，円蓋部基底　218，226
強膜フラップ作成　194
　——，ぶどう膜炎続発緑内障へのトラベクレクトミー　272
強膜ブロック切除，ぶどう膜炎続発緑内障へのトラベクレクトミー　272
強膜弁，トラベクレクトミー術後診察　210
強膜弁作成，小児緑内障へのトラベクレクトミー　282，284
強膜（弁）縫合　15
　——，小児緑内障へのトラベクレクトミー　285
　——，トラベクレクトミー　215
　——，トラベクロトミー　352

く

クラックライン，緑内障治療薬の副作用　205

空気瞳孔ブロック，DSAEK の合併症　190
隅角，トラベクレクトミー術後診察　210
隅角鏡　160
隅角形成異常　55
隅角検査
　——，隅角癒着解離術前検査　389
　——，原発開放隅角緑内障　26
　——，正常眼圧緑内障　26
　——，閉塞隅角緑内障　40
　——，ベースラインデータの収集　4
隅角所見，小児緑内障　57
隅角切開術　373
隅角プリズム　390
　——による隅角閉塞の確認　393
隅角閉塞　36
　——の分類と機序　37
　——を伴う緑内障の分類　36
隅角癒着解離術　20，**388**
　——，閉塞隅角緑内障　44
　——に必要な備品と術前指示　390
　——の手術手順　392
　——の術後管理　395
　——の術前検査　389
　——の適応　388
隅角癒着解離針　391
　——の挿入　393
隅角離開，外傷性緑内障　92

け

経強膜毛様体光凝固術　13
経強膜毛様体レーザー光凝固，小児緑内障　61
経結膜強角膜一面切開による白内障手術創　256
経結膜強膜縫合　15
　——，トラベクレクトミー　215
経結膜的な房水流出　195，**196**
経線維柱帯流出路　334
経毛様体扁平部硝子体手術　306
血管新生緑内障　63，262
　——，両眼　267
　——，レーザー線維柱帯形成術の禁忌　165
　——の概念・病態　63
　——の眼圧上昇機序　262
　——の手術治療と予後　66
　——の診断　63

―― の治療方針　64
―― の病期　63
―― の薬物治療　66
血管新生緑内障へのトラベクレクトミー　262, **264**
―― の手術成績　264
―― の適応　266
―― の予後不良因子　265
血管新生緑内障患者のサポート体制の整備　262
血管内皮増殖因子　63
血圧低下，β遮断薬の副作用　135
結膜，トラベクレクトミー術後診察　209
結膜下の剝離，円蓋部基底　221
結膜下の剝離，輪部基底　228
結膜からの房水漏出の対処法　246
結膜充血，プロスタグランジン関連薬の副作用　133
結膜充血，緑内障治療薬の副作用　11
結膜切開
　―― 円蓋部基底　218
　―― 小児緑内障へのトラベクレクトミー　282
　―― トラベクロトミー　347
　―― ぶどう膜炎続発緑内障へのトラベクレクトミー　271
　―― 輪部基底　226, 227
結膜切開時のトラブル，チューブシャント　320
結膜切開部の縫合不全，トラベクレクトミー　216
結膜切開ラインのデザイン，円蓋部基底　218, 226
結膜と強膜の術前評価，白内障手術既往眼へのトラベクレクトミー　255
結膜瘢痕のチェック，ぶどう膜炎続発緑内障へのトラベクレクトミー　269
結膜弁の作成，硝子体手術既往眼へのトラベクレクトミー　258
結膜縫合
　―― 円蓋部基底　222
　―― 小児緑内障へのトラベクレクトミー　285
　―― トラベクロトミー　352
　―― ぶどう膜炎続発緑内障へのトラベクレクトミー　272
　―― 輪部基底　230
結膜放射状切開，円蓋部基底　219

結膜癒着部の剝離，円蓋部基底　221
結膜癒着部の剝離，輪部基底　229
結膜輪部切開，円蓋部基底　219
結膜裂孔部の縫合　224
結膜漏出の確認，円蓋部基底　225
結膜漏出の確認，輪部基底　232
原発開放隅角緑内障　3, 17, **24**
　―― ビスコカナロストミーの適応　366
　―― レーザー線維柱帯形成術の適応　164
原発開放隅角緑内障（広義）
　　2, 17, **24**
　―― の概念・病態　24
　―― の手術　34
　―― の手術成績　342
　―― の診断　25
　―― の線維柱帯組織　335
　―― の治療方針　28
　―― の薬物治療　29
　―― の薬物治療の進め方　31
　―― の予後　34
原発閉塞隅角症　18, **36**
　―― レーザー虹彩切開術の適応　176
原発閉塞隅角症疑い　18, **37**
　―― レーザー虹彩切開術の適応　176
　―― の治療適応　41
原発閉塞隅角緑内障　2, 18, **36**
　―― トラベクロトミーの適応　341
　―― レーザー虹彩切開術の適応　176
　―― の手術成績，トラベクロトミー　342
　―― の治療適応　42

こ

コリン作動薬　110
コンプライアンス　11, **151**
交感神経 α_1 受容体遮断薬　136
抗 VEGF 薬，血管新生緑内障　**64**, 263
抗 VEGF 薬による変化，血管新生緑内障　66
抗炎症治療，ぶどう膜炎続発緑内障　69
虹彩炎，レーザー線維柱帯形成術の合併症　165
虹彩炎における緑内障　98

虹彩が window に嵌頓したときの対処，トラベクレクトミー　249
虹彩色素沈着，プロスタグランジン関連薬の副作用　133
虹彩-水晶体面　85
虹彩損傷，トラベクロトミーの術中合併症　357
虹彩脱出，トラベクロトミーの術中合併症　357
虹彩離断，外傷性緑内障　92
高眼圧　36
　――, encapsulation による　300
　――, 外傷性緑内障　95
　――, チューブシャント手術後　298
　――, チューブシャント術後合併症　324
　――, チューブの kinking による　299
　――, チューブの抜去による　300
　――, チューブの閉塞による　299
高眼圧症　**17, 24**
　――, 第一選択治療としての選択的レーザー線維柱帯形成術の適応　169
高張浸透圧剤　111

さ

サイトメガロウイルス角膜内皮炎における緑内障　98
再照射の適応，レーザー線維柱帯形成術　165
再照射の有効性，選択的レーザー線維柱帯形成術　174
再パッチ，チューブシャント手術　326
催眠下での検査，小児緑内障　56
散瞳，悪性緑内障　88
残余緑内障　41
　―― に対する眼圧下降治療　43

し

シヌソトミー，トラベクロトミー　359
シューレース縫合　230
シリコーンエラストマー　292
ジピベフリン　137
視神経，原発開放隅角緑内障　26
視神経，正常眼圧緑内障　26
視神経乳頭陥凹，小児緑内障　57
視神経乳頭出血　26

視野
　——，原発開放隅角緑内障　27
　——，小児緑内障　59
　——，正常眼圧緑内障　27
視野検査，ベースラインデータの収集　4
自己強膜移植　15
自己血清点眼の作成方法　216
色素沈着，プロスタグランジン関連薬の副作用　11, 108, **132**
色素緑内障，レーザー線維柱帯形成術の適応　164
斜視，チューブシャント術後合併症　328
手術部位と術者の位置，トラベクロトミー　346
主流出路　334
受容体非選択性交感神経刺激薬　137
周辺虹彩切除（術）　18
　——，急性原発閉塞隅角緑内障　45
　——，ぶどう膜炎続発緑内障へのトラベクレクトミー　272
周辺虹彩前癒着　18, 37
　——，トラベクロトミーの適応　341
　——の進行予防，レーザー虹彩切開術　178
周辺虹彩前癒着　37
縮瞳薬　137
術後管理，トラベクレクトミー　209
術後管理，トラベクロトミー　360
術前炎症管理，ぶどう膜炎続発緑内障へのトラベクレクトミー　270
術中合併症，トラベクロトミーの　354
術野の確保，ぶどう膜炎続発緑内障へのトラベクレクトミー　270
術野の評価，ぶどう膜炎続発緑内障へのトラベクレクトミー　269
小児続発緑内障　55
　——の概念・病態　55
　——の手術　60
　——の診断　56
　——の治療方針　60
　——の薬物治療　60
　——の予後　61
小児緑内障　**55**, 281
　——の診断基準　59

小児緑内障へのトラベクレクトミー
　——，手術手技の実際と注意点　281
　——，適応と禁忌　281
　——の合併症と対策　287
　——の術後管理　286
　——の術後成績　288
　——の予後　288
硝子体手術既往眼，血管新生緑内障　264
硝子体手術既往眼へのトラベクレクトミー　258
硝子体切除術，悪性緑内障　90
硝子体脱出，トラベクレクトミーの合併症　243
硝子体脱出への対策，白内障手術既往眼へのトラベクレクトミー　257
睫毛の伸長，PG 関連薬の副作用　108, **133**
上眼瞼溝深化，PG 関連薬の副作用　11, 108, **134**
上脈絡膜腔への房水流出を意図したデバイス　383
深層強膜弁切除，トラベクロトミー　359
新生血管　63

す
スイッチング　9
ステロイド結膜下注入，ぶどう膜炎続発緑内障へのトラベクレクトミー　273
ステロイド緑内障　**77**, 269
　——，カナロプラスティの適応　370
　——，トラベクロトミーの適応　341
　——，レーザー線維柱帯形成術の適応　163
　——の概念・病態　77
　——の可能性，ぶどう膜炎続発緑内障　71
　——の手術　80
　——の手術成績，トラベクロトミー　342
　——の診断　78
　——の線維柱帯　77, 335
　——の治療方針　79
　——の薬物治療　79
　——の予後　82
ステロイド・レスポンダー　78
ステント　299, 309

水晶体因子，機能的隅角閉塞の機序　37
水晶体再建術　20
　——，急性原発閉塞隅角緑内障　45
　——，閉塞隅角緑内障　44
　——，落屑緑内障　52
　——の併用，隅角癒着解離術　389
水晶体再建術後の予後，閉塞隅角緑内障　47
水晶体摘出術　20
　——，悪性緑内障　90
水晶体動揺，落屑緑内障　48
水晶体後方因子，機能的隅角閉塞の機序　37
水疱性角膜症
　——，アルゴンレーザー虹彩切開術後　183
　——，レーザー虹彩切開術後　44

せ
正常眼圧緑内障　2, **24**
　——，第一選択治療としての選択的レーザー線維柱帯形成術の適応　169
　——，レーザー線維柱帯形成術の適応　163
　——に対するプロスタグランジン関連薬への追加投与　145
　——の概念・病態　24
　——の危険因子　3
　——の手術　34
　——の診断　25
　——の治療開始のタイミング　7
　——の治療方針　28
　——の薬物治療　29, 31
　——の予後　34
制御糸設置，トラベクロトミー　347
青色強膜症例のチューブシャント手術　321
切糸，トラベクレクトミー　211
切糸用レンズ　213
穿孔性眼外傷，外傷緑内障　96
浅前房，チューブシャント手術　296
浅前房，トラベクレクトミーの合併症　207
線維芽細胞のバイオロジー　200
線維柱帯解離，外傷性緑内障　92
線維柱帯切開術　**332**, 362
　（➡トラベクロトミーも見よ）
線維柱帯切除術　**194**, 205
　（➡トラベクレクトミーも見よ）

選択的レーザー線維柱帯形成術
　　　　　　　　　13, 158, **168**
　――，再照射の有効性　174
　――，術後の抗炎症点眼薬　170
　――，第一選択治療としての　168
　――の合併症　174
　――の施行方法　169
　――の治療効果予測　173
　――の治療成績，第一選択治療としての　170
　――の適応　168
全周 suture トラベクロトミー　362
全層角膜移植，アルゴンレーザー虹彩切開術後水疱性角膜症　184
全層濾過手術　194
前眼部 OCT，隅角癒着解離術術前検査　389
前眼部所見，小児緑内障　57
前転縫着法，Tenon 嚢の　242
前房出血，トラベクレクトミーの合併症　207
前房出血，レーザー線維柱帯形成術の合併症　165
前房深度，トラベクレクトミー術後診察　209
前房挿入，アーメド　314
前房挿入，バルベルト　305
前房内炎症，レーザー線維柱帯形成術の合併症　165
前房内空気または粘弾性物質注入，トラベクレクトミー　214
前房メンテナー　261
喘息発作，β 遮断薬の副作用　135

そ
早発型発達緑内障　55
　――，隅角切開術の適応　373
相対的瞳孔ブロック　18
続発開放隅角緑内障　41

た
タフルプロスト　108, **128**
　――の比較，ラタノプロストと　　　　　　　　　　　　122
ダブルグライドテクニック
　　　　　　　　　　186, **188**
ダブルミラー・サージカル・ゴニオレンズ　390
他の先天異常に伴う発達緑内障　55
多剤併用　140
　――，ステロイド緑内障　79
　――，ぶどう膜炎続発緑内障　72

　――，落屑緑内障　50
多剤併用時のアドヒアランス　148
多剤併用時の眼圧下降作用　203
第一（外層）強膜弁作成，トラベクロトミー　347
第一選択治療としての選択的レーザー線維柱帯形成術　168
　――の治療成績　170
第一選択薬　9
第二（内層）強膜弁作成，トラベクロトミー　348
第二（内層）強膜弁切除，トラベクロトミー　352
丈の高い非機能的ブレブ　198
単剤治療　126
　――，ステロイド緑内障　79
　――，ぶどう膜炎続発緑内障　72
　――，落屑緑内障　49
　――の開始，片眼トライアルによる　113
単剤投与時の眼圧下降作用　203
炭酸脱水酵素阻害薬　**109, 136**, 214
　――，悪性緑内障　88
　――，原発開放隅角緑内障　31
　――，正常眼圧緑内障　31

ち
チモロール　108, 134
チューブ
　――が硝子体腔にあり低眼圧が起こった場合　298
　――が前房にある場合の合併症　　　　　　　　　　　　296
　――の kinking による高眼圧　　　　　　　　　　　　299
　――の前房内挿入時のトラブル，チューブシャント　322
　――のトリミング　322
　――の抜去による高眼圧　300
　――のパッチ材料　324
　――の被覆時のトラブル　324
　――の閉塞による高眼圧　299
チューブシャント手術　290
　――，周術期の標準的な管理　295
　――，小児緑内障　61
　――，ステロイド緑内障　81
　――，ぶどう膜炎続発緑内障　74
　――，落屑緑内障　51
　――の手術成績，小児緑内障　62
　――の治療成績　294
　――の適応　293

チューブシャント手術後
　――の眼圧変動　295
　――の高眼圧　298
　――の早期合併症（1 か月以内）
　　　　　　　　　　　　324
　――の低眼圧　295
　――の予後，落屑緑内障　53
チューブシャント手術中のトラブルシューティング　320
チューブ閉塞，チューブシャント術後合併症　326
チューブ露出，チューブシャント術後合併症　326
遅発型発達緑内障　55
中心角膜厚，目標眼圧設定時のチェックポイント　7
超音波生体顕微鏡，隅角癒着解離術術前検査　390

て
低眼圧，チューブシャント手術直後
　　　　　　　　　　295, 324
低眼圧黄斑症，チューブシャント手術の合併症　298
低眼圧黄斑症，トラベクレクトミーの合併症　207
点眼回数，多剤併用　149
点眼後の閉塞と涙嚢部圧迫　105
点眼指導　111
　――，多剤併用　149
点眼薬
　――の眼圧下降作用　203
　――の動態　104
　――の濃度　105
点眼を休薬して施行した選択的レーザー線維柱帯形成術の効果　173

と
トラベクトーム　374
　――，ステロイド緑内障　82
トラベクレクトミー　14, **194, 205**
　――，アミロイド緑内障　278
　――，強度近視眼　15
　――，血管新生緑内障　262, **264**
　――，術中・術後のトラブルシューティング　242
　――，硝子体手術既往眼　258
　――，小児緑内障　61
　――，ステロイド緑内障　81
　――，内眼手術既往眼　254
　――，難治例　254
　――，白内障手術既往眼　255

トラベクレクトミー（つづき）
　──，ぶどう膜炎続発緑内障　268
　──，マイトマイシンC併用
　　　　　　　　　　　　200, 205
　──，落屑緑内障　51
　──の合併症　207
　──の眼圧下降作用　205
　──のコツ　15, **218**
　──の手術方法，ぶどう膜炎続発緑内障　270
　──の術前診断と管理，ぶどう膜炎続発緑内障への　268
　──の奏功機序　194
　──の適応　202, 208
　──の歴史　194
　──の術後の管理　209
　──の術後の予後，ステロイド緑内障　82
トラベクレクトミー術後
　──，ぶどう膜炎続発緑内障の予後　75
　──の管理，血管新生緑内障　267
　──の診察のポイント　209
　──の房水の流れ　195
　──の予後，落屑緑内障　53
トラベクレクトミー前の硝子体手術，血管新生緑内障　264
トラベクトーム，Mackensen　351
トラベクトーム挿入　349
トラベクトームの回転　351
トラベクロトミー　14, **362**
　──，小児緑内障　60
　──，ステロイド緑内障　80
　──，ぶどう膜炎続発緑内障　73
　──，落屑緑内障　51
　──での注意点，乳幼児の　61
　──のコツと落とし穴　346
　──の手術手技　336
　──の手術成績　342
　──の術中合併症　354
　──の奏功機序　332, **338**
　──の適応　340
　──の変遷　332
　──の類縁手術　366
トラベクロトミー術後
　──の管理　360
　──の成績，小児緑内障　61
　──の予後，ステロイド緑内障　82
　──の予後，落屑緑内障　54
トラベクロトミー白内障同時手術
　　　　　　　　　　　　　　344
トラボプロスト　108, **128**

　──の比較，ラタノプロストと　121
トランスサイレチン　276
トンネルテクニック，悪性緑内障　91
ドルゾラミド　109, 136
ドルゾラミド/チモロール配合点眼薬　145
透明角膜切開による白内障術創　257
頭部・眼窩の画像診断，原発開放隅角緑内障　27
頭部・眼窩の画像診断，正常眼圧緑内障　27
瞳孔括約筋断裂，外傷性緑内障　92
瞳孔ブロック，機能的隅角閉塞の機序　37
瞳孔ブロック，ぶどう膜炎続発緑内障　269
瞳孔ブロック緑内障　38
留め糸，トラベクレクトミー　215

な

内眼手術既往眼へのトラベクレクトミー　254
永田氏NPT鑷子，トラベクロトミー　359
永田氏隅角癒着解離針　391
永田氏トラベクロトーム　333
難治例のトラベクレクトミー　254

に

ニードリング，トラベクレクトミー　213
ニプラジロール　108, 134
肉芽腫性ぶどう膜炎　268
乳頭出血　26
　──，正常眼圧緑内障の危険因子　3
乳頭辺縁部狭細化（陥凹拡大）　26

ね

年齢，目標眼圧設定時のチェックポイント　6

の

ノンレスポンダー，PG関連薬の
　　　　　　　9, 113, 119, **128**
囊性緑内障　48

は

バルベルト（バルベルト緑内障インプラント）　18, **290**, **302**

　──，血管新生緑内障　266
　──，ステロイド緑内障　81
　──，挿入術の手順　305
　──，ぶどう膜炎続発緑内障　74
　──，落屑緑内障　51
　──の成績と適応　302
　──のモデルと構造　302
パターンスキャンレーザー線維柱帯形成術　166
配合剤　29, **110**
　──，悪性緑内障　88
　──，原発開放隅角緑内障　31
　──，ステロイド緑内障　79
　──，正常眼圧緑内障　31
　──，多剤併用　149
　──，ぶどう膜炎続発緑内障　72
白内障手術，閉塞隅角緑内障　44
白内障手術既往眼へのトラベクレクトミー　255
白内障手術後の予後，落屑緑内障　54
白内障同時手術，トラベクロトミーの適応　344
白内障同時手術，落屑緑内障　53
発達緑内障　55
　──，隅角切開術の適応　373
　──，トラベクロトミーの適応　341, 344
　──の概念・病態　55
　──の手術　60
　──の診断　56
　──の治療方針　60
　──の薬物治療　60
　──の予後　61
汎網膜光凝固術，血管新生緑内障　64, 263

ひ

ビスコカナロストミー　366
ビマトプロスト　108, **128**
　──との比較，ラタノプロストと　122
　──の作用機序　131
　──の副作用　134
ピロカルピン　110, 137
非穿孔性眼外傷，外傷性緑内障　92
光凝固，血管新生緑内障　263

ふ

ファイブロサイト　201
フィブリン反応，トラベクロトミー術後　360

ブナゾシン　136
ブリモジニン酒石酸塩　109, **135**
　――の神経保護作用　136
ブリンゾラミド　109, 136
ブレブナイフ　214
ブレブ内自己血注入，トラベクレクトミー　215
ブレブ瘢痕化の分子メカニズム　198
ブレブ瘢痕化の臨床形態　197
プライミング，アーメド　315
プライミング，バルベルト　307
プラトー虹彩　21
　――，機能的隅角閉塞の機序　37
　――に対する隅角開大治療　43
プラトー虹彩形態　21
プラトー虹彩緑内障　21, 38
プレート挿入と固定時のトラブル，チューブシャント　321
プレートの大きさと眼圧調整力，チューブシャント手術　294
プレート露出，チューブシャント術後合併症　326
プローブ回旋時角膜損傷・虹彩損傷，トラベクロトミーの術中合併症　357
プローブの Schlemm 管内挿入不可能，トラベクロトミー　356
プロスタグランジン関連薬　9, **108**, 126
　――，原発開放隅角緑内障　30
　――，正常眼圧緑内障　30
　――，ぶどう膜炎続発緑内障　72
　――に対するノンレスポンダー　113
　――の眼圧下降効果　129
　――の眼圧下降の比較　119
　――の作用機序　131
　――の選択　132
　――の次の一手　140
　――のノンレスポンダー　9, 119, **128**
　――の副作用　132
プロスタグランジン関連薬への追加投与
　――，投与理由　143
　――のアドヒアランス　148
　――の眼圧下降効果　144
　――の考え方　142
　――の副作用　147
プロスタグランジン関連薬間の切り替え　132

プロスタグランジン/チモロール配合薬　145, 150
プロスタマイド受容体　131
プロスト系　108, **128**
プロストン系　108, **128**
ぶどう膜炎続発緑内障　268
　――，レーザー線維柱帯形成術の禁忌　165
　――の概念・病態　68
　――の手術　73
　――の診断　69
　――の治療方針　69
　――の薬物治療　71
　――の予後　75
ぶどう膜炎続発緑内障へのトラベクレクトミー　268
　――の術後管理　273
　――の術前診断と管理　268
　――の麻酔　270
　――の予後　274
ぶどう膜炎に伴う眼圧上昇機序の評価，ぶどう膜炎続発緑内障　268
ぶどう膜強膜流出路　334
ぶどう膜網　334
服薬遵守　151
副交感神経作動薬　137
副流出路　334
複視，チューブシャント術後合併症　328
分層濾過手術　194

へ
ベースラインデータの収集　4
ベタキソロール　108, 134
ベバシズマブ，血管新生緑内障　**64**, **66**, **263**
ベバシズマブ硝子体内投与後のトラベクレクトミー，血管新生緑内障　265
ベンザルコニウム塩化物　135
平坦な瘢痕化ブレブ　197
平坦な濾過胞に対する late needling　250
併用療法の実際　142
閉塞隅角機序での眼圧上昇，ぶどう膜炎続発緑内障　269
閉塞隅角の除外診断　40
閉塞隅角緑内障　36
　――の手術　44
　――の診断　38
　――の治療方針　41
　――の薬物治療　43

　――の予後　45
片眼トライアル　8, **113**, 119
　――，緑内障診療ガイドラインと　113
　――による眼圧下降薬の効果判定と留意点　115
　――の正しいあり方　117
　――の有用性　116

ほ
母斑症，発達緑内障　55
放射状切開を長めに行った場合の結膜縫合　222
房水の温流，トラベクレクトミー術後診察　209
房水流出抵抗の増加と眼圧上昇　334
房水流出路と流出抵抗　333
房水漏出，結膜からの　246
傍 Schlemm 管結合組織　334

ま
マイトマイシンC併用トラベクレクトミー　14, 200, 205
　――，アミロイド緑内障　278
　――，血管新生緑内障　264
　――，ステロイド緑内障　81
　――，ぶどう膜炎続発緑内障　73, **270**
マットレス縫合　224
マレイン酸チモロール　108, 134
慢性原発閉塞隅角症　37
　――，レーザー虹彩切開術の成績　180
慢性原発閉塞隅角緑内障　37
　――の治療　43

み
ミニチューブ　290
　――の適応　293
脈絡膜下出血，チューブシャント術後合併症　325
脈絡膜剥離
　――，チューブシャント手術の合併症　298, 324
　――，トラベクレクトミーの合併症　207, 244

む
無虹彩症，発達緑内障　55
無治療時眼圧測定　103

も

毛様体解離，外傷性緑内障　92
毛様体破壊術　13
毛様体ブロック　85, 217
毛様体扁平部挿入，アーメド　314, 318
毛様体扁平部挿入，バルベルト　305
毛様体脈絡膜剥離　85
網膜虚血の改善，血管新生緑内障　262
網膜神経線維層欠損　26
目標眼圧　**103**, 202
　──，原発開放隅角緑内障　28
　──，正常眼圧緑内障　28
　── の設定　3, **6**
森ゴニオレンズ　390
森氏ゴニオスパーテル　391

や

薬剤の継続性のチェック　153
薬剤反応性の変動　123
薬物治療
　── の原則と方法論　102
　── の実際　8
　── の副作用　204
薬物治療から手術治療への切り替え
　──，悪性緑内障　89
　──，原発開放隅角緑内障　33
　──，ステロイド緑内障　80
　──，正常眼圧緑内障　33
　──，ぶどう膜炎続発緑内障　73
　──，閉塞隅角緑内障　43
　──，落屑緑内障　50

よ

抑うつ状態，β遮断薬の副作用　135

ら

ラタノプロスト　108, **128**
　── とタフルプロストの比較　122
　── とトラボプロストの比較　121
　── とビマトプロストの比較　122
　── に対するノンレスポンダー　113
ラニビズマブ，血管新生緑内障　64
ランニングスーチャー　231
落屑物質　48
　──，目標眼圧設定時のチェックポイント　7
落屑緑内障　48

──，カナロプラスティの適応　370
──，第一選択治療としての選択的レーザー線維柱帯形成術の適応　169
──，トラベクロトミーの適応　341
──，レーザー線維柱帯形成術の適応　164
── の概念・病態　48
── の手術　51
── の手術成績，トラベクロトミー　342
── の診断　48
── の治療方針　49
── の薬物治療　49
── の予後　53

り

リカバリーフラップの作成，トラベクロトミー　354
リスパジル　138
リップコード　299
リパスジル塩酸塩　110
流出路再建術　332, 338, 340
　──，眼外から行う　366
　──，眼内から行う　373
流出路手術　14
両眼トライアル　121
　──，実際の診療における　124
　── による薬剤評価の注意点　125
　── による薬効の直接比較　119
緑内障
　── の重症度，目標眼圧設定時のチェックポイント　6
　── の治療総論　2
　── の病期　25
　── の病型分類　36
緑内障視神経症　36
緑内障手術の術式　14
　── の選択と適応　344
緑内障診療ガイドライン　28
　── と片眼トライアル　113
緑内障性視神経変化　26
緑内障性視野障害　27
緑内障治療薬
　── の効果判定の難しさ　119
　── の副作用　11
　── の薬剤選択　8
緑内障発症のメカニズム，FAPにおける　277

緑内障薬物治療の原則　102
輪状締結術後のトラベクレクトミー　261
輪部基底結膜弁作成　226
輪部結膜に緩みがある場合の結膜縫合　224

る

ルベオーシス　64

れ

レーザー隅角形成術　13, 389
　──，術後の予後，閉塞隅角緑内障　46
レーザー虹彩切開術　**12**, **18**, **44**, **176**
　──，術後の予後，閉塞隅角緑内障　45
　── の眼圧下降成績　180
　── の術式　178
レーザー切糸，トラベクレクトミー　211
レーザー線維柱帯形成術　12, **158**
　── 再照射の適応　165
　──，術後の抗炎症点眼薬　162
　──，落屑緑内障　50
　── の合併症と対策　165
　── の作用機序　158
　── の手技　160
　── の適応と成績　162
レーザー治療の適応　12
レボブノロール　108, 134

ろ

ロングチューブ　290
　── の適応　293
濾過手術　14, 194
濾過不足の対処，トラベクレクトミー　211
濾過胞からの房水漏出，トラベクレクトミー　216
濾過胞感染　14
　──，トラベクレクトミーの合併症　207
　── の鑑別診断　250
濾過胞結膜の漏孔，トラベクレクトミー　216
濾過胞作成，硝子体手術後の　258
濾過胞作成部位の決定，白内障手術既往眼へのトラベクレクトミー　255

欧文・数字索引

数字,ギリシャ

2 剤併用療法　142
3 剤併用療法　142
360°照射,レーザー線維柱帯形成術　162
αβ 遮断薬　134
α₂ 刺激薬　109, 135
　──,原発開放隅角緑内障　30
　──,正常眼圧緑内障　30
α₂ 遮断薬　136
β 遮断薬　108, 134
　──,悪性緑内障　88
　──,原発開放隅角緑内障　30
　──,正常眼圧緑内障　30
　──,トラベクレクトミー　214
　── の眼圧下降効果　135
　── の副作用　135

A

ab externo アプローチ　346
Abraham レンズ　179
acute primary angle closure (APAC)　**37**, 176
acute primary angle closure glaucoma（APACG）　37
Advanced Glaucoma Intervention Study（AGIS）　202
Ahmed Baerverdt Comparison（ABC）Study　312
Ahmed™ Glaucoma Valve（AGV）　18, 290, **292**, 312
Ahmed Versus Baerverdt（AVB）Study　312
anterior chamber-associated immune deviation（ACAID）　98
Aquashunt™　383
Aqueous misdirection セオリー　85
argon laser iridotomy（ALI）　183
argon laser trabeculoplasty（ALT）　12, **158**
Ask-Tell-Ask　152

Association of International Glaucoma Societies（AIGS）分類　36
Axenfeld-Rieger 症候群,発達緑内障　55

B, C

Baerveldt® Glaucoma Implant（BGI）　18, **290**, 302
Blumenthal Suturelysis®　213

canaloplasty　369
central corneal thickness（CCT）　7
chronic primary angle closure (CPAC)　**37**, 176
chronic primary angle closure glaucoma（CPACG）　37
ciliary block glaucoma　85
Collaborative Bleb-related Infection Incidence and Treatment Study（CBIITS）　205, 207
Collaborative Normal Tension Glaucoma Study（CNTGS）　103, 202
compression suture　215, 224, **244**, 246
conjunctival advancement（法）　247, **250**
conventional outflow　333
corneoscleral meshwork　334
cyclodestructive procedures　13
CyPass Micro-Stent　385

D

deep sclerectomy,トラベクロトミー　359
deepening of upper eyelid sulcus（DUES）　11, 108, **134**
Descemet membrane endothelial keratoplasty（DMEK）　191

Descemet's stripping automated endothelial keratoplasty（DSAEK）　184, **186**
　── の合併症　189
Descemet 膜下血腫,トラベクロトミーの術中合併症　357
Descemet 膜非剝離角膜内皮移植術　188
developmental glaucoma　55
direct suture　15, 215, **244**

E

Early Manifest Glaucoma Trial（EMGT）　102
encapsulated bleb　**198**, 216
　──,アミロイド緑内障へのトラベクレクトミーの合併症　279
encapsulation による高眼圧　300
endocyclophotocoagulation（ECP）　13
EX-PRESS® Delivery System（EDS）　233
EX-PRESS® Glaucoma Filtration Device　18, **233**, 293
Eyepass glaucoma implant　381

F, G

familial amyloidotic polyneuropathy（FAP）　276
flap elevation　213
Foster 分類　36

glaucoma drainage device　233
glaucomatous optic neuropathy（GON）　36
Gold Micro-Shunt（GMS）　383
goniodysgenesis　55
goniosynechialysis（GSL）　20, **388**
goniotomy　373

H

Haab 線,小児緑内障　57

405

Hoffmann elbow　290
Hoskins Nylon Suture®　213
Hydrus™ Microstent　379

I

International Society for Geographical and Epidemiological Ophthalmology（ISGEO）分類　36
iris bombè　68, **69**, 269
iris-lens diaphragm　85
iStent® Inject　379
iStent® Supra Implant　386
iStent® Trabecular Micro-Bypass　377

J

Japan Glaucoma Society Survey of Bleb-related Infection（JGSSBI）　207
Joseph valve　290
juxtacanalicular connective tissue　334

K, L

Krupin-Denver eye valve to disc implant　290

Laser suturelysis　211
laser gonioplasty（LGP）　13, **389**
laser（peripheral）iridotomy〔L（P）I〕　12, 44, **176**
laser trabeculoplasty（LTP）　12, 50, **158**
──の長所と短所　159
late needling，平坦な濾過胞に対する　250
leaking bleb　246
lens-iris diaphragm　85
long-term drift　135

M, N

Mackensen トラベクロトーム　351
Mandelkorn Suture Lysis®　213
microinvasive glaucoma surgery（MIGS）　338, 366
Nd：YAG レーザー用レンズ　179

non-Descemet's stripping automated endothelial keratoplasty（nDSAEK）　188
normal tension glaucoma（NTG）　2

O

Ocular Hypertension Treatment Study（OHTS スタディ）　**17**, 102, 116
ocular decompression retinopathy，アミロイド緑内障へのトラベクレクトミーの合併症　279
ocular hypertension（OHT）　17
overhanging bleb に対する処置，トラベクレクトミー　249

P

pars plana clip　292
pattern laser trabeculoplasty（PLT）　166
peripheral anterior synechia（PAS）　18, 37
perituberal leak　324
Peters 奇形，発達緑内障　55
PG の眼圧下降作用　203
plateau iris　21
plateau iris configuration　21
Posner-Schlossman 症候群　98
preperimetric glaucoma（PPG）　7, **27**
primary angle closure（PAC）　18, **37**
primary angle closure disease（PACD）　37
primary angle closure glaucoma（PACG）　18, **37**
primary angle closure suspect（PACS）　18, **37**
primary graft failure，DSAEK の合併症　189
primary open angle glaucoma（POAG）　3, 17

R

regression to the mean，眼圧変動　114
residual glaucoma　41
Rho キナーゼ阻害作用　138
ring of steel　198
ROCK 阻害薬　110, **138**
──，原発開放隅角緑内障　30
──，正常眼圧緑内障　30

S

Sampaolesi 線　26
──，落屑緑内障　48
Scaffold-like implant　379

Schlemm 管が狭いとき，トラベクロトミー　351
Schlemm 管同定不可能，トラベクロトミー　354
Schlemm 管内皮細胞　334
Schlemm 管内皮網除去，トラベクロトミー　359
Schlemm 管露出，小児緑内障へのトラベクレクトミー　284
Schlemm 管露出，トラベクロトミー　349
Seidel 試験（テスト）　210, 246
selective laser trabeculoplasty（SLT）　13, 50, 158, **168**
Sherwood slit　299, 302, **309**
──からの房水漏出　324
short-term escape　135
STARflo™　383
Stegmann canal expander（SCE）　369
suture canalization　372
suture canalotomy　372
Swan-Jacob 隅角鏡　390

T

Tenon 囊の前転縫着法　242
Tenon 囊剥離，トラベクロトミー　347
Thorpe 手術用ゴニオプリズム　390
trabectome　374
trabeculectomy　14, **194**, 205
trabeculotomy　14, **362**
transconjunctival oozing　195, 196
transscleral cyclophotocoagulation（TCP）　13
Tube versus Trabeculectomy（TVT）Study　303
tube extender　300

U, V

ultrasound biomicroscopy（UBM）　390
uveal effusion　85
uveal meshwork　334
uveoscleral outflow　333

van Herick 法　39
vascular endothelial growth factor（VEGF）　63
vertical channel　233
viscocanalostomy　366
Vogt-小柳-原田病における浅前房　69

眼科臨床エキスパート
緑内障治療のアップデート